Jürgen Vollmann

Nonduales Heilen

Der unvermeidliche Haftungsausschluss

Es sollte sich eigentlich von selbst verstehen, dass es nicht ausreicht, nur auf Grundlagen eines Fachbuches therapeutisch tätig zu werden. Es ist auch nicht angenehm, ein Buch mit einem Haftungsausschluss zu beginnen. In einer Zeit, in der Nachbarn wegen Gartenzwergen vor Gericht gezerrt und überall juristische Fallstricke geknüpft werden, ist ein Haftungsausschluss im Rahmen eines Fachbuches aber leider unvermeidlich. Deshalb sei an dieser Stelle betont: die vorgestellten Methoden des Nondualen Heilens wurden vom Autor sorgsam entwickelt und erprobt. Sie entsprechen aber nicht den geltenden Anerkennungskriterien des derzeit gültigen wissenschaftlichen Paradigmas und können somit keine Behandlung durch medizinisch ausgebildetes Fachpersonal ersetzen. Die beschriebenen Techniken müssen vor Ausübung unbedingt im Rahmen einer zertifizierten Ausbildung erlernt werden und sind ausdrücklich nicht für eine autodidaktische Anwendung geeignet. Wer die Techniken des Nondualen Heilens dennoch auf eigene Faust ausübt, tut dies gänzlich auf eigene Verantwortung. Für durch missbräuchliche Anwendung entstandene Schäden übernimmt der Autor keinerlei Haftung.

© 2021 Jürgen Vollmann
Umschlaggestaltung und Illustrationen: Lowmansland, Scheeßel
Verlag und Druck: tredition GmbH, Halenreihe 40-44, 22359 Hamburg
ISBN Paperback: 978-3-347-42112-7
ISBN Hardcover: 978-3-347-42113-4
ISBN e-Book: 978-3-347-42114-1

Das Werk, einschließlich seiner Teile, ist urheberrechtlich geschützt. Jede Verwertung ist ohne Zustimmung des Verlages und des Autors unzulässig. Dies gilt insbesondere für die elektronische oder sonstige Vervielfältigung, Übersetzung, Verbreitung und öffentliche Zugänglichmachung. Der Name der in diesem Buch vorgestellten SmilingSounds®-Techniken ist markenrechtlich geschützt. Im Verlauf des Buches wird auf das Markenzeichen verzichtet.

Die Deutsche Nationalbibliothek verzeichnet diese Publikation in der Deutschen Nationalbibliographie; detaillierte bibliografische Daten sind im Internet über http://dnb.d-nb.de abrufbar.

Jürgen Vollmann

Nonduales Heilen

Medizin zwischen Energie und Materie

Inhalt

Einleitende Worte   11

Teil 1: Grundlagen des Nondualen Heilen   17

1. Wege der Heilung   19
Ein erhellender Unfall   19
Fluch und Segen   22
Nichts geht mehr   28
Eine Rose, die verblühte   32
Der Koloss von Rhodos   34

2. Mensch und Kosmos   39
Wie kommt der Mensch ins Universum?   40
Gemacht aus Sternenstaub - die materialistische Sicht   42
Kein Milchshake ohne Supernova   43
Pure Energie - die meditative Sicht   45

3. Einführung in das Nonduale Heilen   48
Das Zusammenspiel materialistischer und meditativer Forschung   48
Die 9 Daseins-Ebenen - Die geistige Grundlage des Nondualen Heilens   49
Die 9 Ebenen im Kurzüberblick   50
Der Eintritt in die Dualität und die 2 universellen Wirkkräfte   56
Die Wirkkraft Wachstum   57
Die Wirkkraft Integration   57
Die Balance der beiden Wirkkräfte und die Gefahr vorzeitigen Zerfalls   58
Ruhelosigkeit - ein Rückschritt der Evolution?   60

4. Die Bedeutung von Stress als Ursache von Krankheit   62
Der Stressreiz und die erste Reaktion darauf   65
Der direkte Weg über den Sympathikus   65
Der indirekte Weg - die Hormonkaskade   66
Die gesundheitlichen Auswirkungen von Dauerstress   66
Positiver Stress - ein populäres Missverständnis   69
Die 5 Stresskategorien   71

Der Unterschied zwischen Emotion und Emotionsstress   72
Die Beschreibung der 5 Stress-Kategorien und deren Zuordnungen   75
Tabelle der 5 Stress - Kategorien und deren Zuordnungen   83

5. Kampf oder Symbiose?   85
Krankheit kommt von innen   93
Gesund oder krank? - Überleben unter Bescheidwissern   94

6. Die 9 Ebenen und ihre Bedeutung für Gesundheit und Krankheit   99
Die 9.Ebene: Aura   99
  Pose statt Inhalt   99
  Die Entmystifizierung der Mystik   101
  Aurasichtigkeit   102
  Kunstgriff Schutz-Aura   108
  Wie entsteht die Aura?   109
Die 8.Ebene: Körper   110
  Die Energie des Körpers und der atmosphärische Druck   111
  Wohngemeinschaft Mensch   113
  Die hilfreiche Unterteilung der 9 Ebenen im Behandlungsprozess   114
  Die körperliche Ebene behandeln   116
  Harmonie in der Wohngemeinschaft – Nonduale Grundregulation   116
Die 7.Ebene: Körperenergie   120
  Das energetische Verbindungsareal (EVA)   122
  Richtig gepolt – die elektromagnetische Ordnung   124
  Falsch gepolt – wenn die Energie abhanden kommt   126
  Die Nonduale Ordnungstherapie und die Energieübertragung   127
Die 6.Ebene: Gedanken   131
  Die Beschaffenheit der Gedanken und die Gestaltung des Lebens   131
  Alles logisch, oder? – Die Hilflosigkeit der Ratio   132
  Wenn Gedanken krank machen – der Nocebo-Effekt   134
  Do-it-yourself-Voodoo   137
  Gedanken werden zu Materie   141
  Das Sixpack-Infernale – die sechs hartnäckigsten Lösungsblockaden   143
Die 5.Ebene: Emotionen   152
  Den Emotionen auf der Spur   153
  Belastende Emotionen verabschieden – der direkte Weg   156

  Die emotionale Ebene heilen   160
Die 4. Ebene: Konditionierung   162
  Der freie Mensch – eine Illusion?   163
  Das Dickicht durchdringen - die 3 Grundkonditionierungen   164
  Die Grundkonditionierungen und die Sehnsucht nach Einordnung   165
  Rohentwurf Mensch   167
  Die heilige Wunde   169
  Die Überlebensreaktion des Kindes   172
  Fühlen, Denken, Handeln – die 3 elementaren Grundenergien des Menschen   173
  Die Entstehung der persönlichen Trance   174
  Der sichere Hafen   175
  Die Silhouette eines Typs   176
  Drei Grundkonditionierungen - drei Wahrnehmungswelten   177
  Anhaften an der typbedingten Trance   178
  Hab' mich bitte lieb! – Die Silhouette des Gefühlstyps   180
  Lasst mich doch alle in Ruhe! – Die Silhouette des Denktyps   184
  Nützt ja nichts, da muss ich durch! – Die Silhouette des Handlungstyps   187
  Die Grundkonditionierung erkennen   191
  Der Sonderfall – überlagerte Silhouetten   193
  Stagnation – die Macht der Trance   194
  Selbstsabotage und Interaktion der drei Typen   196
  Wachstum oder vorzeitiger Zerfall   205
  Typspezifische Erkrankungen   208
  Aus sicherem Hafen in die Welt – die Grundkonditionierung überwinden   209
  Die typspezifische Motivation   210
  Der typspezifische Entwicklungsbereich und seine Energie   211
  Fühlen – die Entwicklungsenergie des Handlungstyps   212
  Handeln – die Entwicklungsenergie des Denktyps   215
  Denken – die Entwicklungsenergie des Gefühlstyps   217
  Ein Schritt in die Freiheit – Leben ohne Grundkonditionierung   218
  Geduld im Veränderungsprozess   220
Die 3. Ebene: Intuition   223
  Wer lenkt?   223
  Ausgelöschte junge Leben   223
  Von der Konditionierung zur Intuition   224
  Jenseits der Grundkonditionierung   225

Intuition und Instinkt   226
Intuition besiegt die Hydra   227

<u>Die 2. Ebene: Eigenes Wesen</u>   231
Ein inneres Rufen   231
Annäherung an die ICH-Konstruktion   235
Die neuro-anatomische ICH-Konstruktion   236
Botschaften aus dem Theta-Land   239
Die ICH-Illusion und ihr Kampf mit sich selbst   241
Die menschliche Natur und das eigene Wesen   243
Was Erleuchtung wirklich ist   248
Behinderungen auf dem Weg zum eigenen Wesen   250
Die Behinderung des eigenen Wesens durch Übertragungsstress   251
Übertragungsstress bei der Zeugung   253
Übertragungsstress bezüglich der archaischen Ordnung   253
Übertragungsstress durch die Mutter   257
Übertragungsstress durch den Vater   258
Das eigene Wesen des Heilers   259

<u>Die 1. Ebene: Das Nonduale</u>   260
Die Overheadprojektor-Analogie   262
Schatten an der Wand   265
Praktische Hilfen   268

Teil 2: Die Praxis des Nondualen Heilens   273

Ewigkeit und Zeitweiligkeit   275
In den eigenen Spuren zurückgehen   277

7. Die Qualifikation des Heilers   279
Heilen - Berufung oder Job?   279
Eignungsvoraussetzungen für die Ausbildung im Nondualen Heilen und der Ehrenkodex   282

8. Die Vorbereitung des Heilers   286
Die 7 Kriterien   287

9. Die Energie des Heilers   301
Heilende Hände   301

Den Körper mit Energie füllen   303
Energie im Körper leiten   304

10. Die praktischen Anwendungen   306
Heiler oder Coach?   306
Das Erstgespräch   309
Tonglen   312
Der Behandlungskompass   312
Der Behandlungskompass in der Anwendung   316
Die Techniken des Nondualen Heilens   317

11. Die Behandlungstechniken   319
Heilung der 5.Ebene (Emotionen)   319
Heilung der 6.Ebene (Gedanken)   325
Heilung der 7.Ebene (Körper-Energie)   330
Heilung der 8.Ebene (Körper)   339
Heilung der 4.Ebene (Konditionierung)   347
Heilung der 3.Ebene (Intuition)   350
Heilung der 9.Ebene (Aura)   353
Heilung der 2.Ebene (Eigenes Wesen)   361
Begegnung mit dem Nondualen (1.Ebene)   363
Die Techniken des Nondualen Heilens im Überblick   365
Behandlungsdauer und Grenzen der Methode   366

Eine neue Volksmedizin für das energetische Zeitalter   367
Schlusswort und Dank   369
Zum Autor   371

Literatur   372

Einleitende Worte

„Ich werde einen Weg finden oder einen bahnen!"

Diese sinngemäß aus dem Lateinischen übersetzte Antwort soll Hannibal seinen Generälen gegeben haben, als diese ihm erklärten, es sei unmöglich, die Alpen mit Elefanten zu überqueren. Ich finde, dieser Satz beschreibt treffend die Situationen, die ich tagtäglich in meiner Praxis erlebe. Und das in zweifacher Hinsicht. Zum einen trifft er auf die Mehrheit meiner Patienten zu, die sich mit komplexen Erkrankungen an mich wenden. Ihre Beschwerden sind meist chronischer Natur und sie haben bereits eine Odyssee durch zahlreiche Arztpraxen und diverse therapeutische Einrichtungen hinter sich, ohne eine dauerhafte Besserung oder gar Heilung erfahren zu haben. In der Regel wird ihr jahrelanger Leidensweg zudem von abenteuerlichen Medikamenten-Mixturen begleitet, die zusätzliche Probleme auslösen. Ich treffe dabei auf Menschen, die mit beeindruckender Ausdauer alles versucht haben, um gesund zu werden. Sie haben aber keinen Weg gefunden und landen dann bei mir, meistens auf Empfehlung. Sie suchen mich in meiner Praxis auf, weil sie von irgendwelchen ungewöhnlichen Methoden hörten, die Freunden, Nachbarn oder Verwandten gut geholfen haben. Oft empfinde ich mich dabei als letzte Hoffnung und die drängende Erwartung, doch noch einen Weg zur Heilung zu finden schwingt bereits beim Erstgespräch im Raum. Hannibals Ausspruch trifft aber auch auf mich selbst zu. Ich sitze beim Erstgespräch einem Menschen gegenüber, der Hoffnung, Unsicherheit, Erschöpfung, Skepsis oder eine komplexe Mischung aus allem ausstrahlt. In der Regel haben bereits einige Therapeuten mit gängigen oder ausgefallenen Methoden vergeblich versucht einen Weg zur Heilung zu finden und ich soll nun einen solchen aufzeigen. Darüber will ich mich keinesfalls beschweren, denn ich liebe meinen Beruf, den ich als Berufung empfinde, mag diese Herausforderungen sehr und betrachte es als meine Aufgabe, auch vermeintlich aussichtslose Fälle nach bestem Vermögen zu behandeln. Ich sitze zunächst da, höre aufmerksam zu und lerne. Ich versuche heraus zu finden, welches menschliche Gesamtkunstwerk vor mir sitzt und auf welchen Ebenen die geschilderten Probleme wirklich angesiedelt sind. Während dieses Prozesses des Zuhörens und Empfindens bildet sich eine Atmosphäre im Raum, die ich als gemeinsames energetisches Feld bezeichne. Hat sich dieses Feld gebildet, erhalte ich erste wertvolle Hinweise auf Ursachen, Zusammenhänge und die geeignete Behandlungsebene. Im Laufe der Jahre habe ich gelernt, auf diesen Prozess immer mehr zu vertrauen, wodurch sich mein Empfinden verfeinerte und es mir möglich wurde, direkter und effizienter zu arbeiten. Dieser Vorgang des empathischen Zuhörens, Empfindens, Zwischen-den-Zeilen-Lesens und intuitiven Empfangens ist dann am erfolgreichsten, wenn ich mir nicht einbilde, selbst die Heilung bewirken zu können. Bei genauerer Betrachtung bin nicht ich es, der Heilung bewirken kann. Ich bin allenfalls ein trainierter Assistent dessen, das durch alle unsere Daseinsebenen wirkt und so schwer in Worten auszudrücken ist.

Menschen haben zu allen Zeiten versucht, dafür Begriffe zu finden, nannten es Großen Geist, Ewigkeit, Leere, Nullebene oder Urgrund. Glaubt man den Überlieferungen, sprach Jesus von *Gott dem Vater* und Laotse nannte es das *Dao* – allerdings einschränkend darauf hinweisend, dass das Dao, welches benannt werden könne, nicht das Dao sei. Laotses Bemerkung trifft genau den Punkt und weist auf die Begrenztheit von Sprache hin. Sobald wir einen Begriff kreieren, bildet unser Gehirn Vorstellungen und innere Manifestationen aus. So wurde etwa der Gottesbegriff im Laufe der Jahrhunderte von den diversen Religionen und jeweiligen kulturellen Einflüssen derart mit Bedeutung aufgeladen, dass sich bei Benutzung höchst unterschiedliche innere Bilder manifestieren. Der ursprüngliche Versuch, mit dem Wort Gott das Unaussprechliche zu bezeichnen - nach meiner Überzeugung Jesus' Intention - ist dadurch unkenntlich geworden und führte zu Missverständnissen, Streitigkeiten und bis in die heutige Zeit zu kriegerischen Auseinandersetzungen. Wir müssen also ganz schön aufpassen, wenn wir ein Wort für etwas finden wollen, das nicht richtig zu benennen ist. Und wenn wir es doch tun, sollten wir es möglichst genau definieren.

Ich nenne das Unaussprechliche, das durch alles Wahrnehmbare wirkt, das Nonduale. Ich habe den Begriff gewählt, weil er eine Verneinung beinhaltet. Durch die Verneinungsform lässt sich besser umschreiben, dass es dabei nicht um etwas geht, das fassbar wäre. Außerdem passt der Begriff auch auf das von mir angestrebte oben beschriebene gemeinsame Feld mit meinen Patienten. Nondual kann auch als „nicht Zwei" übersetzt werden und ist in diesem Sinn so zu verstehen, dass in meiner Praxis nicht der wissende Heiler und der unwissende Patient auf verschiedenen Seiten sitzen. Gerade bei komplexen, auf verschiedenen Ebenen wirkenden Erkrankungen kann Heilung nur gelingen, wenn Patient und Heiler in einem gemeinsamen Feld zusammenarbeiten, in dem das Nonduale ungestört wirken kann.

Der Begriff „Nondual" stammt nicht von mir. Er ist mir erstmals während der Beschäftigung mit Dzogchen begegnet. Dzogchen ist eine uralte tibetische Meditationsmethode zur Großen Vollkommenheit - so die wörtliche Übersetzung - und ein sehr direkter Weg zur Erleuchtung, bzw. zur Einswerdung mit dem Nondualen. Wenn ich in diesem Buch die Grundlagen des Nondualen Heilens erläutere, möchte ich betonen, dass bei allen Anwendungen und Zuwendungen, die Patienten erfahren, das Nonduale die Regie führt. Als Heiler bin ich lediglich der Regieassistent. Als Autor dieses Buches übrigens auch.

Noch eine Begriffserläuterung: ich nutze in diesem Buch den Begriff Heiler synonym für alle im Heilwesen tätigen Menschen beiderlei Geschlechts. Damit gemeint sind also gleichermaßen Therapeuten und Therapeutinnen jeglicher Fakultät, Ärztinnen, Heilpraktiker, Physiotherapeutinnen, Psychotherapeuten, Krankenschwestern, Geistheiler, Schamaninnen, Gesundheitspraktiker, Coaches, Bioenergetiker oder auch talentierte Laien. Mein eigener Weg zur Medizin war alles andere als linear und es war mir immer wichtig, vorurteilsfrei und offen den unterschiedlichen medizinischen Auffassungen und Traditionen zu begegnen. Mit dieser Haltung durfte ich wirkungsvolle Könner und Künstler unterschiedlichster Kulturen kennen lernen. Dabei waren sowohl äußerst fähige, mit allen Weihen und akademischen Titeln versehene Ärzte, die einfach einen Segen für Ihre Patienten darstellten, als auch im Stillen wirkende Heiler, die ohne herkömmliche Ausbildungen fantastische Erfolge erzielten. Ich lernte von versierten Praktikern, die mit geringstem Aufwand äußerst effektiv behandelten und staunte über Heilkünstler unterschiedlicher Kulturen und deren Methoden. In all den Jahren meines eigenen Weges des Lernens und Verstehens wurde mir dabei deutlich, dass alle wirklich fähigen Heiler unabhängig von Werdegang, Ausbildungsgrad oder Titeln folgende Eigenschaften besitzen: sehr viel Energie, aufrichtige Empathie, Redlichkeit, geduldige Ruhe, Mut und tiefe Bescheidenheit. Sind diese Eigenschaften vorhanden, kann das Nonduale bestens wirken.

Das Nonduale Heilen, wie ich es in diesem Buch beschreibe, ist die Essenz der Erfahrungen in meinem Praxisalltag, die ich bis heute sammeln durfte. Über einen Zeitraum von fünfzehn Jahren bildete sich, angeregt durch Patienten, allmählich die Absicht bei mir aus, eine umfassende Heilmethode zu entwickeln, die der heutigen Lebenssituation gerecht wird.

Unser Leben im sogenannten Westen wird seit Jahren immer hochtouriger und dieses Tempo wird zunehmend in die restliche Welt exportiert. Wir nennen das dann Globalisierung und die Propagandisten dieser Entwicklung bezeichnen selbige gerne als alternativlos. Ich persönlich kenne nichts, das alternativlos wäre und beobachte die deutlichen Folgen dieser Entwicklung: der tägliche Stress erhöht sich permanent und die Menschen, die in meiner Praxis erscheinen, sind zunehmend erschöpft und ausgelaugt. Stress ist mittlerweile zur Normalität geworden und im Kielwasser von Reizüberflutung, Hektik, Ungeduld und Hyperaktivität entwickeln sich neuartige Stresserkrankungen, für die es in der herkömmlichen von Pharmazie und Apparaten dominierten Medizin kaum Behandlungsmöglichkeiten gibt. Diffuse Beschwerden ohne wirklichen Befund sind mittlerweile an der Tagesordnung und überforderte Hausärzte verschreiben dann allzu schnell Psychopharmaka und Psychotherapie oder überweisen an Fachärzte, die der Lage ähnlich ratlos gegenüber stehen. Ich behandelte einige ausgebrannte Ärzte, die ihre eigene Ratlosigkeit unumwunden zugaben und auch bei Fachkollegen keine Hilfe gefunden hatten.

Da die gängigen Psychotherapien aus meiner Sicht ohnehin veraltet und für die neuartigen Stresserkrankungen untauglich sind, rutschen betroffene Patienten unnötiger Weise in psychiatrische Karrieren hinein, die sie erst recht zermürben. Im Laufe meiner Praxistätigkeit sind mir zahlreiche Patienten begegnet, die mehrere Psychotherapien über etliche Jahre hinweg hinter sich hatten, ohne eine Lösung für ihre Beschwerden gefunden zu haben. Sie kennen sich meistens sehr genau in ihrem Problem aus, haben auch gelernt, die Zusammenhänge zu erkennen, aber es geht ihnen nicht besser.

Der diesbezüglich traurigste Fall betraf eine Patientin, die seit vierundzwanzig Jahren in psychotherapeutischer Behandlung bei sechs verschiedenen Therapeuten war. Dazu kamen noch zwei psychosomatische Kuren, sowie etliche Besuche von Selbsterfahrungsgruppen. Ihr Problem wurde einfach auf der falschen Ebene mit völlig antiquierten Methoden behandelt. Wir arbeiteten auf der für sie passenden Ebene und hatten binnen fünf Sitzungen ihre alten „Dämonen" dauerhaft verabschiedet.

Die Kunst des Heilers liegt darin, die passende Behandlungsebene zu finden. Gerade die etablierten Therapien von Schulmedizin und Schulpsychologie sind für die modernen Stresserkrankungen vollkommen ungeeignet. Sie kommen mir vor wie der Versuch, Wind mit einem Schmetterlingsnetz einfangen zu wollen. Da braucht es feinere Maschen.

Noch besser ist: man legt das Netz gleich ganz beiseite und versucht den Wind zu verstehen.

Im ersten Teil dieses Buches benenne ich neun Daseinsebenen des Menschen. Behandle ich auf der falschen Ebene wird sich allenfalls eine temporäre Besserung, aber keinesfalls eine dauerhafte Heilung einstellen. Vielleicht fühlt sich der Patient zunächst besser. Wird aber die passende Behandlungsebene nicht erkannt, werden die Probleme wieder zurückkommen - meistens bedrängender als vorher, oft in Form von Symptom-Verschiebungen. Oder die Betroffenen bilden Kompensationsverhalten aus, welche dann zu neuen komplizierten Belastungssymptomen führen können. Das sind dann lediglich Belastungs-Varianten, die von derselben, noch nicht erkannten Ursache hervorgerufen werden.

Im zweiten Teil des Buches geht es um die passenden Behandlungsmethoden für jede Ebene. Ich habe im Laufe der Jahre für jede Daseinsebene geeignete Methoden ausgesucht, angepasst, kombiniert oder neu entwickelt und immer wieder verfeinert. Diese stelle ich im zweiten Teil vor, unterlegt von authentischen Behandlungsbeispielen aus meiner Praxis.

Hassendorf, im Sommer 2021

Teil 1

Grundlagen des Nondualen Heilens

Teil 1

Grundlagen des Virtuellen Hofjens

1.Kapitel: Wege der Heilung

Ein erhellender Unfall

In meiner Jugend interessierte ich mich so ziemlich für alles. Für alles, mit Ausnahme des Schulunterrichtes. Ich besuchte ein altehrwürdiges Gymnasium, bei dem neben dem Lehrstoff auch der Dünkel des Besonderen in täglichen Dosen verabreicht wurde. Während Kumpels aus meiner Fußballmannschaft schon frühmorgens an der Werkbank standen und ihre Handwerkerlehren absolvierten, saß ich die meiste Zeit gelangweilt auf viel zu kleinen Stühlen im Unterricht und fragte nach dem Sinn des Ganzen. Ich verstand überhaupt nicht, warum eine gymnasiale Schullaufbahn gesellschaftlich betrachtet höherwertiger sein sollte als eine Handwerksausbildung oder irgendein anderer Beruf. Für mich gehörte alles zusammen, war gleichwertig und das elitäre Gehabe mancher Lehrer ging mir ziemlich auf die Nerven. Den angebotenen Lehrstoff empfand ich zwar als nicht besonders schwer zu erlernen, aber größtenteils als sinnlos. Alles schien in Stein gemeißelt - erwiesene Wahrheiten, die der brave Schüler nur zu lernen und wiederzugeben hatte. Eigenständigkeit und kritisches Denken waren nicht gefragt, schon gar nicht, wenn es den Lehrstoff betraf.

Einmal geriet ich diesbezüglich in einen Disput mit meinem Mathematiklehrer. Wir nahmen die Potenzrechnung durch und ich war der Meinung, dass daran etwas nicht stimmen könne. In der Mathematik ist es bekanntlich so, dass bei jeder Potenzierung der Zahl Null das Ergebnis immer Eins ist. Ich fragte also meinen Lehrer, wie es sein könne, dass die Potenz von NICHTS ETWAS ergeben könne. Ich erhielt einen inquisitorischen Blick, der den Ketzer brandmarken sollte, sowie die lapidare Antwort, das sei eben in der Mathematik so und ich solle den Mund halten.

Er erklärte mir nicht, dass die Mathematik auf Abmachungen beruhte und ohne die Axiome das ganze mathematische Konzept nicht funktionieren könne. Er erklärte mir auch nicht, dass die Mathematik nur ein Hilfsmittel ist, um die Welt modellhaft erklären zu können und keine unumstößliche Wahrheit darstellt. Er erklärte mir das alles nicht, weil er es wahrscheinlich selbst nicht wusste und nur weitergab, was er selbst brav erlernt hatte, ohne es zu hinterfragen.

Als dermaßen ausgebremster Schüler packte mich bei solchen Antworten immer die Wut, die sich bei mir nicht nach außen, sondern nach innen entlud. Da das genannte Beispiel leider kein Einzelfall war, traf mein erwachender jugendlicher Geist auf sich täglich wiederholende stumpfe Abfragerituale, die mich ständig gegen die Wand laufen ließen. Gezwungenermaßen in Strukturen gepresst, die ich als sinnlos empfand wuchs meine innere Renitenz. Ich war der klassische Underachiever - ein Begriff aus der Lernforschung - der leistungsmäßig unter seinen Möglichkeiten bleibt, weil seine Begabung nicht in die angebotenen Strukturen passt. Die meiste Zeit saß ich grollend im Unterricht und improvisierte mich durch die letzten Schuljahre und schließlich durchs Abitur. Erst Jahre später wurde mir bewusst, wie stark diese innere Wut meine Jugend begleitet hatte und auch mein weiteres Leben prägte.

An einem Freitag fuhr ich nach Schulschluss auf meinem alten Mofa nach Hause. Für mich war das immer der beste Moment, wenn ich wieder eine Schulwoche hinter mir lassen konnte. Längst hatte sich mein Interesse auf außerschulische Aktivitäten verlagert. Für Sport jeglicher Art konnte ich mich sehr begeistern, vorrangig spielte ich intensiv Fußball. Ich knatterte also frohen Mutes nach Hause und freute mich schon auf das abendliche Abschlusstraining zur Vorbereitung auf ein wichtiges Spiel, das am Sonntag stattfinden sollte. Auf halber Strecke schoss plötzlich ein Auto aus einer Hofeinfahrt heraus. Das geschah so unerwartet, dass ich nicht ausweichen konnte und ich knallte mit meinem rechten Schienbein gegen die Stoßstange des Wagens. Damals besaßen Autos noch schöne hartverchromte Stoßstangen, was dazu führte, dass sich die gesamte Aufprallenergie in meinem rechten Bein entlud. Ich stürzte, mein Bein tat augenblicklich höllisch weh, aber ich hatte nur einen Gedanken im Kopf: ich kann am Sonntag nicht spielen! Der erschrockene Autofahrer bot mir sofort an, mich zum Arzt zu fahren, aber ich winkte nur ab, murmelte etwas von „nicht so schlimm", setzte mich auf mein Mofa und fuhr weiter. Außer Sichtweite hielt ich an und untersuchte mein Bein. Das Horn der Stoßstange hatte sich zwischen Schien- und Wadenbein eingegraben und dort einen imposanten Abdruck hinterlassen. Ich versuchte meinen Fuß zu bewegen, was unter starken Schmerzen gelang. Intuitiv wusste ich, dass nichts gebrochen war, aber das war nur ein schwacher Trost. Das Spiel am Sonntag konnte ich abhaken.

Dann kam die Wut. So stark, wie der Schmerz in meinem Bein pochte, so bahnte sich die Wut in Oberkörper und Kopf ihren Weg. Ich war wütend auf den Autofahrer, aber nicht minder auf mich selbst, weil es mir nicht gelungen war, auszuweichen. Ich war aber auch wütend auf alles andere, auf die Schule, das Leben, die Umstände, die mich immer wieder ausbremsten. Ich saß am Straßenrand und kochte innerlich. In dieser Verfassung verharrte ich einige Minuten, doch irgendwann kam eine entscheidende Wende: auf dem Siedepunkt meiner Wut kippte plötzlich meine Stimmung des Lamentierens und ich entschloss mich, alles zu unternehmen, um am Sonntag spielen zu können. Damals wusste ich noch nicht, dass die konstruktive Schwester von Wut Entschlossenheit heißt, aber in diesem Moment lernte ich es.

Der Schmerz wummerte stetig ansteigend in meinem Bein, doch ich fuhr die restlichen fünf Kilometer nach Hause. Vor meiner Mutter spielte ich die Sache herunter, denn ich wusste, dass dann Arztbesuch und Röntgen anstanden. Das wollte ich auf keinen Fall und ich verzog mich in mein Zimmer, untersuchte mein inzwischen stark geschwollenes Bein, versuchte es zu kühlen, alles vergebens: bis zum Abend verstärkte sich der Schmerz weiter in Richtung Fuß und Knie und machte diese unbeweglich. Ich besaß damals schon eine gewisse Erfahrung mit Sportverletzungen. Im Umgang mit einer Bänderdehnung, Prellung etc. wendete ich immer intuitiv folgende Technik an: ich legte mich still auf mein Bett, bewegte mich absolut nicht und fühlte in die betroffene Körperpartie hinein. Ich versuchte den Übergang von gesundem zu verletztem Gewebe zu erfühlen und begann dann, den verletzten Teil langsam aufzulösen und zu normalisieren, indem ich mich Stück für Stück hinein fühlte. Mit Hilfe dieser Methode heilten meine Sportverletzungen stets sehr schnell ab. Mit derselben Technik machte ich mich daran, mein Bein zu heilen. Gleichzeitig stellte ich mir vor, wie ich am Sonntagmorgen zum Spiel einlief.

Doch am Samstagmorgen war alles noch schlimmer geworden. Mein Unterschenkel schimmerte in allen Regenbogenfarben und der Schmerz war kaum auszuhalten. Das war ernüchternd. Realistisch betrachtet, war mein Bein mindestens zwei Wochen nicht einsatzbereit. Der Zweifel versuchte die Oberhand zu gewinnen und ich bemerkte, wie parallel der Schmerz weiter zunahm. Entschlossen widerstand ich der Versuchung mich meinem Schicksal zu ergeben und arbeitete verbissen mit meiner Technik an der Heilung. Außerdem holte ich mir immer wieder das innere Bild vor Augen, das mich beim Fußballspielen am Sonntag zeigte. Den ganzen Samstag verbrachte ich auf diese Weise, doch der Erfolg meiner Bemühungen war marginal. Ich konnte mein Bein unterhalb des Kniegelenks nicht bewegen, der Schmerz verringerte sich nicht und am Abend hatte ich keinen Fortschritt erzielt. Dennoch blieb ich bei meiner Haltung, denn ich hatte ja noch eine Nacht, um das Problem in den Griff zu bekommen.

Um vier Uhr morgens wachte ich dann auf und versuchte durch mein Zimmer zu gehen. Es ging nicht, die Schmerzen waren immer noch zu stark. Das Spiel sollte um 10.00 Uhr stattfinden. Keine Chance. Jetzt gab ich auf. Enttäuscht legte ich mich wieder schlafen und fand mich schweren Herzens mit der Tatsache ab, dass ich das Spiel verpassen würde.

Dann kam die Überraschung. Als ich um 8.00 Uhr aufwachte, war der Schmerz weg! Mein Bein kribbelte und fühlte sich noch etwas taub an, aber ich konnte alles bewegen. Um 10.00 Uhr trat ich zum Spiel an und konnte das ganze Match bestreiten.

Auch heute, über fünfundvierzig Jahre später, ist der geschilderte Ablauf in meiner Erinnerung präsent geblieben. Ich habe damals zwei entscheidende Hinweise für mein Leben erhalten. Der erste Hinweis lautete: Gib niemals auf! Niemals, auch nicht in aussichtslosen Situationen! Kämpfe und gib dein Bestes! Der zweite Hinweis lautete: Gib auf! Wenn Du wirklich alles unter größter Bemühung getan hast, dann gib auf! Wie dieses Paradoxon verstanden werden kann, werde ich in diesem Buch erläutern.

Fluch und Segen

Zehn Jahre später lag mein bis dahin gelebtes Leben in Trümmern. Ich hatte mich nach einigen Jahren an der Universität ernüchtert gegen eine akademische Laufbahn entschieden und wollte stattdessen meine Vorstellungen eines eigenständigen Lebens verwirklichen. Dafür zog ich aus dem Landkreis Offenbach, wo ich aufgewachsen war, nach Norddeutschland. Dort suchte ich den Kontakt zu alten Handwerkstechniken und arbeitete in dieser Periode auch für ein halbes Jahr bei einem Reetdachdecker. Die körperlichen Anforderungen in diesem alten Handwerk sind sehr hoch, doch in der allabendlichen Erschöpfung fühlte ich mich deutlich besser als in all den Jahren an Schule und Uni. Ich hatte erstmals das Gefühl, etwas Sinnvolles zu tun, war den ganzen Tag in Wind und Wetter und empfand mich sehr verbunden mit der Natur. Ein archaisches Lebensgefühl entwickelte sich.

Da ich schon immer schnell lernte - am liebsten autodidaktisch - konnte ich mir zahlreiche alte Handwerke zügig aneignen. Ich las alte Fachbücher, befragte betagte Handwerker, schaute zu, dachte mich in die Zusammenhänge hinein und war nach relativ kurzer Zeit in der Lage, ein Wohnhaus komplett selbst zu entwerfen, zu berechnen und zu bauen. Genau darin sah ich meine Zukunft. Eigenständig Fachwerkhäuser zu entwerfen und selbst zu errichten. Es gelang mir, die ersten Aufträge an Land zu ziehen. Dabei ging es zunächst um Sanierungen alter Häuser. Ich führte den letzten dieser Aufträge zu Ende und wollte danach für ein Jahr zurück in meinen Heimatort, um für meine Eltern ein Haus zu bauen.

Dann überschlugen sich die Ereignisse. Während ich den letzten Auftrag abarbeitete und bereits die Vorkehrungen für meinen erneuten Ortswechsel getroffen waren, lernte ich meine Frau Birgit kennen. Sie wohnte in diesem Haus, das ich sanierte. Birgit hatte damals ihr Studium unterbrochen, um ihre Mutter zu pflegen, die an Krebs erkrankt war. Wir hatten beide sehr schnell das Gefühl zusammen zu gehören und dieses Gefühl hat sich während der letzten vier Jahrzehnte stetig vertieft. Damals wurde unsere junge Liebe jedoch von Komplikationen überschattet. Birgit war sehr traurig bezüglich des Gesundheitszustands ihrer Mutter und ich empfand mich auf einmal in einer inneren Zerrissenheit, da meine Abreise und der Hausbau meiner Eltern unmittelbar bevorstanden.

Inmitten dieser bewegenden Phase verunglückte mein ältester Freund bei einem Motorradunfall. Als ich an seinem Grab stand, war ich innerlich erstarrt und konnte nichts empfinden außer dieser altbekannten Wut. Wir hatten unsere gesamte Schulzeit und Jugend miteinander verbracht und unsere tiefe Freundschaft war auch nach meinem Umzug erhalten geblieben. Ich stand mit geballten Fäusten am Sarg, unfähig, meine Trauer auszudrücken. Mit dieser Emotion konnte ich ganz und gar nicht umgehen. Womit ich mich allerdings auskannte, war der Umgang mit Wut. Mit äußerster Entschlossenheit trieb ich den Hausbau meiner Eltern voran. Gemeinsam mit zwei Freunden baute ich das Haus innerhalb eines Jahres. Meine Kraft war beim Hausbau, mein Herz jedoch in Norddeutschland bei Birgit. Wir sahen uns während dieses Jahres kaum, Birgit hatte mit ihrer Mutter zu tun und mir lag daran, den Bau so schnell wie möglich fertig zu stellen. Während der Bauzeit verstarb dann Birgits Mutter, ein weiterer Tiefschlag. Ich benötigte noch einige Monate bis zur Fertigstellung. Danach wollten wir uns in Norddeutschland einen Platz für unser gemeinsames Leben suchen. Ich hatte auch schon einen Auftrag für ein komplettes Fachwerkhaus, sodass unser geplanter gemeinsamer Start gesichert schien. Unmittelbar, nachdem das Haus für meine Eltern fertiggestellt war, zogen Birgit und ich mit Unimog und Bauwagen gen Norden an die Schlei. Dort mieteten wir uns auf einem Bauernhof in der Nähe des Grundstücks ein, auf dem das neue Projekt errichtet werden sollte. Die Pläne dafür hatte ich schon Monate zuvor gezeichnet und den Bauantrag in die Wege geleitet. Es konnte also losgehen.

Doch es ging nicht los, denn, wie ich dann erfuhr, war die Finanzierung noch nicht ganz in trockenen Tüchern. Wir mussten warten. Mein neuer Auftrag war ein Familienprojekt, das zwei Brüder für ihre Mutter realisieren wollten. Einen Bruder kannte ich gut, er hatte den Auftrag vermittelt. Den anderen sollte ich kennen lernen, allerdings anders als erwartet. Dieser Bruder hatte die Finanzierung übernommen, da er angeblich sehr gut verdiente und auch über entsprechende Kontakte verfügte. Wir warteten also geduldig auf den Startschuss, Woche um Woche, Monat für Monat, einen ganzen Winter hindurch. Birgit hatte ihr Studium abgebrochen, damit wir nach der langen Trennungszeit zusammen sein konnten und nun saßen wir ausgebremst an der winterlichen Schlei und wurden allmählich skeptisch. Außerdem ging unser Erspartes langsam zur Neige, doch seitens der Bauherren wurde uns immer wieder versichert, dass unser Warten bald ein Ende haben würde.

Das traf auch zu, aber wiederum anders als erwartet, denn der nächste Schock kam zügig. Birgit erhielt einen Telefonanruf. Ihr Vater war plötzlich und unerwartet verstorben. Sie hatte also binnen kurzer Zeit Mutter und Vater verloren und ich meinen besten Freund. Ich denke, dass ich nicht beschreiben muss, wie wir uns fühlten. Doch es ging noch weiter. Kurz darauf wurden wir mitten in der Nacht von der Polizei geweckt und sofort einem Verhör zugeführt. Es stellte sich heraus, dass besagter Bruder die Finanzierung des Hauses durch die Produktion von Falschgeld sicherstellen wollte. In dieser Nacht fielen alle unsere Pläne wie ein Kartenhaus zusammen. Birgit und ich waren traumatisiert, vollkommen pleite und in akutem Stress. Bei mir bestimmte abermals meine alte Freundin, die Wut, das Geschehen. Jede Faser meines Körpers fühlte sich an wie unter Strom, denn ich war gezwungen, sofort eine Lösung zu finden, um uns aus unserer prekären Lage zu befreien. Wir hatten absolut kein Geld mehr und so verscherbelte ich meinen Unimog, den Bauwagen und den größten Teil meines Werkzeugs. Ich kaufte einen uralten Golf, in dem wir unsere Habseligkeiten und den Rest meines Werkzeugs luden. Drei Tage nach dem Polizeiverhör fuhren Birgit und ich damit in Richtung Frankfurt. Dort kannte ich einen Architekten, für den ich kleinere Aufträge erledigen konnte. Mit dem Erlös aus dem Verkauf meines alten Unimogs konnten wir Kaution und Miete für eine Dachgeschosswohnung aufbringen. Dort saßen wir seelisch erschöpft und betrachteten die Trümmer unserer gemeinsamen Pläne.

Überanstrengt, traumatisiert und desillusioniert überlegten wir, wie wir dieser Negativspirale entrinnen und der Misere etwas entgegen setzen konnten. Bei so viel erlebtem Tod und zerbrochenen Plänen entschlossen wir uns, zu heiraten und ein Kind zu zeugen. Das mag für Außenstehende schwer verständlich klingen, aber für Birgit und mich war das die genau richtige Entscheidung und veränderte unseren Fokus. Neues Leben, neues Wachstum sollte entstehen nach so viel Niedergang und Zerfall. Optimistisch hofften wir, dadurch dem Negativsog entrinnen und in ein kraftvolles gemeinsames Leben starten zu können. Dafür war ich bereit, alles zu unternehmen, was in meiner Kraft stand. Tagsüber arbeitete ich die Aufträge ab, die ich über den befreundeten Architekten erhielt. Nachts fuhr ich zusätzlich Zeitungen aus. Die Doppelbelastung machte mir nichts aus, so glaubte ich damals, und ich war froh, mich nach all den Monaten des Wartens auspowern und wieder Geld verdienen zu können. Außerdem wollten Birgit und ich so schnell wie möglich wieder nach Norddeutschland ziehen, um irgendwie an unsere alten Lebensvorstellungen anzuknüpfen.

Doch die nächste Katastrophe ließ nicht lange auf sich warten. Auf einer Baustelle trat ich in einen Nagel. Ich hatte, von meinem nächtlichen Zweitjob kommend, in der Eile vergessen, meine Schuhe zu wechseln. Turnschuhe sind auf Baustellen keine wirklich gute Idee und der Nagel hatte leichtes Spiel. Ich ignorierte den Schmerz, da hatte ich schon Anderes ausgehalten. Außerdem verließ ich mich auf meine guten Heilkräfte und arbeitete weiter. In den nächsten Tagen schwoll der Fuß jedoch verdächtig an, wurde heiß und rot – eindeutige Zeichen einer Entzündung. Eines Morgens konnte ich nicht mehr auftreten. Es half nichts, ich fuhr direkt zur Notaufnahme ins nächste Krankenhaus. Wie erwartet, wurde eine Entzündung diagnostiziert und ich sollte für einige Tage zur Behandlung in der Klinik bleiben. Widerwillig stimmte ich zu. Was ich in den kommenden Wochen erlebte, hat meinen Blick auf die Schulmedizin und deren Protagonisten entscheidend geprägt.

Ich kam in ein Zweibettzimmer. Zeitgleich wurde ein älterer Mann mit starken Bauchschmerzen eingeliefert. Der verantwortliche Stationsarzt betrachtete meinen Fuß und sagte wörtlich: „Das ist eine Entzündung. Ich bin Kamille-Fan. Damit bekommen wir das schnell wieder hin!" Okay, dachte ich, dann ist das ja wohl nicht so schlimm. Während sich die Krankenschwester an meinem Fuß zu schaffen machte und einen mit Kamille getränkten Verband anlegte, plante ich schon die Abläufe für die nächsten Aufträge, denn ich wollte so schnell wie möglich meine Arbeit wieder aufnehmen.

In den folgenden Tagen passierte nichts, außer dass der Verband einmal täglich gewechselt wurde und mein Bettnachbar Tag und Nacht vor Schmerzen stöhnte. Doch der Mann wurde schlichtweg nicht beachtet. Nach drei Tagen hatte ihn noch kein Arzt untersucht. Die tägliche Visite fand unter Führung eines sagenhaft arroganten Oberarztes statt - in dessen Gefolge auch der stets freundlich lächelnde Kamille-Fan. Sie rauschten äußerst wichtigtuerisch durch unser Zimmer, mehr passierte nicht. Mein Bettnachbar hatte wirklich sehr starke Bauchschmerzen und bei der Visite am vierten Tag nahm er allen Mut zusammen, sprang aus dem Bett, zog seinen Schlafanzug hoch, baute sich vor dem Oberarzt auf und forderte: „So, Herr Doktor, jetzt schauen Sie sich endlich mal meinen Bauch an!". Die Reaktion des Oberarztes war so unglaublich, dass ich selbst heute noch fassungslos darüber bin. Der Arzt schrie meinen Bettnachbarn an: „Was fällt Ihnen ein? Legen Sie sich sofort wieder ins Bett. Ich führe meine Station so wie ich es für richtig halte!". Danach rauschte er mit wehenden Rockschößen hinaus, sein Gefolge trottete hinterher. Mein

Bettnachbar sank resignierend in die Kissen. Sein couragierter Auftritt hatte aber immerhin bewirkt, dass der Kamille-Fan sich noch am gleichen Tag zu einer Untersuchung bereit fand. Es stellte sich heraus, dass mein Zimmerkollege eine Blinddarmentzündung hatte, die bereits im perforierten Stadium war, was eine dann sofort durchgeführte Operation ergab.

Ich lag an diesem vierten Tag zunehmend zweifelnd in meinem Bett und ahnte, dass sich mein eigenes Problem nicht bessern würde. An diesem Tag wurde nicht einmal der Verband gewechselt und die Entzündung tobte intensiv in meinem Fuß. Außerdem verlor ich allmählich meine Power und Zuversicht. Am nächsten Tag fragte ich die Krankenschwester nach einer anderen Behandlungsmethode. Daraufhin kam der Kamille-Fan und bat freundlich um Geduld, seine Behandlung werde schon anschlagen. In den nächsten zwei Tagen wurde ich zunehmend apathisch. In den wachen Phasen machte ich mir ernsthafte Sorgen, denn schließlich war Birgit schwanger und unser ohnehin dünner Existenzfaden hing an meiner Einsatzfähigkeit. Als Selbstständiger arbeitete ich ohne Netz und doppelten Boden - der Preis für das eigenständige Leben, das ich gewählt hatte. Am siebten Tag übernahm Birgit die Initiative und bestand energisch darauf, sofort die Klinik zu verlassen. Sie hatte einen niedergelassenen Chirurgen ausfindig gemacht, der sich meinen Fuß anschauen wollte. Ich entließ mich selbst und wir fuhren direkt in die chirurgische Praxis. Dieser Arzt war eiskalt und ohne jegliche Empathie. Aber er untersuchte mich sehr genau. Er betrachtete und betastete aufmerksam meinen Fuß und veranlasste sofort ein Röntgenbild. Nach all den Tagen wurde nun mein Fuß erstmalig geröntgt. Das Ergebnis war niederschmetternd. Kühl bedeutete mir der Arzt, dass da nichts mehr zu retten sei und der Vorderfuß amputiert werden müsse.

Ich war so geschockt, dass ich kein Wort herausbrachte. Birgit ging es nicht anders, aber sie fing sich und fragte den Arzt eindringlich, ob es denn wirklich keine Alternative gäbe. Dieser schüttelte den Kopf und sagte, die Entzündung sei zu weit fortgeschritten. Birgit ließ nicht locker. Irgendwann sagte der Chirurg: „Wenn das einer schaffen kann, dann der Chefarzt der Frankfurter Unfallklinik."

Noch am selben Tag bezog ich dort mein Zimmer. Der dortige leitende Arzt besaß ein menschliches Format und eine Empathie, die mich mein Leben lang rührte und die ein Richtmaß für meine eigene therapeutische Laufbahn setzte. Geduldig sprach er mit mir und erklärte mir die Komplexität des Falles. Der Nagel war in das Grundgelenk eines Zehs eingedrungen. Die Entzündung war so weit fortgeschritten, dass das Gelenk nicht mehr zu retten war und die bis dato übliche Standardbehandlung sah eine Amputation des Vorderfußes vor. Insofern hatte der niedergelassene Chirurg die Lage richtig eingeschätzt. Er selbst sähe allerdings die Möglichkeit, den Fuß zu erhalten. Er habe vor, das befallene Gelenk zunächst zu entfernen. Dann beabsichtige er, eine Penicillinkette in die Wunde zu legen und auf diese Weise die Ausbreitung der Entzündung zu stoppen.

Birgit empfand Erleichterung. Ich nicht. Ich konnte in diesem Moment den fundamentalen Unterschied zwischen dem Verlust eines Vorderfußes und dem eines Zehengelenkes nicht erfassen. Ich wusste nur, dass ich unters Messer musste und einen für mich wichtigen Körperteil verlieren würde. Schließlich war ich immer Sportler gewesen und brauchte außerdem einen intakten Körper für meine Lebensvorstellungen. Ich drohte lange auszufallen und das mit einer schwangeren Frau und ohne jegliche berufliche und finanzielle Absicherung. Schwer deprimiert willigte ich in die Operation ein. Die Operation gelang vorzüglich und ich bin diesem Arzt auf ewig dankbar. Damals jedoch überwogen Niedergeschlagenheit und Mutlosigkeit. Mein Selbstbild des kraftvollen, unbeugsamen jungen Mannes war nun endgültig zerbröselt und ich gab innerlich auf. Das war einfach zu viel gewesen. Als ich die Klinik verlassen konnte, war an Arbeiten nicht zu denken. Ich hatte auch meine Motivation verloren, gewöhnte mir eine Schonhaltung an und tat mir die meiste Zeit selbst leid. Mein Fuß heilte auch nicht wirklich gut, ich konnte nicht auftreten und obwohl mir der grandiose Arzt riet, den Fuß sofort trotz Schmerzen zu belasten, tat ich es nicht. Ich suhlte mich in meinem Leid. Wann der Umschwung kam, kann ich heute nicht mehr so genau sagen. Es hatte damit zu tun, dass unser Kind in Birgits Bauch heranwuchs und ich mich irgendwann selbst zum Kotzen fand. Ich legte den Schalter um, begann mich entschlossen zu bewegen und mein Körper reagierte positiv auf diese Entscheidung. Ich ging durch den Schmerz hindurch und wurde täglich beweglicher und schließlich schmerzfrei.

In diesem Erlebnis hatte ich Fluch und Segen der herkömmlichen Medizin am eigenen Leib zu spüren bekommen. Da war die kaum auszuhaltende Arroganz des Oberarztes, die kein Patient dieser Welt brauchen kann. Da gab es die dilettantische Fahrlässigkeit des Kamille-Fans, der besser einen anderen Beruf ergriffen hätte. Der präzise, aber bis ans Herz kalte Chirurg, der die rettende Alternative, die er selbst nicht beherrsche, erst nach Insistieren meiner Frau preisgab, rundete das Negativbild ab. Doch schließlich war da der wunderbare Unfallchirurg, der den Patienten im Mittelpunkt seiner Arbeit sah und in seiner Persönlichkeitsbildung als bestens geeignete Blaupause für alle Ärzte dieser Welt dienen kann. Ein Heiler, wie ihn sich Patienten wünschen. Was ich damals erlebte, bildete ein

Spektrum ab, das Patienten im Rahmen schulmedizinischer Behandlungen bis heute erfahren - vielleicht mehr denn je. Die technischen Möglichkeiten und Voraussetzungen gerade bei der Behandlung von Unfällen, akuten Erkrankungen und die Notfallversorgung waren nie besser. Aber bei komplexen, diffusen, chronischen Erkrankungen, bei denen es um empathische Geduld, Phantasie, Beharrlichkeit und die Fähigkeit geht, sich ausgiebig Zeit zunehmen, um das Problem zu verstehen - wie sieht es da aus? Meine Patienten schildern sehr oft ähnliche Situationen, wie ich sie damals vor fast vierzig Jahren erlebt habe und beklagen ärztliche Arroganz, Abfertigungsmentalität, fehlende Bereitschaft zuzuhören oder auch schlecht kaschierte Ahnungslosigkeit.

Meine geschilderten Erlebnisse sind nicht einem Hollywooddrama entnommen, sondern authentisch. Auch hierbei ging es wie im ersten Beispiel um Aufgeben und Nicht-Aufgeben. Das Aufgeben während und nach meinem Klinikaufenthalt geschah zum falschen Zeitpunkt. Letztlich haben mein Aufbäumen, mein Nicht-Aufgeben und mein Annehmen der Schwierigkeit zur Lösung und zur Ausheilung geführt. Mit dem Aufgeben und Nicht-Aufgeben ist es also gar nicht so einfach. Es kommt auf das Timing an und es geht auch um etwas Anderes, das ich im weiteren Verlauf des Buches erklären werde.

Nichts geht mehr

Als ich Anfang vierzig war, beschlich mich das diffuse Gefühl einer erneut bevorstehenden Zäsur. Birgit war inzwischen Grundschullehrerin und ich hatte eine Baufirma für Ökohäuser aufgebaut. Wir hatten mittlerweile zwei wunderbare Söhne und waren glücklich miteinander. Wie gewohnt arbeitete ich sehr viel, hatte einige Mitarbeiter eingestellt und mein Unternehmen prosperierte. Außerdem übte ich Bogenschießen als Leistungssport aus, gemeinsam mit meinen Söhnen. Es gab keinen erkennbaren Grund um unzufrieden zu sein und daher ignorierte ich das bereits erwähnte diffuse Gefühl einer bevorstehenden Zäsur. Schließlich hatte ich ja auch jede Menge Verpflichtungen gegenüber meinen Mitarbeitern, den Kunden und der finanzierenden Bank zu erfüllen. Da konnte ich es mir nicht leisten, auf innere Zeichen zu hören. So dachte ich jedenfalls. Außerdem hielt ich mich inzwischen auch wieder für unzerstörbar, beschäftigte mich mit Zen-Buddhismus und glaubte, mir durch die Meditationen ein Polster mentaler Ausgeglichenheit und innerer Reserve angeeignet zu haben, so dass ich eventuellen Schwierigkeiten locker würde trotzen können.

In dieser Phase ließ ich mich auf den Vorschlag meiner Bank ein, meine Bautätigkeiten auszuweiten und mehrere Projekte gleichzeitig in Angriff zu nehmen. Das war ein entscheidender strategischer Fehler, wie sich recht bald herausstellen sollte. Bis dahin war ich betont vorsichtig vorgegangen und hatte stets nur jeweils ein Projekt selbst finanziert und nach Fertigstellung verkauft. Das war eine ruhige und recht sichere Vorgehensweise. Doch nun hatte ich entschieden, mehrere Projekte gleichzeitig zu bauen und benötigte dafür zusätzliche Mitarbeiter. Der Markt schien das alles ja zu ermöglichen, so die Prognose.

An dem Tag, als in New York die Türme des World Trade Centers in sich zusammenfielen, begann auch der Niedergang meines Unternehmens. Schlagartig war eine derartige Unsicherheit im Markt, dass in meinem Segment nichts mehr ging. Zu diesem Zeitpunkt hatte ich acht Wohnhäuser im Bau, fand aber plötzlich keine Käufer mehr. Ich war gezwungen, die neuen Häuser zu vermieten, was ich zuvor niemals erwogen hatte. Gleichzeitig erhöhte sich mein Stresslevel. Zur sattsam bekannten Wut gesellte sich nun auch erstmals nackte Angst. Angst um unsere Existenz, aber auch um die Existenz meiner langjährigen Mitarbeiter. Außerdem absolvierte mein ältester Sohn eine Zimmermannslehre in meinem Betrieb, was zwar meinen Kampfgeist aktiv hielt, die Lage aber nicht vereinfachte. Ich versuchte mich zusammen zu reißen und Gas zu geben, stellte meinen Betrieb um und baute fortan nur noch im Auftrag. Doch die Schwierigkeiten wuchsen. Kunden zahlten unpünktlich, bereits unterschriebene Aufträge wurden aus Angst vor der wirtschaftlichen Weltlage plötzlich storniert und obendrein machte ich Bekanntschaft mit Mietnomaden in drei vermieteten Neubauten. Sie zahlten keine Miete und schmarotzten sich mit allen Tricks, die das Mietrecht bot, bis zur Räumungsklage durch. Ein Neubau wurde dabei bis zur Unbewohnbarkeit ruiniert, die Mietnomaden verschwanden über Nacht. Ich geriet binnen eines Jahres in eine ausweglose Situation, in der ich nachts nicht schlafen konnte und morgens nicht wusste, welches Problem ich zuerst lösen sollte.

Dann wurden die Schwierigkeiten noch bedrängender. Zunächst erkrankte die Frau meines Bauleiters an Krebs. Die Frau eines weiteren Mitarbeiters erkrankte auch an Krebs und starb binnen eines halben Jahres. Sie wurde keine dreißig Jahre alt. Der Cousin eines anderen Mitarbeiters ertrank während des gemeinsamen Badens in einem See. Als meine Frau morgens zur Arbeit fuhr, entdeckte sie einen Mann, der sich an einem Strommast erhängt hatte. Ein Kunde, für den ich kurz zuvor ein Haus gebaut hatte, nahm sich wenige Tage nach einem Börsencrash das Leben. Ein Subunternehmer, mit dem ich gelegentlich kooperierte, erhängte sich in seiner Werkstatt. Insgesamt erhielt ich in dieser Phase Nachricht von acht Suiziden aus dem nahen oder erweiterten Umfeld. Es waren vor allem kleine Mittelständler, die sich wirtschaftlich so in die Ecke gedrängt fühlten, dass sie keinen Ausweg mehr sahen. Eines Nachmittags brach ich mitten im Kundengespräch in Tränen aus. Ich konnte nicht mehr. Nichts ging mehr. Völlig ausgebrannt suchte ich Hilfe.

Die erste Ärztin verschrieb mir kurz angebunden Antidepressiva. Das war alles. Die Konsultation dauert etwa 3 Minuten. Ich konnte es nicht glauben. Die zweite Ärztin, eine Neurologin und Psychiaterin, erklärte mir, sie könne mir nicht helfen und empfahl mir, alle drei Monate zwei Wochen Urlaub zu nehmen. Ich war fassungslos. Der dritte Arzt veranlasste ein Blutbild. Die Leberwerte empfand er als besorgniserregend und er empfahl mir, weniger Alkohol zu trinken. Ich erklärte ihm, dass ich zeitlebens so gut wie keinen Alkohol getrunken hatte. Er antwortete, das könne nicht sein, sonst wären die Werte ja besser. Ein Heilpraktiker, den ich anschließend konsultierte, führte eine Irisdiagnose durch, ohne relevanten Befund. Er verschrieb mir aber künstliche Augenflüssigkeit, da er meine Augen als zu trocken empfand. Ich war bedient und beschloss keine weiteren Protagonisten des Gesundheitswesens mehr zu konsultieren.

Stattdessen überlegte ich, ob es in der verfahrenen Lage überhaupt einen Ausweg gab. Ich war vollkommen erschöpft und mir war klar, dass ich meinen Betrieb so nicht würde weiterführen können. Zeitweise hatte ich das Gefühl, nicht mehr lange zu leben. Zu allem Überfluss verschlechterte sich das Verhältnis zu meiner Hausbank, was die Lage entscheidend verschlimmerte. Letztlich lief alles darauf hinaus, dass ich meinen Betrieb abwickeln musste. Ich versuchte mich kooperativ zu verhalten und es gelang mir auch, meinen Sohn durch die Lehrzeit zu bringen, doch ich verlor alles, was ich mir in zwanzig Jahren aufgebaut hatte.

Wieder war ich gegen eine Wand gefahren, doch dieses Mal kam nicht einmal mehr die alte Wut. Ich konnte einfach nicht mehr, so dachte ich. Doch es kam noch schlimmer, denn Birgit erkrankte an einer Vorstufe von Gebärmutterhalskrebs. Trotz aller erlebten Schwierigkeiten war unser Zusammengehörigkeitsgefühl bis dahin nie ins Wanken geraten. Wir empfanden einfach eine tiefe Liebe füreinander. Auch diese neue Schwierigkeit versuchten wir gemeinsam zu lösen. Mit Hilfe einer einfühlsamen Gynäkologin und einer sehr behutsamen Operation wurde Birgit wieder gesund, doch die Jahre ständiger Überlastung und die nach wie vor bedrängende Situation in meinem noch nicht völlig abgewickelten Betrieb, hatten uns nachhaltig erschöpft. Während eines Aufenthaltes in Schweden durchlebten wir unsere bis heute einzige, dafür aber ungemein heftige Krise. Alte verborgene

Dämonen unserer Jugend brachen hervor. Bei mir entlud sich die alte unterdrückte Wut, bei Birgit wurden uralte Ängste freigelegt. Jetzt ging endgültig nichts mehr, dachte ich in dieser nun auch zwischen uns beiden verfahrenen Situation. Erstaunlicherweise konnten Birgit und ich diese emotionalen Achterbahnfahrten verkraften und sogar für unser weiteres Leben als wegweisend einstufen und nutzen. Bereits während der Heimfahrt von Schweden hatte ich ein Erlebnis auf der Ostseefähre, das mich nachhaltig veränderte. Ich stand an der Reling und schaute aufs Wasser. Plötzlich änderte sich mein Bewusstsein. Ich versuche nun zu beschreiben, was damals geschah - so gut ich es in Worten auszudrücken vermag.

Ich hatte das Gefühl des Einsseins, des Verbundenseins mit allem, was existierte und schon immer existiert hat. Mit dem Wasser, der Reling, dem gesamten Schiff, einer fremden Frau, die neben mir stand, mit einer Gruppe lachender Kinder im Hintergrund, mit dem Mittelpunkt der Erde, mit dem gesamten Universum. Die Grenzen meines Körpers existierten nicht mehr. Ich floss buchstäblich in meine Umgebung hinein, verband mich mit ihr. Alles war eins. Die Sonne, der Tag, die Nacht. Vergangenheit, Gegenwart und Zukunft unterschieden sich nicht mehr. Die Stationen meines Lebens, meine Freunde, vermeintliche Gegner, Gesundheit, Krankheit - einfach alles war miteinander verbunden und löste sich dann gleichzeitig auf. Alles was existierte, war eins und löste sich nun auf in einen unendlichen Raum. Ein Übergang des Seins in das Nichtsein.

Besser vermag ich dieses Erlebnis nicht auszudrücken. Es veränderte mich tiefgreifend und nachhaltig. Plötzlich erkannte ich, dass die Schwierigkeiten meines Lebens nicht von außen kamen. Ich erkannte, dass die Dämonen, die meine Katastrophen produziert hatten, in meinem Innern wohnten und dass sie Ausprägungen meines Egos, meiner Konditionierungen waren. In den darauffolgenden Tagen lief mein Leben immer wieder als Film vor meinen Augen ab, häufig in Form von Streiflichtern, mitunter in längeren Sequenzen. Ich erkannte die Rolle meiner Eltern, meiner Lehrer, meiner Großmutter, den Einfluss anderer Hauptdarsteller meiner prägenden Jahre. Und ich erkannte meine Konditionierungen, die mich dahin gebracht hatten, wo ich jetzt war. Das beruhigte mich augenblicklich. Ich wurde sogar ausgesprochen gelassen. Konditionierungen konnte man ändern, da war ich mir sicher. Bisher hatten mich meine Konditionierungen immer glauben lassen, dass ich konzentriert und hart für meine Ziele kämpfen müsse, die Welt als Kampfplatz empfindend. Das erlebte Gefühl des Einsseins hatte diese Wahrnehmung verändert. Ich begann zu vertrauen. Auf den Gang der Dinge, auf den Prozess des Lebens. Ich begann mitzugehen. Mitzugehen mit der Dynamik des Lebens, statt gegen einen vermeintlich wilden Strom zu schwimmen.

Dadurch änderte sich mein Leben ganz entscheidend. Ich konnte wieder besser schlafen und wenngleich meine tiefe Erschöpfung nicht von heute auf morgen verschwand, sah ich doch Licht am Ende des Tunnels. Ich fühlte, dass die Heilung eingeleitet war und sich die Vorboten einer neuen Lebensphase bereits zeigten. Birgits Bewusstseinsprozess entwickelte sich parallel auf ähnliche Weise. So fanden wir noch tiefer zueinander und erlangten die Gewissheit, gemeinsam weiter wachsen zu können.

Woher kam nun in diesem Geschehen der Weg zur Heilung? Bestimmt nicht von den konsultierten Medizinern. Aber woher dann? Ging es um Aufgeben oder Nicht-Aufgeben? Gar nicht so einfach zu beantworten, oder?

Eine Rose, die verblühte

Nachdem ich meinen Betrieb abgewickelt hatte und dabei knapp die Insolvenz vermeiden konnte, beschloss ich, mein Leben neu auszurichten. Als erstes Ziel hatte ich mir vorgenommen, das Burnout-Phänomen zu erforschen. Nach den Nicht-Antworten bezüglich meiner eigenen Erschöpfung, die ich von medizinischer Seite erhalten hatte, wollte ich unbedingt die Zusammenhänge ergründen. Das damalige Angebot an Fachliteratur war überschaubar und wenig erhellend. Das Burnout-Syndrom wurde darin nicht so wirklich ernst genommen und vorrangig mit Überlastungen auf der beruflichen Ebene erklärt. Das war mir alles zu oberflächlich und ging am eigentlichen Thema vorbei. Mich interessierte viel mehr, was im Innern überlasteter Menschen ablief und wie die Zusammenhänge zwischen seelischer Bedrängnis, destruktiven Gedanken und körperlichen Symptomen erklärt werden konnten. Ich absolvierte einige psychologische Ausbildungen, las stapelweise Fachbücher, doch die besten Antworten erhielt ich im Rahmen einer Ausbildung bei dem Qigong-Meister Mantak Chia. Er erklärte mir auf gut verständliche Weise die Ursachen meiner Erschöpfung und die energetischen Zusammenhänge. Bei dem Shaolin-Mönch und Qigong-Meister Shi Xingui vertiefte ich meine Qigong-Ausbildung weiter und mir wurde vor allem der Wert der inneren Übungen überdeutlich. Durch Qigong erfuhr ich eine zügige Revitalisierung und ich hatte inzwischen so viel gelernt, dass ich als Coach und Mentaltrainer eine Praxis gründete. Aufgrund meiner Erfahrung als Unternehmer, aber vor allem durch meine eigene Burnout-Geschichte hielt ich mich für geeignet, anderen

Menschen in ähnlicher Bedrängnis beistehen zu können. Bei dieser Entscheidung folgte ich wieder meiner inneren Stimme, die ich einige Jahre überhört oder überstimmt hatte und lag damit goldrichtig.

In der Folgezeit arbeitete ich vorrangig mit erschöpften Unternehmern und trainierte Leistungssportler im mentalen Bereich, wobei mir meine Erfahrungen als Bogenschütze halfen. Mit meinem Angebot hatte ich von Beginn an Erfolg und meine Arbeit erfüllte mich sehr. Ich kooperierte mit zwei Psychiatern, die mir Burnout-Klienten schickten, mit denen sie nichts anzufangen wussten. Die Unternehmer, die zu mir ins Coaching kamen, waren froh darüber, dass ich ihre Lage nachvollziehen konnte und sie bei unserer Arbeit nicht in psychiatrische Schubladen gesteckt wurden. Allmählich fanden sich auch immer mehr gestresste Privatleute in meiner Praxis ein und ein weiterer Schwerpunkt wurde die Arbeit mit Kindern und Jugendlichen. Dabei konnte ich gut mit Birgit zusammenarbeiten, die ihre Erfahrung als Grundschullehrerin einbrachte und sich auch zwischenzeitlich sehr intensiv in Psychologie und Qigong ausbilden ließ. Auf diese Weise bauten wir thematisch an unserer gemeinsamen Zukunft.

Ich war bereits einige Jahre in meiner Praxis tätig gewesen, als mich eine Unternehmerin konsultierte. Die Frau war über vierhundert Kilometer angereist und bat mich um Hilfe. Ihr Problem bestand darin, dass sie zwar mit größtem Engagement arbeitete, sich „für nichts zu schade war" wie sie es ausdrückte und dennoch auf keinen grünen Zweig kam. Ständig ging etwas schief, Probleme türmten sich auf und sobald sie diese abgearbeitet hatte, entstanden neue. Außerdem litt sie unter permanenten finanziellen Problemen. Ihr Steuerberater habe bei einem Fortbildungsseminar von einem Kollegen meine Adresse erhalten und nun hatte sie sich auf den Weg gemacht und erhoffte sich Hilfe.

Ich hörte mir aufmerksam ihre Geschichte an und baute dabei ein gemeinsames Energiefeld auf, wie ich es immer tat. Die Ursache ihrer Schwierigkeiten wurde zwischen den Zeilen ihrer Schilderung sehr schnell deutlich. Das Problem war ihre übergriffige Mutter, die in ihrem Haus lebte, sich wie selbstverständlich in alles einmischte und auch mal plötzlich im ehelichen Schlafzimmer auftauchen konnte, wenn sie ein Anliegen an Ihre 42-jährige Tochter verspürte. Der mütterliche Feldwebel wusste alles besser, veränderte Entscheidungen ohne Absprache und überlud obendrein ihre Tochter ständig mit eigenen Forderungen.

Die Kernproblematik war erkannt, was mich aber noch mehr interessierte, war das Gesicht der Frau. Ihre linke Gesichtshälfte war ungesund rot und unterschied sich deutlich von der Blässe ihres restlichen Gesichts. Das sei eine Gesichtsrose, unter der sie schon seit Jahren leide, klärte sie mich auf. Laut Aussage ihres Neurologen sei da nichts mehr zu machen, da Nerven irreparabel zerstört seien. Ich enthielt mich eines Kommentars und wir arbeiteten an ihrem Mutter-Problem. In der zweiten Sitzung lösten wir den entscheidenden Stressknoten auf der emotionalen Ebene. Die Frau entspannte sich augenblicklich. Gleichzeitig bemerkte ich, dass ihre Gesichtsrose etwas blasser wurde, dachte mir aber nichts dabei. Als sie eine Woche später zur dritten Sitzung erschien, war die Rose verschwunden. Was blieb, war ein leichtes Kribbeln, das sich immer dann einstellte, wenn sie in das alte Muster verfiel und ihrer Mutter die Oberhand überließ. Wir benötigten zwei weitere Sitzungen, in denen sie lernte, ihrer Mutter mit veränderter innerer Haltung zu begegnen. Nach einem Jahr rief sie mich an. Ihre beruflichen Probleme hatten sich verbessert und ihre Gesichtsrose war nicht zurückgekehrt. Das Kribbeln ihrer Gesichtshälfte hatte sich auf einen kleinen Punkt auf der Stirn reduziert. Das sei ihr Alarmpunkt, sagte sie, der sie davor bewahrte, ins alte Fahrwasser zu geraten.

Woher kam in diesem Fall die Heilung? Waren die Nerven gemäß neurologischer Untersuchung nicht irreparabel zerstört? Wer oder was heilte hier? Auf welche Weise spielten Aufgeben und Nicht-Aufgeben eine Rolle? Die Fragen werden nicht geringer.

Der Koloss von Rhodos

Meine Praxis für Fundiertes Coaching - so nannte ich mein Coaching-System - entwickelte sich stetig weiter. Meine Arbeit war gefragt, ich schrieb drei Bücher, entwickelte neue Coaching-Techniken und bildete andere Coaches darin aus. Was mich zunehmend faszinierte, waren auftretende Begleiteffekte beim Anwenden der neuen Techniken. Ich stellte häufig fest, dass sich bei meinen Klienten körperliche Symptome unterschiedlichster Art im Verlauf unserer Coaching-Prozesse besserten und mitunter selbst langjährige Erkrankungen völlig verschwanden. Das beschriebene Verblühen einer Gesichtsrose blieb kein Einzelfall, sondern war eher ein Start für die Änderung meines Arbeitsschwerpunktes. Ich empfand es zunehmend als wichtiger und erfüllender, meinen Coaching-Klienten dabei zu helfen, hartnäckige körperliche Beschwerden zu verabschieden, als Sportler mental zur Höchstleistung zu verhelfen. Insofern verlagerte sich meine Arbeit immer mehr in den Gesundheitsbereich.

Nachdem sich allmählich herumgesprochen hatte, dass im Verlauf meiner Coaching-Arbeit auch Krankheiten abheilen konnten, was ich niemals propagiert hatte, entstand allmählich ein neues Problem. In Deutschland ist das Recht zu heilen nur den Heilberufen erlaubt. Selbstständig und ohne Weisungsbindung dürfen nur Ärzte und Heilpraktiker tätig werden. Eine weitere Ausnahme bilden Geistheiler, die auch eigenständig heilen, aber keine Diagnosen stellen und sich nur auf die Wirkung von universellem Geist, Energie oder göttlicher Kraft berufen dürfen.

Ich lief also Gefahr, in eine rechtliche Grauzone abzurutschen, denn Coaches durften ja offiziell nicht heilen und daher auch nicht als Heilkundige auftreten. Wenn im Rahmen eines Coachings die Leute nebenbei auch gesund wurden, so war da rechtlich zwar nichts zu befürchten und ich hätte meine Praxis den gesetzlichen Vorgaben gemäß beruhigt weiter führen können. Ich spürte aber, dass ich noch einen weiteren Schritt gehen musste, um das tun zu können, was wirklich meine Aufgabe war. Der Schlüsselmoment, der mir die Entscheidung brachte, war die Begegnung mit einer Klientin, die aufgelöst in meiner Praxis erschien, weil ihre 82-jährige Mutter im Sterben lag. Sie wurde aus der Klinik entlassen und der behandelnde Arzt empfahl, sie solle die letzten drei Wochen im Kreise ihrer Familie verbringen. Die alte Dame blutete aus dem Darm, hervorgerufen durch einen Polypen in Zwiebelgröße, der nicht operabel war. Sie war äußerst schwach und ihre Thrombozytenwerte lagen bei unter 30.000 (Normalwert ca. 150.000 – 300.000).

Birgit und ich kooperierten in diesem Fall. Ich arbeitete mit der verzweifelten Tochter. Birgit fuhr zur bettlägerigen Mutter und trainierte sie mit Hilfe innerer Coaching-Techniken, die wir aus dem Spektrum des inneren Qigong entwickelt hatten. Sechs Wochen später konnte die alte Dame wieder ihren Garten umgraben. Der Darmpolyp schrumpfte auf einige Millimeter Umfang und konnte durch eine kleine Operation völlig entfernt werden. Die Thrombozyten erhöhten sich in dieser Zeit auf einen zunächst akzeptablen Wert von 145.000. Mittlerweile hat die alte Dame ihren neunzigsten Geburtstag gefeiert.

Nach diesem Fall beschloss ich, die Heilpraktiker-Prüfung zu absolvieren. Natürlich ahnte ich, dass das kein Zuckerschlecken sein würde, denn die Durchfallquote konnte einen schon abschrecken. Aber ich wusste, dass ich diese Hürde würde nehmen müssen, um dort anzukommen, wo ich hingehörte. Zur Vorbereitung schloss ich mich einer Lerngruppe an, deren Lehrstoff sehr effizient und prüfungsorientiert aufgebaut war. Das war hilfreich, aber ich konnte seit jeher am effektivsten lernen, wenn ich autodidaktisch vorging. Außerdem musste ich ja parallel meine Coaching-Praxis weiterführen. Ich paukte also in jeder freien Minute den schulmedizinischen Lehrstoff, denn die Prüfungsfragen entstammen ausschließlich dem schulmedizinischen Paradigma. In den populären Medien wird immer wieder postuliert, die Heilpraktiker-Prüfung sei eine Pille-Palle-Veranstaltung, bei der man nur mal eben einen Multiple-Choice-Fragebogen auszufüllen habe. Das ist völliger Unsinn. Wer die schriftliche und dann auch noch die mündliche Prüfung bestehen will, bei der Prüflinge gerne ausgiebig „gegrillt" werden, muss intensiv schulmedizinischen Lehrstoff pauken und abrufbar halten. Der zu beherrschende Lehrstoff ist komplex und ein Straucheln bei der Prüfung ist schnell passiert. Die hohe Durchfallquote entsteht allerdings auch dadurch, dass viele Heilpraktiker-Aspiranten die Schulmedizin eigentlich ablehnen, sich daher nur halbherzig damit beschäftigen und sich stattdessen schon vor der Prüfung alternativen Heilsystemen zuwenden. Einige versuchen dann auch noch, bei der Prüfung mit dem Amtsarzt zu diskutieren. Damit ist dann das Durchfallen gesichert, denn der Amtsarzt muss gemäß Auftrag feststellen, ob der Prüfling eine Gefahr für die Bevölkerung darstellt. Wer zu erkennen gibt, die Schulmedizin abzulehnen, muss daher durchfallen. Das war mir schnell klar und so erarbeitete ich mir in jeder freien Minute, oft auch in der Ruhe der Nacht, schulmedizinisches Wissen. Außerdem belegte ich einen Rettungssanitäter-Ausbildungskurs, um Praxiserfahrung zu bekommen. Diese Zeit war sehr lernintensiv, aber interessant und lehrreich. Nach zehn Monaten, in denen ich neben meiner Coaching-Arbeit wirklich nichts anderes tat, als Schulmedizin zu pauken, bestand ich die Heilpraktiker-Prüfung und erlangte dadurch weitgehende Therapiefreiheit. Birgit hatte zuvor schon die Heilpraktiker-Prüfung für Psychotherapie absolviert und so gingen wir wieder gemeinsam im Parallelschritt weiter.

Danach begann die intensive Zeit der Aus- und Weiterbildungen. Es war immer mein Anliegen, offen für alle Heilmethoden und Heiltraditionen zu bleiben. Das ist in der Tat nicht ganz einfach, wenn man erstmal tief in die Schulmedizin eingetaucht ist, denn diese sieht sich gerne als Evidenz-basierte Medizin und insofern als Maß aller Dinge, da durch Studien belegt und bewiesen. Das ist bei genauerer Betrachtung oft schlichtweg falsch und die damit verbundene Hybris braucht niemand. Aus meiner Sicht sollte ein Heiler, unabhängig von Ausbildung, Tradition oder Herkunft grundsätzlich offen gegenüber allen Möglichkeiten des Heilens sein. Bis zum heutigen Tag habe ich über hundert Seminare besucht und Heilverfahren unterschiedlichster Art studiert und erlernt. Dabei durfte ich grandiosen Heilern begegnen, die entgegen schulmedizinischen Wissens - oder treffender, schulmedizinischen Glaubens - Heilungen in die Wege leiteten, die nicht möglich erschienen.

Ein solcher Heiler ist Dimitrios Panayotidis, einer meiner Akupunkturlehrer. Als ich bei ihm lernen durfte, war er achtzig Jahre alt, hellwach, körperlich agil und mit einem schlitzohrigen Witz gesegnet. Er war in den 1970-er Jahren einer der ersten Akupunktur-Pioniere in Deutschland gewesen und vertrat die Akupunktur-Kunst in ihrer ursprünglichen Art. Einer seiner Lehrsätze war *„Man kann Akupunktur nicht erlernen, sondern sich nur mit ihr* *befassen"*. Dieser Satz hat sich bei mir eingebrannt und in meiner Praxis immer wieder bestätigt. Mittlerweile wurde ich in sämtlichen gängigen Akupunktur-Techniken ausgebildet und mein Fazit lautet: es ist keine wirklich gute Idee, nach Lehrbuch zu akupunktieren. Dafür ist die Dynamik der Energie im menschlichen Körper zu unterschiedlich und von vielen Faktoren abhängig. Lehrbücher können nur grobe Orientierungshilfen bieten. Der alte Satz, den sich alle Heiler einrahmen sollten, stammt von Alfred Korzybski und lautet *„Die Landkarte ist nicht das Land"*. Wie zutreffend diese Aussage ist, zeigt folgende Begebenheit, die ich bei einer Fortbildung mit Dimo, so nannten ihn seine Schüler, auf Rhodos erlebte.

Dimos Fortbildungen auf Rhodos waren seit Jahren bekannt, denn er bot erkrankten Menschen die Möglichkeit, sich dort kostenlos behandeln zu lassen. Entsprechend war der Ansturm. Besonders beeindruckte mich folgender Fall: eine Frau von etwa vierzig Jahren kam von Dimo geführt schwankend in den Behandlungsraum. Sie hatte sieben Jahre zuvor einen Verkehrsunfall erlitten und konnte seitdem nicht mehr frei laufen. Sie litt unter Dauerschwindel und war allenfalls fähig, sich an Geländern und Wänden angelehnt vorsichtig voranzutasten. Treppen steigen konnte sie überhaupt nicht. Die Frau berichtete, dass sie wirklich alles unternommen hatte, um wenigstens eine leichte Besserung ihres Zustandes zu erreichen. Sie hatte zahlreiche Ärzte konsultiert, darunter einige Koryphäen ihrer Zunft, war bei Alternativmedizinern gewesen und hatte sich auch bereits mehrfach akupunktieren lassen. Alle ihre Bemühungen waren erfolglos geblieben und sie hatte die typische resignative, erschöpfte Ausstrahlung, die Patienten nach solchen Odysseen zueigen ist.

Dimo setze sich neben sie und wie es seine Art war, machte er zunächst einige Witzchen, um die Situation aufzulockern. Währenddessen betrachtete er die Frau mit wachen Augen. Dann nahm er kurzerhand drei Nadeln und akupunktierte in einem Bereich, der in keinem Lehrbuch zu finden ist. „So, stehen Sie auf und laufen Sie!" lautete Dimos Ansage. Die Frau schaute ihn verständnislos an, stand dann aber zögernd auf, tastete sich zunächst vorsichtig voran und ging schließlich frei durch den Raum. Ihrem Gesicht war zu entnehmen, dass sie nicht wusste, ob sie lachen oder weinen sollte. Sie beschleunigte ihren Schritt, drehte sich, bückte sich, hüpfte und machte Kniebeugen. Alles funktionierte. Ungläubig ging sie an Dimo vorbei in den Flur zur Treppe. Auch das Treppensteigen funktionierte. Im Behandlungsraum herrschte andächtige Stille. Was hatten wir da gerade erlebt? Selbst Dimo war berührt, überspielte das aber humorvoll, indem er zu der Frau sagte. „So, nun gehen Sie nach Hause und zeigen Ihrem Mann, wie gelenkig sie wieder sind. Morgen kommen Sie bitte zur Nachkontrolle." Am nächsten Tag erschien sie immer noch tief beeindruckt und umarmte Dimo dankbar. Alles war in Ordnung und am Nachmittag hatte sie vor, sich ans Fahrradfahren zu wagen.

Im Anschluss fragte ich Dimo, warum er gerade diese Punkte gestochen habe. Er sah mich schelmisch an und antwortete: „Ja, warum? Warum ist die Banane krumm?" Diese Antwort könnte als kränkend empfunden werden, aber ich verstand genau, was er meinte. Er nadelte dort, weil es richtig war. Das ist die ganze Erklärung.

Was zeigt dieser Fall? Sämtliche Koryphäen Evidenz-basierter Medizin waren gescheitert. Therapeuten anderer Schulen auch. Die Heilung begann mit der Erkenntnis, dass Bananen nun mal nicht gerade sind. Darum geht es. Das sollte sich jeder Heiler immer vor Augen führen. Was das nun mit Aufgeben und Nicht-Aufgeben zu tun hat? Ich glaube, allmählich kommen Sie der Sache auf die Spur.

2.Kapitel: Mensch und Kosmos

Was ist nun mit der Erde, auf der wir stehen, dem sogenannten „festen Boden"?
Er bewegt sich. Nimmt uns hoch, verschaukelt uns.
Machen wir uns nichts vor - ob bewusst oder unbewusst, wir surfen alle, ständig.
(Don Winslow, „Pacific Paradise")

Nach meiner Erfahrung auf der Ostseefähre hatte ich in den folgenden Tagen einige ungewöhnliche Erlebnisse. Zu dieser Zeit befand sich meine Schwester auf Weltreise und ich hatte keine präzise Vorstellung davon, in welchem Land sie sich gerade aufhielt. Eines Morgens klingelte das Telefon und ich wusste mit absoluter Sicherheit, dass sie von ihrer Reise zurückgekommen war und jetzt anrief. Ich nahm den Hörer ab und sagte direkt. „Na, bist Du wieder gut angekommen?" Es folgte ein kurzes Schweigen am anderen Ende der Leitung, dann fragte sie: „Wie bist Du denn drauf?" Das konnte ich nicht so genau beantworten, aber die Momente nichtwissenden Wissens, wie ich diese Phänomene inzwischen nenne, nahmen zu. Meine Intuition entwickelte sich, wurde feiner und immer sicherer.

Das nächste ungewöhnliche Erlebnis hatte ich vor einem Supermarkt. Ich fuhr auf den Parkplatz, stieg aber nicht sofort aus. Stattdessen beobachtete ich die Menschen, die über den Parkplatz in den Supermarkt gingen. Plötzlich änderte sich mein Blick und ich sah nicht die sommerlich gekleideten Passanten, die in den Supermarkt gingen. Stattdessen sah ich Einkaufswagen schiebende Skelette. Ich sah das Zusammenspiel der Beinknochen beim Laufen, und die dabei aktivierten Muskeln und Sehnen. Schließlich sah ich die inneren Organe und die Gehirne, während ich in tranceartigem Zustand in meinem Wagen saß. Nach einigen Minuten war der Spuk vorbei, ich ging in den Supermarkt, kaufte ein und fuhr nach Hause, so als wäre nichts geschehen. Alles war normal, ich war ganz ruhig, nichts Sensationelles war passiert. Und wieder war da dieses Gefühl des Einsseins, dieses Mal aber ruhiger und selbstverständlicher als auf dem Schiff.

Ein Psychologe, den ich um seine Meinung bezüglich des Vorfalls bat, fragte scherzhaft, welche Art Drogen ich genommen hätte. Irgendwelche Substanzen waren bei diesem Erlebnis nicht im Spiel gewesen und heute, fast zwanzig Jahre später, kann ich die damaligen Erlebnisse gut verstehen und deuten. Sie können bei vertiefter Meditation auftreten, aber auch bei sehr starken Stresserlebnissen. In meinem Fall handelte es sich um eine Mischung aus beiden Möglichkeiten. Solche Erlebnisse sollte man nicht als übertrieben wichtig bewerten und sie auch nicht mystifizieren. Sie können normale Anekdoten auf dem Weg einer Bewusstseinsentwicklung darstellen, aber sie können auch ausbleiben. Das ist alles.

In den nächsten Tagen schien es mir, als würde sich mein innerer Raum weiten. Ich nahm mir in dieser Phase sehr viel Zeit und Ruhe, obwohl mein Betrieb damals ja noch nicht völlig abgewickelt war. Ich spürte, dass ich an dem inneren Prozess, der sich gerade entwickelte, dranbleiben sollte. Wenn ich mich ruhig hinsetzte oder flach hinlegte, die Augen schloss und mich nicht bewegte, sank ich sofort in eine andere Wahrnehmungswelt und es bildeten sich Bilder eines dunklen, unendlich großen Raumes. Ich reiste durch das Weltall, an den Gestirnen unseres Sonnensystems vorbei, sah die immer kleiner werdende Erde aus weit entfernter Perspektive. Diese meditativen Momente konnten durchaus eine Stunde oder länger dauern und gingen dann ziemlich plötzlich vorbei. Dabei stellte ich fest, dass sie sofort aufhörten oder gar nicht erst entstanden, sobald ich selbst den Verlauf beeinflussen wollte, also beispielsweise versuchte, die Galaxie hinter der Galaxie zu erreichen. Sobald sich mein ICH einschaltete, fand die Show nicht statt. Das war für mich damals eine ganz wesentliche Erkenntnis und führte zu der Frage, was dieses ICH eigentlich ist. Im weiteren Verlauf des Buches wird diese Frage des Öfteren gestellt werden. Damals wurde mir überdeutlich klar, wie unbedeutend wir Menschen sind. Diese Erkenntnis beruhte nicht auf einem rein intellektuellen Verstehen. Die Klarheit darüber verbreitete sich sozusagen ganzkörperlich. Ich hatte mitunter das Gefühl, dass alle meine Zellen zustimmten, wenn sich in mir eine tiefe Bescheidenheit ausbreitete, angesichts der Rolle des Menschen im Universum. In diesem Buch soll es um Heilen gehen. Dazu ist es zunächst notwendig, die Beziehung zwischen Mensch und Kosmos zu beleuchten.

Wie kommt der Mensch ins Universum?

Beim Versuch, eine Antwort auf diese Frage zu formulieren, stellt sich zunächst eine vordringlichere Frage. Wie ist es eigentlich um Qualität und Treffsicherheit unserer Wirklichkeitswahrnehmung bestellt? *„Wie wirklich ist die Wirklichkeit?"* fragte Paul Watzlawick, ein Vertreter des Konstruktivismus (einer psychotherapeutischen Strömung) in seinem gleichnamigen Buch (Watzlawick, 1976). Eine ganz vortreffliche Frage, die Anlass zum Nachdenken über die Gültigkeit dessen gibt, was wir wahrzunehmen glauben. Eine Untersuchung über den Ursprung des Menschen kann nur annähernd stimmig gelingen, wenn vorher geklärt ist, welche Wirklichkeitswahrnehmung dabei gelten soll.

Die sogenannten westlichen Gesellschaften haben sich intensiv der Erforschung der Materie gewidmet. Protagonisten der Aufklärung wie Newton oder Descartes propagierten dabei Ratio, Logik, Messbarkeit und faktenbasiertes Wissen als allein gültige Werkzeuge der Wissenschaften und prägten dadurch die Wahrnehmungswelten nachfolgender Generationen von Wissenschaftlern bis in die heutige Zeit. Aber auch der private Raum der Menschen im Westen wurde nachhaltig vom Geist der Aufklärung durchtränkt. Wir alle wuchsen als Kinder der Aufklärung auf und wurden durch Schulunterricht, Fernsehprogramme und Allgemeinwissen von dieser Wirklichkeitswahrnehmung beeinflusst. Der Glaube an die Mathematik als geeignete Welterklärungsmethode hat den Status einer allseits akzeptierten Wahrheit erlangt und wir sehen im Fernsehen jeden Tag angebliche Experten, die irgendetwas als wahr postulieren, weil die Studienlage das eindeutig zeige. Als Zuschauer nicken wir dann beiläufig und denken: „Aha, so ist das also, die Studien haben das ja bewiesen". Dass nichts so wacklig ist wie die meisten Studien, die von bestimmten Interessengruppen finanziert, vom jeweils gültigen Paradigma bestimmt und von vielen Variablen durchsetzt sind, die nicht hinterfragt werden, interessiert dabei nur eine Minderheit. Die Thematik ist auch meistens zu komplex, um selbst von interessierten Laien komplett erfasst werden zu können. So hat sich im Zuge der medialen Reizüberflutung und deren immer schneller werdenden Taktung eine Plappergesellschaft entwickelt, in der jeder mitredet und seine Meinung kundtut, ohne wirklich etwas zu wissen.

In anderen Kulturen hat man der Erforschung der Materie hingegen nicht so viel Bedeutung beigemessen. So konzentrierte man sich zum Beispiel in Tibet mehr auf die Erforschung des Bewusstseins. Tibetische Bewusstseinsforscher benannten über zwanzig verschiedene Bewusstseinszustände. Spezialisten unter ihnen erforschten die Bewusstseinsveränderungen während des Sterbeprozesses. Andere gingen noch weiter und ergründeten die Schnittstellen zu den Zwischenwelten nach dem körperlichen Ableben. Diese Erkenntnisse konnten natürlich nicht mit Hilfe messender Apparaturen erreicht werden, man setzte stattdessen auf die Kraft der Meditation. Ähnliches geschah in anderen alten Kulturen wie beispielsweise in der daoistischen Tradition Chinas. Die Daoisten fanden heraus, dass alles Existierende eine unterschiedlich verdichtete Form von Energie ist. Aus dieser Erkenntnis entstanden wirksame Heilmethoden wie das Nei Gong, mit deren Hilfe es möglich wurde, die inneren Vorgänge im Menschen, wie etwa die Funktion der inneren Organe, zu erspüren und heilsam zu beeinflussen. Diese Option der heilenden Selbstregulation, die auf Jahrtausende altem Erfahrungswissen beruht, steht uns heutigen Menschen nach wie vor zur Verfügung, verlangt aber vom Übenden, den Fokus meditativ nach innen zu richten. Durch Verfeinerung der Meditation können emotionale Blockaden erkannt und aufgelöst werden. Nach Jahren geduldigen Übens und des stetigen Verfeinerns verändern sich die Energieströme und neue weitende innere Räume entstehen. Der auf diese Weise geduldig Forschende kann dann irgendwann eins werden mit dem Dao - ein anderer Ausdruck für das Nonduale.

Mein Ziel bei der Entwicklung des Nondualen Heilens war es, auch diese wertvollen Heilmethoden, die in ihrer klassischen Form einer ausdauernden und disziplinierten Eigenschulung bedürfen, in ein praktikables Therapiesystem zu integrieren, das den Bedürfnissen heutiger Patienten gerecht wird.

Gemacht aus Sternenstaub - die materialistische Sicht

Um die Frage zu erörtern, wie der Mensch Teil des Universums werden konnte, muss zunächst geklärt werden, welche Wahrnehmung gelten soll. Die westliche, nach außen gerichtete, welche Materie mit Hilfe materieller Apparate untersucht, oder die nach innen fokussierte, die auf die meditative Wahrnehmung setzt. Aus meiner Sicht sollten sich beide Wahrnehmungen nicht gegenseitig ausschließen, solange man definiert, was geschieht. Beide Methoden haben Vor- und Nachteile, im Idealfall verbindet man die Erkenntnisse beider Strömungen.

Beginnen wir unsere Untersuchung der Frage nach dem Ursprung des Menschen mit der westlichen materiellen Sicht. Die westliche Wissenschaft baute dabei seit jeher auf die fünf Sinne des Menschen, die sich im Alltag bewährt hatten. Vor allem die Sinne Sehen und Hören waren gefragt, um die Welt zu verstehen. Reichten die Augen nicht mehr aus, erschuf der menschliche Erfindungsgeist Möglichkeiten, diese zu verstärken. Man schliff Glaslinsen, entwickelte Fernrohre und schließlich hochauflösende Mikroskope und Teleskope, um Mikro- und Makrokosmos zu erforschen. Die Mathematik wurde quasi als Software installiert, um die Welterklärung zu perfektionieren und die ersehnte Weltformel zu finden, die endgültig Klarheit über alles Existente liefern sollte.

Mit Hilfe der Mathematik wurden immer leistungsfähigere Forschungs-Apparate erschaffen, welche die Materie des Kosmos im kleinsten erklären sollten. Man erschuf Raumschiffe und Satelliten, die inzwischen in nicht unbeträchtlicher Zahl um die Erde und darüber hinaus ihre Bahnen ziehen. Die Raumsonde Voyager, seit 1977 unterwegs, fliegt mit etwa 17000 Metern pro Sekunde durchs All und liefert immer noch Daten. Das ist alles sehr beeindruckend. Letztlich versucht die materialistisch orientierte Wissenschaft aber Materie mit Hilfe von Materie zu erklären, entwickelt Raumsonden (Materie) um Planeten (Materie) zu untersuchen oder neue zu finden. Ähnlich kennen wir das auch von der westlichen Schulmedizin. Auch hier untersuchen Apparate wie MRT, EKG, EEG oder Blutdruck-Messgeräte vermeintliche Materie, nämlich den Menschen. Die Gabe von Materie in Form von Medikamenten oder etwa künstlichen Gelenken ist dabei therapeutischer Standard, um die Materie Mensch zu reparieren.

Die materialistische Erforschung des Alls liefert uns seit Jahrzehnten farbenfrohe Bilder und das geltende Paradigma sieht den Urknall vor ca. 14 Milliarden Jahren als Geburtsstunde des Universums. Bereits 1969 sang die Rockband Crosby, Stills, Nash & Young: *We are stardust, we are golden, we are billion year old carbon.* Wir sind gemacht aus Sternenstaub und bestehen aus Milliarden Jahre altem Kohlenstoff. Das trifft die Sache auf den Punkt, folgt man der materialistischen Sicht. Nach der Theorie des Urknalls, bildeten sich sofort danach erste kosmische Partikel, eine Ursuppe aus energiereichen Photonen, in der Neutronen, Elektronen und Protonen schwammen. Kurz darauf entstanden erste Atomkerne aus Helium und Wasserstoff, die etwa 98 Prozent der Materie ausmachen, sofern man die ominöse dunkle Materie einmal ausklammert. Die Fusion von Helium und Wasserstoff war dann die Bedingung, damit schwerere Elemente entstehen konnten. Riesige Helium-Wasserstoff-Gaswolken bildeten die ersten Sterne. Durch enorme Fusionen konnten schwerere Elemente wie Kohlenstoff, Sauerstoff oder Silizium entstehen. In den massereichen Sternen konnte dann Eisen oder Uran unter unvorstellbarer Hitze buchstäblich ausgebrütet werden. Doch wie alles Existierende sind auch Sterne vergänglich und explodieren am Ende ihrer Lebenszeit in Form einer Supernova.

Kein Milchshake ohne Supernova

Sollten Sie heute schon in Ihrem bevorzugten ‚Drive-In' den Milchshake Ihrer Begierde geordert haben, so haben Sie diesen glücklichen Umstand einer Supernova zu verdanken. Gleiches gilt übrigens für den letzten Einkauf im Bio-Laden. Kein Dinkel-Schrot aus kontrolliert-biologischem Anbau ohne Supernova. Eine Supernova ist ein ehemaliger Stern, dem es buchstäblich zu viel geworden ist. Er musste einfach explodieren. Das passiert schon mal, wir kennen das ja von uns selbst. Im Universum ist das nichts Besonderes, ständig explodieren irgendwelche Sterne, von uns größtenteils unbemerkt. Bevor eine solche Supernova entsteht, also ein Stern explodiert, wächst der innere Druck im Sterninnern. Auch das kennen wir von uns selbst. Kurz bevor wir explodieren, ballen sich die inneren Energien, bis es kaum noch auszuhalten ist. Dieser Moment ist relativ kurz. Wenn wir jetzt nichts unternehmen, richtet sich die geballte Ladung gegen uns selbst. Selbstzerstörung droht! Das berüchtigte Reißen der Hutschnur ist so gesehen ein Notfallprogramm, um das eigene System zu erhalten. Wenn sich dann im besten Fall heiliger Zorn entladen hat und die Luft gereinigt ist, besteht die Chance für einen Neubeginn, für Wachstum. Der vermeintliche Moment der Stagnation in einem Stern, wenn der ca. 3 Milliarden Grad heiße Eisendampf im inneren Kern buchstäblich nicht mehr weiß, wo er mit sich hin soll, ist bereits die erste Stufe des beginnenden Zerfalls. Ihm droht die Selbstvernichtung, die Implosion. Um den Kollaps zu vermeiden, entsteht in Bruchteilen von Sekunden eine Quantenreaktion, bei welcher der Stern einen neuen inneren Kern (Neutronenkern) bildet und gleichzeitig mit unvorstellbarer Wucht schwere Atome in den interstellaren Raum schleudert. Das ist die Voraussetzung, um neues Wachstum entstehen zu lassen. Aus dem expandierenden Wolkennebel eines Supernova-Rests entstehen neue Sterne, wie die für uns so wichtige Sonne. Dieser Vorgang wird von einer Rotation begleitet. Innerhalb dieser Rotation verdichten sich „Abfall-Klumpen" zu Planeten, weiteres „kosmisches Strandgut" torkelt im Wirkungsbereich der Schwerkräfte neuer Planeten und der Schwerkraft des Muttersterns.

In Abhängigkeit vom Abstand zur Sonne entstanden auf diese Weise Planeten unterschiedlicher Konsistenz (Gas, Eis, Gestein). Einer von diesen Abfallprodukten ist das, was wir als Erde bezeichnen. Im Grunde eine kosmische Müllhalde, zusammengebacken aus erstarrtem Magma, einem Nickel/Eisen-Kern und einer spröden Gesteinskruste, verpackt in eine giftige Gashülle. Ein winziges Kuriosum im Kosmos und doch alles, was wir haben. Während die mannigfachen Anforderungen des Alltags unsere Aufmerksamkeit auf sich ziehen, vergessen wir oft oder wissen es nicht, dass die Erde in direkter Abhängigkeit zum Kosmos existiert. Jeder Milchshake und jedes geerntete Dinkelkorn ist das Ergebnis vom ewigen Wandel zwischen Wachstum und Zerfall. Genauer ausgedrückt geht es dabei um Wachstum und Integration. Der explodierende Stern integriert sich, indem er in das Ganze des Kosmos zerfällt, aus dem dann wieder neues Wachstum entsteht. Wachstum und Integration sind die treibenden und sich ständig ablösenden Wirkkräfte der kosmischen Evolution. Sie sind auch die entscheidenden Kräfte im menschlichen Leben, wie ich noch genauer darlegen werde.

Die Möglichkeit, relativ entspannt über dieses Thema schreiben und lesen zu können, haben wir letztlich nur dem Umstand zu verdanken, dass die Erde von Karambolagen mit kosmischen Geisterfahrern bislang weitgehend verschont blieb. Diverse Einschläge von umherirrendem Treibgut konnten die thermische Balance der Erde bisher nicht zerstören. Dieses Glück war anderen Planeten, wie etwa dem Mars, nicht vergönnt. Im Grunde tanzen wir auf des Messers Schneide. Im schmalen Grenzbereich zwischen zu viel Nähe zur Sonne und dem damit verbundenen Hitzetod und der Eiseskälte größerer Entfernungen, konnten sich überhaupt erst organische Moleküle entwickeln und daraufhin einzellige Mikroben entstehen, die wir als Beginn dessen ansehen, was wir Leben nennen. Wenn wir den Verlauf der Evolution betrachten, so ist ein ständiges Kommen und Gehen zu beobachten - Wachstum und Integration. Ziehen wir die Evolutionslinie von unserem entferntesten Vorfahren, dem wurmartigen Picaia, bis zum heutigen Menschen, dann sehen wir, dass die Entwicklung ein permanenter Veränderungsprozess war und auch gegenwärtig ist. Wir leben in einer Epoche, in der zeitgleich immer noch steinzeitähnliche menschliche Lebensformen mit Pflanzen und Tieren interagieren, während andernorts per Mausklick und Smartphone der Alltag geregelt wird.

Doch ganz egal, ob der Dschungelbewohner im Regenwald mit dem Blasrohr Jagd auf das Tier seiner Wahl macht, um sich zu ernähren, andernorts ein Leistungssportler Ruhm und Ehre hinterher jagt, oder ein Börsenbroker mit Algorythmen gefütterte Computer bedient - sie sind, genau wie alle Menschen, Tiere, Pflanzen, aber auch Tische, Stühle, Autos oder Bausparverträge letztlich Produkte einer Supernova. Sie sind gemacht aus Sternenstaub, sofern man der materialistischen Sichtweise folgt.

Pure Energie – die meditative Sicht

Zwischen der materialistisch ausgerichteten Wissenschaft und der meditativen Forschung gibt es einen fundamentalen Unterschied. Während sich die materialistische Strömung nach außen orientiert und dabei anreichernd vorgeht, ist die meditative Forschung durch Reduktion und Hinwendung nach innen gekennzeichnet. Was ist damit gemeint?

Mit dem Begriff Anreichern drücke ich sowohl die permanente Weiterentwicklung von Apparaten, als auch die fortwährende Anhäufung von vermeintlichem Wissen aus. Diese Prozesse basieren auf der Mathematik. Sie sind mithin konditioniert durch deren Axiome. Die Menschen des Westens besitzen inzwischen gut trainierte Gehirne. Das sind die bevorzugten Werkzeuge der Wissenschaft, aber sie sind auch im Bestreiten der alltäglichen Aufgaben im Dauereinsatz. Auch wenn durch Übertreibung und Trivialisierung der Digitalisierung mittlerweile ein gewisser allgemeiner Verblödungsprozess Einzug gehalten hat, das Stresslevel permanent steigt und Fähigkeiten wie Kopfrechnen und Rechtschreibung sich rapide verschlechtern, werden gleichzeitig neue Fähigkeiten wie eben gerade der Umgang mit digitalen Geräten und Prozessen erlernt. Diese Lernprozesse fordern wiederum die Gehirne und sie entsprechen dem Prozess des Anreicherns.

Reduktion im meditativen Prozess meint Reduzieren von Konditionierungen, von emotionalen Blockaden, von Gedankenmustern. Der meditative Forscher benötigt weder Mathematik noch Apparaturen um das Universum zu verstehen. Er benötigt auch keine Bewegung und rastlose Aktivität im Außen, um Wissen anzuhäufen - im Gegenteil, das stört den meditativen Prozess. Er braucht auch kein umfangreiches Equipment, keine Bibliotheken, keine vergleichenden Studien. Alles was er benötigt, findet er in sich selbst. Der meditierende Forscher geht in die Tiefe – seine innere Tiefe. Wenn er in Ruhe Schicht um Schicht der inneren Blockaden und Konditionierungen auflöst, wie Wasser Schmutz, dann erlangt er allmählich mehr Zugang zu neuen Räumen und Weiten. Indem er sein Inneres kontinuierlich säubert, kann er das Universum untersuchen wie die Raumsonde Voyager, allerdings mit dem Unterschied, dass er schneller und weiter fliegen kann. Voyager hat in gut vierzig Jahren den Weg bis zum Rande unseres Sonnensystems geschafft. Wollte die Raumsonde den vier Lichtjahre entfernten nächsten Stern Alpha Centauri erreichen, was in der kosmischen Relation keine große Strecke darstellt, wäre sie nach derzeitigem Technologiestand rund 30000 Jahre unterwegs. Der gut geübte meditative Forscher kann diese Strecke in wenigen Minuten absolvieren und den Kosmos darüber hinaus erkunden. Er unterliegt keinen materiellen Begrenzungen und verfügt über unendlichen Raum und unbegrenzte Geschwindigkeit.

In diesen fortgeschrittenen Stadien der Meditation entstehen innere Bilder, die eine klare Sicht auf Zusammenhänge ermöglichen. Das können beispielsweise Antworten auf komplexe Fragestellungen sein. Wenn ich einen komplizierten Fall zu behandeln habe, bei dem mir nicht sofort eine Behandlungsidee einfällt und der Behandlungskompass des Nondualen Heilens anzeigt, dass ich warten soll (dazu später mehr), nutze ich diese Möglichkeit der Meditation und warte ab, bis sich eine Antwort zeigt. Bei diesen inneren Bildern kommt es sehr darauf an, diese nicht mit Phantasiegebilden zu verwechseln. Unser Gehirn ist durchaus in der Lage, jeden gewünschten Film ablaufen zu lassen, aber das ist nicht dasselbe. Diese inneren Bilder, von denen ich spreche, entstehen aus sich selbst heraus, bzw. sie kommen aus der Tiefe des inneren Raumes. Sie erscheinen auch nur, wenn der Meditierende ganz ruhig, unbeweglich und ohne Erwartung ist. Sie erscheinen von selbst, während der Meditierende anstrengungslos verweilt. Während Phantasiebilder einen anderen Charakter besitzen und nach einer gewissen Zeit ermüdend wirken, verbrauchen von selbst entstehende innere Bilder keine Energie - im Gegenteil, sie wirken energetisierend und man kann sie problemlos lange betrachten oder sich auch in ihnen aufhalten, sofern sie als dreidimensional empfunden werden.

Im fortgeschrittenen meditativen Prozess wird immer deutlicher, dass einerseits keine Ausprägung von Materie wirklich so existiert, wie wir es mit unserem Alltagsverstand empfinden und andererseits alles, das existiert, immer schon da war. Das ist schwer zu verstehen. Die Quantenphysik ist dieser Erkenntnis schon sehr nahe gekommen und hat bereits vor über hundert Jahren bei der Untersuchung subatomarer Bereiche festgestellt, dass Materie letztlich Energie ist. Meditative Forscher haben das schon lange vorher herausgefunden. Auf den Menschen bezogen bedeutet das, dass wir im Kern unseres Wesens aus Energie bestehen. Wenn Sie sich vorstellen, Sie könnten sich unter einem hoch auflösenden Elektronenmikroskop selbst betrachten, so würden Sie so gut wie keine Materie mehr vorfinden.

Ob wir uns als Zusammensetzung von Sternenstaub betrachten, hängt also von der Betrachtungsweise ab. Nehmen wir den materialistischen Standpunkt ein, ist das nicht falsch. Klar ist aber auch, dass Sternenstaub verdichtete Energie ist. Beide Betrachtungsweisen können bezogen auf die jeweils untersuchte Ebene richtig sein. Im Nondualen Heilen spielt diese Sicht eine wichtige Rolle. Wenn ich auf der körperlichen Ebene behandle und zum Beispiel die Körperstatik korrigiere, arbeitete ich mit Materie in Form von Knochen, Muskeln, Sehnen, Blutgefäßen oder Nerven. Alles gemacht aus Sternenstaub. Gleichzeitig ist mir aber bewusst, dass dieses vor mir liegende menschliche Gesamtkunstwerk aus weiteren Daseinsebenen zusammengesetzt ist und letztlich aus reiner Energie besteht. Dieses Bewusstsein des Heilers ist entscheidend bei der Behandlung komplexer Erkrankungen.

3.Kapitel: Einführung in das Nonduale Heilen

Das Zusammenspiel materialistischer und meditativer Forschung – Möglichkeiten eines neuen Medizinverständnisses

Sollten Sie, was ich Ihnen keinesfalls wünsche, in einen Unfall verwickelt werden und dabei aus einer großen Wunde bluten, Gefäße, Nerven und Knochen eventuell verletzt sein, wäre es keine gute Idee, sich meditativ in die Ecke zu setzen und darauf zu warten, dass Heilung eintritt. Die Gefahr des Verblutens wäre wahrscheinlicher und um das zu verhindern, gibt es versierte Spezialisten, die sich darauf verstehen, das ganze Arsenal der modernen Schulmedizin einzusetzen, um Sie zu retten.

Leiden Sie hingegen unter einer der neuen rätselhaften Stresserkrankungen und Sie fühlen sich entsetzlich erschöpft, haben angstbesetzte Gedanken, sind emotional instabil und haben schwer fassbare körperliche Symptome ausgebildet, dann ist es wiederum keine wirklich erfolgversprechende Idee, Vertreter der Schulmedizin zu konsultieren. Man wird Sie zwar untersuchen, Sie erhalten vielleicht auch eine Verlegenheitsdiagnose und höchstwahrscheinlich auch ein Medikament, aber eine dauerhafte Heilung wird sich kaum einstellen. Daraufhin wird man Sie vielleicht an die Schulpsychologie weiter verweisen und wenn es ganz schlecht läuft, wird auf diese Weise eine psychiatrische Karriere begründet, die sich gewaschen hat.

Jeder Patient wünscht sich die bestmögliche Behandlung. Was sonst? Nun sagt uns die Lebensweisheit, dass es fähige und weniger fähige Bäcker, Maurer, Rechtsanwälte, Manager oder Friseure gibt. So verhält es sich auch mit den Heilern. Diese Unterschiede sind normal, jeder macht Fehler, der Eine mehr als die Andere. Ich finde, das kann man akzeptieren.

Wie ist es aber um die Qualität eines Heilsystems bestellt, das rechthaberisch und selbstgerecht erklärt, der Mensch bestehe ausschließlich aus Sternenstaub? In den Studiengängen der Schulmedizin ist bis heute der Energiebegriff tabuisiert und wird diskreditierend im Esoterik-Regal abgelegt. Das Leben entsteht in der Zelle, basta! Wie es da hineinkommt, wird innerhalb der gängigen Ausbildungen nicht untersucht. Man verharrt einfach auf dem Erkenntnisstand des 19. Jahrhunderts. Die Ergebnisse quantenphysikalischer Forschungen spielen keine Rolle. Die inzwischen fast hundert Jahre alte, von Werner Heisenberg formulierte Unschärferelation, die den Wellencharakter jeglicher Materie hervorhebt, wird einfach ignoriert. Im Wertesystem der Schulmedizin wirkt die Quantenphysik störend, da sie das altbackene Paradigma, an dem so krampfhaft festgehalten wird, ins Wanken bringt. Quantenphysik hätte nur im subatomaren Bereich ihre Gültigkeit, hört man Bescheidwissenschaftler der Schulmedizin daherreden, ganz so, als wären die Atome menschlichen Gewebes ohne subatomare Bereiche denkbar. Eine völlig absurde Vorstellung und manipulierender Unsinn, der auch noch als wissenschaftlich verkauft wird. Dabei hat die Quantenphysik in der Schulmedizin längst Einzug gehalten, wie etwa in den computergesteuerten Apparaten der Lasertechnik oder den Tomographen. Das macht die Situation so grotesk. Untersuchungen mit Hightech-Apparaten werden veranlasst, die ohne die Quantenphysik nicht hätten entstehen können und die Untersuchungsergebnisse werden dann von Medizinern interpretiert, deren Bewusstseinsentwicklung nicht Schritt gehalten hat.

Aber auch das ist im Grunde nicht so tragisch. Aus meiner Sicht ist es völlig in Ordnung, wenn sich die Schulmedizin auf die Untersuchung und Heilung der materiellen Ebene konzentriert, solange ihre Vertreter nicht postulieren, das sei das Maß aller Dinge und andere medizinische Auffassungen als Scharlatanerie diskreditieren. Diese Arroganz müssen letztlich die Patienten ausbaden, die verunsichert und verzweifelt nicht mehr wissen, an wen sie sich wenden sollen.

Im Nondualen Heilen können wir herausfinden, auf welchen Ebenen komplexe Erkrankungen wirken und genau dort mit geeigneten Verfahren die Heilung einleiten. Damit können Erkrankungen behandelt werden, welche die Schulmedizin nicht heilen kann und auch nicht heilen können muss. Offenheit und Kooperation wären segensreich. Letztlich für alle, vor allem für die Patienten.

Die 9 Daseins-Ebenen - geistige Grundlage des Nondualen Heilens

Ich beschreibe nun die neun menschlichen Daseinsebenen, welche die geistige Grundlage des Nondualen Heilens bilden. Die Benennung dieser neun Ebenen ist das Resultat meines etwa 15-jährigen Prozesses des Beobachtens, Erkennens, Verwerfens und praktischen Überprüfens. Darin spiegeln sich die Erfahrungen meiner täglichen Praxis wider.

Das Ziel meiner Arbeit war und ist stets der praktische Erfolg. In den Jahren meiner Tätigkeit als Heiler, war ich immer ziemlich unzufrieden, wenn es mir einmal nicht gelang eine Heilung oder zumindest eine Verbesserung auf den Weg zu bringen. Ich hatte dann das Gefühl, etwas übersehen zu haben und nicht individuell genug auf die Problematik der jeweiligen Patienten eingegangen zu sein. Diese Situationen gaben dann Anlass zu noch genauerem Forschen. Auf diese Weise hat sich das Nonduale Heilen Schritt für Schritt entwickelt und ich bin heute in der Lage, für jede im Folgenden benannte Ebene, geeignete Heilverfahren anbieten zu können.

Die 9 Ebenen im Kurzüberblick

Zunächst erhalten Sie einen Überblick über die 9 menschlichen Daseinsebenen in Form einer grafischen Darstellung. Im Anschluss folgt eine Kurzbeschreibung der einzelnen Ebenen im Entstehungszyklus aufsteigend von 1 bis 9.

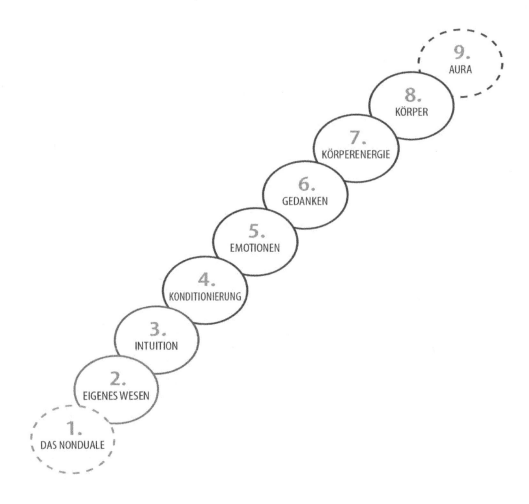

1.Eben: Das Nonduale

Das Nonduale ist genau genommen keine menschliche Ebene. Es durchdringt alles vermeintlich Existente und somit auch den Menschen in allen weiteren Ebenen seines Daseins. Wie das Licht eines Projektors durchleuchtet das Nonduale die Persönlichkeitssilhouetten des Menschen. Es ist das, was immer schon da war – jenseits aller Vorstellungen, Konzepte und jenseits des Urknalls und aller Galaxien. Und es ist das, was nicht in Worten ausgedrückt, sondern allenfalls behelfsmäßig umschrieben werden kann als Dao, Seinloses Sein, das Göttliche, Großer Geist, Null-Ebene oder schlicht als ES.
Das Nonduale ist jenseits der Dualität und durchdringt diese doch. Es ist jenseits von Leben und Tod, Gut und Schlecht, Pro und Kontra, Gesund und Krank, Frau und Mann und ist doch in allen Gegensätzen vorhanden. Das Nonduale ist auch jenseits von Allem und Nichts. Wenn wir es Leere nennen, wie es in manchen Meditations-Traditionen bezeichnet wird, trifft das auch nicht exakt zu, denn Leere würde Fülle bedingen. Das Nonduale ist sowohl Leere, als auch Fülle, da es beides durchdringt. Das Nonduale ist aber auch jenseits von Fülle und Leere. Es existiert und existiert nicht, es ist nicht in Worten auszudrücken und kann nur meditativ erfahren werden. Das Nonduale bringt die nächsten Ebenen hervor. Es wirkt durch alle Wahrnehmungen, Illusionen und ICH-Konstruktionen.

2.Ebene: Eigenes Wesen

Die Ebene des eigenen Wesens beginnt mit dem Moment der Zeugung, formt sich im intrauterinen Prozess und manifestiert sich durch die Geburt eines Menschen. Dieser Vorgang bedeutet den Eintritt in die Dualität. Ab sofort geht es um Hell und Dunkel, Hungrig oder Satt, Laut und Leise, Groß und Klein, Vorteil und Nachteil, Atmen oder Ersticken. Jedes geborene Kind verspürt den Wechsel aus dem Luxus der Wohlversorgung in der mütterlichen Fruchtblase. Es muss selbst aktiv werden, muss atmen, saugen, schlafen und ganz viel lernen. Die Dualität zieht das Kind in seine Gesetzmäßigkeiten. Aber es ist auch noch sehr verbunden mit dem Nondualen, besitzt andere Wahrnehmungen als seine Eltern und hat nichts anderes vor, als den Geburtsauftrag zu erfüllen: das eigene Wesen zu verwirklichen.
Das eigene Wesen wird im Zuge des Heranwachsens durch Konditionierungen fast immer verdeckt. Bei manchen Menschen durch dicke Schichten von unzähligen Konditionierungen und Blockaden, bei anderen weniger stark. Die Suche nach dem eigenen Wesen ist zu

jeder Lebenszeit ein heimliches Verlangen und wirkt im Unbewussten, versteckt unter Kompensationen unterschiedlichster Art.

3.Ebene: Intuition

Intuition ist nichtwissendes Wissen. Ich weiß etwas, ohne es intellektuell wissen zu können. Die intuitive Ebene muss das neugeborene Kind genauso wenig erlernen, wie seinen Instinkt. Instinktiv sucht es Kontakt, Schutz und den Weg zur Brust der Mutter. Intuitiv erforscht es die Welt. Die angemessene Balance zwischen Vorsicht und Wagnis können Kinder intuitiv ausbilden, sofern man sie gewähren lässt.

Menschen, die sich eine kindliche Intuition bewahren oder diese im Laufe ihres Lebens wiederfinden, halten ein wertvolles Werkzeug in ihren Händen. Intuition zu entwickeln und lernen, sich darauf zu verlassen, ist der Schlüssel zu einem gelassenen meditativen Leben. Man lernt, Probleme und Hindernisse schon zu erkennen, bevor sie sichtbar werden, lernt Entscheidungen sicher zu treffen und Prozessen zu vertrauen. In Heilungsprozessen können intuitive Fähigkeiten den Unterschied zwischen Leben und Tod ausmachen. Intuitive Fähigkeiten müssen gut geschützt werden. Intuitive Menschen laufen Gefahr, in einer Welt des permanenten Plapperns und Bescheidwissens unterzugehen, wenn sie sich mit ihren, der Mehrheit schwer zugänglichen Qualitäten, an Diskussionen beteiligen. Ihre Fähigkeiten werden ihnen oft wegerklärt, was dazu führen kann, dass ihr Selbstvertrauen gemindert werden kann.

4.Ebene: Konditionierung

Konditionierungen sind Reiz-Reaktions-Muster, die zwangsläufig während des Heranwachsens durch Erziehung und Lebensumstände entstehen. Konditionierungen aus der Kindheit und Jugend besitzen eine lange Lebensdauer. Das kann von Vorteil sein - etwa, wenn wir an einer roten Ampel stehen bleiben, statt weiter zu fahren. Wir reagieren auf den Reiz der Ampel und lassen uns von ihm zu unserem Vorteil konditionieren. Anders sieht es mit Grundkonditionierungen aus, die in Kindheit und Jugend sehr wichtig waren, um im damaligen Umfeld das Überleben zu sichern. Mit zunehmendem Alter sind diese Grundkonditionierungen womöglich längst überflüssig geworden, aber man bewegt sich mit ihnen weiter durchs Leben wie in einer Trance und wird sie nicht los.

Im Nondualen Heilen benenne ich die drei Grundkonditionierungen, die tief im Unterbewusstsein, versteckt unter weiteren überlagernden Konditionierungen, ihr machtvolles Zepter schwingen. Eine davon besitzt jeder Mensch. Diese individuelle Grundkonditionierung bestimmt die Art unserer Wahrnehmung, kreiert unsere Lebensgestaltung, festigt Gewohnheiten und Verhaltensmuster. In Lebenskrisen zeigt sich, dass die alte persönliche Grundkonditionierung auf ungünstige Weise beteiligt ist. Krisen sind Scheidewege und diese Lebensphasen beinhalten die Chance einer Persönlichkeitsentwicklung, um die Fesseln der alten, inzwischen überflüssig gewordenen Grundkonditionierung zu lösen.

Im Nondualen Heilen führen wir behutsam durch diesen Prozess. Das Auflösen einst wertvoller, im Lebensverlauf aber behindernder Konditionierungen ist unbedingt erforderlich, um in Kontakt mit der intuitiven Ebene zu gelangen und Gespür für das eigene Wesen aufnehmen zu können.

5.Ebene: Emotionen

Die vorherrschenden Emotionen werden maßgeblich von der Art unserer Grundkonditionierung bestimmt. Wir entwickeln unser Lebensmuster, um möglichst glücklich, erfolgreich, gesund, souverän oder liebenswert zu sein – ganz so, wie wir es infolge unserer Grundkonditionierung als erstrebenswert erachten. Die Grundkonditionierung verspricht uns ein Leben voller positiver Emotionen und wir folgen ihr unbewusst.

Irgendwann im Leben kippt dieses Konstrukt und die zu lange aktive Grundkonditionierung bringt mehr und mehr die zu ihr gehörenden negativen Emotionen ins Leben. Oft sind es alte belastende emotionale „Winde", die während eines Großteils des Lebens durch den Körper wehten und sich darin manifestierten. Wir spüren diese Abdrücke emotionaler Stressbelastungen als Kloß im Hals, Druck auf der Brust, Gewicht auf den Schultern, Nackenproblemen, Bauchgrummeln oder anderen Varianten des Zwickens und Zwackens irgendwo in unserem Organismus.

Diese emotionalen Stressabdrücke auszuleiten ist sehr wichtig, um eine dauerhafte Heilung einleiten zu können. Das funktioniert übrigens nicht mit psychotherapeutischen Verfahren auf Gesprächsbasis. Im Nondualen Heilen verfügen wir über die geeigneten Methoden, um auch alte verborgene Stressabdrücke aufzuspüren, die Umstände des Entstehens sichtbar zu machen und sie zu verabschieden. Zuversichtliche Gedanken dauerhaft aufrecht zu erhalten ist schwer möglich, wenn ungünstige, belastende Emotionen in uns arbeiten.

Die Art unserer Emotionen bestimmt die Beschaffenheit unserer Gedanken.

6. Ebene: Gedanken

Die gedankliche Ebene ist das Spielfeld der Leitsätze, die unser Handeln bestimmen. Leitsätze sitzen in unserem Gehirn, wie Dirigenten eines Orchesters. Die Beschaffenheit unserer Gedanken und der daraus formulierten Leitsätze hängt von der Art unserer Emotionen ab. Belastende Emotionen erzeugen keine frischen, freien Gedanken, so dass bei intensiven emotionalen Stressbelastungen ungünstige Leitgedanken in unserem Gehirn gebahnt werden. Chronische Erkrankungen werden in der Regel von destruktiven resignativen Gedanken begleitet. Das ist angesichts der oft als ausweglos empfundenen Situation verständlich, aber destruktive Gedanken behindern jeden Heilungsprozess ganz entscheidend und wirken wie ein Katalysator der Erkrankung. Sofern starke negative Leitgedanken im Patienten aktiv sind, ist Heilung schwer möglich. Negative Leitgedanken sabotieren die einfühlsamsten Bemühungen bester Heiler und können gut angelegte Therapien schon im Keim ersticken.

Im Nondualen Heilen liegt daher ein Hauptaugenmerk auf der Beschaffenheit der Gedanken und Leitsätze, die im Patienten aktiv sind. Bevor sabotierende Leitgedanken nicht gelöscht sind, ist eine ursächlich ausgerichtete Behandlung sinnlos.

7. Ebene: Körperenergie

Im Nondualen Heilen bezeichne ich als Körperenergie jene Kraft, die dafür verantwortlich ist, dass die einzelnen Regelkreise des menschlichen Körpers funktionieren. Das Vorhandensein von Körperenergie unterscheidet einen lebenden Menschen von einem Leichnam. Qualität und Intensität der Körperenergie macht den Unterschied zwischen einem vitalen und einem geschwächten Menschen aus. Bei Eintritt des Todes verlassen die körpereigenen Energien allmählich den Menschen und werden ersetzt durch andere Energieformen, wie etwa die Verwesungsenergie.

Je schwerer und chronischer eine Erkrankung sich herausbildet, desto schwächer ist auch das energetische System im Körper. Je lebensbedrohlicher eine Krankheitssituation ist, desto intensiver arbeiten wir im Nondualen Heilen mit entsprechenden Verfahren daran, den Status der Körperenergie möglichst schnell wieder aufzubauen. Geschwächte Menschen benötigen jeden Funken Energie, den sie bekommen können. Daher müssen verantwortungsbewusste Heiler immer auf einen eigenen hohen Körperenergie-Status achten, um wirklich heilen zu können.

8. Ebene: Körper

Der menschliche Körper ist abhängig vom körperenergetischen Status. Auf der grobstofflichen Ebene des Körpers zeigen sich Vorgänge, die in feinstofflicheren Prozessen begonnen haben. Ein gesunder Körper ist immer Ausdruck eines harmonischen Zusammenspiels der verschiedenen, ihm innewohnenden energetischen Systeme. Eine Disharmonie in diesem Zusammenspiel äußert sich beispielsweise durch Nervosität, Schmerzen, Geschwulste, Gelenkblockaden oder im fortgeschrittenen Stadium durch diffuse chronische Beschwerden, aber auch in Form von Allergien oder der sogenannten Autoimmunerkrankungen.

Die körperliche Ebene ist die Domäne der Symptom-Behandlungen. Schmerzen werden gelindert, Gelenkblockaden beseitigt, Stauungen aufgelöst. Im Behandlungsprozess ist das oftmals der erste Schritt. Im Nondualen Heilen verfügen wir über die entsprechenden Techniken, um die körperliche Ebene auszubalancieren und akuten Körperstress zu lindern.

9. Ebene: Aura

Die Aura des Menschen ist wie eine Leinwand, die das Geschehen im menschlichen Körper abbildet. Sie ist ein Energiefeld, das vitale Menschen geschlossen umgibt, schützt und ihnen Ausstrahlung verleiht. Die Aura wird durch Stress geschwächt. Unter Dauerstress kann sie brüchig werden und ihre Schutzfunktion einbüßen. Sie wird unharmonisch, zerrissen und kann bei schweren Erkrankungen fast völlig verschwinden. Eine geschwächte Aura zeigt sich durch eine wenig vitale Ausstrahlung und ist immer ein Zeichen von schwächenden Vorgängen im Körper. Sie bietet keinen ausreichenden Schutz gegen Einflüsse von außen. Erreger jeglicher Art bekommen ungehindert Zugang zum Körper, unangenehme Zeitgenossen können leichter übergriffig werden und Stressabdrücke können entstehen. Permanente Erkältungsneigungen, Überlastungssymptome, chronische Erkrankungen, aber auch die Anfälligkeit für Mobbing und Abhängigkeiten, sind Zeichen einer gestörten Aura. Die Aura spiegelt wider, was auf den anderen Ebenen geschieht. Mitunter ist es geschickter, zunächst die Aura direkt zu behandeln, bevor die anderen Ebenen in den Fokus genommen werden. Im Nondualen Heilen verfügen wir über Behandlungstechniken, mit deren Hilfe die Aura gereinigt, repariert und regeneriert werden kann.

Der Eintritt in die Dualität und die 2 universellen Wirkkräfte

Der Übergang vom Nondualen in die Dualität wird spätestens im Moment unserer Geburt vollendet. Bereits im Mutterbauch nimmt das werdende Baby Empfindungen und Regungen der Mutter und des Umfeldes wahr, doch mit Verlassen der Fruchtblase geht es ums eigene Überleben in der Dualiät.

Dualität, das ist die Welt der Gegensätze. Bereits das neugeborene Kind kann das erkennen und unterscheiden. Atmen tut mir gut, Nichtatmen weniger. Die Brust der Mama hilft, ansonsten muss ich schreien. Liebevolle Zuneigung garantiert mein Überleben, ein Mangel an Zärtlichkeit gefährdet es. Soweit scheint die Sache klar zu sein. Es gibt gut und schlecht, das Gute gilt es anzustreben. Diese klare Positionierung, die das Baby zunächst instinktiv vornimmt, garantiert sein Überleben. Wie alles Existierende folgt das Kind dem Impuls zu wachsen.

Aufmerksame Eltern, die Ihr Kind in Ruhe beobachten, anstatt permanent auf ihr Smartphone zu starren, stellen aber sehr schnell fest, dass im Kind auch ein zweiter Impuls von Beginn an wirkt. Das Kind, das im Bestreben nach Wachstum etwas erlernt hat, versucht dieses Neuerlernte sofort zu integrieren. Kinder, die in Ruhe gelassen und nicht - angeschnallt im Kindersitz - ständig von A nach B transportiert werden, entwickeln ihren eigenen Rhythmus von Wachstum und Integration. Das Kind wächst, indem es lernt. Es integriert das Erlernte, indem es schläft oder meditativ mit offenen Augen daliegt. Ein gesunder dynamischer Prozess, der durch ein ruhiges Umfeld entscheidend begünstigt wird.

Wachstum und Integration sind die beiden alles durchdringenden und bestimmenden Wirkkräfte der aus dem Nondualen entstandenen Dualität. Alles aus dem Nondualen Hervorgebrachte, das wir beobachten, benennen, durchleben oder selbst erzeugen, wird von diesen beiden Wirkkräften bestimmt – im Makrokosmos wie im Mikrokosmos. Im gesamten beschreibbaren Universum, wie in den menschlichen Daseinsebenen bestimmen die beiden Wirkkräfte Wachstum und Integration das Geschehen. In der daoistischen Tradition wurden diese Kräfte mit Yin und Yang bezeichnet und dieser Begriff hat inzwischen auch im Westen eine gewisse Popularität erlangt. Aber, wie das meistens so ist, wenn man Begriffe aus anderen Kulturen entlehnt und zu integrieren versucht, entsteht die Gefahr von Missverständnissen. In der westlichen medialen Plappergesellschaft wurde Yin und Yang bis zur Unkenntlichkeit trivialisiert. Yin und Yang wird inzwischen gedankenlos benutzt wie Dick und Doof oder Hanni und Nanni.

Yin und Yang kann nur wirklich verstanden werden, wenn man sich auf die daoistische Wahrnehmungswelt und Schöpfungslehre einlässt. Um Puristen der daoistischen Lehre und der daraus entstandenen Chinesischen Medizin zu beruhigen und um Missverständnissen vorzubeugen, sei deutlich gesagt: die beiden im Nondualen Heilen von mir benannten Wirkkräfte Wachstum und Integration sind nicht eins zu eins vergleichbar mit Yin und Yang! Das ist mir bewusst. Ich habe diese beiden Begriffe gewählt, weil sie, wie ich meine, für unsere westliche, von der Ratio dominierten Wahrnehmung, besser zu verstehen sind. Außerdem kann ich mit diesen Begriffen deutlicher erklären, wie eine Balance oder Dysbalance beider Wirkkräfte entscheidend Gesundheit oder Krankheit beeinflussen.

Die Wirkkraft Wachstum

Wachstum ist die treibende Kraft in jedem existenten Phänomen. Sie lässt die Supernova explodieren, sie bringt Wasser aus dem Erdinneren zur sprudelnden Quelle und lässt Pflanzen wachsen. Sie erzeugt Spermien, lässt den Bauch der schwangeren Frau anschwellen, erzeugt im Kleinkind die Forschungsimpulse und bildet den kindlichen Körper aus. Sie lässt uns morgens aufstehen und unseren Aktivitäten nachgehen. Sie ist die Antreiberin für alle menschlichen Taten, lässt Wohnhäuser entstehen, konstruiert Maschinen, lässt Bücher schreiben oder Bücher verbrennen. Sie ist die Grundlage von allem, das nach außen orientiert ist. Aber sie ist nichts und stirbt an sich selbst ohne die zweite Wirkkraft Integration.

Die Wirkkraft Integration

Integration ist die Voraussetzung, um Wachstum entstehen zu lassen. Die Supernova integriert sich nach der Explosion in den interstellaren Raum. Aus dieser Phase der Integration erwächst wieder ein neuer Stern. Diese Phase des Wachstums dauert an – wie bereits beschrieben – bis der erneute Zyklus von Integration und Wachstum fällig ist. Die Pflanze erblüht auf dem Höhepunkt ihres Wachstums und trägt dabei schon die Vorboten neuen Wachstums in Form von Samen in sich. Doch bevor dieses neue Wachstum beginnen kann, wird die Pflanze zerfallen und sich wieder im Erdreich integrieren, aus dem sie einst herauswuchs.

So ist es mit allem Existenten, ein ewiger Prozess des Werdens und Vergehens. Das kennen wir gut, es ist in jedem Jahr aufs Neue im Wandel der Jahreszeiten zu beobachten. Auch wir Menschen sind rasch nach unserer Geburt auf dem Wachstumspfad nach Erfüllung, Glück, Erfolg und was immer unsere individuellen inneren Antreiber mit uns vorhaben. Absolut sicher ist dabei aber nur, dass unser Körper zu gegebener Zeit sterben und sich dann wieder integrieren wird in das, woraus wir einst entstanden sind. Wachstum und Integration, die Dynamik der Dualität - ohne Anfang und Ende.

Die Balance der beiden Wirkkräfte und die Gefahr vorzeitigen Zerfalls

Alles Existierende wird irgendwann zerfallen. Das ist unumgänglich und entspricht der natürlichen Dynamik der Dualität. Wir Menschen unterliegen diesem Gesetz, sind aber durchaus in der Lage, unseren Zerfall zu beschleunigen. Wir können unsere Lebenszeit aber auch nutzen, um einen vorzeitigen Zerfall zu vermeiden.

Die Ausgeglichenheit der beiden Wirkkräfte Wachstum und Integration ist maßgeblich für die menschliche Gesundheit. Wenn Wachstum dauerhaft übertrieben wird, ist das genauso schädlich, wie die Übertreibung der Integration. Betreiben Sie Muskelaufbau ohne angemessene Entspannungspausen, entstehen Verspannungen. Trainieren Sie verspannte Muskeln weiter, führt das irgendwann zu Schmerzen oder Bewegungseinschränkungen. Vermeiden Sie Bewegung und liegen den ganzen Tag auf dem Sofa, wird das zum gleichen Resultat führen. Ernähren Sie sich gedankenlos von Fastfood oder werden zum Zuckerjunkie, werden die dadurch angelockten Bakterien dafür sorgen, dass Sie vorzeitig zerfallen. Machen Sie vorsichtig das Gegenteil und wittern in jedem Lebensmittel die Gefahr giftiger Substanzen, wird die dadurch antrainierte Angststörung dafür sorgen, dass Sie womöglich schwerer erkranken als der Zuckerjunkie.

Jede dauerhafte Übertreibung einer der beiden Wirkkräfte Wachstum und Integration führt zu vorzeitigem Zerfall. Das gilt für den menschlichen Organismus wie für das menschliche Zusammenleben, die sogenannten Gesellschaften. Eine Gesellschaft, die nur den Wachstumsgedanken im Fokus hat, wird irgendwann ausbrennen und zerfallen. Eine Gesellschaft, die, einer Ideologie folgend, Wachstum ablehnt, sich abschottet und sich nur mit sich selbst beschäftigt, wird an ausbleibenden Impulsen und zu viel Integration zugrunde gehen.

Wenn wir als Individuum nur Wachstumsimpulsen folgen und die Integration vernachlässigen, landen wir im Burnout. Wenn wir Kinder überfordern und sie mit Lehrstoff überfrachten, ohne ihnen Zeit zur Integration, zum Bummeln, Träumen und Ausprobieren zu lassen, machen wir als Verantwortliche keinen guten Job und legen dadurch allenfalls die Grundlagen für psychosomatische Probleme.

Im vegetativen Nervensystem, jener Teil unseres Nervensystems der nicht direkt willentlich beeinflussbar ist, finden wir Analogien zu den beiden Wirkkräften Wachstum und Integration. Sie werden als Sympathikus und Parasympathikus bezeichnet. Der Sympathikus lässt uns aktiv werden und entspricht der Wirkkraft Wachstum, der parasympathische Teil ist für die Entspannung zuständig und steht für die Integration. Im Sympathikus ist auch unser Notfallsystem beheimatet, das uns bei Gefahr schnellstmöglich reagieren lässt. Ist die Gefahr gebannt, kommt idealer Weise der Parasympathikus zum Zuge. Man setzt sich ruhig hin, entspannt sich und integriert das soeben Erlebte.

Diese zweite Phase wird heutzutage zunehmend ignoriert. Die heutigen Menschen verhalten sich, ausgehend von Wachstum versprechenden Impulsen in ihrer Gier nach Geld, Karriere, ewiger Jugend, Macht oder Selbstinszenierung, als wären sie permanent im Kampf. Der Parasympathikus mit seinen ausgleichenden Faktoren Entspannung und Integration kommt dabei kaum noch zum Zuge. Das kann er auch nicht, denn der Sympathikus ist unser archaisches Notfallinstrument, das unsere Vorfahren schon davor bewahrte, gefressen zu werden. Notwendiger Weise dominierte der Sympathikus im Ernstfall den Parasympathikus. Es machte keinen Sinn, zunächst gelassen in der Höhle am Feuer den erlegten Jungbären parasympathisch zu verdauen, während die aufgebrachte Bärenmama am Höhleneingang auf Rache sann. Da hieß es möglichst schnell Reißaus zu nehmen und wir alle stammen von jenen Vorfahren ab, denen das gelungen ist. Zu unserem Glück war deren Sympathikus intakt.

Heutzutage verhalten wir uns im Zuge angeblich unvermeidlicher Sachzwänge zunehmend so, als wären sämtliche Bären der Erde hinter uns her. Diese Übertreibung und chronische Überbeanspruchung des sympathischen Teils des vegetativen Nervensystems ist die Ursache der neuen Stresserkrankungen. Viele meiner Patienten laufen nur noch getrieben von ihrer Stressenergie durch den Alltag - solange ihnen nicht der Treibstoff ausgeht. Dieser Treibstoff sind die vom Körper gebildeten Stresshormone wie Adrenalin, Kortisol oder Noradrenalin. Wie der Drogenjunkie, dessen Leben sich auf die Beschaffung weiterer Drogen reduziert hat, haben sie eine Sucht nach Stresshormonen entwickelt und suchen immer neue Reize, um deren permanente Ausschüttung zu gewährleisten.

Stress erzeugt die sympathische Aktivierung und hält daher zunächst wach, führt aber auf Dauer zur Erschöpfung - oder anders ausgedrückt, zur Zwangsentspannung. Der überforderte Organismus zieht uns irgendwann den Stecker. Nichts geht mehr, Stress hat uns besiegt und wir erhalten im Burnout die Gelegenheit, unsere eigentliche Energie wieder - oder erstmalig - kennen zu lernen.

Ruhelosigkeit – ein Rückschritt der Evolution?

Wenn wir uns die Entwicklung der Lebensformen anschauen, könnte sich der Gedanke aufdrängen, dass wir Menschen uns in Teilbereichen evolutionär zurückentwickeln. Besonders die Fähigkeiten Beruhigung, Geduld und schwingungsfähige Kommunikation werden durch den momentan herrschenden Zeitgeist zugunsten von Rast- und Ruhelosigkeit zurückgedrängt. Von einfachen Lebewesen wie beispielsweise Insekten wissen wir, dass sie auf äußere Reize sofort reflexartig reagieren. Bei Reptilien lässt sich beobachten, dass die unmittelbar die Flucht ergreifen oder zum Angriff übergehen. Säugetiere hingegen, zu denen wir uns zählen dürfen, hatten im Laufe der Evolution eigentlich gelernt, diese einfachen Sofortreaktionen weiter zu entwickeln. Sie haben sich die Fähigkeit der Beruhigung als wichtige Errungenschaft angeeignet, um entspannt mit Artgenossen zu kommunizieren oder gemeinsam zum Wohle der Gruppe zu handeln. Sie haben die Selbstberuhigung erlernt und wurden darüber hinaus fähig, auch die Nachkommen oder die Artgenossen in der Gruppe zu beruhigen. Die Fähigkeit zu sozialer Kommunikation entstand.

Damit das gelingen konnte, musste sich die Koordinationsfähigkeit einzelner Regelkreise und Körpersysteme entwickeln. Die Fähigkeit zur Beruhigung hängt wesentlich von der Koordination dreier Systeme ab:

1. Herz und Lunge: Taktgeber und Versorgungsinstanz für Energie und Sauerstoff.
2. Darm: Wirt des dort verweilenden Mikrobioms und somit Garant eines kraftvollen Immunsystems.
3. Bewegungssystem: bestehend aus Anteilen wie Nerven, Muskeln, Sehnen, Faszien oder Knochen.

Die Koordination dieser drei Systeme erforderte einen Rhythmus zwischen Aktivität und Beruhigung. War Kämpfen oder Jagen gefragt, musste dazu viel Sauerstoff und Energie in Form von Zucker erzeugt werden, während die Tätigkeit des Darms nicht gefragt war.

Sollte hingegen das Immunsystem gestützt werden, kam dem Darm und dem darin agierenden Mikrobiom höchste Bedeutung zu. Dann ruhte idealerweise das Bewegungssystem. Diese Fähigkeiten zur Koordination sind in uns angelegt, müssen aber vom Säugling nach der Geburt erst erlernt werden. Der Organismus des heranwachsenden Kindes stimmt die einzelnen Komponenten allmählich aufeinander ab. Daher ist es so wichtig, kleinen Kindern Zeit zu geben und ihren eigenen Rhythmus finden zu lassen. In der Ruhe eines geschützten Raumes reifen die einzelnen Komponenten stabil heran, die dann ein schwingungsfähiges Leben zwischen Wachstum und Integration ermöglichen.

Ein wesentlicher Baustein ist dabei der 10. Hirnnerv, auch Vagus-Nerv genannt. Der Vagus-Nerv übernimmt im gut ausgebildeten Stadium die ganz wesentliche Aufgabe, Beruhigungsimpulse vom Gehirn an Funktionskreise wie Herz, Lunge und Darm weiterzuleiten. Er ist der große Beruhiger, der einen guten Stoffwechsel und ein kraftvolles Immunsystem entscheidend unterstützt. Damit er das kann, benötigt das ungeborene, neugeborene und heranwachsende Kind die Sicherheit von Bindung und ruhiger Kommunikation (Bonding). Der Vagus-Nerv erhält in dieser prägenden Entwicklungszeit eine Isolationsschicht, die Myelinscheiden, die ihm Stabilität bei zukünftigen Beanspruchungen verleihen. Wird dieser wichtige Prozess durch ein unruhiges Umfeld nicht gewährleistet und die Stress-Saat bereits in dieser prägenden Phase ausgebracht, muss man sich nicht wundern, wenn bereits bei kleinen Kindern buchstäblich die Nerven blank liegen und sich die Fähigkeiten zu sozialer Kommunikation nicht gut ausbilden. Der Neurowissenschaftler Stephen Porges hat im Rahmen seiner Polyvagal-Theorie den biologischen Zusammenhang für die Entstehung sozialer Kommunikation gut verdeutlicht (Porges, 2019).

4.Kapitel: Die Bedeutung von Stress als Ursache von Krankheit

Die Bezeichnung Stress (englisch für Anspannung oder Druck) in Bezug auf Reaktionen von Menschen ist eng verknüpft mit dem Arzt Hans Selye (1907-1982). Der ursprünglich physikalische Begriff bezeichnet Spannungen oder Verformungen, die bei der mechanischen Bearbeitung von Materialien entstehen und passt insofern ganz gut zu den Auswirkungen von Stress im menschlichen Organismus.
Selye übernahm in den 1930er Jahren den ursprünglich von Walter Cannon (1871-1945) bereits 1914 im Rahmen dessen Kampf-Flucht-Konzepts genutzten Begriff. Er hatte sich bereits im Rahmen seines Medizinstudiums die Frage gestellt, warum Patienten mit augenscheinlich unterschiedlichen Erkrankungen stereotype Folge-Symptome ausbildeten, wie beispielsweise die Vergrößerung der Nebennierenrinde oder die Schrumpfung der Thymusdrüse. Auch die Minderung von Tatendrang, Muskelkraft und oft auch des Appetits gehörten zu Selyes Beobachtungen.
Selye definierte Stress als unspezifische Reaktion des Körpers auf Belastungen jeglicher Art und bezeichnete dieses körperliche Reaktionsmuster als Allgemeines Anpassungssyndrom (AAS). Er teilte diese unspezifischen Stressreaktionen in drei Stadien ein und nannte diese Alarmphase, Widerstandsphase und Erschöpfungsphase (Selye, 1978). In der Alarmphase findet die Anpassungsreaktion des Körpers auf den Stressreiz statt. In der Widerstandsphase versucht der Organismus dann den Ausnahmezustand wieder zu beenden. Die Erschöpfungsphase tritt dann ein, wenn das misslingt und der Körper durch die permanenten Anforderungen überbeansprucht wird. Ich empfinde den von Selye adaptierten Begriff Stress als stimmig, zumal er sich im allgemeinen Sprachgebrauch verankert hat. Allerdings definiere ich ihn anders. Während Selye die Stressreaktion des Organismus als unspezifisch bezeichnet, konnte ich beobachten, dass Stressreaktionen sehr spezifisch sein können, sich nicht auf die körperliche Ebene beschränken und die jeweiligen Ursachen bei chronischen Krankheitsverläufen auch nicht dort zu finden sind.
Stressreaktionen entstehen auch nicht ausschließlich durch Stressreize von außen. Das ist die klassische Sicht, wie sie nach wie vor mehrheitlich postuliert wird. Ein Stressreiz außerhalb des eigenen Organismus soll gemäß dieser alten Vorstellung Stressreaktionen im Inneren hervorrufen. Das Burnout-Syndrom, ein Zustand größter Erschöpfung, wird sehr

oft mit Überbelastungen im Arbeitskontext erklärt. Eventuell werden noch Eheprobleme, falsche Ernährung, Rauchen oder zu viel Alkoholkonsum als Gründe herangezogen – allesamt vermeintlich von außen einwirkende Faktoren. Das ist nicht unbedingt falsch, aber unvollständig, denn es gibt Menschen, die bei gleichen Arbeitsbelastungen nicht ausbrennen, von Eheproblemen nicht ausgelaugt werden und dabei rauchen, Alkohol trinken und sich ungünstig ernähren.

Um die Sache zu verdeutlichen, stellen Sie sich bitte folgende Situation vor: zwei Menschen stehen an einer Fußgängerampel. Plötzlich rast ein außer Kontrolle geratenes Fahrzeug auf die beiden zu. Die eine Person gerät in Panik, bleibt erschrocken stehen, schreit auf und rettet sich im letzten Moment gerade so durch einen Sprung zur Seite. Die zweite Person geht dagegen gezielt und ruhig hinter einem parkenden Fahrzeug in Deckung. Beide sahen das Auto kommen und beide hatten die gleiche Zeit, um zu reagieren. Während bei Person A das Notfallsystem Hektik verbreitete und dafür einen Teil der zur Verfügung stehenden Reaktionszeit verbrauchte, setzte Person B Energie und Zeit gezielt ein. Wie kommt der Unterschied zustande? Der äußere Reiz war ja derselbe, die Stressreaktion jedoch nicht. Es liegt auf der Hand, dass Person A emotional instabiler reagierte als Person B. Die Unterschiede der beiden sind also nicht im Außen begründet, sondern im jeweiligen Inneren. Das bedeutet, dass die Art und Weise, wie Stressreaktionen ablaufen, von der emotionalen Stabilität der jeweiligen Person abhängt.

Stress wirkt auf alle Ebenen des menschlichen Daseins. Bei der Behandlung komplexer chronischer Erkrankungen mit starken körperlichen Beeinträchtigungen finden sich die Stressauslöser immer auf der 4. Ebene, der Ebene der Konditionierungen. Die jeweiligen Konditionierungen setzten folgende Stresskaskade auf den folgenden Ebenen in Gang:

1. Stressauslösende Konditionierungen der 4. Ebene bewirken emotionalen Stress auf der 5.Ebene, die Ebene der Emotionen.
2. Emotionaler Stress führt zu entsprechend negativen Gedanken auf der 6.Ebene, der Ebene der Gedanken.
3. Die Beschaffenheit der Gedanken bestimmt den Energiestatus auf der 7.Ebene. Stressbesetzte Gedanken mindern die Körperenergie.
4. Eine geschwächte Energie auf Ebene 7 ist verantwortlich für mannigfaltige Symptome auf der 8. Ebene, der Körperebene.
5. Ein überlasteter Körper zeigt sich schließlich in einer entsprechenden Aura, der 9.Ebene, die das Geschehen der anderen Ebenen abbildet.

Diese Stresskaskade auf den Ebenen 4 bis 9 ist bei jeder chronischen Erkrankung zu beobachten. Aber auch bei akuten Erkrankungen, die ja bei Nichtausheilung Vorstufen von komplexen chronischen Prozessen sein können, ist die beschriebene Stresskaskade aktiv. Daraus könnte man jetzt folgern, dass nur die entsprechende Konditionierung auf Ebene 4 aufgespürt und aufgelöst werden müsse, um eine chronische Erkrankung zu heilen. Ganz so einfach ist es allerdings nicht. Meine tägliche Praxis zeigt, dass es sinnvoll ist, die Behandlung nicht unbedingt auf Ebene 4 zu beginnen. Komplexe Stresserkrankungen sind in der Regel so belastend und zermürbend, dass es besser ist, auf der Behandlungsebene zu beginnen, die sich vordringlich anbietet. Um die passende Behandlungsebene sicherer bestimmen zu können, habe ich den Behandlungskompass entwickelt, den ich in Teil 2 vorstelle.

Ein anderer Aspekt ist die Tatsache, dass ein Teil der Patienten nicht auf der Ebene 4 behandelt werden möchte. Die Gründe dafür sind unterschiedlich. Viele Patienten sind schon dankbar, wenn stark belastende Symptome wie beispielsweise Schmerzen, Schilddrüsenprobleme, Verdauungsbeschwerden, Schlafstörungen oder innere Unruhe gelindert werden oder sie sich wieder besser bewegen können. Sie wollen keine Ursachenforschung betreiben. Das ist aus meiner Sicht absolut akzeptabel. Ich behandle dann nur auf der entsprechenden Ebene, die sich anbietet und den Patienten zusagt - mitunter nur auf der körperlichen Ebene.

Andere Patienten lassen sich Zeit und tasten sich allmählich an die anderen Ebenen heran. Als Heiler sollte ich immer beachten, dass jeder Patient eigenverantwortlich versucht, mit seinem Leben klarzukommen. Für einige Lebensthemen muss die Zeit reif sein. Ist das der Fall, erlaubt das Nonduale Heilen jederzeit, die Behandlung auf der passenden Ebene fortzusetzen.

Am häufigsten behandle ich Patienten auf den Ebenen 5 bis 8. Auf diesen Ebenen wird die „Alltagstauglichkeit" wieder hergestellt, denn jeder wünscht sich im Alltag positive Emotionen und Gedanken, ausreichend Energie und einen funktionierenden Körper. Der Anteil meiner Patienten, die damit zufrieden sind, liegt bei ca. 50%. Weitere 20% interessieren sich zusätzlich für die Auflösungen ihrer Konditionierungen und etwa 20% wünschen sich außerdem einen besseren Zugang zu ihrer Intuition. Die restlichen 10% wagen das Abenteuer, das eigene Wesen zu erkennen und eine Ahnung davon zu bekommen, was es mit dem Nondualen auf sich hat.

Allerdings muss betont werden, dass die Ebene 3, die Intuition, nur unvollständig erforscht werden kann, wenn die Konditionierungen auf Ebene 4 nicht mindestens identifiziert sind.

Der Blick in das eigene Wesen auf Ebene 2 bleibt weitgehend versperrt und Ebene 1, die Vermählung mit dem Nondualen ist überhaupt nicht zu erreichen, sofern die Konditionierungen auf Ebene 4 nicht aufgelöst sind. Wer gewillt ist, den Weg der Bewusstseinserweiterung wirklich zu gehen, muss sich den Themen auf Ebene 4 stellen und seine Konditionierungen entzaubern.

Um besser verstehen zu können, inwieweit Stress als Auslöser von Krankheit die ganz entscheidende Rolle spielt, erhalten Sie nun zunächst einen Überblick darüber, was nach gängiger Sichtweise während einer Stressreaktion auf körperlicher Ebene geschieht.

Der Stressreiz und die erste Reaktion darauf

Die erste Empfangsadresse für Stressoren befindet sich im Limbischen System, einem Verbund verschiedener Hirnstrukturen im Inneren des Gehirns. Diese Region spielt eine entscheidende Rolle bei der Verarbeitung von Emotionen. Bestimmender Faktor ist dabei die Amygdala, zwei mandelförmige paarig angeordnete Nervenkomplexe (Mandelkerne). Die Amygdala steuert maßgeblich, zusammen mit weiteren Regionen des Gehirns, unsere Stressreaktionen. Erhält sie Stressreize, dann werden sofort ihre Nervenzellen aktiv, noch bevor wir den Stressreiz bewusst erkennen können. Die Amygdala ist somit unser Notfallsensor, der uns sofort zu erhöhter Wachsamkeit veranlasst, bevor wir wirklich wissen, worum es geht. Ab einer bestimmten Reizschwelle setzt sie dann die weiteren Stressreaktionen in Gang.

Der direkte Reaktionsweg über den Sympathikus

Die Amygdala setzt zwei Reaktionswege in Gang, um dem Stressreiz zu begegnen. Der direkte Weg führt über den Sympathikus. Über die Nervenbahnen des sympathischen Nervensystems erhalten die Nebennieren, die wie kleine Kappen auf den Nieren sitzen, die Information, dass es Stress gibt. Im Mark der Nebenniere werden dann die Stresshormone Adrenalin und Noradrenalin ausgeschüttet. Während Noradrenalin hauptsächlich als Neurotransmitter für den Sympathikus wirkt, ist das Adrenalin dafür verantwortlich, Herzschlag und Blutdruck nach oben zu treiben und den Muskeltonus zu erhöhen.

Der indirekte Weg - die Hormonkaskade

Gleichzeitig setzt die Amygdala die sogenannte HHN-Achse in Betrieb. Das erste H steht für den Hypothalamus, ein komplexes Areal im Zwischenhirn, das maßgebliche Funktionen unseres Körpers steuert. Der Hypothalamus schüttet ein sogenanntes Releasing-Hormon aus (CRH), welches das zweite H, die Hypophyse veranlasst, aktiv zu werden. Diese, auch als Hirnanhangdrüse bezeichnete Drüse, schüttet ihrerseits ein Hormon aus (ACTH), das über das Blut zum N der HHN-Achse gelangt – zu den Nebennieren. In den Nebennieren ist dieses Mal deren Rinde das Ziel des Informationsflusses. In der Nebennierenrinde wird dann sofort das Stresshormon Kortisol ausgeschüttet. Die Flutung des Körpers mit Kortisol bewirkt einen Abbau von Proteinen in Muskeln, Knochen und lymphatischem Gewebe. Durch diesen Prozess entsteht ein höherer Anteil an Aminosäuren im Blut, welche in der Leber zur vermehrten Glukosebildung eingesetzt werden. In der Folge steigt der Blutzuckerspiegel an. Außerdem wird durch die herabgesetzte Proteinsynthese im lymphatischen System die Aktivität des Immunsystems unterdrückt. Auf diese Weise gerät der Körper in einen Zustand von erhöhter Leistungsfähigkeit, was aber seinen Preis hat, sofern die Stressreaktion länger anhält oder gar dauerhaft vonnöten ist, denn Dauerstress schwächt das Immunsystem.

Die gesundheitlichen Auswirkungen von Dauerstress

Unser körpereigenes Stressmanagement ist durchaus in der Lage, starke Stresseinschläge zu bewältigen. Sind diese aber zu stark oder dauerhaft, verliert der Organismus buchstäblich an Substanz. Durch übermäßige und permanente Ausschüttung von Kortisol wirkt dieses so lebenswichtige Hormon kontraproduktiv und richtet im Gehirn einiges Unheil an. Vor allem die Fähigkeiten Lernen, Erinnern, Konzentration, Entscheidungsfindung, Urteilsvermögen und die soziale Interaktion verschlechtern sich. Salopp formuliert könnte man sagen, dass unser Gehirn buchstäblich schrumpft und Dauerstress zum Abbau unserer Gehirnfähigkeiten führt.
Die Kortisol-Problematik wirft auch ein Licht auf die grassierende Behandlung mit Cortison-Präparaten, dem künstlich nachempfundenen Äquivalent des körpereigenen Kortisols. Aus meiner Sicht ist Cortison ein wertvolles Notfall-Medikament, dass Leben retten kann. Wird es dauerhaft verschrieben, sind die negativen Folgen aber vorprogrammiert. Ich beobachte neben den beschriebenen Symptomen vor allem die dramatische Zunahme

von geschwächten Nebennieren und Schilddrüsenproblemen, die als Folgen von zu häufigen Cortison-Gaben zu verzeichnen sind.

Ein erhöhter Blutdruck, der zwangsläufig bei Stress entsteht, führt auf Dauer zu chronischem Bluthochdruck und dem damit verbundenen Risiko, sich eine Herz-Kreislauf-Erkrankung einzufangen.

Die Folge von dauerhaft erhöhtem Blutzucker – ebenfalls ein Teil der Stressreaktion - muss nicht lange erklärt werden. Diabetes ist inzwischen zur Volkskrankheit geworden und somit eine indirekte Folge von Dauerstress.

Die bei der Blutzuckerbildung daueraktive Leber meldet sich lange Zeit nicht so lautstark, weil sie keine Schmerznerven besitzt. Sie leidet tapfer und still, bis sie irgendwann nicht mehr kann und diesen Zustand durch Müdigkeit und Erschöpfung ausdrückt. Leberleiden sind ebenfalls in den von Dauerstress geprägten Gesellschaften auf dem Vormarsch.

Da bei der Stressreaktion der Muskeltonus steigt, führt Dauerstress zu Verspannungen, Zittern, Zähneknirschen, Fußwippen, unruhigem Rumhampeln oder von Dauerschmerz ausgelöster Bewegungslosigkeit bis hin zur Erstarrung. Magnesiummangel, mitunter dramatischster Art, wirkt dabei als Katalysator dieser Prozesse, denn Magnesium wird bei Stress intensiv verbraucht. Dieser bisweilen gefährliche Magnesiummangel wird im Rahmen der Standarduntersuchungen regelmäßig übersehen. Der größte Teil des Magnesiums befindet sich mit ca. 70% im Knochengewebe und etwa 29% entfällt auf Muskeln, Nerven und Organe (Bergasa, 1990). Lediglich etwa 1% findet sich im Blutplasma, den Magensäften und in der Gehirn-Rückenmarks-Flüssigkeit, dem Liquor. Insofern ist es wenig aussagekräftig, den Magnesiumstatus mit Hilfe eines Blutbildes ermitteln zu wollen. Ein stressbedingter Magnesiummangel, der unerkannt bleibt, führt zu mannigfaltigen Mangelsituationen und behindert beispielsweise die Proteinsynthese und die Bioverfügbarkeit von Kalzium. Fehlt Magnesium, kann Kalzium nicht in Lösung gehen und wird nicht dort eingebaut, wo es gebraucht wird (z.B. in den Knochen). Stattdessen wird es ungelöst überall im Körper abgelagert, wo sich Platz dafür findet und diese Verwertungsstörung führt zu schleichenden Sklerosen jeglicher Art. Der Organismus verkalkt allmählich.

Desweiteren entstehen unter Dauerstress Probleme im Verdauungstrakt, wie Blähbauch, Nahrungsunverträglichkeiten oder das verbreitete Reizdarmsyndrom, was in der Regel durch einen Zinkmangel mit verursacht wird. Auch Zink wird durch die Stressreaktionen massiv reduziert. Sämtliche psychischen und psychosomatischen Symptome sind letztlich eine Folge von Stress. Ungelöste Stressknoten auf einer oder mehrerer der menschlichen Daseinsebenen können infolge von Fehlbehandlung zu beeindruckenden psychiatrischen

„Karrieren" führen. Ich bin immer wieder darüber entsetzt zu beobachten, wie über Jahre hinweg absolvierte Psychotherapien und die damit häufig verordneten Psychopharmaka Probleme verschlimmerten oder neue Symptome entstehen ließen, wo mit einer treffsicheren Behandlung auf der richtigen Ebene die Sache rasch hätte behoben werden können.

Eine verminderte Libido ist ebenfalls eine Folge von Dauerstress, denn die Sexualfunktionen werden heruntergefahren, um Energie zu sparen, die für die Stressabwehr sinnvoller eingesetzt werden kann.

Ein ganz wesentlicher Aspekt ist die Schwächung des Immunsystems durch Dauerstress. Die Immunabwehr wird durch die Stressreaktion heruntergefahren, da es keinen Sinn macht zunächst eine Erkältung zu bekämpfen, wenn das Leben bedroht ist. Dieser sinnvolle Mechanismus hat sich im Laufe der Evolution bewährt, solange die Stressphasen nicht endlos andauerten.

Eine dauerhaft herabgesetzte Immunabwehr führt dazu, dass die Körpertemperatur sinkt. Die menschliche Körpertemperatur liegt idealer Weise zwischen 36,7 und 37,3 Grad Celsius und ist aus meiner Sicht bis etwa 36,3 Grad tolerabel. Bewegt sich die Temperatur dauerhaft in Richtung 36,0 Grad oder darunter, muss man sich nicht wundern, dass komplizierte Erkrankungen entstehen. Die Schulmedizin beachtet dieses Problem kaum. Ich lasse bei komplex erkrankten Patienten immer die Körpertemperatur mehrmals am Tag über einen Mindestzeitraum von einer Woche messen. Das ist sehr aufschlussreich. Bei vielen Patienten liegt die Temperatur nur bei etwa 35 Grad, bei manchen nicht mal das. Bei Temperaturen in diesen niedrigen Bereichen laufen die Stoffwechselprozesse nur im Notfallprogramm und die Körperenergie kann nicht ordentlich aufgebaut werden.

Ein ausgekühlter Organismus wirkt wie eine Einladung für Erreger jeglicher Art, die sofort versuchen, diese Steilvorlage zu nutzen, durch unsere geschwächte Abwehrenergie schlüpfen und sich in uns einnisten. Das muss nicht unbedingt zur Katastrophe führen, denn die menschliche Evolution ist geprägt vom beständigen Austausch mit Mikroben jeglicher Art, aber es kann durchaus sein, dass die neuen Besucher nicht so recht zum Stammpersonal in uns passen. Dann gibt es Unstimmigkeiten wie bei vielen Zuwanderungen, bis man sich entweder arrangiert oder schließlich doch wieder trennen muss. Diesen Prozess nehmen wir als Krankheitssymptome wahr und der Organismus reagiert mit Anpassungsverhalten, wehrt sich oder macht es den nicht integrierbaren Besuchern schließlich so ungemütlich, dass sie wieder verschwinden. Eine solche energische Reaktion wäre beispielsweise Fieber. Bei Dauerstress kann es allerdings dazu kommen, dass unser Organismus zu diesen klugen und notfalls kraftvollen Reaktionen immer weniger fähig ist. Eine Überforderung der Regulationsmechanismen tritt ein.

Insgesamt ist festzustellen, dass Stress der ursächliche Faktor aller modernen komplexen Erkrankungen darstellt. Wir benötigen keine immer neuen Bezeichnungen für unklare Symptome. Wir müssen keine neuen Krankheiten erfinden. Dauerhafter Stress löst über die beschriebenen Reaktionskaskaden enorme Probleme im Organismus aus, die durch ausschließliche Behandlungen auf der körperlichen Ebene, sei es durch Apparate, Pharmazeutika aber auch durch Gaben naturheilkundlicher Medikamente nicht dauerhaft zu heilen sind. Es kommt auf die passende Behandlungsebene an.

Positiver Stress – ein populäres Missverständnis

Carl, 45 Jahre alt, arbeitet als Führungskraft in einem mittelständischen Unternehmen. Sein Arbeitspensum beträgt regelmäßig über 50 Wochenstunden - eine sitzende Tätigkeit, von Computer und Telefon bestimmt. Ein halbes Jahr, bevor er in meine Praxis kam, empfahl ihm seine Hausärztin Sport zu treiben und die Ernährung umzustellen, da er inzwischen unter Bluthochdruck litt und auch übergewichtig war. Carl definiert sich über seine Leistungsfähigkeit und daher verwundert es wenig, dass er den Rat seiner Ärztin nicht behutsam umsetzt, sondern den Entschluss fasst, Marathon zu laufen. Ein eigens dafür engagierter Personal-Trainer verspricht ihm - dem bis dahin Untrainierten - binnen neun Monaten den ersten Marathonlauf absolvieren zu können.

Nun klagt er über Schmerzen in der linken Fußsohle und bittet mich, ihn für einen 10km-Vorbereitungslauf „fit zu machen", der in einer Woche stattfinden soll. Meine Untersuchung ergab eine beginnende Plantar-Faszitis, eine Entzündung der Plantar-Sehne zwischen Ferse und Vorderfuß.

Probleme dieser Art sind nach meiner Erfahrung typische Überlastungssymptome und das Resultat von Stressüberlastungen auf mehreren Ebenen, die zu Verspannungen in der Körperstatik führen.

Ich rate Carl dringend, auf den kommenden Langstreckenlauf zu verzichten, da sich sein Problem bereits am Anfang des Entzündungsstadiums befinde und nun Ruhe das Gebot der Stunde sei. Ich erkläre ihm außerdem, dass sein Körper nach der notwendigen Korrektur der Körperstatik Integrationszeit benötige, die Entzündung richtig ausheilen müsse, der 10km-Lauf zu früh komme und erheblichen Stress für seinen Körper darstelle.

Carl willigt in die Behandlung ein. Ich führe die Korrektur durch und nach einer zweiten Behandlung binnen drei Tagen ist Carl fast schmerzfrei. Am Tag nach der zweiten Behandlung ruft er mich an und teilt mir mit, dass er vorhabe, beim Langstreckenlauf am Wochenende mit zu laufen. Schließlich sei er ja jetzt schmerzfrei. Ich rate ihm dringend davon ab und wiederhole meine Begründung. Carl entgegnet, dass er die Stressbelastung anders sehe. Mit seinen Worten „Das ist für mich positiver Stress und positiver Stress ist ja nicht schädlich" endet unser Telefonat.
Am Montag darauf meldet er sich wieder. Er hat den Lauf abbrechen müssen, da die Schmerzen zu stark wurden.

Dieses typische Beispiel verdeutlicht das grundsätzliche Missverständnis in Bezug auf den sogenannten positiven Stress - auch Eustress genannt. Das negative Pendant ist der sogenannte Distress. Das Eustress/Distress-Modell geht ebenfalls auf Hans Selye zurück. Als Eustress werden gemäß dieser Unterscheidung Stressreize bezeichnet, die einen positiven Einfluss auf den Organismus ausüben. Das können beispielsweise Motivationen zu sportlichen oder beruflichen Höchstleistungen sein, bei denen Glücksmomente angestrebt und im Idealfall auch erreicht werden.
Der negative Distress entsteht gemäß Selyes Modell, wenn unangenehme, überfordernde oder gefährliche Stressreize erlebt werden, die entweder dauerhaft oder gehäuft auftreten und kein Entspannungsausgleich erfolgt.
Ich halte das Eustress/Distress-Modell für irreführend und bezogen auf die heutige Alltagssituation für veraltet. Hans Selye lebte in einer Epoche, die noch nicht von medialer Reizüberflutung, Fitnesswahn oder dogmatischen Ernährungsideen geprägt war. Carls Beispiel ist kein Einzelfall. Ich erlebe es ständig, dass überanstrengte Menschen in meiner Praxis erscheinen, die überhaupt nicht entspannen können. Da gibt es die mit Rückenschmerzen geplagte alleinerziehende Büroangestellte mit Vollzeitjob, die ihre beiden Kinder abends zwei Stunden zur Oma bringt, um das tägliche Rücken-Fit-Programm im Fitnessstudio zu absolvieren. Sofort danach eilt sie wieder nach Hause, um die Kinder zu versorgen und wundert sich „trotz minutiös abgestimmtem Alltag" allen Ernstes darüber, dass die Schmerzen nicht besser werden.
Da gibt es den gestressten 30-jährigen Paketboten, der pro Tag 150 Lieferadressen anfahren muss, parallel Triathlon trainiert und sich nicht erklären kann, warum er sich so ausgebrannt fühlt. An seinem Sport kann es ja nicht liegen, denn der mache ihm ja Spaß. Auch die 42-jährige Unternehmerin, die sich dem Mountainbike-Rennsport verschrieben hat,

um einen Ausgleich zu ihrem stressigen Beruf zu finden, kann keine Erklärung für ihre plötzlich auftauchenden Erschöpfungssymptome finden.

Der Begriff *Positiver Stress* liefert überanstrengten Menschen nur allzu leicht die Selbstrechtfertigung und gibt die Vorlage für zusätzliche Belastungen. Dauerstress kann für eine gewisse Zeit berauschend wirken, da die ausgeschütteten Stresshormone erhöhte Wachheit und Leistungsbereitschaft erzeugen. In dieser Phase kann man sich leicht an der eigenen Großartigkeit berauschen, begleitet von der Neigung, sich als grundgesund und unbesiegbar zu empfinden. In Wirklichkeit leben diese daueraktiven Menschen nur von ihrer Stressenergie und entwickeln schleichend eine Sucht nach Stresshormonen. Wer eine solche Lebensgestaltung auf die Spitze treibt, den erwischt der Rückschlag heftig, sobald der Organismus den Stecker zieht.

Im Nondualen Heilen spreche ich daher nicht von positivem Stress. Ich definiere Stress grundsätzlich als den Organismus belastend oder genauer: eine Reaktion des Organismus auf Überlastung körperlicher, energetischer, gedanklicher oder emotionaler Art, wobei emotionaler Stress als Hauptbelastungsfaktor an Beschwerden jeglicher Art beteiligt ist. Im Nondualen Heilen kommt der Auflösung von emotionalem Stress größte Bedeutung zu.

Die 5 Stress-Kategorien

Stress ist auch keine unspezifische Reaktion des Körpers, wie es Hans Selye seinerzeit postulierte. Im Rahmen meiner Arbeit hat sich eine Spezifizierung förmlich aufgedrängt. Diese Spezifizierung ist aus der Beobachtung entstanden, dass sich den einzelnen emotionalen Stress-Kategorien typische körperliche Symptome zuordnen lassen.

Ich unterscheide zwischen den fünf emotionalen Stressarten Angst-Stress, Wut-Stress, Lieblosigkeits-Stress, Sorgen-Stress und Trauer-Stress. Das aus dem Daoismus stammende und in der Traditionellen Chinesischen Medizin gut beschriebene Konzept der Wandlungsphasen lieferte die Grundlage für diese Beobachtung. Ich habe das an anderer Stelle beschrieben (Vollmann, 2013). Nach meinen Beobachtungen basieren die neuen Stresserkrankungen mit ihren vielschichtigen körperlichen Symptomen ursächlich immer auf nicht aufgelöstem Emotions-Stress einer oder mehrerer der genannten fünf Kategorien.

Der Unterschied zwischen Emotion und Emotions-Stress

Um wirklich zu verstehen, auf welche Weise Stress körperliche Beschwerden und Erkrankungen entstehen lässt, ist es wichtig, zwischen Emotion und Emotions-Stress zu unterscheiden.

Emotions-Stress entsteht, wenn belastende Emotionen nicht verarbeitet werden können. Die ursprüngliche Emotion bleibt buchstäblich im Organismus hängen und wir werden sie nicht los. Sie bleibt mit dem auslösenden Ereignis verkoppelt, lebt quasi in uns weiter und kann unangenehme Empfindungen unterschiedlichster Art hervorrufen. Diese unangenehmen Empfindungen können sich äußern als Druck im Bauch, Gewicht auf den Schultern, Kribbeln in der Brust, Kloß im Hals, Stiche im Rücken, Spannung im Kopf oder anderen Phänomenen. Die unangenehmen Empfindungen bezeichne ich als Stressabdrücke. Sie sind Ausdruck einer energetischen Veränderung im jeweiligen Bereich unseres Organismus.

Sofern unser Stressverarbeitungssystem intakt ist, die Phase der Integration möglich ist und auch genutzt wird, kann unser Organismus die entstandene Stress-Belastung abbauen. Dann entsteht kein Emotions-Stress, der sich als Quälgeist in uns einnistet. Die Emotion flammt auf, es gibt eine kurzzeitige Stress-Belastung, doch unser Organismus kann das ausgleichen. Soweit so gut.

Das klappt aber nur, wenn eine adäquate Integrationszeit genutzt werden kann, um das Erlebte zu verdauen. Von Natur aus verarbeiten wir Stresserlebnisse durch Bewegung, aber zu einem großen Teil auch im Schlaf, beispielsweise, wenn wir träumen. In den REM-Schlafphasen des Traumschlafes werden die belastenden Erlebnisse im Idealfall aufgelöst und wir sind am nächsten Tag wieder ausgeruht und einsatzfähig.

Bei gewaltigen Stress-Einschlägen oder anhaltenden Dauerstress-Belastungen funktioniert dieses System aber nur unzureichend. Kommt dann auch noch Schlafmangel hinzu und fehlen dadurch entsprechende Traumschlaf-Sequenzen, wird unser Stressverarbeitungssystem komplett überfordert. Daher ist es ungemein wichtig, nach Stress-Erlebnissen an die beiden Wirkkräfte Wachstum und Integration zu denken.

Das auslösende Stresserlebnis entspricht dem Wirkfaktor Wachstum. Es geschieht etwas in unserem Leben, mit dem wir vielleicht nicht gerechnet und das wir uns auch nicht ausgesucht haben. Es ist aber passiert und das Ereignis bietet uns die Gelegenheit, daran zu wachsen. Das gelingt jedoch nur, wenn wir uns die Integrationszeit geben, um durchzuatmen, das Erlebte zu verstehen, uns vegetativ auszugleichen und dadurch verhindern, dass Emotions-Stress entsteht.

Missachten wir den Wirkfaktor Integration und übertreiben den Wirkfaktor Wachstum, bleibt Emotions-Stress als Stressabdruck in unserem Organismus präsent. Gleichzeitig wird die Information darüber, dass wir einen neuen Mitbewohner haben, in irgendwelchen Katakomben unseres Unterbewusstseins abgelegt. Das heißt, unser Bewusstsein wird darüber nicht informiert - ein Hilfs- oder Kompensationsmechanismus, damit wir unseren Alltag einigermaßen bestreiten können und nicht von Flashbacks oder vegetativen Überforderungssymptomen außer Gefecht gesetzt werden.

Passiert das dennoch, nennt die Medizin das eine Posttraumatische Belastungsstörung (PTBS). Dieser diagnostische Begriff erlangte eine gewisse Bekanntheit im Zusammenhang mit traumatisierten Kriegsveteranen, Opfern von Terroranschlägen, Unfällen oder Naturkatastrophen. Man spricht von einer PTBS im Zusammenhang mit einer Situation „außergewöhnlicher Bedrohung oder katastrophalen Ausmaßes, die bei fast jedem eine tiefe Verzweiflung hervorrufen würde" (zitiert nach ICD-10, F-43.1).

Es handelt sich um ein Ereignis, dass so gewaltig ist, dass es nicht in die Katakomben unseres Unterbewusstseins passt und gleichzeitig unser vegetatives Nervensystem überfordert. Bildlich gesprochen läuft unser inneres Stressfass über, unsere Stressverarbeitungskapazität reicht nicht aus.

Was im Falle einer PTBS die Folge eines einzelnen auslösenden Extremereignisses sein kann, passiert aber auch, wenn unser Stressfass sich allmählich füllt und schließlich überläuft, weil kleinere Traumata nicht aufgelöst wurden und Emotions-Stress auf Emotions-Stress hineingeflossen ist. Irgendwann kommt dann der letzte Tropfen, der unser Stressfass zum Überlaufen bringt.

Ist das der Fall, können sich auf dem Weg dahin schon unzählige körperliche Beschwerden oder chronische Erkrankungen eingestellt haben. Läuft unser Stressfass dann irgendwann wirklich über, sind auch die Botschaften unseres Unterbewusstseins plötzlich nicht mehr überhörbar und wir können nun endlich kapieren, dass wir keine Leichen in unseren Katakomben liegen haben, sondern lauernde Zombies, die nun um Beachtung buhlen. Diese Zombies sind einzelne Stressereignisse, die seinerzeit nicht integriert werden konnten und zu Emotions-Stress mutierten. Man könnte auch sagen, es handelt sich dabei um eine Ansammlung kleiner PTBS-Varianten, deren Häufung den Organismus sogar noch schwerer schädigen kann als eine einzelne PTBS nach einem katastrophalen Einzelereignis. Diese vermeintlich kleinen PTBS-Varianten sind so tückisch, weil sie schleichend entstehen und allmählich im Stillen den Organismus umbauen.

Wenn unser Stressfass mit unzähligen Stressereignissen gefüllt wurde, über die wir hinweggegangen sind, führt diese Anhäufung von Stressabdrücken zur schleichenden Zunahme unzähliger Baustellen auf den einzelnen Daseinsebenen, die irgendwann auf der Bühne unseres Körpers sichtbar werden. Emotions-Stress erzeugt destruktive Gedanken. Dadurch wird die Körperenergie dezimiert und schließlich beginnen erste Zipperlein, die sich zu massiven Beschwerden oder chronischen Verläufen ausweiten können. An der Schnittstelle Körperenergie / Körper entsteht durch Emotions-Stress zunächst ein Energiestau, beispielsweise ein Ziehen im Rücken. Wird der Energiestau nicht aufgelöst, kann sich ein Blutstau dergestalt entwickeln, dass einzelne Muskelpartien nicht mehr ideal durchblutet werden. Eine Entmineralisierung schleicht sich ein und die Muskeln verspannen. In unserem heutigen hektischen Alltagsleben wird diese Verspannung leicht zur Normalität, was auch dadurch begünstigt werden kann, dass eine verspannte Muskulatur im Rahmen von Fitnessaktivitäten weiter trainiert und dadurch zusätzlich belastet wird. Eine dauerhaft verspannte Rückenmuskulatur führt irgendwann zu Wirbelblockaden. Ich behandle diese Fälle tagtäglich. Das sind oft zwar gut trainierte, aber verspannte Rücken, die schmerzen, weil die Wirbelsäule durch Übertreibung der Wirkkraft Wachstum in Bedrängnis geraten ist. Die Entstehungskaskade, beginnend von Emotions-Stress über die einzelnen Ebenen, hat nun die Wirbelsäule erreicht.

Die Verfassung der Wirbelsäule bestimmt wiederum maßgeblich unser Wohlergehen, aber auch unser Missvergnügen. Unser zentrales Nervensystem, wie auch unser vegetatives Nervensystem werden durch den Zustand der Wirbelsäule beeinflusst. Zahlreiche Krankheitssymptome haben dort ihren relativen Ursprung und können über eine Korrektur der Wirbelsäule mitunter äußerst einfach behoben werden. Wenn die Problemkaskade aber nicht zurückverfolgt wird und der Emotions-Stress als Urauslöser unaufgelöst bleibt, ist die Wahrscheinlichkeit groß, dass die Blockade erneut entsteht.

Ich habe das einige Male im Rahmen einer Atlaskorrektur erlebt. Als Atlas wird der oberste Halswirbel bezeichnet. Dieser reagiert einigermaßen anfällig auf emotionalen Stress, jedenfalls bei vielen Menschen. Der Atlas verschiebt sich dann oder besser ausgedrückt: er verkippt. Das ist relativ einfach zu behandeln. Wenn aber die Behandlung sich nur auf die Atlasregion beschränkt (z.B. weil es der Patient so will), wird die Verbesserung kaum von Dauer sein. Um diesen Zusammenhang zu belegen, habe ich bisweilen folgenden Test durchgeführt: nach erfolgter Atlaskorrektur bat ich den Patienten, an ein aktuell belastendes Stressereignis zu denken. Augenblicklich verkippte der Atlas erneut.

Dieses Beispiel mag verdeutlichen, wie wichtig es ist, bei körperlichen Beschwerden auch den in den Katakomben schlummernden Emotions-Stress-Zombie seinem Frieden zuzuführen. Andererseits reicht es bei schweren oder chronischen Erkrankungen nicht aus, nur den Emotions-Stress zu beseitigen, denn es gibt viele Fälle, bei denen sich die körperliche Beeinträchtigung bereits massiv manifestiert hat. Das kann an der Wirbelsäule leicht entstehen, da verschobene Wirbel bereits nach einigen Wochen Schwefelbrücken ausbilden, die dann eine Korrektur verkomplizieren. Das Lösen gelingt aber in der Regel dennoch und es kann sein, dass sich dadurch auch Beschwerden beheben lassen, die seit Jahren bestanden. Als Beispiel sei das Reizdarmsyndrom genannt, das oftmals (nicht immer!) mit einem blockierten Rückenwirbel zu tun hat. Bevor man also aufwändige Darmuntersuchungen unternimmt oder Laborwerte einholt, könnte man zunächst schauen, ob nicht der betreffende Rückenwirbel blockiert ist. Im Fall einer 56-jährigen Frau, die seit 18 Jahren mit ihrem Reizdarm lebte, dauerte die Behandlung zehn Minuten. Wir lösten zudem den verantwortlichen Emotions-Stress auf und sie war daraufhin dauerhaft beschwerdefrei.

Die Beschreibung der 5 Stress-Kategorien und deren Zuordnungen

Angst-Stress

Angst ist die am stärksten belastende Emotion. Nicht aufgelöste Angst führt zu Angst-Stress, der im Organismus massiven Schaden anrichten kann. Angst beeinträchtigt in kurzer Zeit unser Immunsystem und lässt uns anfällig werden für Erreger verschiedenster Art. Nicht umsonst wurde Angst von Machtapparaten jeglicher Epoche als mächtiges Instrument eingesetzt um Menschen unter Kontrolle zu halten oder zu schwächen. Der thailändische Qigong-Meister Mantak Chia berichtete während eines Seminars von Vorfällen während des Vietnam-Krieges. Die vom Vietcong inhaftierten amerikanischen Kriegsgefangenen durften gemäß der Genfer Konvention nicht getötet werden. Das galt und gilt nach wie vor als Kriegsverbrechen. Allerdings wurden Särge mit verstorbenen amerikanischen Soldaten in nicht unerheblicher Zahl ins Heimatland zurückgeschickt. Alle Gefangenen sollten eines natürlichen Todes gestorben sein. Diese Häufung rief das Misstrauen der US-Army hervor, die sich zunächst nicht erklären konnte, warum junge und gesunde Soldaten einfach sterben sollten. Bei Obduktionen fiel dann auf, dass diese noch jungen Soldaten keine Thymusdrüse mehr besaßen. Das Rätsel löste sich wie folgt auf: die Soldaten des Vietcong setzten ihre Gefangenen unter Todesangst, indem sie Massenexekutionen anberaumten und diese immer wieder verschoben. Für die vermeintlichen Exekutionen wurden die Kriegsgefangenen jedes Mal in eiskaltes Wasser getrieben. Man kann sich vorstellen, dass das menschliche Immunsystem einem solch grausamen Vorgehen nicht lange standhalten kann.

Sie müssen sich aber nicht in kaltes Wasser stellen, um Ihr Immunsystem zu schwächen. Angst-Stress kann das auch alleine schaffen. Angst-Stress wirkt sich negativ auf die Nieren aus, vor allem auf die Nebennieren, die dann Stresshormone im Übermaß produzieren müssen. Das führt zunächst zu einer Überreizung der Drüse und schließlich zu deren Erschöpfung. In der Folge wird die Schilddrüse übermäßig belastet. Diese wichtige Regulationsdrüse wird durch gehäuften Stress sukzessiv überlastet. Die in den letzten Jahren gehäuft auftretenden Hashimoto-Diagnosen sind Folgen von Stress-Kaskaden im Organismus. Durch Angst-Stress entsteht ein Energiemangel im unteren Körperbereich. Typisch für diesen Energiemangel ist die Entstehung von Pappilomaviren und Pilzen im Vaginalbereich der Frau. Bei Männern sind beispielsweise Prostatabeschwerden und Erektionsstörungen die Folgen. Allgemein ist zu beobachten, dass Probleme in den Bereichen Blase, Sexualorganen oder der Lendenwirbelsäule und des Kreuzbeins bei Angst-Stress typischer Weise auftreten. Desweiteren konnte ich gehäuft Durchblutungsstörungen an Beinen und Füßen beobachten (kalte Füße), sowie Entzündungsneigung der Ohren und eine bestimmte Form von Tinnitus. Im Bereich psychischer Erkrankungen dominieren die Neigung zu Gedankenkreisen und Phobien verschiedenster Art und vor allem das Auftreten depressiver Episoden bis hin zur massiven Depression.

In Menschen, die unter Angst-Stress stehen, dominiert der Wirkfaktor Integration in übertriebenem Maße. Sie neigen zum äußeren oder inneren Rückzug, gehen auf Distanz und wagen sich ungern aus der Deckung. Sie zögern Entscheidungen hinaus, aus Angst sich in Gefahr zu begeben, zu scheitern oder kritisiert zu werden. Ihre Neigung zu übertriebener Vorsicht lässt sie unentschlossen und bisweilen feige wirken. Sie nehmen nur allzu gerne eine Opfer-Rolle ein, verbunden mit dem Beklagen der eigenen Situation. Ihre Körperhaltung wird meistens von einer Hab-Acht-Stellung geprägt und sie können dabei verkrampft bis erstarrt wirken. Durch diese Neigung zur Erstarrung entsteht die Gefahr des vorzeitigen Zerfalls. Mir sind einige von Angst-Stress dominierte Patienten begegnet, die unbeweglich bis zur Versteinerung erschienen. Gelenkversteifungen mit entsprechenden Schmerzen sind dann die Folgen. Auf mineralischer Ebene findet sich in diesen Fällen eine erhebliche Verwertungsproblematik von Kalzium, bedingt durch einen dramatischen Magnesiummangel. Der Körper verkalkt auf diese Weise schleichend und meistens unbemerkt. Das Zauberwort, um Patienten aus der Angst-Stress-Umklammerung zu führen, lautet Vertrauen. Vertrauen in sich selbst, Vertrauen in den Gang der Dinge, Vertrauen ins Leben. Sobald sich Vertrauen erneut oder erstmals bildet, ändert sich das innere Klima und damit das Lebensgefühl. Wir wissen um die Bedeutung von Urvertrauen für das Kleinkind und dessen Entwicklung. Diese Bedeutung bleibt für das gesamte Leben bestehen. Mitunter geht es im Verlauf des Lebens verloren oder konnte nie richtig entstehen. In diesen Fällen kann Vertrauen erlernt und schrittweise eingeübt werden. Das klappt prinzipiell in jedem Lebensalter, sofern Patient und Heiler Geduld besitzen und ...Vertrauen!

Wut-Stress

Wut-Stress entsteht oft aus Angst-Stress, etwa wenn man sich nach einer erlittenen Beeinträchtigung energisch aus der Angst-Stress-Umklammerung zu lösen versucht. Die Empörungsenergie ist dann durchsetzt mit Wut, die zunächst hilfreich erscheint, um die Oberhand über die Situation zu erlangen. Scheitert dieses Aufbäumen, dann entsteht Wut-Stress, der nicht unbedingt an den eigentlichen Stressor adressiert sein muss, sondern sich auch gegen Unbeteiligte oder gegen sich selbst richtet. Man ist dann wütend auf sich selbst, weil es nicht gelang, die Situation günstig zu beeinflussen.

Wut-Stress kann aber auch direkt entstehen, wenn man beispielsweise massive Ungerechtigkeiten erfährt. Wut-Stress ist eine buchstäblich heiße Energie, die vorrangig die Leber belastet. Diese schwillt dann gerne an und kann sich zur Fettleber ausbilden, ohne dass dabei Alkohol oder ungünstige Nahrung im Spiel sind. Das ist umso mehr der Fall, wenn der Wut-Stress in Form von Groll auftritt. Wer sich dauerhaft grollend durchs Leben schimpft, tut der Leber nichts Gutes. Unter Wut-Stress stehende Menschen dampfen förmlich vor sich hin und strahlen Hitze ab. Die Energie staut sich im Oberkörper und steigt bei Überdruck auch gerne in den Kopf, was sich in roten Augen oder allgemein durch Gesichtsröte ausdrücken kann. Auch bei Wut-Stress-Patienten sind die Nebennieren in Folge anhaltenden inneren Kampfes übermäßig gefordert. Aber auch die Bauchspeicheldrüse zeigt sich irgendwann als typischer Problembereich.

Menschen unter Wut-Stress werden in übertriebener Weise vom Wirkfaktor Wachstum bestimmt. Darin liegt die Gefahr des vorzeitigen Ausbrennens. Unter Wut-Stress agierende Menschen sprechen oder lachen oft übermäßig laut und sie können aufbrausend bis cholerisch reagieren. Das sind Ventile für die ihnen innewohnende Anspannung. Diese

Anspannung ist auch dafür verantwortlich, dass sie daueraktiv bis getrieben durchs Leben hetzen. Der Tagesablauf ist meistens minutiös durchgeplant, denn sie habe gerne alles unter Kontrolle und bestimmen am liebsten selbst, wo es lang geht. Laufen sie Gefahr die Kontrolle zu verlieren, können sie sehr anklagend sein und Schuld anderen zuweisen. Diese Neigung zur Dominanz gebiert Erkrankungen in Form von Muskelverspannungen, vorrangig im Rücken. Die Wirbelsäule ist dann buchstäblich unter Strom und der gesamte Rückenbereich wird von Wirbelblockaden, verspannten Muskeln und verhärteten Sehnenansätzen heimgesucht. Sklerosen sind durch das permanente „Heißlaufen" des Organismus ein Thema, das den Wut-Stress-Patienten mit zunehmendem Alter begleitet. Alle Patienten mit Sklerose-Erkrankungen wie beispielsweise Multiple Sklerose (MS), die ich behandelte, hatten ein massives Wut-Stress-Problem. Aber auch Leber und Gallenblase, Spannungsschmerzen im Kopf, Schlaganfälle und Augenprobleme sind typische Begleiter von Wut-Stress. Im psychischen Bereich sind vor allem Zwänge unterschiedlichster Art zu beobachten.

Wut-Stress produziert ein enormes Energiepotential, das aber destruktiv wirkt. Wird der Wut-Stress aufgelöst, kann dieses Potential frei genutzt werden. Das Zauberwort lautet dabei Entschlossenheit.

Sind die Fesseln des Wut-Stresses abgeworfen, kann das Energiepotential endlich konstruktiv und entschlossen für die Lebensgestaltung eingesetzt werden.

Lieblosigkeits-Stress

Cool zu sein soll ja angeblich zum Erfolg führen. Das hängt aber entscheidend davon ab, was man als Erfolg definiert. Es gibt außerordentlich erfolgreiche Mütter und Väter, Sozialpädagogen, Therapeuten, Hebammen, Krankenschwestern oder Erzieherinnen, um nur einige zu nennen, die im Stillen den Staat am Laufen halten. Doch der Begriff Erfolg wird allzu schnell in Verbindung gebracht mit Geld oder Karrieren in öffentlich sichtbaren Bereichen. In den hochtourigen Ellenbogen-Gesellschaften wird dem Wert des äußeren Scheins hohe Beachtung geschenkt. Viel Geld zu haben oder auf irgendeine Weise Prominenz zu erlangen, empfinden erstaunlich viele Menschen als erstrebenswertes Ziel. Dafür ist man bereit, sehr viel Lebensenergie einzusetzen, bis man „es geschafft hat". Das Leben erscheint dann als besiegt und ab sofort ist Dolce Vita angesagt.

Nun, ich kann Ihnen versichern, dass die Angelegenheit nicht so einfach läuft, ohne einen gewaltigen Preis einzufordern. Ich habe einige Patienten behandelt, die einen gewissen Bekanntheitsgrad errungen hatten und wie Dagobert Duck in ihren Geldspeichern baden konnten. Dennoch hatten sie ein problembeladenes Leben, das vorrangig von zwischenmenschlichen Katastrophen gekennzeichnet war. Gescheiterte Beziehungen, Probleme mit den Kindern oder permanente Gerichtsverfahren sind typische Kennzeichen dafür, dass Lieblosigkeits-Stress das Zepter führt. Mich berührt es immer sehr, wenn ein mit diesen Erfolgs-Insignien ausgestatteter Mensch in meiner Praxis sitzt und nicht mehr weiß, wo er mit sich hin soll. Menschen die unter Lieblosigkeits-Stress stehen, wurden in ihrem Leben mindestens einmal sehr tief verletzt. Sie erhielten einen Stich ins Herz, von dem sie sich nicht erholen konnten. Den daraus entstandenen Lieblosigkeits-Stress werden sie einfach nicht los. In ihrer inneren Wahrnehmung verbleibt ihnen keine andere Möglichkeit, als ihr schwer verletztes Herz fortan zu schützen und einen Panzer darum zu legen. Die Schulmedizin hat glücklicher Weise inzwischen diese Zusammenhänge bemerkt und das Broken-Heart-Syndrom als Krankheitsauslöser halbwegs anerkannt. Um unter der Regie von Lieblosigkeits-Stress zu leben, müssen Sie aber nicht prominent sein oder übermäßig viel Geld besitzen. Tiefe emotionale Wunden werden täglich in allen Lebensbereichen geschlagen, wodurch Lieblosigkeits-Stress gewaltig auf dem Vormarsch ist. Arroganz, Eitelkeit, Ungeduld und Gier sind typische Anzeichen dafür, dass Menschen unter Lieblosigkeits-Stress stehen. Die Energie ist vorrangig im Kopf konzentriert und führt zu berechnendem, selbstgerechtem Verhalten, dass gerne auch mit Sarkasmus garniert wird. Das ganze Leben dreht sich um das eigene Ich und auf dem Weg der Selbstüberhöhung steigt die Bereitschaft, andere zurechtzuweisen oder zu kränken. Innere Not und Leere der von Lieblosigkeits-Stress Geplagten suchen sich auf diese Art Wege nach außen. Wer von Lieblosigkeits-Stress in seinem Käfig gehalten wird, sucht händeringend nach Entspannung, die allzu oft neue Stress-Probleme entstehen lässt. Lieblosigkeits-Stress ist nicht nur der Dünger der Sadomaso-Szene und anderen selbstsabotierenden Vorhaben. Auch die Bereitschaft zur Überarbeitung, zu Extrem-Sport oder ständigen Hungerkuren sind Zeichen dafür, dass man nicht gerade liebevoll mit sich umgeht.

Durch die Energiekonzentration im Kopf ist aus meiner Sicht die Hypophyse sehr belastet. Typische Erkrankungen durch Lieblosigkeits-Stress treten im Herzbereich auf. Gefäßerkrankungen und Probleme in den Sexualorganen, sowie im Kreuzbein-Steißbein-Bereich treten ebenfalls gehäuft auf.

Sehr augenfällig ist der Zusammenhang zu vielschichtigen psychischen Erkrankungen. Vor allem Narzissmus und Bipolare Störungen sind hier zu nennen, aber auch die Neigung zu Suizid-Gedanken.

Die Entstehung von Demenz wird aus meiner Sicht durch Lieblosigkeits-Stress deutlich begünstigt.

Menschen, die von Lieblosigkeits-Stress durchs Leben getrieben werden, gehören zu den meistplagten Wesen unter der Sonne. Sie kaschieren ihr traumatisiertes Herz und sind Meister der Tarnung, indem sie Rollen einnehmen und ständig versuchen, diesen zu entsprechen. Das kostet sehr viel Lebensenergie. Der Wirkfaktor Wachstum dominiert und ihnen droht der vorzeitige Zerfall durch Gefühlskälte. Patienten, die unter Lieblosigkeits-Stress leiden, müssen sehr behutsam behandelt werden. Auch und gerade dann, wenn sie schroff und unnahbar auftreten. Da ist wirklich die Kunst des Heilers gefragt. Das Zauberwort zur Befreiung von Lieblosigkeits-Stress heißt Mitgefühl. Mitgefühl mit sich selbst und anderen. Das kann erlernt werden.

Sorgen-Stress

Ich kenne Ursula schon seit meiner frühesten Kindheit. Sie lebte damals in der gleichen Straße. Heute ist sie über achtzig Jahre alt. Ursula machte sich Sorgen, seit ich sie kenne. Sie ist der Prototyp für die von Sorgen-Stress Geplagten dieser Erde. Ursula besitzt ein großes Herz, das sie aber nicht zu schützen weiß. Sie schluckt und schluckt. Gerne den Stress anderer Menschen. Inzwischen ist sie kugelrund und kann sich kaum noch bewegen. Ursula hatte einen lieben Mann, Herbert, der aber zwei Gesichter besaß. Unter Alkohol kam Herberts zweites, von Wut-Stress dominiertes Gesicht zum Vorschein. Die Wut musste dann raus. Ursula bot sich als Empfängerin an. Für Herberts Verbalattacken. Und für die körperlichen auch. Ursula war der Puffer. Zum Schutz der drei Kinder. Da kann man sich schon mal Sorgen machen. Und wie sollte Ursula diese loswerden, wenn sich das zermürbende Spiel allenthalben wiederholte? Sorgen-Stress wurde über die Jahre zu Ursulas normalem Lebensgefühl. Heute, etliche Jahre nach Herberts Tod, ist es das noch immer. Ursula sorgt sich weiter. Obwohl es ihr wirtschaftlich gut geht, Kinder und Enkel sich rührend kümmern - irgendetwas findet sich immer, um sich sorgen zu können. Menschen sind anpassungsfähig und gewöhnen sich an vieles. Auch an eine Gefängniszelle. Wer unter Sorgen-Stress durchs Leben geht, läuft Gefahr an Resignation vorzeitig zu zerfallen. Die Wirkkraft Integration wird maßlos übertrieben. Schicksalsergebenheit und das seufzende Ausharren sind typische Verhaltensweisen. Das Klagelied des eigenen Lebens ertönt mitunter etwas leiser, wenn der Sorgen-Stress-Geplagte zum Essen greift, um sich zu trösten. Der Volksmund spricht von Kummerspeck, der sich dann gerne ansetzt. Im Alter führen diese Faktoren tendenziell zu einem Leben in Bewegungslosigkeit.

Typische Erkrankungen stellen sich im Bereich der Bauchorgane ein und die Bauchspeicheldrüse leistet Schwerstarbeit. Die Schilddrüse ist ebenfalls bei dauerhaft wirkendem Sorgen-Stress durch Überlastung gefährdet. Auch das Bindegewebe macht Probleme und Wirbelsäulen-Beschwerden sind dann nicht fern. Krampfadern, Diabetes und die Verschleimung des Körpers sind typisch. Im psychischen Bereich ist die Neigung zu Depressionen festzustellen.

Das Zauberwort für Sorgen-Stress-Geplagte lautet Offenheit. Aber nicht Offenheit, um weiteren Stress ihrer Mitmenschen zu schlucken, sondern für die Vielfalt des Lebens. Offenheit dafür, das eigene Potential zu erschließen. Die Kunst des Heilers liegt darin, gemeinsam einen Weg durch den Dschungel von Mutlosigkeit und Resignation zu schlagen, bis offenes Gelände sichtbar wird.

Trauer-Stress

Trauer ist eine gesunde Emotion, die uns dabei hilft, einen Verlust oder etwas, das zu Ende ging, zu überwinden. Sie entspricht dem Wirkfaktor Integration. Trauer-Stress hingegen benötigt niemand. Trauer-Stress stellt sich ein, wenn es nicht gelingt, das traurige Ereignis loszulassen. Das Ereignis brennt sich als bleibende Erinnerung in unseren Gedanken ein und die damit verbundene Trauer mutiert zum Trauer-Stress, der fortan in uns sein Unwesen treibt. Betroffen sind hauptsächlich die Bereiche der Atemwege, die Lunge direkt (typisch z.B. Asthma) und vor allem die Schilddrüse. Wenn ich in einer Behandlung Trauer-Stress auflöse, entsteht regelmäßig ein befreites Gefühl im Areal der Schilddrüse, sowie im gesamten Brustbereich. Auch Hauterkrankungen sind oft auf Trauer-Stress zurückzuführen und Darmprobleme wie Colitis Ulzerosa oder deren Vorstufen sind ebenfalls typisch.

Trauer-Stress muss nicht immer mit Todesfällen zu tun haben. Schwere Enttäuschungen genügen allemal, um die Stress-Symptome hervorzurufen. Der Brustbereich fällt nicht nur sinnbildlich, sondern in vielen Fällen optisch wahrnehmbar ein, was tendenziell zu einer gebeugten Körperhaltung führt. Die dadurch hervorgerufene Brustenge führt dann dazu, dass von Trauer-Stress blockierte Menschen mit monotoner Stimme sprechen und insgesamt bedrückt, mutlos und pessimistisch wirken. Trauer-Stress ist Ausdruck einer Übertreibung der Wirkkraft Integration. Diese Übertreibung beinhaltet die Gefahr des vorzeitigen Zerfalls durch anhaltende Verzweiflung. Daher ist die Neigung zu Depressionen gehäuft zu beobachten.

Zuversicht ist das Zauberwort für ein befreiendes Lebensgefühl, das sich ziemlich rasch einstellen kann, wenn es dem Heiler gelingt, den Trauer-Stress an der Wurzel zu packen. Ich erlebe regelmäßig, dass Patienten dazu neigen, sich am Trauer-Stress festzuklammern, weil sie sonst nichts zu besitzen glauben. Das kann eine verflossene, als unvergleichlich empfundene Liebe sein oder eine strahlende Jugend, der man nachtrauert. Es kann sich im Festhalten an sportlichen Erfolgen ausdrücken, die Jahrzehnte zurückliegen können und sich retrospektiv verklärten. Und natürlich kann die Trauer über den Tod einer geliebten Person über die Maßen zum manifesten Trauer-Stress ausgebaut werden, indem beispielsweise sichtbar drapierte Erinnerungsstücke täglich an den unwiederbringlichen Verlust erinnern.

Interessanter Weise können auch diese ständig aufgefrischten Stresserinnerungen in der Selbstwahrnehmung der Betroffenen als Vorteil empfunden werden und im ungünstigen Fall ein Opfer-Spiel nähren. Das ist dann der Fall, wenn Menschen, die nach einem traurigen Ereignis die verstärkte Zuwendung ihres Umfeldes erfahren haben und diese Zuwendung gerne aufrechterhalten wollen. Sie tragen die Erinnerung an das tragische Ereignis mitunter wie eine Monstranz vor sich her.

Ich hatte einmal eine Patientin, die eine Fotografie ihres zehn Jahre zurückliegenden Verkehrsunfalls in ihrer Handtasche bei sich trug. Diesen Unfall hatte sie mit schweren Verletzungen überlebt, war aber körperlich wieder bei guter Gesundheit und hätte allen Grund gehabt, sich für diese Fügung dankbar zu zeigen. Stattdessen hatte sie es sich angewöhnt, in Gesprächen mit anderen Menschen ziemlich zügig auf ihr Lebensthema Verkehrsunfall zu kommen und beklagte sich nun darüber, dass sich Ehemann, Freunde und Bekannte allmählich genervt von ihr abwandten. Sie klammerte sich an das Ereignis und konnte nicht die Option zulassen, dass für sie ein Leben voller Zuversicht auch nur annähernd möglich sei. Wir lösten den Trauer-Stress auf und vereinbarten, die Fotografie zu entsorgen. Auf welche Art und Weise sollte sie selbst entscheiden. Sie entschied sich für ein Verbrennungsritual, das wir im Rahmen einer Folgebehandlung im Garten durchführten. Danach war sie erleichtert und in der Lage, das Ereignis loszulassen. In ihrem Leben stellte sich wieder Zuversicht ein, was ihr Umfeld umgehend mit echter Zuwendung quittierte.

Tabelle der 5 Stress-Kategorien und deren Zuordnungen

Nachfolgend beschreibe ich tabellarisch die 5 Kategorien von Emotions-Stress und die jeweils dazugehörigen weiteren Emotionen. Außerdem benenne ich den jeweiligen übertriebenen Wirkfaktor, der jeder Kategorie zugeordnet werden kann, sowie die dadurch entstehende Gefahr vorzeitigen gesundheitlichen Zerfalls. Desweiteren liste ich typische Verhaltensweisen auf, die von dem jeweiligen Emotions-Stress hervorgerufen werden. Unter der Rubrik „Befreites Lebensgefühl" finden Sie die typischen Gefühlszustände, die sich einstellen, sobald der behindernde Emotions-Stress aufgelöst ist. Außerdem gebe ich an, welche jeweils typischen Erkrankungen ich beobachten konnte, die im Zusammenhang mit der jeweiligen Emotion stehen.

Kategorie	Emotionen	Wirkfaktor	Gefahr	Verhalten	Drüsen	Erkrankungen	Befreites Lebensgefühl
Angst-Stress	Angst, Furcht, Misstrauen, Neid, Zweifel, Scham, Hilflosigkeit, Schüchternheit, Eifersucht, Schock	Übertriebene Integration	Vorzeitiger Zerfall durch Erstarren	Zögern, Vermeidung, Feigheit, Jammern, Rückzug, Opfer-Rolle, Distanziertheit, schreckhaft, Hab-Acht-Haltung, übertriebene Vorsicht, Unentschlossenheit, Bedenkenträger, Rechtfertigungshaltung	Nebennieren	Niere, Blase, Sexualorgane, Kreuzbein, Lendenwirbel, Nebennieren, Beine, Ohren, Blutdruck, Durchblutung, Gedankenkreisen, Depression, Phobien	Vertrauen
Wut-Stress	Wut, Ärger, Groll, Zorn, Gier	Übertriebenes Wachstum	Vorzeitiger Zerfall durch Ausbrennen	aufbrausend, übertrieben laut reden und lachen, getrieben sein, angespannt, daueraktiv, bestimmend, manipulativ, kontrollierend, anklagend, Schuld zuweisend, waghalsig, Dominanz	Nebennieren	Muskeln, Sehnen, Nebennieren, Wirbelsäule, Leber, Galle, Kopf, Gehirn, Augen, Sklerosen, Schlaganfall, Verspannung, Zwänge	Entschlossenheit
Lieblosigkeits-Stress	Lieblosigkeit, Hass, Schuld, Euphorie, Ungeduld, Eitelkeit, Gier, Arroganz, Zynismus	Übertriebenes Wachstum	Vorzeitiger Zerfall durch Gefühlskälte	Überarbeitung, völlige Verausgabung, berechnend, Sarkasmus, kränkend, taktlos, zurechtweisend, sadistisch, selbstgerecht, sprunghaft, egozentrisch, übergriffig	Hypophyse	Herz, Gefäße, Blut, Schilddrüse, Sexualorgane, Kreuzbein, Demenz, Narzissmus, bipolare Störung, Suizidgedanken	Mitgefühl
Sorgen-Stress	Sorgen, Kummer, Ohnmacht, Ekel, Unsicherheit, Resignation	Übertriebene Integration	Vorzeitiger Zerfall durch Resignation	schicksalsergeben, ausharrend, klagend, seufzend, Essen als Trost, Bewegung meidend, masochistisch, sich gefangen fühlen	Bauchspeicheldrüse	Bauchorgane, Diabetes, Bauchspeicheldrüse, Schilddrüse, Bindegewebe, Krampfadern, Wirbelsäule, Depression	Offenheit
Trauer-Stress	Trauer, Enttäuschung, Mutlosigkeit, Melancholie	Übertriebene Integration	Vorzeitiger Zerfall durch Verzweiflung	bedrückt, kraftlos, gebeugte Haltung, monotone Stimme, Pessimismus, keinen Sinn finden	Schilddrüse	Haut, Lunge, Schilddrüse, Darm, Speiseröhre, Asthma, Depression	Zuversicht

Diese Aufzählung erhebt natürlich nicht den Anspruch auf Vollständigkeit und soll keinesfalls dazu verleiten, die Zuordnungen als verbindlich anzusehen. Die jeweils erwähnten Erkrankungen können sich selbstverständlich auch über eine oder mehrere der anderen Stress-Kategorien entwickelt haben. Ohnehin sind bei chronischen Erkrankungen mehrere Stress-Arten beteiligt. Desweiteren gebe ich die jeweils am meisten beanspruchte endokrine Drüse an. Dazu ist deutlich zu sagen, dass unser Drüsensystem immer im Zusammenspiel zu sehen ist. Meine Frau Birgit hat die Zusammenhänge an anderer Stelle dargestellt (Vollmann,Birgit, 2010). Ich bitte Sie daher, die Auflistung nicht als dogmatisch gültige Therapieanleitung zu verstehen. Es gilt auch hier: Die Landkarte ist nicht das Land und das Modell nicht der Patient.

5.Kapitel: Kampf oder Symbiose?

Der große Feind der Wahrheit ist häufig nicht die vorsätzliche oder hinterhältige Lüge, sondern der hartnäckige, von allen geglaubte und unrealistische Mythos. Der Glaube an Mythen ermöglicht die Bequemlichkeit der Meinung ohne die Unbequemlichkeit des Nachdenkens. (John F. Kennedy)

In der orthodoxen Medizin werden Krankheiten Erregern zugeschrieben, die von außen in uns eindringen und zu Entzündungen, Lähmungen oder Organversagen führen. Diese Sicht folgt nach wie vor der bereits im 19. Jahrhundert postulierten Keimtheorie. Ein Haupt-Protagonist dieser Theorie war der Chemiker Louis Pasteur (1822-1895). Gemäß dieser Betrachtungsweise befinden wir uns permanent in einem Kampf gegen ein Feindesheer, das uns übel mitspielen will und das es auszurotten gilt. Die spannende Frage ist, ob diese Theorie stimmt.

Nun kann man unschwer erkennen, das Mikroben, die von außen in uns eindringen und nicht zu unserer Wohngemeinschaft gehören, Schäden jeglicher Art in uns anzurichten vermögen oder gar zu unserem Ableben führen können, sofern unser Immunsystem aus irgendwelchen Gründen sehr geschwächt ist. Erdenbewohner wie Bakterien, Protozoen oder Pilze sind gerne bereit, sich in unserem Organismus komfortabel einzunisten, um dort gegebenenfalls unsere Befindlichkeit zu stören. Diese umtriebigen Lebensformen sind durch entsprechende Untersuchungen in uns nachweisbar und scheinen somit die These der orthodoxen Medizin zu bestätigen, dass Krankheit von außen kommt. Dagegen gilt es sich zu wappnen und ohne die entsprechenden Impfungen und Medikamente sind wir doch ganz offensichtlich hoffnungslos verloren. Wird die Keimtheorie denn nicht tagtäglich durch dramatische Geschehen auf den Intensivstationen bestätigt und erübrigt sich nicht jede Diskussion darüber?

Nun, wenn das Kind in den Brunnen gefallen ist, liegt es darin. Daran gibt es nichts zu deuten. Wenn vermeintlich schädliche Erreger in uns zu finden sind, muss über deren Anwesenheit auch nicht diskutiert werden. Die Frage ist aber, wie es dazu kommen konnte. Was ist Ursache, was ist Wirkung?

Im heute selten gewordenen Fall eines Brunnensturzes wird man den Brunnen mit einem Schutzgitter abdecken, um einer Wiederholung vorzubeugen. Das ist vernünftig und vorausschauend. Eine Prophylaxe, die vor weiteren Unfällen schützt. Die orthodoxe Medizin, die nach wie vor in weiten Teilen der Keimtheorie folgt, kennt jedoch kein Schutzgitter, um Erreger daran zu hindern, in den menschlichen Organismus einzudringen. Sie kümmert sich um Bakterien und deren Kollegen erst dann, wenn sie in den Organismus eingedrungen sind, das Kind sich also bereits im Brunnen befindet und unsere Hausmacht, das Immunsystem, zu kapitulieren droht. Dann wird seitens der orthodoxen Medizin die höchste Alarmstufe ausgerufen und postuliert, eine feindliche Besatzungsmacht sei dabei, uns zu okkupieren. Eigens zu diesem Zweck wurden äußerst scharfe Verteidigungswaffen ersonnen, die Eindringlinge nicht nur abwehren, sondern am besten gleich umbringen sollen. Durch den Erfolg des Penicillins hat sich die Denkweise etabliert, dass jeder Feind, der es wagt, in uns einzudringen, die passende Antwort erhält. Antibiotika, Cortison, Chemotherapie und andere Hightech-Waffen wurden entwickelt, um Schlachten jeglicher Art zu gewinnen.

Die eine oder andere Schlacht wird auf diese Weise gewonnen, aber auch der Krieg? Wie sieht es an den Fronten aus, an denen mit immer neuen Mitteln gegen multiresistente Keime gekämpft wird? Kann ein solcher Krieg gewonnen werden? Überlegt sich der vermeintliche Feind nicht auch neue Strategien, tarnt sich oder mutiert? Was in jedem Fall, wie bei jeder kriegerischen Auseinandersetzung, übrig bleibt, ist ein Schlachtfeld. Ein Schlachtfeld in unserem Organismus, das zu Folgeproblemen führt. Oder zu weiteren Schlachten. Auch die Tendenz, immer neue Impfstoffe gegen immer mehr Erreger zu entwickeln, entspringt dem Paradigma der Keimtheorie. Man holt eine Abordnung des Feindes (den Impfstoff) in den Körper, um das Immunsystem damit vertraut zu machen. Kommt dann das eigentliche Feindesheer, wissen unsere Abwehrkräfte, mit wem sie es zu tun haben. Die innere Logik dieser Denkweise ist nicht von der Hand zu weisen. Allerdings findet auch beim Impfen die Schlacht im Organismus statt und nicht außerhalb.

Die heutigen Protagonisten der Keimtheorie vertreten die Ansicht, dass es keine andere Möglichkeit als das Impfen gäbe, um das menschliche Immunsystem auf drohende Gefahren vorzubereiten. Sie sprechen dem menschlichen Immunsystem die Fähigkeit ab, alleine mit neuen Erregern fertig werden zu können. Sie besitzen auch keine Vorstellung von der Möglichkeit, Schlachtfelder grundsätzlich zu vermeiden und stattdessen vernünftige Friedensverhandlungen mit den vermeintlichen Feinden zu führen. Die Keimtheorie und das daraus abgeleitete Verständnis von Medizin haben kein Lehrgebäude entstehen lassen, in dem für eine solche Sicht Platz wäre. Dass sich die Keimtheorie im Laufe des 20.Jahrhunderts als von der Mehrheit nicht hinterfragtes Paradigma etablierte, heißt allerdings nicht, dass sie stimmt und die Entstehung von Krankheit vollumfänglich erklären kann. Mehrheitsmeinungen sind in demokratischen politischen Systemen relevant, in der Forschung sind sie oft der Schnee von gestern, aus dem die jeweiligen Protagonisten des kristallinen Establishments ihre Schneemänner bauen. Ob und wann diese tauen und ob sich neue Entdeckungen oder Denkstile durchsetzen können, hängt entscheidend von gesellschaftlichen Bedingungen, pekuniären Interessen, politischen Lagen und den sich wandelnden Zeiten ab. Es geschieht häufig, dass sich nicht die Köpfe mit den besseren Ideen durchsetzen, sondern jene mit den besseren Beziehungen zu den Mächtigen der jeweiligen Zeit. Ein Beispiel dafür ist der Plagiats-Streit zwischen Louis Pasteur und Antoine Bechamp (1816-1908). Bechamp hatte bereits 1850 (etwa 15 Jahre vor Pasteur) bei seinen mikroskopischen Untersuchungen etwas außerhalb menschlicher Zellen entdeckt, das er *kleine Körperchen* oder *Mikrozyma* nannte. Er war somit der eigentliche Entdecker der Keime und der Erste, der daraus eine Bedeutung für die menschliche Gesundheit ableitete. Seine Entdeckung wurde aber von Pasteur zunächst nicht ernst genommen. Irgendwann kopierte Pasteur dann Bechamps Keim-Idee und gab sie als seine eigene aus. Obwohl Bechamp seinerzeit als etablierter Wissenschaftler galt, verlor er den Plagiats-Streit gegen Pasteur, da dieser über gute Beziehungen verfügte (Hume, 2011). Pasteur und Bechamp blieben zeitlebens Kontrahenten, da sie die Anwesenheit von Keimen und deren Bedeutung für den menschlichen Organismus völlig unterschiedlich interpretierten. Pasteur warnte vor den Gefahren von Keimen, die den menschlichen Organismus jederzeit befallen können. Er entwarf Angstszenarien, nach denen diese angeblich überall in Boden, Wasser und Luft lauerten und nur darauf warteten, den menschlichen Organismus zu überwältigen. Pasteur sah in diesen Keimen die wahren Verursacher von Krankheiten, die es mit allen Mitteln zu bekämpfen galt. Pasteurs kriegerisches Krankheitskonzept passte ganz gut in den damaligen Zeitgeist, in dem Kriegsrhetorik und vereinfachende Erklärungsmuster an der Tagesordnung waren. Die Kolonialkriege waren im Gange und Pasteurs simplifizierte Sicht auf die „bösen" Keime, die es auszurotten galt, fügte sich wunderbar in die damalige Gedankenwelt der imperialistisch gesinnten Machthaber. Militärärzte in den Kolonien konnten auf dieser Grundlage auch auf medizinischer Ebene den Krieg gegen Mangelerkrankungen wie beispielsweise die Tuberkulose führen. Das war entschieden einfacher, als sich einzugestehen, dass diese Erkrankungen erst durch das durch den Krieg entstandene Elend entstanden waren. Diese Art der Symptom-Bekämpfung folgte dem einfachen Erklärungsmodell von Gut und Böse. Wer böse Keime zu vernichten imstande ist, muss sich nicht mit den Ursachen deren Entstehung abplagen. Diesem sagenhaft primitiven Erklärungsmodell wird letztlich bis heute gefolgt und Abermillionen von Versuchstieren ließen ihr Leben in den Laboratorien, immer unter der Absicht, neue Kampfmittel gegen die vermeintlich bösen Erreger zu entwickeln. Antibiotika sind, wie die Wortbedeutung sagt, Mittel „gegen das Leben". Leider gegen jegliches Leben, wie die Auswirkungen auf das Mikrobiom im menschlichen Darm zeigen, dessen für uns so wichtige Vielfalt sich im Laufe der letzten Jahrzehnte drastisch verringert hat.

Antoine Bechamp war letztlich der tiefer denkende Forscher. Nach seiner Überzeugung waren Keime keine gefährlichen Heerschaaren, die von außen Überfälle auf uns anzettelten. Er sah in der Anwesenheit von Keimen die Voraussetzung jeglichen Lebens. Aus seiner Sicht organisierten diese von ihm *Mikrozyma* genannten Keime durch Gärprozesse das Entstehen der menschlichen Zellen und er widersprach damit der damals etablierten Vorstellung, welche die Zelle als kleinste Einheit und den Ursprung menschlichen Lebens betrachtete. Für Bechamp waren Keime die Garanten für die Entstehung weiter entwickelter Lebensformen und die Qualität des Zusammenlebens mit ihnen, das *Milieu* im menschlichen Organismus, entschied über Gesundheit oder Krankheit. Letztlich setzte sich Pasteur mit seinem einfachen dualistischen Postulat durch. Zu verlockend waren auch die enormen Profite, die sich durch die Entwicklung immer neuer Kampfmittel, den entsprechenden Medikamenten, erzielen ließen. Erst auf seinem Sterbebett soll er sich korrigiert und Bechamps Sicht recht gegeben haben, indem er zugab: *„Die Mikrobe ist nichts, das Milieu ist alles."* Doch mehrheitlich blieb die Medizin bei Pasteurs Postulat. Durch die Wirkung des Penicillins hielten dessen Befürworter ein Totschlagargument in der Hand, das in öffentlichen Diskussionen schwer zu widerlegen war.

Der Forscher Günther Enderlein (1872-1968) knüpfte später an die Forschungsergebnisse von Bechamp an und entwickelte ein aus meiner Sicht beeindruckendes Lebenswerk, indem er den ständigen Wandel von Keimen in Abhängigkeit des inneren Milieus nachwies (Pleomorphismus). Die auf seiner damaligen Forschung entwickelten Medikamente sind preiswert herzustellen und wirken auch heute noch sehr gut und selbst dann, wenn unachtsam verordnete Mixturen irgendwelcher Kampf-Medikamente ein unübersichtliches Schlachtfeld im Organismus hinterlassen haben. Aber auch Enderleins Erkenntnisse, die einen neuen Blick auf die Möglichkeiten des Zusammenlebens mit Keimen ermöglichten, passten weder in das Glaubensgebäude der etablierten Medizin, noch in das pekuniäre Interesse der pharmazeutischen Industrie und verhallten weitgehend ungehört (Krämer, 2012).

Mit der Vorherrschaft Pasteur'scher Jünger und deren kriegerischen Vorstellungen von Medizin sind längst nicht alle Schulmediziner einverstanden. Bestrebungen, den Fokus weniger auf die Frage zu richten, warum Menschen krank werden (Pathogenese) und stattdessen zu untersuchen, warum Menschen trotz bedrohlicher Umstände gesund bleiben (Salutogenese), treffen aber auf potente Gegner, die am Status Quo unbedingt festhalten wollen. Man lebt doch vorzüglich von der Kuh Keimtheorie, die unaufhörlich Milch gibt. Die gesamte Medikamentenforschung stützt sich nach wie vor auf die Keimtheorie. Es werden immer neue Medikamente gegen vermeintlich neue Beschwerden und Krankheiten entwickelt, die es dann an den Patienten zu bringen gilt. Zu wessen Wohle das geschieht, ist allerdings die Frage. Aus meiner Sicht gibt es darauf keine einfache Antwort. Zwar ist inzwischen nachgewiesen worden, dass in unserer DNA der Anteil menschlicher Gene nicht mal ein Prozent beträgt. Mit mehr als 99 Prozent ist die mikrobielle DNA die eigentliche Macht im Organismus und selbst das kleine Quäntchen menschlicher DNA enthält noch Partikel von Bakterien, Insekten und anderen Lebensformen (Klinghardt, Zappe, 2017). Mikroben sind so gesehen die eigentlichen Treiber der Evolution, nicht nur der menschlichen. Man könnte zu dem Schluss kommen, dass Bechamps und Enderleins Pleomorphismus die Zusammenhänge im menschlichen Organismus besser erfasst haben und somit die auf Basis der Keimtheorie entwickelten Medikamente und Therapien dem Gesamtkunstwerk Mensch überhaupt nicht angemessen sind.

Andererseits war beispielsweise die Entwicklung des Penicillins für viele Menschen ein Segen und die letzte Rettung. Wer hat nun Recht? Aus meiner Sicht ist es auch bei dieser Frage unsinnig, Fronten aufzubauen. Es kommt eben darauf an, ob ein Kind bereits in den Brunnen gefallen ist und akuter Handlungsbedarf besteht. Dann ist es ein Notfall und ich bin der Meinung, dass die Nachfahren Pasteurs mit ihren in unzähligen Laboratorien entwickelten Medikamenten, Instrumenten und Verfahren dafür häufig passende Antworten gefunden haben. Die heutige, auf der Keimtheorie basierende Notfallmedizin, ist besser denn je in der Lage Menschen zu retten, die noch vor wenigen Jahrzehnten gestorben wären.

Ist das Kind hingegen noch nicht in den Brunnen gefallen, muss man nicht mit Kanonen auf Spatzen schießen, denn dabei stirbt nicht nur der Spatz, sondern auch der Baum, auf dem er sitzt. Das heißt, in einem vorklinischen Stadium halte ich es für kaum angebracht, mit lautem Getöse medikamentöse Kriegserklärungen zu machen. Die Kollateralschäden durch gedankenloses Verabreichen von Kampf-Medikamenten gegen Beschwerden, die sanfter besser zu behandeln wären, sind einfach zu hoch.

Das Gleiche gilt für den Fall, dass sich das Kind im Brunnen schon länger aufhält. Das würde der Situation einer chronischen Erkrankung entsprechen. Chronische Erkrankungen sind in der Regel kein Notfall, werden aber häufig wie ein solcher behandelt. Das ist häufig ungünstig und verkompliziert die Lage, denn der Organismus chronisch Erkrankter ist ohnehin erschöpft und die zusätzliche Gabe von Kampf-Medikamenten belastet meistens mehr als sie nützt.

Im Nondualen Heilen verfolge ich eine andere Strategie. Mein Ziel ist es, Schlachtfelder im Organismus gar nicht erst entstehen zu lassen. Das menschliche Dasein ist bei guter Vorbereitung von Beginn an bereits mit einem Schutzgitter ausgestattet, so dass ein Kind nicht in den Brunnen fallen muss. Diese Schutzgitter-Funktion übernimmt als erste Instanz die Aura, die neunte Ebene unseres Daseins. Das gelingt aber nur, wenn sie dazu in der Lage ist und nicht durch Stressabdrücke, die wir auf den anderen Ebenen unseres Daseins angesammelt haben, geschwächt wird. Eine kraftvolle, energiereiche Aura ist unser energetischer Schutzschirm, der Bakterien und ihren Kollegen, die nicht zu uns passen, signalisiert, dass bei uns kein Quartier frei ist. Ein Eindringen von außen wird nicht gestattet. Ist die Aura intakt, wird eine unerwünschte Besetzung nicht gelingen. Es gab immer Menschen, die schwerste Epidemien ohne Beeinträchtigung überlebt haben, während andere dahingerafft wurden. Ist unsere Aura geschwächt, sind die nächsten Abwehrbollwerke unsere Haut, sowie die Schleimhäute sämtlicher Körperöffnungen. Selbst wenn es unerwünschten Erregern gelingt, bis hierhin vorzudringen, ist noch nichts verloren. Solange sie auf unseren Schleimhäuten und unserer Haut zu Besuch sind, passiert überhaupt nichts, denn sie werden von den ersten Abwehrformationen unseres Immunsystems freundlich, aber bestimmt darauf hingewiesen, dass bei uns nichts zu holen ist und sie sich besser auf die Suche nach einem anderen Wirt machen sollten. Haben wir jedoch Raubbau an uns selbst betrieben, sind stresssüchtig, chronisch fehlernährt und finden weder Entspannung noch Liebe, werden auch die Frontleute unseres Immunsystems träge oder haben bereits den Dienst quittiert. Dann werden Erreger jeglicher Art die Chance sehen, sich in uns einzunisten. Gelingt es ihnen, unsere Schleimhäute zu durchdringen, verändert sich unser Zustand. Man hat sich im allgemeinen Sprachgebrauch darauf verständigt, diesen veränderten Zustand als Infektion zu bezeichnen. Aber auch dieses Stadium ist noch keine Katastrophe, denn jetzt wacht das Rollkommando unserer Immunabwehr auf, schreitet zur Tat und schmeißt die Eindringlinge raus. Dieses konsequente Vorgehen erleben wir dann vielleicht als Kratzen im Hals, die Nase läuft oder uns wird heiß oder kalt. Typische Symptome einer Infektion, die aber noch keine Erkrankung darstellt, sondern eine Reaktion des Immunsystems. Eine Erkrankung entsteht dann, wenn unser Rollkommando zu schwach besetzt ist und seinem Lebensraum, dem *Milieu*, zu viel zugemutet wurde. Rauchen, Alkohol, Schlafmangel, unbedachte Einnahme von Medikamenten, Fehlernährung und Dauerstress durch Übertreibungen jeglicher Art schwächen unser Rollkommando. Es entsteht ein Energiemangel im Organismus. Die Keime wittern ihre Chance und dringen tiefer in unseren Körper ein. Erst dann verursachen sie Krankheiten und bestätigen damit scheinbar die Keimtheorie.

Die Scheinlogik der Keimtheorie leitet sich also von einem Krankheitsgeschehen ab, das bei gutem Energiestatus überhaupt nicht entstehen kann. Sie ist im Grunde einfältig und keinesfalls geeignet, Krankheitsentstehung vollumfänglich zu erklären. Besonders augenfällig wird diese Einfalt in der hysterischen Interpretation von viralen Aktivitäten. Als Virus wird ein ultrakleines Etwas in der Größe eines Nano-Partikels bezeichnet, das weder einen eigenen Stoffwechsel besitzt, noch in der Lage ist, sich fortzupflanzen. Was ein Virus genau ist, ob ein Partikel, ein Gewebeteilchen, ein Lebewesen, oder ob es überhaupt eine relevante Bedeutung hat, ist nach wie vor umstritten. Meines Wissens konnte bis heute kein lebendiger, aktiver Virus nachgewiesen werden. Unter dem Elektronenmikroskop untersuchte Gewebepartikel wurden als Viren definiert. Dabei handelt es sich um eine Interpretation oder Definition dessen, was man sieht. Anders als bei Bakterien, die man unter hochauflösenden Mikroskopen in Aktion beobachten kann, ist das bei Viren nicht gelungen. Es ist also nach wie vor umstritten, diese kleinsten Partikel als Lebewesen zu bezeichnen.

Aber folgen wir einmal dieser Interpretation. Unter dieser Betrachtung kann man Viren Im Unterschied zu Bakterien als schmarotzende Lebewesen bezeichnen. Sie benötigen zum Überleben Gastgeber, die sie aufnehmen. Viren müssen aus diesem Grund ständig auf der Suche nach einem zugänglichen Wirt sein. Sie haben keine andere Möglichkeit des Überlebens, denn sie besitzen nicht allzu viele Fähigkeiten, die andere Lebewesen auszeichnen. Eine Fähigkeit, die Viren beigemessen wird, ist die Anpassungsfähigkeit. Sie verstehen sich darauf zu mutieren und bilden dazu immer neue Oberflächen aus, mit denen sie Gastgeber überzeugen oder auch täuschen können. Ist ein Virus beim Gastgeber Mensch gelandet, ist das im Grunde dann kein Problem, wenn man sich arrangieren kann und der vorhandene Wohnraum geeignet ist, den neuen Mitbewohner aufzunehmen ohne die Wohngemeinschaft zu stören. Fremde muss man nicht zwangsläufig als Störenfriede ansehen, man kann auch von und mit ihnen lernen. Die menschliche Evolution ist so ein ständiger Lernprozess, der ohne die ständigen Besuche unzähliger Mikroben gar nicht hätte stattfinden können. Viren, selbst wenn es sie in der vorherrschenden Interpretation tatsächlich gäbe, wären für sich betrachtet also kein Problem. Das Problem wäre allenfalls das Terrain, das sie bei ihrem Besuch vorfänden. Wenn wir Raubbau an unserem Körper betrieben haben und die Regelkreise unseres Organismus bis zur Erschöpfung überlastet sind, wird sich die Wohngemeinschaft Mensch verändern. Mikroben jeglicher Art werden sich einfinden und das Gesamtkunstwerk Mensch umbauen. Das letzte Stadium dieses Umbaus ist der Leichnam, der dann eine andere Lebensgemeinschaft darstellt.

Aus meiner Sicht ist daher die Diskussion, ob es Viren in der beschriebenen Form überhaupt gibt und welche Wirkung man ihr beimessen kann, nicht vordringlich wichtig. Die Welt glaubt mehrheitlich an das Vorhandensein von Viren, die Infektionen auslösen können. Allein dieser Glaube verursacht eine Stressreaktion im Menschen, die durch Bescheidwisserei und mediale Verbreitung derselben verstärkt wird. Ob es sich dabei um Wahrheiten, Glaubensgebäude oder manipulative Kommunikation handelt, ist nicht so leicht erkennbar, wenn die Hysterie im Gange ist. Was sich aber dadurch mit Sicherheit erhöht, ist der allgemeine Stresslevel. Ein hoher Stresslevel schädigt den Organismus und ist insofern alleine schon krankheitsfördernd, unabhängig von der Frage, ob Viren die ihnen zugeschriebenen Eigenschaften besitzen oder nicht. In jedem Fall wäre es viel günstiger, einer sogenannten Virusinfektion nicht hysterisch zu begegnen, sondern die Viren als Trainingspartner und Lernmöglichkeit zu begreifen.

Die Keimtheorie setzt auf Krieg und Ausrottung, was meines Erachtens ein illusorischer Einfall ist, der aus der einfältigen dualistischen Einteilung der Welt in Gut und Böse entstand. Andererseits hat die Keimtheorie aber dazu geführt, dass Notfallmedikamente entwickelt wurden, die als segensreich betrachtet werden können, weil sie in der Lage sind Menschen zu retten, die ansonsten früher sterben würden. Diese Notfallmedikamente sind dann wertvoll und die letzte Rettung, wenn die körpereigene Immunabwehr nicht in der Lage ist, die Sache zu regeln. Davon aber abzuleiten, dass die menschliche Gesundheit ausschließlich durch diese Art von Medikamenten garantiert werde, ist genauso absurd, wie die kategorische Ablehnung derselben. Notfallmedikamente agieren wie die Feuerwehr. Wenn der Dachstuhl brennt, wird gelöscht. Dass dabei auch die gesamte Inneneinrichtung vom Wasser ruiniert wird, ist ein der Situation geschuldeter und daher hinzunehmender Kollateralschaden, der nach und nach wieder behoben werden kann. Kein Feuerwehrmann käme aber auf die Idee, ein Haus permanent unter Wasser zu setzen, um einem möglichen Brand vorzubeugen. Die eindimensionalen Vertreter der Keimtheorie argumentieren aber genauso, indem sie Medikamente oder Impfungen propagieren und behaupten, dass anderenfalls zwangsläufig Krankheiten entstünden. Dieses Klima der Angst-Erzeugung weht leider durch zu viele medizinische Einrichtungen und wird medial gedankenlos verbreitet. Angst schwächt aber massiv unser Immunsystem, was Ihnen jeder Psycho-Neuro-Immunologe bestätigen wird. Die Erzeugung von Angst widerspricht dem ersten Grundsatz, dem sich jeder Heiler verpflichten muss, nämlich nicht zum Schaden von Patienten zu agieren. Wer Patienten Angst macht, ist kein Heiler.

Krankheit kommt von innen

Die Frage, ob das Tor, unsere Aura, geschlossen bleibt, hängt von der Situation auf unseren anderen Daseinsebenen ab. Wenn wir beispielsweise randvoll mit emotionalem Stress sind und dadurch infolge von Energiemangel unser Immunsystem schwächen, werden wir keine kraftvolle Aura ausbilden können. Wenn wir es uns erlauben, ständig mit destruktiven Gedanken durchs Leben zu torkeln, wird sich die Aura wiederum infolge von Energiemangel entsprechend geschwächt zeigen. Sie wird von vagabundierenden Mikroben jedweder Art nicht wirklich ernst genommen werden. Diese Lebewesen sind ständig auf der Suche. Sie wollen überleben und benötigen dafür einen Gastgeber. Das kann man ihnen nicht vorwerfen, zumal sie, wie bereits erwähnt, die Treiber der Evolution sind. Die Vorrausetzungen für die Entstehung von Krankheiten sind daher primär nicht im Außen zu finden, sondern in unserem inneren Bereich, auf den einzelnen Daseinsebenen, die einander bedingen und beeinflussen.

Zur Verdeutlichung beschreibe ich folgende Kaskade der Krankheits-Entstehung:

1. Ein Mensch ist erkrankt.
2. Dieser Zustand wird sichtbar durch eine schwache Aura (Ebene 9).
3. Der Zustand der Aura ist abhängig von der körperlichen Verfassung (Ebene 8). Ein geschwächter Körper erzeugt eine schwache Aura.
4. Die Verfassung des menschlichen Körpers wird bestimmt durch die Körper-Energie (Ebene 7). Ist die Körper-Energie vermindert, werden Körper und das darin agierende Immunsystem geschwächt.
5. Der Energiestatus der Körper-Energie ist abhängig von der Beschaffenheit der Gedanken (Ebene 6). Destruktive Gedanken reduzieren die Körper-Energie.

6. Die Beschaffenheit der Gedanken wird durch Emotionen bestimmt (Ebene 5). Destruktive Gedanken entstehen durch unverarbeitete destruktive Emotionen, die emotionale Stressabdrücke hinterlassen haben.
7. Die Neigung zu destruktiven Emotionen wird durch behindernde Konditionierungen erzeugt (Ebene 4). Die Macht behindernder Konditionierungen erschwert die Bildung von nährenden Emotionen.
8. Behindernde Konditionierungen können ungehindert ihre Wirkung entfalten, sofern zu wenig Zutrauen zur eigenen Intuition vorhanden ist (Ebene 3).
9. Die Qualität der Intuition wird maßgeblich davon bestimmt, inwieweit ein Mensch sein eigenes Wesen erkannt hat und danach lebt (Ebene 2).
10. Das eigene Wesen kann umso besser erkannt und verwirklicht werden, je bewusster die permanente Wirkung des Nondualen erlebt wird (Ebene 1) und daraus resultierend Urvertrauen uneingeschränkt besteht.

Gesund oder krank? - Überleben unter Bescheidwissern

Zahlen amüsieren mich, besonders, wenn ich sie selbst zusammengestellt habe. In diesem Fall trifft nämlich die Bemerkung zu, die man Disraeli zuschreibt: „Es gibt drei Arten von Lügen: Lügen, infame Lügen und Statistiken." (Mark Twain)

Ob ein Mensch gesund oder krank ist, ergibt sich aus der Definition von Krankheit oder Gesundheit. Nehmen wir an, Ihr persönliches Gesundheitspotential beträgt 100%. Sie sind zufrieden mit sich und Ihrem Leben, verspüren keinerlei Beschwerden, schlafen gut, können sich gut ernähren, werden geliebt und sind in der Lage zu lieben. Sie verspüren keinen Mangel und würden von sich selbst sagen, Sie seien hundertprozentig gesund. Nun gehen Sie folgsam zu einer von Ihrer Krankenkasse empfohlenen Vorsorgeuntersuchung und werden darüber informiert, dass Ihr Blutdruck zu hoch sei. Sind Sie nun immer noch zu 100% gesund? Vielleicht antworten Sie mit JA, denn Sie fühlen sich ja genauso gesund wie vor der Untersuchung. Oder hat das Blutdruckmessgerät recht? Oder der statistische Mittelwert, nach dem befunden wird, ob Ihr Blutdruck altersgerecht ist oder nicht? Oder Ihre Ärztin, die ein wenig die Stirn runzelte angesichts der abgelesenen Werte? Vielleicht wachen Sie am nächsten Morgen auf und überlegen, ob nicht doch etwas mit Ihnen ist und fühlen sich nicht ganz so vital wie noch am Vortag. Möglicherweise denken Sie weiter darüber nach und werden langsam skeptisch. Hat Ihre Hausärztin nicht doch sehr deutlich die Stirn gerunzelt und auch weitere Untersuchungen empfohlen? Und plötzlich kriecht etwas in Ihnen hoch, das sich wie Angst anfühlt. Wie sieht es nun aus? Sind Sie hundertprozentig gesund oder nicht? Gar nicht so einfach zu beantworten, oder?

Aus meiner Sicht befinden wir uns bei der Überlegung, was Krankheit oder Gesundheit sein könnte, inmitten einer dualistischen Falle. Die Falle besteht darin, dass wir Krankheit nicht wollen und am liebsten ausrotten würden, zugunsten von allgegenwärtiger Gesundheit. Diese Vorstellung entstand durch fortwährende Wiederholung der Keimtheorie in sämtlichen medizinischen Ausbildungen der letzten hundert Jahre und erhielt durch diesen Schneeballeffekt den Status einer unumstößlichen Wahrheit, die sich mehrheitlich in der Bevölkerung verankert hat. Wenn alle daran glauben, muss es doch schließlich wahr sein. Auf welche Weise die Keimtheorie entstanden ist und dass sie keinesfalls die Entstehung von Krankheit vollumfänglich zu erklären imstande ist, kann der Einzelne nur schwer durchblicken. Man lässt sich von Laborergebnissen beeindrucken, glaubt an die Zuverlässigkeit von Blutdruckmessgeräten oder vertraut der Aussagekraft von Röntgenbildern mehr als der Regulationsfähigkeit des eigenen Organismus und der Selbstwahrnehmung. Gerade bei komplexen, chronischen Erkrankungen führt die dualistische Sicht aber nur weiter bergab in der gesundheitlichen Abwärtsspirale. Wenn der Organismus einfach nicht mehr kann und sich unzählige Symptome und deren Kompensationen überlagern, hilft nur der ganzheitliche Blick auf das Geschehen der einzelnen Ebenen des menschlichen Daseins.

Die dualistische Frage, ob jemand krank oder gesund ist, kann häufig nicht exakt beantwortet werden. Bereits die Fragestellung führt in die Irre. Die meisten Menschen sind heutzutage etwas krank und etwas gesund zur gleichen Zeit. Welcher Anteil prozentual überwiegt, ist nicht so eindeutig erkennbar und hängt von vielen Faktoren ab. Ein ständig in uns ablaufender dynamischer Prozess hält uns so gut wie möglich in Balance – oder auch nicht. Balance ist das passendere Wort, um die Frage nach Gesundheit und Krankheit zu beantworten. Wenn ich mir selbst heute die Frage stelle, ob ich gesund oder krank bin, finde ich keine wirklich belastbare Antwort. Ich fühle mich heute, mit über sechzig Jahren erheblich besser in Balance als vor dreißig oder vierzig Jahren. Ich könnte auch behaupten, ich sei heute gesünder als damals, da ich keine wirklichen Beschwerden benennen kann. Wenn ich nun aber ein Röntgenbild irgendeines Körperteils erstellen lassen würde, bekäme ich vom diagnostizierenden Facharzt garantiert bescheinigt, dass diverse Gelenkspalten viel zu eng seien, dass er Abnutzungsspuren erkenne, Arthrose sichtbar sei, und, und, und… . Während eines Fortbildungsseminars bei einem Orthopäden riet mir dieser, mir zeitnah Gedanken über ein neues Hüftgelenk zu machen. Ich fragte ihn, wie er darauf komme. Das könne er aufgrund seiner Erfahrung erkennen und außerdem sei ich in einem Alter, in dem das angeraten sei. Das ist jetzt fünf Jahre her und ich denke nicht daran, seinem absurden Nocebo-Hinweis zu folgen, zumal ich keine diesbezüglichen Probleme habe. Ein anderer Kollege (es war eher ein Nicht-Kollege) betrachtete während eines anderen Seminars plötzlich intensiv meine Schläfe und prophezeite mir daraufhin ungefragt, dass ich in Kürze einen Schlaganfall erleiden werde. Auch ihn fragte ich, wie er darauf komme. Das könne er an der Struktur meiner Haut erkennen, erklärte er und erbot sich, mir kurzfristig einen Behandlungstermin zu ermöglichen, was ich dankend ablehnte. Auch diese Anekdote liegt fast fünf Jahre zurück und ich kann mich nicht erinnern, dass diese übergriffige Prophezeiung auch nur annähernd eingetreten wäre. Auf Übergriffe dieser Art reagiere ich nicht sehr empfindlich. Ich frage zunächst freundlich nach dem Grund für die jeweilige Äußerung und schaue mir den vermeintlichen Bescheidwisser genau an. Dann weiß ich in der Regel, woran ich bin und wie ich die Äußerungen einzuordnen habe. Die erwähnten Nicht-Kollegen liefen beide am Halsband einer kapitalen Profilneurose durchs Leben und nachdem ich das festgestellt hatte, war die Angelegenheit für mich erledigt. Es hätte aber auch anders ausgehen können.

In der Nocebo-Forschung sind Fälle mit lebensgefährlichen Verläufen dokumentiert und es ist davon auszugehen, dass etliche Todesfälle auf Nocebo-Mitteilungen zurück zu führen sind. Nocebo heißt der hässliche Bruder des Placebos und kann bereits durch falsch gewählte Worte seine destruktive Wirkung entfalten. Ein gedankenlos daher geplapperter Nocebo-Satz kann Angst erzeugen. Daraufhin stellen sich die entsprechenden destruktiven Gedanken ein, die dazu führen können, dass sich die Aussage im Sinne einer sich selbst erfüllenden Prophezeiung bewahrheitet. Ich gehe darauf noch im weiteren Verlauf des Buches ein. In der heutigen, von übermäßigem Stress und unglaublicher Reizüberflutung dominierten Zeit ist es mit Hilfe der orthodoxen Untersuchungsmethoden oft wirklich nicht ganz einfach zu erkennen, ob oder woran jemand erkrankt ist. Ich habe da vollstes Verständnis für die Ratlosigkeit vieler im Heilwesen tätigen Menschen, angesichts der Komplexität und Unübersichtlichkeit moderner Stresserkrankungen. Ich behandelte einige Ärzte, die sich in sich selbst nicht mehr auskannten und auch bei konsultierten Facharztkollegen keine Hilfe fanden. Die Ratlosigkeit erklärt sich aus dem Paradigma, in dem in der orthodoxen Medizin gelehrt und gearbeitet wird. „Man diagnostiziert nur das, was man kennt", schreibt dazu der Arzt Wolfgang Bittscheidt (Bittscheidt, 2010), der selbst an einer lebensbedrohlichen Erkrankung litt und erst durch die Hilfe der Heilerin Teresa Schuhl wieder ins Leben zurück fand.

Heiler jeder Epoche mussten den dynamischen Fortschritt des Lebens in ihre Arbeit integrieren und es ist nichts Ehrenrühriges, wenn Ärztinnen oder Ärzte ihre Ratlosigkeit angesichts der modernen Stresskrankheiten eingestehen. Das eigentliche Problem sind die Bescheidwisser und deren Hybris.

Diese ganze irrsinnige Konstruktion, die sich auch noch Gesundheitswesen nennt, stützt sich auf die vermeintliche Wissenschaftlichkeit Evidenz-basierter Medizin, also einer Medizin, die sich nachgewiesenermaßen als wirksam gezeigt haben soll. Hier ist das Tummelfeld der Bescheidwissenschaftler, deren Maß aller Dinge Studien sind, die sie gerne und oft zitieren. Das ruft wiederum andere Bescheidwissenschaftler auf den Plan, die behaupten, es besser zu wissen und auf andere Studien verweisen. Wer hat denn nun recht, wenn vermeintlich gleichrangige Experten etwas völlig Gegensätzliches postulieren und beide gleichzeitig so tun, als hätten sie die alleinige Deutungshoheit? Zum Schluss setzt sich in der öffentlichen Diskussion meist derjenige durch, der am meisten Lust auf Gemetzel dieser Art hat oder dessen Profilneurose am stärksten ausgeprägt ist.

Die Bescheidwisser-Hybris ist nichts Neues. Im Jahr 1893 postulierte der damalige Dekan der Harvard Universität, die Wissenschaft habe das Universum als Materie-Maschine identifiziert. Es gäbe daher zukünftig keinen Forschungsbedarf mehr und Physiker hätten lediglich ihre Messmethoden zu verfeinern (Zukav, 1985). Drei Jahre nach diesem vor Hybris triefenden Postulat wurden die subatomaren Teilchen entdeckt und damit die Quantenphysik begründet - natürlich von wirklichen Forschern, die sich nicht selbstzufrieden mit vermeintlichen Wahrheiten abfanden, sondern sich einen offenen Forschungsgeist bewahrten.

Die heutige orthodoxe Medizin gebärdet sich wie seinerzeit dieser Harvard-Dekan. Man tut so, als hätte man alles unter Kontrolle und würde gemäß der Keimtheorie mittels überlegener Arsenale im Kampf die Oberhand behalten. Es werden Behandlungs-Leitlinien verfasst, an die sich Ärztinnen und Ärzte halten sollen. In Autowerkstätten gibt es auch so etwas und bereits dort funktioniert diese Idee nicht wirklich, obwohl es nur um die Reparatur von Maschinen geht. Menschen sind aber nicht annähernd mit Maschinen vergleichbar, obwohl die angestrebte schematische Behandlung das unterschwellig suggeriert. Ich kenne einige Ärzte, die zunehmend daran verzweifeln. Das sind allesamt engagierte Mediziner, die patientengerecht behandeln wollen und dabei gezwungenermaßen ständig gegen irgendwelche Leitlinien verstoßen. Sie gehen damit ein Haftungsrisiko ein, das sich in einem Streitfall sehr nachteilig auswirken kann. Wer mag sich schon einem Haftungsrisiko aussetzen? Die Mehrheit der Mediziner möchte sich diesem Risiko nicht aussetzen und folgt sicherheitshalber den Behandlungsleitlinien. Da muss man sich nicht wundern, wenn standardisierte Therapien oftmals nichts bewirken. Weiß die orthodoxe Medizin nicht weiter, werden Erklärungen in die Welt gesetzt, die bei genauer Betrachtung nicht stimmen. Es wird dann beispielsweise von Autoimmunerkrankungen gesprochen, die nicht heilbar seien oder Patienten werden mit dem Stempel „Austherapiert" versehen. Ich hatte in meiner Praxis einmal einen achtjährigen Jungen, der als austherapiert galt. Mit acht Jahren! Die Behandlung dauerte vier Wochen, dann war das Problem gelöst. Je stressiger die Lebensumstände werden, desto mehr werden Menschen Symptome ausbilden, die durch die herkömmlichen Diagnose-Raster fallen. Im Zuge der angestrebten Digitalisierung aller Lebensbereiche und der damit verbundenen weiteren Reizüberflutung werden sich Stressbelastungen vorerst nicht verringern und sich diffuse Belastungssymptome zwangsläufig weiter ausbreiten.

Die Motivation zum Schreiben dieses Buches erhalte ich von meinen Patienten. Vor allem von jenen zahlreichen Patienten, die sich von der herkömmlichen Medizin abgewiesen und unverstanden oder gar belächelt fühlen und - dankbar über eine neue Perspektive - wieder an ihre Genesung glauben. Im Folgenden beschreibe ich nun unter Beachtung der jeweils geeigneten Behandlungsebene, wie Heilung gelingen kann.

6.Kapitel: Die 9 Ebenen und ihre Bedeutung für Gesundheit und Krankheit

Im vorderen Teil des Buches habe ich die 9 menschlichen Daseinsebenen in Form eines Kurzüberblicks vorgestellt, aufsteigend von Ebene 1 bis Ebene 9. In diesem Kapitel beschreibe ich nun die einzelnen Ebenen im Detail und zwar in umgekehrter Reihenfolge von Ebene 9 zu Ebene 1. Auf diesem „Rückweg" von der Aura eines Menschen auf Ebene 9 bis zum Nondualen auf Ebene 1 zeige ich auf, wie die einzelnen Ebenen sich gegenseitig beeinflussen, voneinander abhängen und Krankheit oder Gesundheit bedingen.

Die 9. Ebene: Aura

Pose statt Inhalt

Der Meister hatte die Güte, an diesem Tag sein Können zu zelebrieren. Seine hingebungsvollen Helferinnen hatten in salbungsvollem Ton darauf hingewiesen, dass ER sich gerade auf die Heilungen vorbereite. Wir, eine wartende Schar von 24 Frauen und 6 Männern, sollten uns daher bitte still und der Situation angemessen gedulden, bis wir in den heilenden Raum Einlass finden würden. Schuhe und Strümpfe hatten wir bereits folgsam abgelegt, denn der Meister tat selbiges stets, um mit der Erdenergie vollumfänglich verbunden zu sein. Etwa zwanzig Minuten verstrichen, dann wurden wir gebeten, „ganz, ganz leise und achtsam" den heilenden Raum zu betreten. Der andächtigen Stille nicht ausweichen könnend, begaben wir uns zu einem Stuhlkreis und warteten geduldig, bis ER schließlich eintrat. Gewandet in weißes Walla-Walla-Tuch wirkte ER, der gebürtige Mitteleuropäer, wie die Inkarnation aller jemals gelebten indischen Gurus in Personalunion. Wortlos blickte er sich um, die Handflächen vor der Brust zum buddhistischen Gruß vereint. Die Mala aus Rosenholz hatte sich in einem der raren Knöpfe seines Gewandes verfangen, was die Anmutung einer gewissen Unordnung hinterließ, doch die perfekte Ordnung ist ja selbst im Universum eine Illusion. Dann schritt ER wortlos zur Tat, wählte eine weibliche Sterbliche aus unserer Runde aus und bedeutete ihr mit ausladender Handbewegung, sich in die Mitte des Kreises zu begeben. Die Frau gehorchte, überwältigt von einer Melange aus Hoffnung, Unsicherheit und einer Prise Rührung darüber, dass ausgerechnet sie die Erste war, die ER erwählte. Der Meister trat an sie heran, breitete seine Arme aus und fuchtelte mit beiden Händen um Kopf und Oberkörper der Frau herum, bis er plötzlich innehielt. Dann schloss ER für einige Sekunden die Augen und bewies dann, dass ER der Sprache mächtig war. „Ich spüre eine große seelische Verletzung in Deiner Aura", befand der Meister. „Diese Verletzung trägst Du schon sehr lange mit Dir herum." Die Frau nickte eifrig zustimmend und begann augenblicklich zu schluchzen. „Ich werde jetzt Deine Aura öffnen und Dich von Deiner Last befreien", verkündete der Meister großzügig. Wieder fuchtelte er mit bedeutungsschwerem Blick um ihren Kopf und Körper. Dann ging er wortlos um sie herum und betrachtete die mittlerweile in Tränen aufgelöste Frau. „Deine Aura ist jetzt gereinigt und Du bist geheilt", lautete SEIN Schlusswort. Die soeben Geheilte eilte sofort zu ihrem Stuhl und rettete sich in die ausgebreiteten Arme ihrer mitfühlenden Sitznachbarin.

Die von mir genau so erlebte Szene beschreibt beispielhaft einen der Gründe für die völlig unnötige Mystifizierung energetischer Heilverfahren. Jedem, der seinen Verstand nicht an der Seminar-Garderobe abgegeben hat, sträuben sich bei einem derartigen Brimborium die Nackenhaare. Der beschriebene „Meister" hatte maximal zehn Prozent des Themas erfasst und die fehlenden neunzig Prozent mit Posen aufgefüllt. Reichlich Pose und wenig Inhalt - leider eine gar nicht so selten anzutreffende unglückselige Mischung bei Veranstaltungen dieser Art. Ich bin zwar grundsätzlich der Auffassung, dass Lernwege eine sehr individuelle Angelegenheit sind und es auch bei dieser beschriebenen Veranstaltung einige Teilnehmer gegeben haben mag, die Impulse für ihr weiteres Leben mitgenommen haben, aber es stellt sich auch immer die Frage der Kollateralschäden. Der vom „Meister" so selbstlos geheilten Frau ging es in der Folgezeit überhaupt nicht gut. Wiederholt saß sie weinend herum und wurde dann von anderen Teilnehmerinnen getröstet, denen es auch nicht viel besser ging. Ich riet ihr, sich wieder an den „Meister" zu wenden, denn der trage ja die Verantwortung für die Situation. Das habe sie schon versucht, sagte sie klagend, doch der habe eine weitere Behandlung abgelehnt. Das sei schließlich ein Ausbildungsseminar, habe er ihr erklärt und für private Einzelbehandlungen gäbe es zeitlich keine Möglichkeiten.

Wo war denn die Heilung geblieben, die der angebliche Meister versprochen hatte? Wenn es den Seminarteilnehmern überlassen wird, sich gegenseitig wieder so zu stabilisieren, dass die Heimfahrt halbwegs gelingen kann, spricht das nicht für ein ausgeprägtes Verantwortungsbewusstsein des Lehrers und schon gar nicht für einen Meister seines Faches. Als Lehrer muss ich wissen, was ich da tue. Innerhalb einer Ausbildung, bei der mit echten

Themen gearbeitet wird, muss ich als Lehrer zwingend zur Verfügung stehen, um etwaige emotionale Ausbrüche aufzufangen.

Ich habe diesen Einstieg in das Aura-Kapitel gewählt, weil sich um den Begriff Aura allerlei mystischer Ballast rankt, der gleichermaßen zu Verklärung wie Verunglimpfung führt. Ist es etwa ausgebildeten Psychotherapeuten zu verdenken, dass sie bei dem geschilderten Beispiel die Hände über dem Kopf zusammenschlagen, von Scharlatanerie sprechen und der Ruf nach Verboten nicht weit ist? Ist es andererseits von zermürbenden Psychotherapien geplagten Patienten zu verdenken, dass sie Hilfe anderer Art suchen und dann vielleicht bei einem Poser landen, der ihnen verspricht, sie mittels Aurareinigung von ihren Leiden zu befreien? Im weiteren Verlauf dieses Kapitels erkläre ich ohne unnötige Mystifizierung, was es mit der Aura auf sich hat und zeige einen Weg, um als Heiler verantwortungsvoll mit dem Thema zu arbeiten.

Die Entmystifizierung der Mystik

„Die Mystik stammt von Quacksalbern, das komplizierte System von Wissenschaftlern", schreibt Dr.med. Thomas Flöter, Gründungspräsident des Schmerztherapeutischen Kolloquiums (STK) (zitiert aus: Mann, 1996, S.II-1).

Zwischen diesen beiden Polen tummeln sich Praktiker, die sich für Verfahren interessieren, welche funktionieren und Heilungserfolge bringen. Beim Thema Aura scheiden sich jedoch auch bei Praktikern, die neuen Therapien gegenüber offen und interessiert sind, sehr schnell die Geister. Aurareinigung, Auraheilung oder gar Aurachirurgie - ja, wer kann sich wirklich darunter etwas vorstellen? Was genau ist überhaupt die Aura? Es existieren einige Interpretationen, doch letztlich mehr Fragen als Antworten. Nähern wir uns also Schritt für Schritt dem Thema an. Ich beginne zunächst mit einem persönlichen Erlebnis.

Zwanzig Jahre lang übte ich Bogenschießen als Leistungssport aus. Bei Ranglistenturnieren trafen sich die besten Schützen Deutschlands etwa drei bis vier Mal pro Jahr, um sich zu messen. In meiner Bogenklasse gab es einen Schützen aus einem anderen Bundesland, der einen sehr freundlichen und zugewandten Charakter besaß. Außerdem gewann er häufig. Diese Kombination verlieh ihm eine starke Ausstrahlung, die man auch Aura nennen kann. Irgendwann erfuhr ich, dass dieser Schütze sich überraschender Weise einer Herzoperation unterziehen musste und dadurch zunächst bei Ranglistenturnieren nicht mehr am Start sein konnte. Nach relativ kurzer Zeit stand sein Name aber wieder auf der Startliste und ich habe mich über seine zügige Genesung gefreut. Als ich am Turnierplatz ankam, konnte ich ihn jedoch unter all den Schützen nicht ausfindig machen. Im sicheren

Glauben, er sei doch nicht angereist, bereitete ich mich auf das Turnier vor. Plötzlich stand er vor mir und begrüßte mich. Er hatte sich die ganze Zeit in der Nähe aufgehalten, aber ich hatte ihn nicht erkannt. Seine Aura, seine gewohnte Ausstrahlung war verschwunden. Ich war ziemlich perplex und musste peinlicher Weise eingestehen, dass ich ihn schlichtweg übersehen hatte.

Dieses Erlebnis beschreibt im Grunde, worum es geht. Die Aura eines Menschen ist ein oszillierendes, den Körper umhüllendes Energiefeld, das die emotionale, gedankliche, energetische und körperliche Verfassung eines Menschen widerspiegelt. Sie ist wie eine Leinwand, auf welcher der individuelle Lebensfilm abgespielt wird. Eine Herzoperation ist ein derart gravierender Eingriff auf allen menschlichen Daseinsebenen, dass sich die Aura zwangsläufig verändert. Auch bei chronischen Erkrankungen ist die Aura immer deutlich geschwächter, als sie im gesunden Zustand einmal war oder sein könnte. Ähnlich ist das nach erlebten Schock-Situationen oder bei Stressbelastungen jeglicher Art. Ist der Mensch voll mit Stressbelastungen, wirkt die Aura schwach, brüchig oder zerrissen. Auch nach langen Interkontinentalflügen kann die menschliche Aura völlig durcheinander geraten. Der im Grunde der menschlichen Natur abträgliche Aufenthalt in Flugzeugen über derartig lange Zeiträume, die Höhe, die vermehrt vorhandene Radioaktivität und der Schlafmangel hinterlassen ihre Spuren und senken das Energielevel. Der Qigong-Meister Mantak Chia führte dazu folgendes Experiment durch: mit Hilfe der Kirlian-Photografie erstellte er Aufnahmen von Gästen, die ihn nach langen Flügen in seinem Domizil in Chiang Mai besuchten – und zwar unmittelbar nach deren Ankunft. Die Aura der Reisenden wurde mit Hilfe dieser Technik sichtbar gemacht und war bei allen fotografierten Personen geschwächt, unharmonisch oder unvollständig. Nach einigen Qigong-Übungen fertigte er erneut Aufnahmen an. Alle Probanden erzielten ein signifikant verbessertes Ergebnis, was bewies, dass der Energie-Status eines Menschen sich in dessen Aura zeigt.

Aurasichtigkeit

Wenn von der Aura die Rede ist, drängt sich die Frage auf, ob sie verlässlich allgemeingültig beschrieben werden kann. Das ist nicht der Fall, um es klar auszudrücken. Ich kenne eine fähige Heilerin, die seit ihrer Kindheit Aura-sichtig ist. Sie sieht die Aura eines Menschen immer und zu jeder Tages- und Nachtzeit und nimmt sie als oszillierendes Energiefeld war, dass meistens orangefarben schillert. Sie beobachtet in diesem Feld sieben

Schichten, die je nach jeweiliger Lebenssituation geschlossen, überlappend, wacklig wabernd, zerrissen, hell oder blasser erscheinen. Sie nimmt die Aura in einem Bereich von 10cm bis Armlänge um die Körper herum wahr, bei Menschen mit gut entwickeltem Bewusstsein auch in größeren Radien. Eine andere mir bekannte Heilerin sieht 5 Schichten in verschiedenen Farben. Ein weiterer Heiler spricht von 3 Schichten. Da diese drei Aurasichtigen bereits völlig unterschiedliche Wahrnehmungen besitzen und man bedenkt, dass zudem die persönliche Biografie eines jeden Menschen den Zustand der Aura maßgeblich bestimmt, erübrigt sich der Versuch, die Aura allgemeingültig beschreiben zu wollen. Existierende Aura-Beschreibungen in der Literatur, die Allgemeingültigkeit beanspruchen, sind aus meiner Sicht mit Vorsicht zu genießen, denn sie entstammen individuellen Wahrnehmungen.

So gesehen brauchte man sich mit dem Thema nicht weiter aufzuhalten, wäre da nicht die Möglichkeit, auf die Aura therapeutisch einwirken zu können. Dieses Potential ist sehr interessant, denn es ermöglicht therapeutische Erfolge, die auf anderer Ebene gar nicht oder nur sehr umständlich zu erzielen wären. Meine eigene Wahrnehmung der Aura anderer Menschen hat sich im Laufe meines Lebens verändert. Das ist nichts Besonderes, denn meine gesamte Wirklichkeitswahrnehmung hat sich ja auch verändert und wird das weiterhin tun. Als Kind konnte ich die Aura eines Menschen optisch nicht wahrnehmen - jedenfalls, soweit ich mich zurück erinnern kann. Was Kinder wirklich wahrnehmen, bevor sie sich sprachlich artikulieren können, bleibt Erwachsenen in der Regel verborgen. Diese ahnen meist nicht, dass ihre Kinder andere Wahrnehmungen haben könnten, als sie selbst. Wissen Erwachsene aber etwas über dieses Thema, beachten ihr Kind entsprechend, vermitteln ihm Sicherheit und lassen ihm Spielraum, um sich mitzuteilen, dann können interessante Erkenntnisse winken.

Eine solch aufmerksame Mutter ist Elise, die bei mir in Behandlung war. Sie erzählte mir von ihrem fünfjährigen Sohn, der immer wie selbstverständlich mit seinem Freund sprach, den außer ihm selbst aber niemand sah. Das Phänomen des sogenannten *Imaginären Freundes* ist in der Psychologie nicht unbekannt. Jedoch entstammt die Bezeichnung *Imaginärer Freund* der Wahrnehmungswelt der Erwachsenen. Für Elises Sohn ist sein Freund hingegen real. Wenn es ganz ungünstig läuft und Kinder in einem unwissenden Umfeld aufwachsen, ist es auch heute noch möglich, dass der Psychiater konsultiert wird und dieser entsprechend regulierend eingreift - womöglich mit Psychopharmaka. Und das in einer Zeit, in der seit Jahrzehnten postuliert wird, dass nur ein Bruchteil der menschlichen Gehirnkapazitäten genutzt wird. Nutzt ein Kind einige Prozent mehr, muss es darauf hoffen, vom Umfeld verstanden zu werden. Elises Sohn hatte dieses Glück und er nutzte sein Potential wie folgt: Elise war nach einer Behandlungssitzung, in der wir eine sehr belastende Stresssituation ausgeleitet hatten, erleichtert, aber auch ermattet nach Hause gefahren. Beim Anschlusstermin erzählte sie, dass ihr Sohn sie bei ihrer Rückkehr gefragt habe, warum ihre Flamme plötzlich so klein sei. Welche Flamme, habe sie zurückgefragt und ihr Sohn habe erstaunt erklärt: „Na, die Flamme, die immer aus Deinem Mund kommt. Die ist sonst viel größer." Wir dummen Erwachsenen können aber auch Fragen stellen! Die Flamme, die immer aus dem Mund kommt - was denn sonst!

Das Beispiel zeigt, wie wacklig die Überzeugung ist, dass das was wir sehen, die Wirklichkeit vollumfänglich darstellt. Bekanntlich sieht ja nicht unser Auge, sondern die Bilder, die wir zu sehen glauben, bilden sich im Gehirn und sind abhängig von unseren gespeicherten Eindrücken, Erfahrungen, Emotionen und unserem Denken. Schwangere Frauen haben ein Auge auf die Bäuche anderer Frauen, Autofahrer beachten die Marke, die sie selbst fahren und es gibt reihenweise Experimente, die belegen, dass wir bevorzugt das sehen, was wir denken, kennen und empfinden.

Ein kleines Kind ist noch stark mit dem Nondualen verbunden und trägt möglicherweise nichtstoffliche Prägungen oder Schwingungen in seinem Informationsspeicher, von denen wir überkonditionierten Erwachsenen nichts mehr wissen. Ist durch die Zeugung der Übergang ins Stoffliche geschafft und der winzige Zellhaufen entwickelt sich allmählich zum Embryo, erfährt das werdende Kind intrauterine Erfahrungen, die maßgeblich von der Gefühlswelt der werdenden Mama geprägt werden. Die Gehirnwellen von Kindern schwingen bekanntlich in Abhängigkeit vom Alter in anderen Frequenzen, um angemessen schnell lernen zu können. Je wissender das Umfeld kleiner Kinder ist und je ernster die Eltern ihr Kind vom ersten Tag annehmen, desto mehr kann es von seinen Wahrnehmungsfähigkeiten bewahren und für das eigene Wachstum nutzen. Aurasichtigkeit kann dann für ein Kind etwas völlig Selbstverständliches sein.

Wie gesagt, kann ich mich nicht erinnern, als Kind die Aura anderer Menschen gesehen zu haben. Aber, wie so viele Kinder, konnte ich sie fühlen. Daran erinnere ich mich schon. Ich konnte immer fühlen, wenn meine Eltern oder meine Oma, die mit im Haushalt lebte, innerlich angespannt waren oder wenn es Unstimmigkeiten gab, vor denen mich meine Eltern immer glaubten fernhalten zu können. Alle Kinder spüren mehr, als die Erwachsenen für möglich halten und einige von ihnen sehen die Veränderungen auch zusätzlich in der Aura. Hellsichtigkeit, Hellfühligkeit oder Hellhörigkeit sind daher keine Attribute des menschlichen Daseins, die mystifiziert werden sollten. Es handelt sich dabei um grundnormale Fähigkeiten, die allerdings durch übermäßige Konditionierungen abgeschliffen und verloren werden können. Das Sehen der Aura ist so gesehen keinesfalls eine Sensation. Schon eher bemerkenswert ist es, sich trotz massiver Konditionierungen zumindest einen Rest an Fähigkeiten zu bewahren, die nicht mit unseren Alltagssinnen zu erklären sind. Da entsteht mitunter ein Spezialistentum. Kinder, denen es gelingt, irgendwelche Inselbegabungen im Stillen zu kultivieren, sind solche Spezialisten. Bei mir selbst war das die Fähigkeit, verlorene Gegenstände wiederfinden zu können. Ich hatte als Kind im Grundschulalter einen etwas jüngeren Spielfreund, der ständig Sachen verlor, wie beispielsweise einen Schuh. Kinderschuhe waren damals eine kostbare Ware und so brachten diese Verluste die Mutter meines Freundes regelmäßig zur Verzweiflung. Wenn er wieder etwas verloren hatte, empfand ich es als meine Aufgabe das wertvolle Ding wiederzubeschaffen. Er war ja schließlich mein Freund. Ich zog mich dann in mein Zimmer zurück, legte mich auf den Rücken und wartete, bis in meinem Innern ein Bild entstand, das mir zeigte, wo sich der verlorene Gegenstand befand. Dann ging ich los und holte die Beute. Als ich älter wurde und mich für andere spannende Themen interessierte, verlor sich diese Fähigkeit etwas. Sie verschwand jedoch nie völlig. Als ich dann das bereits geschilderte Erlebnis auf dem Supermarktparkplatz hatte und plötzlich die Skelette und inneren Organe der Passanten sehen konnte, war es so, als käme dieses Phänomen aus derselben Quelle, die mich als Kind die verlorenen Gegenstände hatte finden lassen.

Seit diesem Erlebnis hat sich meine Wahrnehmung deutlich verändert. Ich kann jetzt auch die Aura eines Menschen sehen, allerdings nicht ständig. Es ist eher so, dass sich die Fähigkeit einstellt, sofern diese für irgendetwas relevant ist. Sie stellt sich am häufigsten ein, wenn ich Patienten behandle, aber nicht bei allen Patienten. Der Blick auf die Aura entwickelt sich bei mir nur, wenn es für den Behandlungsprozess wichtig ist. Ich würde auch nicht behaupten wollen, dass meine Augen die Aura sehen, so wie sie beim Blick auf eine Blume oder einen Schrank als Einfallstor für die Bildung des Gesehenen im Gehirn dienen. Es ist ein innerer Blick, der nicht die Augen als Werkzeug benutzt, aber dennoch sehe ich, wenn sich etwas Störendes in der Patienten-Aura befindet. Wie gesagt nur dann, wenn es von Belang ist. Sonst nicht. Über diese sich nur zeitweilig einstellende Wahrnehmung bin ich sehr dankbar. Ich empfinde die Angelegenheit einerseits als praktische Hilfe für den Behandlungsprozess, anderseits bin ich froh darüber, keine zusätzliche Reizüberflutung in Form permanenten Aura-Sehens verarbeiten zu müssen. Übrigens sehe ich die Aura eines

Menschen ganz anders als die beiden Heilerinnen und der Heiler, von denen ich berichtete. Ich werde Ihnen aber nicht verraten, was ich genau sehe. Nicht etwa, weil ich Ihnen etwas verheimlichen möchte. Der Grund für meine diesbezügliche Zurückhaltung liegt in meiner Überzeugung, dass jeder Mensch grundsätzlich in der Lage ist, eine eigene, ganz persönliche Aura-Wahrnehmung zu entwickeln. Aus diesem Grund verzichte ich auch auf eine grafische Darstellung in diesem Kapitel.

Im Behandlungsprozess arbeite ich mit der Aura eines Menschen nur dann, wenn es erforderlich ist oder es Patienten explizit wünschen. Im Nondualen Heilen habe ich dafür vier verschiedene Behandlungsvarianten vorgesehen. Zunächst ist zu klären, in welchem Zustand sich die Patienten-Aura befindet. Bei dieser Überprüfung ist es mir sehr wichtig, nicht selbst den großen Zampano zu geben, der die Aura abtastet und danach eine Beurteilung abgibt. Ich lehne dieses Vorgehen ab. Auch wenn ich die Aura eines Menschen gut erkennen und Defizite oder Störungen ausmachen kann, verzichte ich darauf, meine Beobachtungen mitzuteilen. Stattdessen arbeite ich mit Patienten daran, die eigene Aura selbst erkennen zu können. Ich habe dafür eine hypno-meditative Methode entwickelt, mit deren Hilfe jede Frau, jeder Mann und jedes Kind die eigene Aura aus der Innenperspektive erkennen kann. Im zweiten Teil des Buches beschreibe ich, wie ich dabei vorgehe.

Die zweite Behandlungsvariante ist die eventuell notwendige Aura-Korrektur. Die Aura eines Menschen kann wie gesagt zerrissen, verschoben, eingedellt oder in manchen Fällen nur noch rudimentär neben dem Körper vorhanden sein. Auch die Korrektur der Aura führe ich nicht selbst durch, sondern leiste allenfalls Hilfestellung. Mir ist es wichtig, dass Patienten lernen, mit ihrer eigenen Aura zu arbeiten. Diese Fähigkeit ist erlernbar und ich sehe mich da lediglich als Helfer.

Die dritte Variante betrifft die Aura-Reinigung. Eine Aura kann auf vielfältige Weise „verschmutzt" sein. Mit dem Begriff Verschmutzung ist gemeint, dass sich unverarbeitete Stress-Themen jeglicher Art in der Aura abbilden können. Diese können als Flecken, Löcher, Risse oder brüchig wirkende Areale erscheinen. Es kann aber auch sein, dass sie sich in Form von Gestalten in der Aura abbilden. Bei schweren psychischen Belastungen finden sich in der Aura häufig diese Gestalten, die von den Betroffenen wie Dämonen empfunden werden und auch deutliche körperliche Beeinträchtigungen erzeugen können. In solchen schweren Fällen führe ich die Aura-Reinigung selbst durch. Patienten sind damit in der Regel überfordert, empfinden Angst und trauen sich an die Angelegenheit nicht heran. Grundsätzlich versuche ich aber auch bei der Aura-Reinigung, Betroffenen in ihre Autonomie zu verhelfen, so dass sie lernen, leichtere Verschmutzungen selbst zu reinigen.

Als vierte Variante kann ich die sogenannte Aurachirurgie durchführen. Ich finde den Begriff etwas unglücklich und spreche im Rahmen des Nondualen Heilens von Feinstoff-Chirurgie. Was ist damit gemeint? Grundsätzlich ist es so, dass jeder chirurgische Eingriff der im physischen, grobstofflichen Körper vorgenommen wird, auch im feinstofflichen Bereich durchgeführt werden kann. Wie das genau funktioniert, kann ich mit Worten nur unzulänglich beschreiben, sodass mehr Missverständnisse als Erkenntnisse produziert werden würden. Die folgende Umschreibung soll Ihnen aber dabei helfen, sich dem Thema annähern zu können.

Die Aura eines Menschen ist ein oszillierendes Energiefeld, dass den menschlichen Körper idealer Weise komplett umschließt und gleichzeitig schützt. Diese Schutzfunktion wird von einer intakten Aura gegenüber allen Faktoren ausgeübt, die in den menschlichen Organismus eindringen möchten, obwohl sie dort nichts zu suchen haben. Das gilt für emotionale Übergriffe (z.B. Mobbing) ebenso, wie beispielsweise für irgendwelche Erreger, die auf der Suche nach einem kuscheligen Gastgeber sind. Eine voll intakte Aura, die im jeweils angemessenen Abstand zum Körper oszilliert, bezeugt Vitalität und hohen Energiestatus des Menschen. Ein solcher Mensch ist nicht anfällig für Beeinträchtigungen von außen. Er ist emotional stabil, gedanklich klar, stressresistent und wird nicht krank. Krankheit entsteht dann, wenn die Aura aus irgendwelchen Gründen durchlässig ist und ungebetenen Gästen die Möglichkeit bietet, weiter in Richtung Körper vorzudringen.

Dieses oszillierende Energiefeld umgibt außer uns Menschen auch alle Lebewesen, ob Tier oder Pflanze. Im Grunde besitzt jedes beobachtbare Phänomen ein Energiefeld, auch ein Stein oder ihr Wohnzimmertisch. Dasselbe gilt auch für die einzelnen Anteile des Gesamtkunstwerkes, das wir als Mensch bezeichnen. Jedes Einzelteil unseres Körpers, jeder Knochen, jeder Muskel, jede Drüse und jedes Organ besitzt ein eigenes Energiefeld. In diesem Energiefeld bildet sich der Zustand des betreffenden Körperteils ab. Beispielsweise schwingt eine gesunde Leber in einer anderen Frequenz als eine erkrankte. Diese Veränderung zeigt sich im Energiefeld der Leber, ihrer Aura. Die Feinstoff-Chirurgie wie ich sie ausführe, macht sich diesen Umstand zunutze. Vereinfacht könnte man auch sagen, es gibt die Leber gleich zweifach: als physischen grobstofflichen Zellhaufen und gleichzeitig als feinstoffliches Energiefeld. Mit Hilfe der Feinstoff-Chirurgie führe ich Operationen in diesem Feinstoff-Feld durch, sofern Patienten das möchten. Ich dränge eine Feinstoff-OP aber niemals auf und führe sie nur dann durch, wenn Patienten absolut offen für eine derartige Behandlung sind. Es gibt aber Situationen, in denen die Feinstoff-Chirurgie die segensreiche Alternative darstellt. Als Beispiel möchte ich hier die Behandlung von Drüsen, wie etwa Hypophyse, Bauchspeicheldrüse oder Schilddrüse nennen. Die Feinstoff-Chirurgie kann aber auch in Fällen erwogen werden, in denen andere Behandlungen gescheitert oder zu riskant sind. Wenn etwa die Überlebenschancen bei einer physischen Operation sehr gering eingeschätzt werden, könnte man die Feinstoff-Chirurgie in Betracht ziehen. Dazu gehört aber eine sehr sorgsame Analyse der Gesamtsituation, um nicht leichtfertig Heilungsversprechen zu suggerieren. Die Feinstoff-Chirurgie verlangt höchste Fertigkeit, höchstes Verantwortungsbewusstsein und gleichzeitig höchste Bescheidenheit des Heilers. Sie eignet sich nicht, um auf dem Marktplatz feilgeboten zu werden und wird auch nur wirklich gut gelingen, wenn Patient und Heiler sich einig sind und im gemeinsamen Feld zusammenarbeiten.

Kunstgriff Schutz-Aura

Als zusätzliche Behandlungsmethode besteht die Möglichkeit, eine Schutz-Aura zu installieren. Eine Schutz-Aura ist nicht die eigentliche Aura eines Menschen. Es ist ein künstlich geschaffenes Energiefeld, das schützend wirken soll – vergleichbar mit einem Regenmantel, der vor Durchfeuchtung schützt. Eine Schutz-Aura installiere ich bei Menschen, die akut einen zusätzlichen Schutz benötigen, um sich vor permanent einwirkenden Stressoren schützen zu können. Diese Menschen haben ihre persönliche Aura weitgehend eingebüßt und sind somit Angriffen jedweder Art hilflos ausgeliefert. Der Vorteil einer Schutz-Aura liegt darin, dass diese in der Regel akut wirksam ist und die Betroffenen de facto schützt. Sie empfinden mehr Ruhe und Gelassenheit – gerade so, als wären sie in einem stabilen geschützten Raum, in den niemand eindringen kann. Ist die Installation dieses geschützten Raumes geglückt, können wir im Anschluss daran weiterarbeiten, die persönliche Aura wieder aufzubauen.

Dieser Kunstgriff, einen geschützten Raum zu erzeugen, hat sich in Fällen als Erstintervention bewährt, in denen jede andere Behandlungsform in kürzester Zeit verpufft wäre. Diese Intervention ist dann angeraten, wenn Menschen in äußerst bedrängenden Situationen leben, denen sie nicht sofort entfliehen können. Es handelt sich dabei um eine Soforthilfe-Maßnahme, um den allergrößten Stress abzufangen.

Wie entsteht die Aura?

Ein vitaler Organismus erzeugt eine dementsprechend intakte Aura. Wenn ein Organismus stirbt, erlischt seine Körper-Energie und damit verabschiedet sich auch die lebendige Ausstrahlung der Aura. Das ist bei allen Organismen der Fall. Nehmen wir an, Sie kaufen guten Gewissens Ihr Gemüse im Biomarkt, dann können Sie von der Wahrscheinlichkeit ausgehen, dass Vitamine und Spurenelemente bestmöglich erhalten sind. Das sind aber grobstoffliche Anteile der Pflanze. Die Wachstums-Energie der Pflanze hält sich nicht so lange und hat sich meistens binnen eines Tages nach der Ernte bereits verflüchtigt. In dem Moment, indem Sie bei der Ernte die Pflanze von der Wurzel trennen, tickt die Uhr. Die Wachstums-Energie hält sich noch eine Weile, versiegt dann und Zerfalls-Energie stellt sich ein. Das beobachten wir, wenn das eingekaufte Gemüse die Blätter hängen lässt. Im Sterbeprozess des Menschen entsteht derselbe Wandel. Wie lange die Wachstums-Energie im Leichnam noch aktiv bleibt, hängt übrigens vom Bewusstsein des körperlich Verstorbenen ab. Aber das ist ein anderes Thema, das an dieser Stelle nicht vertieft werden soll.

Die Frage, die sich aufdrängt, lautet: wie entsteht überhaupt eine Aura. Ich habe mich während eines großen Teils meines Lebens mit dieser Frage beschäftigt und werde im übernächsten Kapitel noch genauer darauf eingehen. An dieser Stelle möchte ich einstweilen folgende zusammenfassende Erklärung anbieten: Die Erde wird von einem elektromagnetischen Feld umschlossen und geschützt. Dieses elektromagnetische Feld findet seine Entsprechung in allem, was in diesem Feld existiert. In uns Menschen gibt es ein Areal, in dem sich die elektromagnetische Übertragung vollzieht. Dieses Areal befindet sich bei Erwachsenen im Brustbereich. Dieses Areal bezeichne ich als Energetisches Verbindungs-Areal (EVA). Von diesem Kontakt-Areal wird der Sinusknoten im menschlichen Herzen energetisiert und von dort die medizinisch bekannte Reizübertragung im Herzen organisiert.

Wie ich darauf komme, beschreibe ich im übernächsten Kapitel, in dem es um die Körperenergie geht.

Die 8. Ebene: Körper

Die Aura eines Menschen wird vom Zustand seines Körpers geprägt. Der menschliche Körper wird vom Status der Körper-Energie bestimmt. Körper und Körper-Energie sind bei einem lebenden Menschen untrennbar verbunden. Erlischt die Körper-Energie, stirbt der Körper.

Unter Dauerstress verringert sich im Organismus schleichend das Energiepotential. Das lässt sich relativ einfach feststellen, indem man die Körpertemperatur misst. Die ideale Körpertemperatur liegt zwischen 36,7° und 37.3° Celsius. Diese Werte bezeugen, dass die Regelkreise zuverlässig arbeiten und Stoffwechselprozesse gut funktionieren. Eine Temperatur bis 36,3° ist aus meiner Sicht noch tolerabel. Liegt die Körpertemperatur darunter, rutscht der Organismus allmählich in ein Energiedefizit. Chronisch erkrankte Patienten bitte ich 3-4-mal täglich die Temperatur zu messen und das über einen Zeitraum von einer Woche. Die Ergebnisse sind signifikant. Chronisch Erkrankte erreichen selten Temperaturwerte von 36°, einige nicht einmal 35°, in ganz schweren Fällen liegt die Temperatur bei 34° oder noch tiefer. Ist die Körper-Energie dauerhaft dezimiert, kann ein Mensch nicht wirklich gesunden. Er hangelt sich durch den Tag, versucht sich vielleicht mit Kaffee und großen Mengen an Kohlenhydraten zu behelfen, aber so richtig gut mag diese Strategie nicht aufgehen. Das Energiedefizit wird sich nur weiter vergrößern, solange die dafür verantwortlichen Lebensmuster beibehalten werden.

Auch bei Menschen, die nicht so offensichtlich chronisch erkrankt sind, ist das Untertemperatur-Phänomen vorhanden. Viele leben nur noch von ihrer Stressenergie und sind eigentlich bereits seit längerer Zeit chronisch erschöpft - auch und gerade Menschen, die sich an den gängigen Fitness-Empfehlungen orientieren. Sie geben sich sportlich und handlungsorientiert, belegen daueraktiv Kurse in Fitness-Studios und ernähren sich von Smoothies und Vitalstoffdrinks. Und doch zwickt und zwackt es überall, der Rücken ist verspannt, der Darm womöglich gereizt, sie können nicht durchschlafen und die Migräne geht auch nicht weg. Ihre Stressdrüsen geben buchstäblich alles, um dem angestrebten Selbstbild des ewig fitten und jungen Menschen zu entsprechen. Misst man die Körpertemperatur, wird die eigentliche Situation sichtbar. Wer da nicht innehält und gegensteuert, Entspannung lernt und Ruhe als Wert begreift, bei dem ist der vorzeitige Zerfall vorprogrammiert.

Die Energie des Körpers und der atmosphärische Druck

Galileo Galilei hatte einen seiner genialen Einfälle. Mit Hilfe einer Spritze und eines Blasebalges presste er Luft in eine Glasflasche. Die Flasche wurde dadurch schwerer und der Beweis war erbracht, dass Luft etwas wiegt.

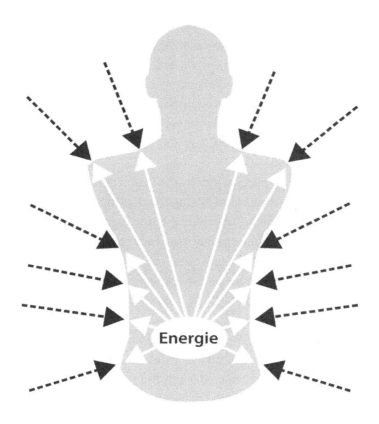

Ein Kubikmeter Luft wiegt etwa ein Kilogramm. Bezogen auf die mittlere Körperoberfläche lasten auf jedem Menschen durchschnittlich ca. 17.000 kg Luft. Das ist normaler Weise kein Problem, da der innere Druck der Körperzellen diesem atmosphärischen Außendruck standhält. Sind die Körperzellen aber infolge von Dauerstress geschwächt, produzieren sie weniger Energie und der Druck von außen wirkt belastender. Erschwerend kommt hinzu, dass Luft nicht immer gleich viel wiegt. Kalte Luft ist schwerer als warme, da die Moleküle des Gasgemisches aus Stickstoff, Sauerstoff, Argon und Kohlenstoffdioxid, aus denen Luft besteht, bei Kälte höher verdichtet sind. Der für den Körper auszuhaltende Druck ist daher bei Kälte größer und verbraucht mehr Energie. Die dunklen und kalten Jahreszeiten verlangen alleine schon aufgrund dieser Zusammenhänge einen sorgsamen Umgang mit der eigenen Energie. Der oft geäußerte Wunsch hochbetagter Menschen, über den Winter kommen zu wollen und das nächste Frühjahr zu erleben, beruht auf dem instinktiven Wissen um diese Gesetzmäßigkeiten. Je höher das Alter, desto mehr ist zu beobachten, dass die Energie schwindet und die Menschen allmählich eingefallen wirken. Der Mangel an Energie kann dem Außendruck nicht mehr vollumfänglich Paroli bieten und die Körperoberfläche fällt nach innen. Derselbe Effekt ist bei chronisch Erkrankten zu beobachten. Es fehlt ihnen an Energie und der atmosphärische Außendruck wirkt unerwidert auf sie ein. Das Atmen wird beschwerlicher, vielleicht auch das Gehen oder das Denken. Der Körper wirkt überlastet und genau das ist ja auch der Fall, denn ein Gewicht von 17.000 kg will verkraftet werden

Umso erstaunlicher ist es, dass in der orthodoxen Medizin der Energiebegriff immer noch verpönt ist. Man weiß im materialistisch orientierten Paradigma, nach dem das Leben in der Zelle entstehen soll, auch heute, über hundert Jahre nach der Entwicklung der Quantenphysik, nicht wirklich damit umzugehen. Man untersucht zwar die Bestandteile der Zelle und findet dort die Mitochondrien, die als Energie liefernde Kraftwerke bezeichnet werden. Man kann sogar die Spannung an der Zellmembrane messen, aber mit der Frage, wie die Energie dort hineinkommt, macht man sich in schulmedizinischen Ausbildungen auch heute noch unbeliebt.

Im Rahmen meiner früheren Laufbahn als Bogenschütze absolvierte ich eine Trainerausbildung, zu der auch das Fach Sportmedizin gehörte. In einem Seminar referierte ein Arzt über das Thema Herzkreislauf und dessen Beeinflussung durch sportliche Aktivitäten. Wir anwesenden Traineraspiranten erfuhren in diesem Seminar interessante Details, beispielsweise über das Herz-Reizleitungssystem, dessen Ausgangspunkt der sogenannte Sinusknoten ist. „Durch den Sinusknoten erhält das Herz seine Energie", wusste der bis dahin sympathische Arzt zu berichten. Ich empfand das Thema als sehr interessant und fragte ihn, ob er eine Vorstellung davon habe, woher der Sinusknoten seinerseits Energie bezöge. Augenblicklich änderte sich die Stimmung. Die Frage sei völlig unangemessen, schulmeisterte mich der Arzt, um sichtlich genervt fortzufahren.

Ähnliche Momente habe ich später auch in schulmedizinischen Seminaren erlebt. Sobald ich den Energie-Begriff in eine Diskussion einbrachte, war es, als kitzelte ich eine heilige

Kuh. Ein sinnvoller Austausch über die Energiethematik gelingt innerhalb dieses Paradigmas nur bis zur Mitochondrien-Ebene. Bei darüber hinaus gehenden Überlegungen werden die Gesprächspartner dann einsilbig oder sichtlich unruhig. Dabei ist es ganz einfach. Seit mehr als hundert Jahren hat die Forschung der Quantenphysiker den Beweis erbracht, dass Materie letztlich aus Energie besteht. Das hatten die meditativen Forschungen sämtlicher spiritueller Schulen des Ostens schon vor Tausenden von Jahren erkannt. Begrenzt man aber die Wahrnehmung durch das materielle Paradigma, fordert für alles physisch messbare Beweise und diskreditiert zudem noch die Forschungsmethoden anderer Kulturen, leiden darunter Erkenntnisfähigkeit und Erkenntnisgeschwindigkeit. Nun gut, seit mehr als hundert Jahren ist jetzt auch im Westen die Katze aus dem Sack und wir können nicht mehr seriös vom menschlichen Körper sprechen, ohne den Energiebegriff zu akzeptieren.

Wohngemeinschaft Mensch

Unser Körper ist verdichtete Energie, bestehend aus sehr unterschiedlich verdichteten Bestandteilen. Unser Schädel ist anders verdichtet als unsere Bauspeicheldrüse, unsere Leber anders als unsere Lunge. Sämtliche Puzzleteile unseres Körpers bestehen aus höchst unterschiedlich verdichteter Energie. Wenn wir also von „dem" Körper sprechen oder gar von „unserem" Körper, müssten wir also zunächst wieder klären, was mit dem Begriff gemeint sein soll.

Als ich mich als junger Mann im Spiegel betrachtete, war ich der absolut sicheren Überzeugung, ich sähe mich selbst. Ich befand mich damals ohnehin in einer Lebensphase, in der ich mir auf die Fahne geschrieben hatte, nur noch das zu glauben, was ich selbst sah. Diese Lebenshaltung war allerdings nicht von langer Dauer, da ich deren Unsinn und Limitierung erkannte. Denn nach dieser Logik wäre die Erde nach wie vor eine Scheibe, da ich weder Erdkrümmung noch Erdrotation im Alltagsgeschehen wahrnehmen kann. Auch hätte ich konsequenterweise die Mondlandung anzweifeln müssen, da ich ja nicht dabei war und Fernsehbilder manipulierbar sind. Was sich aber hielt, war die Überzeugung, mein Spiegelbild würde mein ICH abbilden. Heute weiß ich, dass selbst diese Wahrnehmung eine Illusion war. Die Angelegenheit ist viel komplizierter und gleichzeitig wiederum ganz einfach. Was sehe ich im Spiegel? Das hängt von der Wahrnehmungsebene ab, aber selbst wenn ich auf der materialistischen Wahrnehmungsebene argumentiere, kann ich nicht behaupten, wirklich ein ICH zu sehen. Unser menschlicher Körper ist bewohnt von

Abertausenden von Mikroorganismen, die in und auf uns leben. Sie befinden sich in unseren Gedärmen, auf unserer Haut, auf den Schleimhäuten und in unseren Zellen – einfach überall. Wenn bei Ihnen als geneigter Leser nun Ekelgefühle aufkommen sollten, mögen Sie bitte bedenken, dass alleine in unserem Darm etwa zwei bis drei Kilogramm Bakterien dafür sorgen, dass unser Organismus überhaupt funktioniert. Eine Symbiose und die perfekte Win-Win-Situation hilfreichen Zusammenlebens. Das wusste ich als junger Mann noch nicht. Heute sehe ich im Spiegel eine Wohngemeinschaft, sofern ich die Angelegenheit materialistisch betrachte. Kein lebendiger Organismus ohne Bakterien, keine Evolution ohne diese raffinierten Mikroben, die sich in unseren Zellen einnisten und dort zu Lehrmeistern unseres Immunsystems werden. Wenn wir uns als Mensch bezeichnen, dann sprechen wir in Wirklichkeit von Wohngemeinschaften unterschiedlicher Lebewesen. Den Menschen als solitäres Lebewesen gibt es nicht.

Nehme ich nun in meiner Spiegelbildbetrachtung die energetische Ebene ein und berücksichtige, dass auch Mikroorganismen aus verdichteter Energie bestehen - ja, was dann? Wo ist dann das ICH, das mir doch so wichtig erscheint? Wer nimmt eigentlich was im Spiegel war? Und wie sicher ist die Wahrnehmung dessen, was ich da sehe? Ist da ein ICH oder ist da ein Nicht-ICH? Ist da ein Energiehaufen, ein Gesamtkunstwerk aus unzähligen Puzzleteilen unterschiedlich verdichteter Energien? Oder ist da vielleicht gar nichts? Nur Leere, nur das Nonduale? Wie sicher ist überhaupt die Existenz des Spiegels, wenn er erwiesenermaßen auch aus Energie besteht. Unterliegen alle Interpretationen und ICH-Konstruktionen den persönlichen Konditionierungen und der daraus gebildeten Wahrnehmung? Wie kommt man da weiter?

Die hilfreiche Unterteilung der 9 Ebenen im Behandlungsprozess

Ich bin Praktiker aus Überzeugung und daher gehe ich die Frage, was der menschliche Körper letztlich ist, im Behandlungsprozess des Nondualen Heilens auch pragmatisch an. Die Behandlung richte ich an der Überzeugung und Eigenwahrnehmung meiner Patienten aus. Meine eigene Wahrnehmung ist da zunächst nicht prioritär. Ein Beispiel:

Kurt ist ein vitaler Mittsechziger, der in seinem Leben schon einiges fertiggebracht hat. Er dirigiert drei Firmen, besitzt eine Reihe von Mietshäusern und verbringt seine knappe freie Zeit auf seinem eigenen Golfplatz. Er kann von drei gescheiterten Ehen berichten und von einer aktuellen Beziehung, mit der er „schon länger glücklich ist". Seinem Selbstbild entsprechend versorgt er seine verflossenen Ex-Frauen, sowie die aus diesen Beziehungen ent-

standenen Kinder und ist nach seiner Einschätzung dabei nicht kleinlich. Kurt ist ein Macher, wie er im Buche steht. Wie es seinem Grundtypus entspricht, interessiert er sich sehr für Besitz, Geld und alles werthaltig Materielle, wozu er nicht nur seine noblen Automobile zählt, sondern auch seinen Körper. Dieser macht ihm aber seit geraumer Zeit zu schaffen, denn er schmerzt immer öfter und Kurt kann derzeit nicht Golf spielen. Und das, obwohl Kurt sein Fitnessprogramm täglich eisern abspult und sich regelmäßig untersuchen lässt. Ich wundere mich zunächst darüber, dass Kurt überhaupt in meiner Praxis erscheint, denn Menschen mit seiner Grundüberzeugung lassen üblicherweise nur die Schulmedizin an sich heran. Bevor ich Ihn nach seinen Beweggründen fragen kann, stellt Kurt klare Grundbedingungen auf, unter denen er sich von mir behandeln lassen wolle. Er lehne jede Art von „Abrakadabra" ab, erklärt er mir unmissverständlich und er sei überhaupt nur gekommen, weil ich einer Bekannten mit einer effektiven Schmerztherapie geholfen hätte. Ich erklärte Kurt, dass die Nonduale Schmerztherapie, die ich bei seiner Bekannten durchgeführt hatte, in seinen Augen durchaus „Abrakadabra" sein könne. Insofern könne ich ihm womöglich nicht dienlich sein. Aber es habe doch bei seiner Bekannten geholfen und ich hätte dabei doch an ihrem Körper gearbeitet, argumentiert Kurt.

Patienten wie Kurt haben entscheidend dazu beigetragen, dass ich die 9 Ebenen des Nondualen Heilens entwickelte. Kurt bestand auf einer körperlichen Behandlung und die konnte ich ihm anbieten. In seinem Fall fackelten wir nicht lange und benötigten tatsächlich nur eine Sitzung, dann war er schmerzfrei und konnte wieder auf den Golfplatz (was nicht in jedem Fall so schnell zu erreichen ist). Hätte ich Kurt erklärt, dass sein Körper nur verdichtete Energie oder allenfalls als Wohngemeinschaft mit Mikroorganismen zu betrachten sei, wäre er sofort kopfschüttelnd gegangen. Ich hätte ihn mit seinem Problem nicht angemessen abgeholt. Womöglich hätte bei Kurt auch eine andere Behandlung geholfen, bei der ich ihn gar nicht hätte berühren müssen. Das wollte er aber nicht, denn das hätte er als „Abrakadabra" empfunden. Wie hätte er eine solche Behandlung auch seinen Golfpartnern erklären sollen? Hätte er zugeben sollen, dass er bei einem Spinner war, der ihm auf unerklärliche Weise die Schmerzen genommen habe? Ich glaube, dass Kurt lieber das Golfspielen aufgegeben hätte, als das zuzugeben. Nun konnte er aber erklären, ich habe da mit einer speziellen Schmerztherapie an seinem Kreuzbein gearbeitet. Seine Golfpartner mussten ihr Weltbild nicht aufgeben und einige Wochen später kam einer von Kurts Freunden zur Behandlung.

Die körperliche Ebene behandeln

Es gibt einige Patienten, die wie Kurt denken. Sie sehen sich im Spiegel und denken: „Das bin ICH, großartig!". Und dieses ICH hat nun leider Schmerzen, Verdauungsprobleme, Bewegungseinschränkungen, vegetative Erkrankungen jeglicher Art oder sonstige Zipperlein. Die Ursachen dieser Beschwerden, die oft nach zahlreichen Besuchen in Praxen der orthodoxen Medizin nicht gelindert werden konnten, liegen ausnahmslos in zu großen Stressbelastungen. Das persönliche Kompensationsvermögen erlebter Stressbelastungen ist zur Neige gegangen, es entsteht ein Energiedefizit und Überlastungssymptome zeigen sich auf körperlicher Ebene.

Als ich mit den ersten Techniken des Nondualen Heilens begann, versuchte ich möglichst schnell die Ursachen zu kurieren, die ich zumeist auf der emotionalen Ebene verortete. Das klappte in vielen Fällen sehr gut und in anderen Fällen nur halbwegs zufriedenstellend oder überhaupt nicht. Der Grund dafür war, dass ich zu wenig Augenmerk auf die körperliche Ebene legte und dadurch Menschen, deren Selbstwahrnehmung auf das Körperliche fokussiert war, nicht angemessen abholte. Ich habe daraufhin die Auswahl meiner Behandlungstechniken erweitert und behandle heute eine ganze Reihe von Patienten ausschließlich auf der körperlichen Ebene, da dies ihrer Selbstwahrnehmung am besten entspricht. Dabei unterscheide ich zwischen akut bestehenden Schmerzen und chronischen Verläufen. Für die Behandlung akuter Schmerzen habe ich die Nonduale Schmerztherapie entwickelt, die ich im zweiten Teil des Buches beschreibe. Für alle chronischen Stresserkrankungen, diffusen Befunde, scheinbar unerklärlichen Symptome und Erschöpfungszustände hat sich die Nonduale Grundregulation bewährt.

Harmonie in der Wohngemeinschaft - Nonduale Grundregulation

In der Wohngemeinschaft unseres Körpers gibt es viele Experten. Die Expertise der Knochen ist strukturgebender Art und unterscheidet sich etwa von der Expertise der Leber, deren mannigfaltiges regulatorisches Können kaum aufzählbar ist. Muskeln und Sehnen besitzen andere Kompetenzen als Lunge oder Herz, Ohren und Darm besetzen unterschiedliche Aufgabenfelder. Nieren haben sich im Bereich Flüssigkeiten spezialisiert, die Software-Spezialisten unseres Gehirns gewährleisten die Impulsübertragungen und bemühen sich unablässig darum, einen Systemabsturz zu verhindern. Im Idealfall arbeiten die einzelnen Experten miteinander und bilden zusammen mit den lebensnotwendigen Mikroorganismen eine harmonische Wohngemeinschaft.

Der Zustand immerwährender Harmonie ist innerhalb unseres Körpers aber ähnlich illusorisch, wie im Zusammenleben mehrerer Menschen. Menschliche Lebensgemeinschaften geraten häufig infolge von Stress jeglicher Art in Meinungsverschiedenheiten oder Streit. Jeder von uns kennt solche Situationen, in denen einzelne Menschen die streitbare Rolle übernehmen und andere sich kompensatorisch als Streitschlichter anbieten, indem sie beruhigend auf die entgleiste Lage einwirken und notfalls einiges schlucken. Irgendwann ist auch bei den geduldigsten Menschen das Kompensationsvermögen erschöpft und sie laufen Gefahr zu erkranken. Als Notfallplan besitzen sie dann die Möglichkeit, die Lebensgemeinschaft aufzukündigen, um sich im Anschluss zu erholen.

Vergleichbare stressbedingte Disharmonien entstehen auch innerhalb der körperlichen Regelkreise. Manche unserer inneren Mitbewohner besitzen von Natur aus streitschlichtende Kompetenzen. Das friedfertigste Organ ist die Leber, die bereitwillig sehr viel schluckt, um die gesamte Wohngemeinschaft nicht zu gefährden. Sie leidet oft jahrelang im Stillen, denn sie besitzt naturgemäß keinen Notfallplan, um die Lebensgemeinschaft verlassen zu können. Wenn die Leber nicht mehr kann, bedeutet das für den Körper höchste Alarmstufe. Bevor sie endgültig gezwungenermaßen die Arbeit einstellen muss, zieht sie dem Organismus den Stecker, indem sie Symptome begünstigt wie Müdigkeit, Erschöpfung, Reizdarm, Übergewicht, Gallenprobleme, Hauterkrankungen, Diabetes, Herzstolpern, Augenringe, Sehprobleme, Muskelverspannungen, Bluthochdruck, Stimmungsschwankungen, Nebennierenschwäche oder Schilddrüsenprobleme. Auch ist sie an vielen unklaren Befunden beteiligt, die mit der Aufschrift „Autoimmunerkrankung" versehen werden.

Alleine eine erschöpfte Leber kann an den genannten Symptomen und noch einigen mehr entscheidend beteiligt sein. Ursächlich verantwortlich ist sie indes nicht. Bis die Leber die weiße Flagge hisst, haben über lange Zeiträume unzählige Dysbalancen in den einzelnen Regelkreisen die körperliche Wohngemeinschaft genervt. Mannigfaltige Kompensationen haben stattgefunden. Immer und immer wieder ist das Naturgesetz des Wandels zwischen Wachstum und Integration missachtet worden. Bis die Leber durch fortwährende integrative Aufgaben überlastet anschwillt und als Fettleber beginnt, nun deutlichere Symptome zu erzeugen, wurde sie über einen längeren Zeitraum über die Maßen belastet. Ein Mensch in diesem Stadium existiert nur noch aufgrund unzähliger Kompensationen, die irgendwann einmal durch unverarbeiteten Stress entstanden sind. Es fehlte an Zeit und Muße oder schlichtweg am Wissen über die Gesetzmäßigkeiten. Nach und nach geriet der

Organismus in Dysbalance und entwickelte Kompensationsstrategien, um das Weiterleben irgendwie zu ermöglichen. Kompensationen sind im dynamischen Prozess des Lebens kurzfristig hilfreich, solange sie nicht zur Regel werden.

Genau darin liegt aber bei der heutigen Lebensweise das Problem. Der Stress nimmt nicht ab. Die Regelkreise im Organismus laufen permanent am Limit und kompensieren was das Zeug hält, um sich gegenseitig zu unterstützen. Kippt das System, steht die orthodoxe Medizin ratlos davor und spricht von Autoimmunerkrankung, altersbedingtem Verschleiß oder Wechseljahresbeschwerden und versucht mit pharmazeutischen Gaben irgendwie einzuwirken oder vermeintlich verschlissene Teile auszutauschen. Der eigentliche Gesamtzusammenhang bleibt unbeachtet und eine geeignete Therapie ist nicht vorhanden. Patienten mit diffusen Stresserkrankungen befinden sich in der Regel noch nicht im klinischen Stadium, werden aber in Ermangelung von Alternativen dennoch unnötigerweise in Kliniken eingewiesen. Ich erlebe es regelmäßig, dass Patienten dort mit den gängigen Mitteln auf den Kopf gestellt und komplett durchgecheckt werden, ohne dass dabei etwas Relevantes herauskommt, außer Kosten für die Krankenkassen.

Um es an dieser Stelle noch einmal deutlich zu sagen: wenn sich ein Patient in einem klinischen Stadium befindet oder gar ein Notfall vorliegt, ist eine Klinik der richtige Ort! Die dortige Behandlung ist die Domäne der Schulmedizin. Gerade bei Notfällen und lebensbedrohlichen Verläufen ist das die erste Adresse! Umso wichtiger ist es aber, Klinikplätze nicht mit Patienten zu belegen, die dort überhaupt nichts zu suchen haben, da sie nicht adäquat behandelt werden können.

Das Nonduale Heilen hat seinen Nutzen in der Nachsorge nach Klinikaufenthalten, wie z.B. der Revitalisierung nach einer Krebsbehandlung oder anderen Eingriffen. Vor allem aber ist es für die Behandlung chronischer Erkrankungen, die sich einfach nicht bessern, sowie für Symptome im vorklinischen Stadium bestens geeignet. Die Nonduale Grundregulation setzt genau dort an, wo eine Schieflage entstanden ist. Wie der Name schon ausdrückt, geht es darum, die Regelkreise im Organismus wieder grundsätzlich in die Lage zu versetzen, entspannt miteinander zu arbeiten und sich nicht nur als Notgemeinschaft mehr schlecht als recht zu unterstützen.

Wie kann das gelingen? Im Rahmen der Nondualen Grundregulation teste ich zunächst sämtliche Regelkreise des menschlichen Körpers auf nicht aufgelösten Stress. Das Instrument dafür ist ein Muskeltest, den ich in Teil 2 beschreibe. Mit diesem Test habe ich bei tausenden Patienten beste Erfahrungen gesammelt, ihn immer wieder verfeinert und betrachte ihn als wertvolles diagnostisches Instrument, wohlwissend, dass er vom orthodoxen medizinischen Establishment nach wie vor als unwissenschaftlich diskreditiert wird. Auch dazu mehr im zweiten Teil.

Die Grundregulation dauert je nach Situation zwischen einer und drei Sitzungen. In den meisten Fällen ist die Arbeit nach zwei Sitzungen getan. Zunächst teste ich die einzelnen Regelkreise der Körperstatik, in der sich meistens mehrere Stressblockaden versteckt halten. Dazu ein Beispiel: viele Menschen laufen unbewusst mit einer Körperverdrehung durchs Leben, hervorgerufen durch einen *Eingefrorenen Fluchtreflex*, wie ich diese komplexe Verspannungssituation nenne. Diese Dauerverspannung entsteht in Situationen, in denen man gerne weglaufen möchte, aber nicht kann. Der eigentlich natürliche Fluchtreflex setzt Energie frei, die aber über die Muskulatur nicht abgebaut werden kann. Der Reflex friert sozusagen im Körper ein, die beteiligten Muskeln verspannen sich oder werden abgeschaltet. In der Folge entsteht eine Kaskade von Folgeverspannungen im Bewegungs- und Halteapparat. Verspannte Füße, Kniebeschwerden, blockierte Kreuzdarmbeingelenke, Beckenschiefstände sind typische Folgen, wie auch Skoliosen der Wirbelsäule, Probleme im Atlasgelenk, Kieferfehlstellungen, Spannungen in den Schädelknochen, Kurzatmigkeit oder andere Symptome jeglicher Art.

Da jedes Organ einen Bezug zur Wirbelsäule hat, sind in der Folge auch sämtliche Organe Mitspieler der Stress-Kompensationen. Daher teste ich im Rahmen der Grundregulation auch die organischen Regelkreise, das endokrine System, den Herz-Kreislauf, neurologische Regelkreise oder die Allergiesituation. Weiterhin werden die Regelkreise untersucht, die für kognitive Probleme verantwortlich sind, wie Lernschwierigkeiten, AD(H)S, eingeschränktes Seh- oder Hörvermögen – letztlich alle Regelkreise, die das Zusammenleben der Wohngemeinschaft Mensch ermöglichen.

Ist ein Regelkreis durch Stress blockiert, löse ich diese Blockade sofort auf, bevor ich den nächsten Regelkreis teste. Diese Auflösung erfolgt zügig und sehr sanft durch manuelle Stimulation von korrespondierenden Akupunkturpunkten, Reflexzonen und neurolymphatischen Arealen. Die behandelnden Regelkreise werden dadurch in die Lage versetzt, ihre Arbeit sofort wieder aufzunehmen.

Das System der Grundregulation folgt einem logisch aufeinander aufbauenden Konzept und erbringt nach meiner Erfahrung beste Ergebnisse bei sämtlichen Erkrankungen im vorklinischen Stadium. Im nachklinischen Stadium, also innerhalb der Nachsorge etwa nach operativen Eingriffen, verhilft die Grundregulation erfahrungsgemäß zu einer beschleunigten Revitalisierung. Bei chronischen Erkrankungen legt sie zunächst ein Fundament und erinnert den Organismus an die Zeiten, als er noch regulationsfähig war.

Aus heutiger Sicht kann ich sagen, dass es sich bewährt hat, bei Erkrankungen jeglicher Art zunächst eine Grundregulation durchzuführen, um die Körper-Ebene möglichst gut zu entspannen und die Regelkreise wieder arbeiten zu lassen. Ist die Grundregulation durchgeführt, lässt es sich erfahrungsgemäß auch einfacher auf den anderen Ebenen arbeiten, da der Organismus gut vorbereitet, aufnahmefähiger und regulationsbereiter reagiert. Die Grundregulation ist somit der Schlüssel für komplexe Behandlungen im System des Nondualen Heilens.

Die 7.Ebene: Körperenergie

Der menschliche Körper wird durch die Körperenergie geprägt. Unter Körperenergie verstehe ich die körperliche Manifestation der universellen Energie des Nondualen in den Segmenten und Funktionskreisen des menschlichen Körpers. Der Status der Körperenergie hängt von der Beschaffenheit der Gedanken ab, der 6.Ebene des Menschen. Konstruktive, zuversichtliche und nährende Gedanken erzeugen ein kraftvolles Energielevel. Destruktive, resignative Gedanken mindern die Körperenergie.

Seit meiner Jugend hat mich die Frage beschäftigt, auf welche Weise der menschliche Körper seine Energie erhält. Offenkundig musste es einen Unterschied zwischen verschiedenen Energien geben, soviel glaubte ich erkennen zu können. Stand ich beispielsweise an einem Wasserfall, spürte ich dessen Energie. Beobachtete ich die Wachstumsperioden im Garten, empfand ich die Wachstumsenergie von Pflanzen und Bäumen anders geartet als die Energie eines Wasserfalls. Die Energie meiner Gitarre unterschied sich deutlich von der Energie meiner Fußballschuhe. Und meine alten, eingetragenen Fußballschuhe gaben eine andere Energie ab, als das neue Paar, das im Karton unter meinem Bett auf seinen Einsatz wartete. Meine eigene Energie war wiederum komplett anders, als die Energie des Nachbarhundes. Im Zuge dieser Beobachtungen konzentrierte ich mich zunehmend auf die Frage, auf welche Weise der menschliche Organismus seine Energie bezog. Antworten auf diese Frage waren für mich damals schwierig zu erhalten. Weder in meiner Herkunftsfamilie noch in meinem Freundeskreis wurden Themen dieser Art diskutiert und meine

Lehrer in der Schule brauchte ich ohnehin nicht zu befragen. Mein Hausarzt, den ich einmal vorsichtig danach fragte, verwies auf den Zellstoffwechsel. Dieser Hinweis war nur teilweise einleuchtend, denn er erklärte nicht, wodurch der menschliche Organismus überhaupt befähigt wurde, einen Stoffwechsel aufbauen zu können. Dass der Sauerstoffwechsel vom Schlagen des Herzens abhing, war nicht schwer zu verstehen, beantwortete aber nicht die Frage, was das Herz zum Schlagen brachte. Es lag für mich auf der Hand, dass ein Bezug zur Energie im Universum bestehen müsse, die alles Bestehende mit Energie versorgte. Diese universelle Energie versorgte auch den Wasserfall, die Pflanzen, die Fußballschuhe und meine Gitarre, doch mir war völlig unklar, wie genau der Mensch Zugang erhält. Die orthodoxe Medizin gibt darauf bis heute keine Antworten, da ihr materialistisches Paradigma den Beginn des Lebens in der Zelle verortet und dort die Mitochondrien für die Energieproduktion verantwortlich gemacht werden. Bezogen auf die Zelle mag das stimmig sein, die Frage ist aber, woher die Mitochondrien ihre Energie beziehen. Viele Mediziner antworten lapidar „aus sich selbst heraus", aber das würde bedeuten, dass der Mensch ein solitäres Wesen wäre, das ohne Bezug zu kosmischen Gesetzmäßigkeiten existieren könne. Diese Vorstellung kam mir schon als Jugendlicher absurd vor.

Bei meinen eigenen Überlegungen stand immer das Herz im Mittelpunkt meines Interesses. Das schlagende Herz ist schließlich spürbar und es lag für mich nahe, den Energiebezug mit dieser Körperregion zu verknüpfen. Später erlernte ich die Zusammenhänge im Reizleitungssystem des Herzens, verstand die Beziehungen zwischen Sinusknoten, AV-Knoten, His'schem Bündel, Tawara-Schenkeln und Purkinje-Fasern und begriff ihre Wirkung auf die einzelnen Muskelfasern des Herzens. Aber meine lange bestehende Frage wurde damit nicht beantwortet, denn diese stofflich fassbaren und messbaren Reizleitungen befinden sich ja im Körper. Auch die daoistische Schöpfungslehre und die Chakren-Lehre der indischen und tibetischen Medizin, deren Energiemodell ich im Grunde verstand und nachempfinden konnte, hinterließen in mir eine letzte Unzufriedenheit bezüglich der Antwort auf meine alte Frage. Wenn ich mich meditativ versenkte, verortete ich das Eindringen elektromagnetischer Energie im Brustbereich, aber ich konnte diese Empfindung nicht konkretisieren. Ich vermutete einen Zusammenhang zur Thymusdrüse, da diese Drüse bei Kleinkindern, die ein Übermaß an Energie besitzen, verhältnismäßig groß ist. Unter Nichtbeachtung schwindet die Thymusdrüse im Laufe des Lebens immer mehr. Bekanntlich ist die Thymusdrüse ein wichtiger Faktor im Immunsystem und ihre deutliche Verkleinerung kann dessen Schwächung bewirken. Energiemangel schwächt auch das Immunsystem und auf diesem unsicheren gedanklichen Terrain bewegte ich mich lange Zeit, um der Frage näher zu kommen, auf welche Weise Energie in die Körperfunktionen gelangt.

Der Durchbruch kam, als mir das Buch „The Catalyst of Power" von Jon Whale (2001) in die Hände fiel. Jon Whale ist ein Forscher, der sich mit derselben Frage beschäftigt hat. Auf der Suche nach Antworten ließ er sich von der Arbeit des Anthropologen Carlos Castaneda inspirieren. Der beschrieb in seinem Werk die Begegnung mit dem Schamanen Don Juan, von dem er sich behandeln ließ. In dieser Behandlung korrigierte der Schamane unter der Wirkung halluzinogener Pflanzen den sogenannten Assemblage Point, den Kontaktpunkt zwischen Erdmagnetfeld und Mensch. Whale untersuchte das beschriebene Phänomen genauer und fand heraus, dass der Assemblage Point ein Wirbel hoher elektromagnetischer Energie ist, die im Brustbereich in den Menschen eintritt und ihn auf der Rückseite wieder verlässt.

Jon Whales Forschungen erbrachten Erkenntnisse, die mir maßgeblich dabei halfen, eine schlüssige Antwort auf meine langjährige Frage formulieren zu können. Zunächst begann ich, Whales Forschungsergebnisse zu prüfen und praktisch auszuprobieren. Jon Whale hat in seinem Buch ziemlich exakt die gesundheitlichen Auswirkungen beschrieben, die ein verschobener Assemblage Point verursachen kann. Er hat außerdem beschrieben, dass bei Frauen und Männern Ein- und Austrittsachsen der Energie verschieden seien und hat präzise Winkelangaben dazu gemacht. Weiterhin hat er dargelegt, dass Veränderungen der Durchdringungsachse unterschiedliche neurologische Erkrankungen bewirken und auf welche Weise diese mittels Korrektur des Assemblage Points behandelt werden können. Jon Whales Arbeit habe ich als sehr inspirierend empfunden. Vieles hat sich in meiner Praxis bestätigt, einiges nicht. Manches empfand ich als zu festgelegt und einige Ergebnisse seiner Forschung erlebte ich in meiner Praxis anders. Ich habe mir dann überlegt, welche Aspekte seiner Arbeit ich mit meiner eigenen Praxiserfahrung kombinieren und in ein griffiges Behandlungssystem integrieren könnte. Entstanden ist das EVA-Konzept, dass ich seitdem erfolgreich in Behandlungsprozesse einbinde.

Das Energetische Verbindungs-Areal (EVA)

Die Essenz meiner Praxis-Erfahrungen spiegelt sich im EVA-Konzept wieder. Die Abkürzung EVA steht für das *Energetische Verbindungs-Areal*. Im Nondualen Heilen spreche ich grundsätzlich lieber von Arealen, als von Punkten, wenn es um energetische Zusammenhänge geht. Exakte energetische Punkte sind nach meiner Erfahrung nicht allgemeingültig

zu definieren. Das gilt sowohl für Akupunkturpunkte, neurolymphatische Punkte, Reflexpunkte, Tenderpoints, als auch für den Assemblage Point.
Das EVA ist ein Areal, das auf dem Brustbein etwa in Höhe der Achse zwischen den beiden Achselfalten liegt (siehe Skizze).

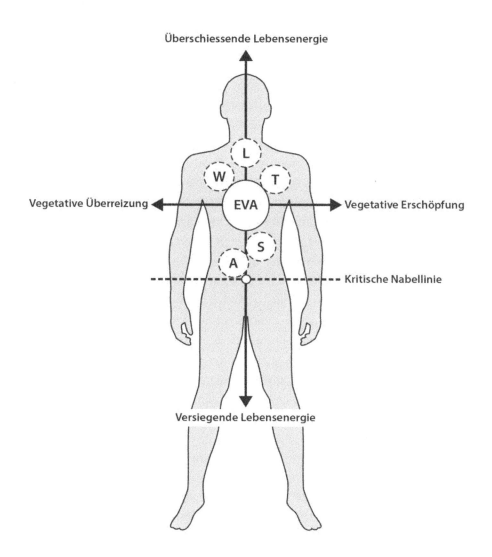

In diesem Areal liegt individuell unterschiedlich die Eintrittspforte der elektromagnetischen Energie des Erdmagnetfeldes. Im Bereich des EVA befindet sich auch die Thymusdrüse. Auch der Sinusknoten des Herzens kann in der Nähe verortet werden. Beim gesunden Menschen liegt das EVA in diesem beschriebenen Bereich. Bei leicht erkrankten Menschen konnte ich keine großen Abweichungen feststellen, bei stressüberlasteten, erschöpften und chronisch erkrankten Patienten hingegen schon. Je nach Art der Stressbelastung verschiebt sich dabei das EVA so signifikant unterschiedlich, dass ich meine Erfahrungen wie folgt zusammenfassen kann:

Wird ein Mensch von Wut-Stress geplagt, verschiebt sich das EVA in die rechte obere Körperhälfte. Bei Lieblosigkeits-Stress findet sich das EVA höher auf der senkrechten Linie, in der Nähe der Schilddrüse. Trauer-Stress zieht das EVA in den oberen linken Quadranten, während Sorgen-Stress das EVA in den unteren linken Quadranten sacken lässt. Bei Angst-Stress rutscht das EVA in den rechten unteren Quadranten nahe der Mittellinie. Angst-Stress und Sorgen-Stress sind bezogen auf das EVA die kritischsten Stress-Varianten. Bei Menschen, die sehr erschöpft sind, rutscht das EVA bedrohlich an die kritische Nabellinie heran, unter dieser kaum noch Lebensenergie vorhanden ist.

Die genannten Unterschiede entsprechen meinen Erfahrungen und sind nicht dogmatisch zu verstehen. So kann es beispielsweise durchaus sein, dass bei Trauer-Stress das EVA noch weiter nach unten rutscht, zumal sich verschiedene Stressarten auch überlagern können. Dennoch sind die Unterschiede signifikant und helfen bei der Orientierung.

Entscheidend ist die Beobachtung, dass ein verrutschtes EVA korrigiert und an seinem natürlichen Platz neu fixiert werden kann, sofern der Organismus eine Korrektur noch annimmt. Gelingt die Korrektur, ist das vor allem bei schwer erkrankten Menschen sofort spürbar. Sie empfinden Erleichterung und Zuversicht. Bei Menschen, deren Lebenszeit abläuft, sinkt das EVA unter die Nabellinie und ist dann nicht mehr korrigierbar. In einem solchen Fall kann diese Erkenntnis aber dabei helfen, einen sanften Lebensausklang zu begleiten.

Bei Babys und sehr jungen Kindern ist das EVA übrigens noch nicht eindeutig manifestiert. Der Embryo erhält seine Versorgung über die Nabelschnur und im Bereich Nabel bildet sich beim Baby auch das erste EVA, das sich dann erst allmählich in Richtung Brust verschiebt. Eine EVA-Korrektur ist daher bei kleinen Kindern überhaupt nicht angeraten, da der natürliche Prozess sich in Ruhe vollziehen sollte.

Richtig gepolt – die elektromagnetische Ordnung

"Der Magnetismus ist eine allgemein wirkende Kraft. Ein jeder Mensch besitzt sie, nur nach seiner Individualität etwas verschieden, und seine Wirkungen erstrecken sich auf alles und auf alle Fälle. Die magnetische Kraftwirkung des Menschen erstreckt sich auf alle. Menschen, auf Tiere und Pflanzen. Ja, der Mensch weiß es nicht, was er ist, aber ebenso wenig, was er besitzt und was er kann. Darum ist er so elend, so ohnmächtig und ungeschickt."
(Johann Wolfgang von Goethe)

Was Goethe bereits vor mehr als 200 Jahren postulierte, wird durch die heutige Forschung bestätigt. Die menschliche Existenz ist ohne den Einfluss des Erdmagnetfeldes nicht denkbar. Auf das Nonduale Heilen bezogen, beschreibe ich folgende Entstehungskaskade:

1. Das Nonduale bringt die kosmische Energie des Universums hervor. Die kosmische Energie wirkt auf alle Phänomene innerhalb des Universums, wie z.B. Sonnen, Supernovas oder Planeten, wie die Erde.
2. Die kosmische Energie lässt als eine spezielle energetische Variante das Erdmagnetfeld entstehen.
3. Das Magnetfeld besitzt eine geordnete Ausrichtung der Elementarteilchen gemäß dem Polaritätsgesetz (Plus/Minus).
4. Alles, was in diesem Magnetfeld existiert, wird gleichfalls von einem eigenen oszillierenden Magnetfeld umgeben. (Pflanzen, Steine, Tiere, Menschen etc.)
5. Alle oszillierenden Felder besitzen ein Epizentrum dieser Oszillation. Im Bereich des EVA befindet sich das Epizentrum des menschlichen Magnetfeldes.
6. Die elektromagnetische Energie des Erd-Magnetfeldes hält Verbindung zum EVA des Menschen.
7. Jede menschliche Zelle wird ebenfalls von einem eigenen Magnetfeld umgeben, das auch eine geordnete Ausrichtung der Elementarteilchen besitzt.
8. Geordnet ausgerichtete Magnetfelder kommunizieren miteinander.
9. Diese Kommunikation geschieht durch Lichtimpulse mittels Biophotonen, gemäß der Forschung von Fritz-Albert Popp (Bischof, 2002).
10. Biochemische Prozesse werden über diesen Kommunikationsweg ausgelöst.
11. Das vegetative Nervensystem kann die geeigneten regulativen Prozesse im menschlichen Körper veranlassen.
12. Der Mensch ist gesund, besitzt Energie und Ausstrahlung.

Diese wunderbar aufeinander aufbauenden und im Körper interagierenden Faktoren gewährleisten die Balance im menschlichen Organismus. Energiereserven sind vorhanden und kleinere bis mittlere Belastungen können verkraftet und ausgeglichen werden. Sofern infolge von Stressüberlastungen bereits Erschöpfungssyndrome und Krankheiten Einzug gehalten haben, geht es auf der Ebene der Körper-Energie darum, den Energiestatus anzuheben. In vielen Fällen genügt dafür die Wiederherstellung der elektromagnetischen Ordnung. Als Heiler müssen wir verstehen, dass es ungemein wichtig ist, unsere eigene elektromagnetische Ordnung zu bewahren, um bestmöglich heilend wirken zu können. Wenn wir selbst ausgebrannt sind, weil wir nicht auf unsere elektromagnetische Ordnung geachtet haben, machen wir als Heiler keinen guten Job. Um es noch einmal klar und deutlich zu wiederholen:

1. Als Mensch unterliegen wir der elektromagnetischen Ordnung.
2. Diese elektromagnetische Energie ist ein Produkt der universellen kosmischen Energie, die durch das Nonduale hervorgebracht wird und sich im Erdmagnetfeld manifestiert. Wir erhalten den Zugang zum Erdmagnetfeld über das EVA.
3. Das Nonduale wirkt bestmöglich durch uns hindurch, wenn wir die elektromagnetische Ordnung in unserem Organismus bewahren.
4. Als energieübertragende Heiler wirken wir nur dann optimal, wenn wir einerseits die elektromagnetische Energie unseres Körpers pflegen und gleichzeitig Übermittler für das Nonduale sind. Wir haben also zwei Aufgaben, die es zu erfüllen gilt!

Falsch gepolt – wenn die Energie abhanden kommt

Fühlen sie sich auch mitunter falsch gepolt, im falschen Film, kennen Sie sich in sich selbst nicht mehr aus oder haben das Gefühl, neben sich zu stehen? Diese Empfindungen werden durch die Störung Ihrer magnetischen Ausrichtung hervorgerufen. Die Pole des Erdmagnetfeldes finden ihre Entsprechung im Menschen. Der gesunde, entspannte Mensch hat seinen Pluspol auf der rechten Körperseite, über dem Scheitel und im Rücken. Entsprechend befindet sich der Minuspol auf der linken Körperseite, unter den Füßen und auf der Körpervorderseite. Durch Stress kann diese gesunde Ordnung durcheinander geraten. Der Biophysiker Fritz-Albert Popp wies bei einem Versuch mit Gurkenkeimen nach, dass die Störung der magnetischen Ausrichtung zu Zerfall und Tod führt. Nach Popp wird der

Zerfall durch den Verlust von Biophotonen in der Zelle eingeleitet. Dieser Verlust wird durch eine gestörte magnetische Ausrichtung hervorgerufen (Bischof, 2002).

Vereinfacht ausgedrückt entwickelt sich folgende destruktive Kettenreaktion:

1. Durch Stress wird die geordnete magnetische Ausrichtung im Menschen gestört.
2. Diese Störung führt zum Verlust von Biophotonen in der Zelle. Das Licht der Zellen erlischt allmählich.
3. Der Mensch verliert Energie.
4. Die Zellkommunikation wird dadurch behindert.
5. Die Informationsweiterleitung für biochemische Prozesse wird gestört und damit erschwert.
6. Die organischen Prozesse laufen nicht mehr rund und der Mensch erkrankt.

Diese destruktiven Vorgänge sind heutzutage bei sehr vielen Menschen aktiv. Dauerstress lässt das Licht aus unseren Zellen schwinden, die Zellkommunikation verdunkelt sich buchstäblich und man fühlt sich erschöpft und energielos.

Die Nonduale Ordnungstherapie

Wenn ich vorhabe, als Heiler eine wirklich gute Arbeit abzuliefern, muss ich zwingend das folgende unumstößliche Gesetz befolgen:

Der Heiler muss ein höheres Energiepotential besitzen als die Patienten!

Das ist ungemein wichtig und ich kann es nicht oft genug betonen! Energie fließt immer vom höheren Potential zum geringeren und niemals umgekehrt. Daraus folgt, dass ich als Heiler vorrangig meinen eigenen Energiestatus hochhalten muss, um Patienten nicht zu schwächen. Besitzt ein Heiler weniger Energie als der Patient, fließt die Energie des Patienten zum Heiler, wodurch der ohnehin angeschlagene Patient zusätzlich Energie verliert. In manchen Ausbildungen für Energetisches Heilen wird diese wichtige Voraussetzung nicht thematisiert. Es wird postuliert, man sei als Heiler „nur ein Kanal" für die wirkende kosmische Energie, die ohne eigenes Zutun durch einen hindurch wirke. Das suggeriert, dass der persönliche Energiestatus des Heilers keine Rolle spielt. Lassen Sie sich bitte von dieser naiven Sicht nicht beeinflussen. Nach dieser Logik könnte man dem Patienten auch ein Abflussrohr auf den Solarplexus stellen und den Rest der Arbeit dem Universum überlassen. Das ist blanker Unsinn, denn selbstverständlich kommt es entscheidend darauf an, in welcher energetischen Verfassung Sie als Heiler sind und es ist dabei gleichgültig, wie Sie Ihre Tätigkeit nennen. Egal ob Sie als Ärztin, Heilpraktiker, Psychotherapeutin, Physiotherapeut, Hebamme, Masseur, Krankenschwester oder im Bereich geistig-energetischen Heilens tätig sind – entscheidend ist, dass Sie dabei ein höheres Energiepotential besitzen, als ihre Patienten. Bedenken Sie bitte, dass Heiler und Patient unweigerlich in Resonanz gehen. Berichte von sich aufopferndem Pflegepersonal und völlig überlasteten und erschöpften Ärztinnen und Ärzten taugen nun wirklich nicht für die Konstruktion von Heldengeschichten, sondern zeigen allenfalls die pervertierte Situation. Wenn ich Ärztinnen und Ärzte behandle, erlebe ich regelmäßig erschöpfte und desillusionierte Menschen, die ihre Ideale, mit denen sie in den Beruf gestartet sind, längst aufgegeben haben. Ein solcher Fall ist Michael.

Michael ist 53 Jahre alt und betreibt eine Landarztpraxis. Er kommt auf Empfehlung einer Kollegin in meine Praxis und eröffnet unser Gespräch mit dem Satz: „Ich bin völlig hinüber und habe gehört, sie könnten mir vielleicht helfen". Michael wirkt eingefallen, energielos und mindestens 15 Jahre älter, als er tatsächlich ist. Er schildert, dass er inzwischen seinen Beruf hasse und sich jeden Morgen zwingen müsse, in seine Praxis zu gehen. Dort warteten täglich 100 bis 120 Patienten auf ihn und er habe keinerlei Motivation mehr für diese „5-Minuten-Medizin". Inzwischen empfinde er seine Tätigkeit als völlig sinnlos, denn er schaue nur noch in die Patientenakte in seinem Computer, verschreibe ein Medikament und „der Rest ist Show".

Ich bin mittlerweile nicht mehr so entsetzt wie früher, wenn ich solche Offenbarungen eines Arztes erlebe. So wie Michael empfinden viele Ärztinnen und Ärzte. Die Perversion ist zur Normalität geworden. Die hohe Suizidrate vor allem bei Ärztinnen kommt nicht von ungefähr. Michaels Fall ist typisch für die ausweglose Situation, in der sich viele Mediziner sehen. Überfrachtet von Bürokratie und Budget-Absurditäten der Krankenkassen, idiotischen Behandlungs-Leitlinien, sinnlosen Fortbildungs-Pflichten und nicht selten zusätzlich genervt von Drangsalierungen der eigenen ärztlichen Vereinigungen, empfinden sich viele im Grunde engagierte Mediziner wie im falschen Film.

In Michaels Fall ist es ein Horrorfilm. Er erzählt mir beiläufig, dass er in den letzten Jahren einige Organe eingebüßt habe. Galle und Milz seien entfernt worden und eine Niere arbeite nicht mehr richtig. Ich frage ihn, auf welche Weise er entspanne. Er schaut mich an wie ein

Kind, das sich nach einem Streich ertappt fühlt, grinst und sagt: „Das ist eine gute Frage!".
Eigentlich habe er noch nie gut entspannen können, aber zumindest sein Tennis lasse er sich nicht nehmen. Auf genaue Nachfrage schildert er mir seine normale Arbeitswoche.
Michael ist jeden Morgen ab 6.30Uhr in seiner Praxis. Eine Stunde Teambesprechung, um 7.30Uhr kommen die ersten Patienten. Er arbeitet dann durch bis zur Mittagspause um 12.30 Uhr. Dann isst er etwa 30 Minuten zu Mittag, um dann bis 15.00 Uhr seine Korrespondenz zu erledigen und Laborberichte zu lesen. Von 15.00 – 18.30 Uhr ist er wieder in der Praxis. Dann habe er noch etwa eine Stunde, um Liegengebliebenes aufzuarbeiten. Gegen 19.30 Uhr isst er dann Abendbrot, schaut sich um 20.00 Uhr Nachrichten im Fernsehen an und eventuell noch einen Film, wenn er es schafft. Denn meistens schlafe er dabei ein. Freitagsnachmittags habe er frei, da er dann oft zu Fortbildungen anreisen müsse, die am Wochenende stattfänden. Er lasse sich aber „sein Tennis nicht nehmen", wie er betont – jeden Mittwoch von 20.00 – 22.00 Uhr.

Ich möchte jetzt nicht im Einzelnen schildern, wie Michael und ich zusammen an seiner Situation gearbeitet haben. Seine Revitalisierung gelang durch die Arbeit auf mehreren Ebenen und beinhaltete auch eine Umstrukturierung seiner Praxis. Dieses Fallbeispiel habe ich ausgewählt, weil es erstens beschreibt, in welch desolatem persönlichem Zustand sich viele Menschen in Heil- und Pflegeberufen befinden und es zweitens sehr gut illustriert, worum es beim Heilen unbedingt gehen muss. Hand aufs Herz – würden Sie sich gerne von einem derart ausgebrannten Heiler behandeln lassen wollen? Wozu soll das führen?

Menschen, die sich für eine Ausbildung im Nondualen Heilen interessieren, müssen sich mit dem Ehrenkodex in Teil 2 einverstanden erklären. Wenn sie das nicht können oder wollen, ist die Ausbildung für sie ungeeignet. Im Ehrenkodex des Nondualen Heilens lautet der erste Hauptsatz:

„Ich verpflichte mich dazu, mein eigenes Energiepotential zu pflegen und niemals in erschöpftem Zustand andere Menschen zu behandeln!"

Ein hohes Energiepotential ist die Voraussetzung, um die beiden Techniken Nonduale Ordnungstherapie und Nonduale Energieübertragung seriös durchführen zu können.
Bei der Nondualen Ordnungstherapie werden die gesunden Polaritäten wieder hergestellt. Mittels Berührungen und Abstreichungen im Rücken, Brust- und Bauchbereich wird die geordnete magnetische Ausrichtung wieder hergestellt. Im Anschluss werden die 3

Dantien harmonisiert, Dantien (auch Dantiane) sind körpereigene Energiereservoirs in Bauch, Brust und Kopf. Für eine überragende Gesundheit ist ein hohes Energiepotential im unteren Dantien, das sich im Areal unter dem Bauchnabel befindet, Voraussetzung. Ein hohes Energiepotential im Brustbereich gewährleistet die Fähigkeit zu Harmonie und friedfertiger, zugewandter Kommunikation. Die Energie im oberen Dantien des Kopfes erzeugt Klarheit, Entscheidungssicherheit, unbestechliche Eigenständigkeit und ermöglicht den Zugang zu Bereichen jenseits der menschlichen Alltags-Sinne.

Die Anwendung der Nondualen Ordnungstherapie empfiehlt sich in Verbindung mit der EVA-Korrektur und ist eine Basis-Technik auf der Ebene der Körper-Energie.

Eine weitere wichtige Behandlungsvariante ist die Nonduale Energieübertragung. Ich praktiziere die Energieübertragung sowohl mit beiden Händen, als auch mit einer Hand oder einem Finger – je nachdem, welcher Art die Beschwerden sind. Die Energieübertragung setze ich vor allem bei sehr schwer erkrankten Menschen ein. Sie ist beispielsweise bei Krebskranken zunächst die erste Wahl. Unabhängig davon, in welchem Stadium sich an Krebs erkrankte Patienten befinden und ob sie Operationen, Bestrahlungen oder Chemotherapien hinter sich haben, benötigen sie ausnahmslos jeden Funken Energie, den sie bekommen können. Die Energieübertragung ist in diesen Fällen die beste Erstmaßnahme, um eine Revitalisierung fundiert einleiten zu können.

Sowohl die Abläufe der Nonduale Ordnungstherapie als auch die Nonduale Energieübertragung werde ich im zweiten Teil skizzieren, aber nicht im Detail beschreiben. Es geht dabei nicht darum, etwas zu verheimlichen. Ich habe andere Beweggründe. Aus meiner Sicht ist es bei beiden Anwendungen wichtig, dass Heiler zunächst ihre persönliche Tiefe kennen und auszuloten lernen. In dieser inneren Tiefe liegt das wirkliche Potential, um energetisch wirksam einwirken zu können. Die persönlich erlebte Erfahrung, in einem Meer unbegrenzter Energie zu leben, ist nicht auf intellektuelle Weise zu erreichen. Ich habe viele unterschiedliche Verfahren des energetischen Heilens studiert und mich von Heilern unterschiedlichster Kulturen unterrichten lassen. Nach meiner tiefsten Überzeugung sollten Menschen, die ernsthaft daran interessiert sind, wirklich fähige Heiler zu werden, sich ihren ganz persönlichen Weg zutrauen. Der Grundstein dazu wird in meditativer Versenkung gelegt. Dabei öffnen sich innere Heilräume und Energiespeicher, die individuell ganz verschieden sein können. Im Rahmen der Ausbildungen im Nondualen Heilen leite ich diesen Prozess schrittweise an und begleite ihn individuell. Dieser Zugang zur persönlichen inneren Kraft ist der eigentliche Schlüssel, um energetisch heilen zu können. Die Techniken sind dann im Anschluss verhältnismäßig leicht zu erlernen.

Die 6. Ebene: Gedanken

Machen Sie bitte folgendes Experiment: Stellen Sie sich mit dem Rücken ca. 5cm vor eine Wand. Schließen Sie dann die Augen und denken Sie, dass Sie gleich nach hinten kippen werden.
Ihr Körper wird entweder diesem Gedanken folgen und Sie kippen lassen, oder in eine Gegenbewegung gehen. In jedem Fall wird Ihr gegenwärtig gedachter Gedanke „Ich kippe!" im nächsten Moment die Energie Ihrer Muskulatur aktivieren und Ihr Körper wird das ausführen, was Ihre Gedanken in die Wege geleitet haben. Dieser von William Benjamin Carpenter in der westlichen Welt erstmals 1852 beschriebene Effekt ist in anderen Kulturen viel früher bekannt gewesen. So lautet im daoistischen Qigong eine uralte Grundregel: Die Energie folgt den Gedanken. Untersuchen wir diesen Satz genauer, stellt sich zunächst die Frage, was Gedanken eigentlich sind. Woraus bestehen Sie? Wo sind sie zu orten? Wie sind sie beschaffen? Was bewirken sie? Und woher erhalten Gedanken ihre Energie?

Die Beschaffenheit der Gedanken und die Gestaltung des Lebens

Anhand des einfach nachzuvollziehenden Carpenter-Effekts lässt sich erkennen, dass die Beschaffenheit und Ausrichtung gegenwärtiger Gedanken das zukünftige persönliche Sein bestimmen. Weiterhin wird dadurch klar, dass unsere gegenwärtige Lebenssituation ein Produkt von Gedanken aus der Vergangenheit ist. Man könnte daher die einfache Formel aufstellen: die Gedanken Deiner Vergangenheit bestimmen Dein Jetzt und was Du jetzt denkst wird Deine Zukunft bestimmen. Oder noch einfacher: Du bist, was Du dachtest und wirst sein, was Du jetzt denkst.
Tatsächlich geschieht genau das permanent. Die Summe unserer Konditionierungen, Erfahrungen, Niederlagen und Erfolge aus der Vergangenheit bestimmen unser gegenwärtiges Leben und sind die Nährböden für Muster, Gewohnheiten, Begierden und Süchte, denen wir unterliegen. Diesen gewaltigen Ballast schleppen wir durch die Gegenwart und erschaffen derartig konditioniert weiteren Ballast, der unser Energiepotential umso mehr dezimiert, je destruktiver das Sammelsurium ist. Gelingt es, den Anteil nährender Erinnerungen und erfolgreicher Erlebnisse zu erhöhen und die belastenden, destruktiven Erfahrungen zu verabschieden, so wird unser Energiestatus erhöht.

Gerade bei chronisch Erkrankten oder total erschöpften Menschen wiegt der Anteil an altem, destruktivem Ballast in der Regel sehr schwer. Er dominiert das gegenwärtige Denken und mindert wie ein innerer Saboteur permanent die energetische Verfassung. Es ist daher sehr wichtig, die Beschaffenheit der Gedanken zu verändern, um Heilung einleiten zu können. Im Nondualen Heilen stehen dafür einige Techniken zur Verfügung, die ich in Teil 2 beschreibe.

Alles logisch, oder? - Die Hilflosigkeit der Ratio

Auf die Frage, in welchem Körperbereich Gedanken zu orten sind, werden die meisten Menschen das Gehirn nennen. Denken findet im Gehirn statt - das scheint heutzutage jedem klar zu sein. Hier wird meine Absicht formuliert und die Regelkreise meines Körpers führen diese dann aus. In meinem Gehirn entwickle ICH beispielsweise die Absicht, mein Zimmer neu zu streichen. ICH fahre zum nächsten Baumarkt und kaufe Farbe, Rolle und Pinsel. Infolge meiner Gedanken führt meine Muskulatur die Arbeit aus, die ICH in sie hinein programmiert habe. Klingt logisch. ICH und mein Gehirn sind die Herrscher im Haus. ICH, ICH, immer wieder dieses ICH, dass so formidabel alles im Griff zu haben scheint.

Wie treffsicher ist aber diese Argumentationskette in einem Fall wie diesem:

Kevin, 20 Jahre alt, erscheint in meiner Praxis. Er macht auf mich einen sehr ruhigen, intelligenten und aufgeschlossenen Eindruck. Gleichzeitig wirkt er sichtlich verunsichert. Nach langem Schweigen, in dem er nach Worten sucht, offenbart er mir sein Problem. Er habe sich vor zwei Jahren buchstäblich aus heiterem Himmel von Julia, der Liebe seines Lebens getrennt. Julia sei aus allen Wolken gefallen, hätte um „eine Erklärung gefleht", die er ihr aber nicht habe bieten können. Er sei selbst absolut ratlos bezüglich seiner Entscheidung, auch heute noch, zwei Jahre nach der Trennung. Kevin habe Julia absolut nichts vorzuwerfen, beide seien seit der Trennung Single geblieben und sie versuchten seitdem immer wieder sich erneut anzunähern. Aber obwohl er Julia liebe und sie für ihn dasselbe empfinde, würde es nicht mehr funktionieren und dieses ständige Hin und Her habe sich zu einer für beide quälenden Situation entwickelt. Sobald Julia ihm zu nahe komme, bekäme er Schwindelgefühle, er würde erstarren und sei völlig handlungsunfähig. Mittlerweile würden die Symptome bereits auftreten, wenn Julia in sichtbarer Nähe sei. Daher würden Sie inzwischen nur noch „aus sicherem Abstand" per Smartphone kommunizieren. Sein Hausarzt hätte eine Depression diagnostiziert und ihm Psychopharmaka verschrieben. Das habe aber „überhaupt nicht geholfen und ihn nur benebelt", was er sich in seinem Beruf über-

haupt nicht leisten könne. Daher habe er die Mittel wieder abgesetzt und könne jetzt zumindest wieder seinen Alltag gut bestreiten. Das Problem mit Julia sei aber nach wie vor beherrschend und er wisse nicht, was da eigentlich mit ihm passiere. Seine Gedanken seien immer bei Julia und sein größter Wunsch sei es, wieder mit ihr zusammen zu sein.

Was geht da vor? Kevins ICH möchte nichts lieber, als wieder mit Julia zusammen zu sein. Julias ICH möchte das auch. Beide hegen keinerlei negative Gedanken bezüglich einer Fortsetzung ihrer Beziehung. Sie lieben einander. Auch auf rationaler Ebene spricht alles dafür und dennoch klappt es nicht. Warum führen Kevins Regelkreise den Auftrag seines Gehirns nicht aus? Warum verweigert sein Vegetativum sich so hartnäckig und nimmt ihn buchstäblich aus dem Spiel?

Ich beschreibe zunächst des Rätsels Lösung. Auf meine Frage, wann seine Symptome begonnen hätten, sagt Kevin, dass ihm erstmalig während der Feier zu seinem 18. Geburtstag unwohl gewesen sei. Er habe sich da schon kurz hinlegen müssen und zunächst geglaubt, er habe sich den Magen verdorben. In den Folgetagen habe er sich dann aber mehr und mehr von Julia zurückgezogen und habe am liebsten ganz für sich sein wollen. Wir arbeiten daraufhin mit der SmilingSounds-Technik „Flow&Spin", die ich in Teil 2 beschreibe. Diese Technik ist ein ganz wichtiger Baustein im System des Nondualen Heilens und das effektivste Mittel, um emotionalen Stress aufzulösen. In Kevins Fall hatten sich mehrere Stress-Schichten aufgetürmt, denn immerhin lief er schon zwei Jahre mit dem unerklärlichen Trennungsschmerz durchs Leben. Mit Flow&Spin gelingt es vorzüglich, selbst lange bestehenden und tief versteckten biografischen Stress aufzulösen. So konnten wir auch die Ursache von Kevins Problem ausfindig machen und beseitigen. Die Ursache war eine Situation, als Kevin fünf Jahre alt war. Kevins Opa hatte, wie es viele Kriegsveteranen zu allen Zeiten taten, im Familienkreis vom Krieg erzählt. Der Opa hatte als 18-jähriger Soldat zusammen mit seinem besten Freund im Schützengraben gelegen, als dieser von einer tödlichen Kugel getroffen wurde und in Opas Armen verstarb. Der kleine Kevin hatte mit großen Ohren gelauscht und in diesem Moment wurde der Grundstein zu Kevins späterem Problem gelegt. Im Wahrnehmungssystem des kleinen Kevin vollzog sich in etwa folgende Turbulenz: *Mein lieber Opa! Sein bester Freund starb in seinen Armen! Wie furchtbar traurig!* Man kann sich unschwer vorstellen, wie Opas Trauer als Übertragungsstress beim kleinen Kevin einschlug, sich in seiner Brust einnistete und ihn seither still begleitete. Das Regulationssystem des kleinen Kevin deponierte das Ereignis mitsamt Trauer-Stress in den Katakomben seines Unterbewusstseins. Als der heranwachsende

Kevin dann 18 Jahre alt wurde und damit dasselbe Alter erreichte, in welchem dem geliebten Opa der Schicksalshieb verabreicht wurde, triggerte die Zahl 18 das alte Trauma wieder an. Opas Leid wurde in Kevin wieder präsent und sein Unterbewusstsein konstruierte die folgende Verhaltensregel: ziehe Dich zurück und lass das Liebste, das du hast, nicht zu nahe an Dich herankommen. Neben Dir wird gestorben!

Kevins plötzlich einsetzende ablehnende Haltung gegenüber Julia muss in diesem Licht völlig anders interpretiert werden. Es ging darum, Julia zu schützen. Zu schützen vor der vermeintlichen Gefahr, die eine zu große Nähe zu Kevin für sie bedeutet hätte. So jedenfalls die Botschaft aus Kevins Unterbewusstsein, das den emotionalen Stress während Opas Erzählungen dahingehend interpretiert und gespeichert hatte: 18 Jahre ist ein gefährliches Alter! Lebensgefährlich für Deine liebsten Menschen! An Kevins achtzehntem Geburtstag schaltete sein Unterbewusstsein dann auf Notfallmodus und Julia war die Person, die es zu schützen galt. Die innere Logik des Unterbewusstseins ist oft nicht so einfach zu entschlüsseln. Als wir herausgefunden hatten, was da in den Katakomben von Kevins Unterbewusstsein eingelagert war und den tiefen Trauer-Stress aufgelöst hatten, war der Korken aus der Flasche. Kevin war befreit. Und wie im kitschigsten Liebesroman entwickelten Julia und Kevin ihre Beziehung weiter und heirateten ein Jahr später.

Das geschilderte Beispiel klingt spektakulär, ist aber beileibe kein Einzelfall. Es zeigt sehr anschaulich, dass die Ebene der Gedanken und die emotionale Ebene sehr eng verwoben sind. Die feine Energieform der Gedanken wird durch die noch feinere Energieform der Emotionen beeinflusst oder anders ausgedrückt: die Beschaffenheit der Gedanken wird durch die Art der Emotionen bestimmt. Das ist der Grund, warum rein kognitiv ausgerichtete Therapien keine hohe Erfolgsrate besitzen und meistens mehr Schaden anrichten, als Nutzen bringen. Kevins Lebensweg hätte aufgrund des nichtaufgelösten biografischen Stress-Erlebnisses durchaus sehr beklemmend und unglücklich verlaufen können. In vielen ähnlich gelagerten Fällen halten sich die Betroffenen selbst irgendwann für beziehungsunfähig, gehen vielleicht jahrelang in Gesprächs- oder Verhaltenstherapien und können die dort erarbeiteten Lösungsansätze letztlich nicht umsetzen, weil die alten Stress-Monster nicht entzaubert sind.

Wenn Gedanken krank machen – der Nocebo-Effekt

Der junge Mann nutzt die Gunst der Stunde. Er hatte sich als Proband für eine Studie engagieren lassen, welche die Wirksamkeit eines neuen Antidepressivums nachweisen sollte. Üblicherweise wird In solchen Studien das zu testende Medikament der Hälfte der

Probanden verabreicht, während die andere Hälfte Scheinmedikamente ohne Wirkstoff erhält - die sogenannten Placebos. Derek, so hieß der junge Mann (Heier, 2013), wurde im Verlauf der Studie von seiner Freundin verlassen. Das war offenbar mehr, als er glaubte aushalten zu können. Gedankenmüll und daraus resultierende Verzweiflung führten dazu, dass er beschloss, aus dem Leben zu scheiden. Der Restbestand des neuen Antidepressivums ermöglichte ihm die Umsetzung seines in höchster Verzweiflung gefassten Entschlusses. Aus dem Beipackzettel wusste er um die darin beschriebenen Nebenwirkungen. Derek schluckte den gesamten Restbestand und wie im Beipackzettel beschrieben, brach sein Kreislauf umgehend zusammen. In der Notfallambulanz versuchten die Mediziner vergeblich nach allen Regeln der Kunst Dereks Zustand zu stabilisieren. Sein Zustand ließ sich nicht verbessern und er schwebte in Lebensgefahr. Die behandelnden Ärzte konnten sich das nicht erklären. Dann stellte sich heraus, dass Derek zur Placebo-Gruppe gehörte und ein wirkstofffreies Scheinmedikament geschluckt hatte. Er selbst war aber davon überzeugt gewesen, sich per Überdosis vergiftet zu haben. Als Derek erfuhr, was er da wirklich geschluckt hatte, verschwanden die Symptome sofort.

Dieses verbürgte Fallbeispiel (Heier, 2013) mag spektakulär klingen, zeigt aber den Kern eines mittlerweile allgegenwärtigen Problems. Der Nocebo-Effekt ist der destruktive Bruder des Placebo-Effekts. Nocebo heißt übersetzt „Ich werde schaden", Placebo „Ich werde gefallen". Destruktive Nocebo-Gedanken reduzieren den Energie-Status, zuversichtliche Placebo-Gedanken erhöhen ihn.

Als Heiler müssen wir uns dieser Zusammenhänge bewusst sein. Ein nachlässig ausgesprochenes Wort, ein skeptischer Blick oder eine fahrlässige Prognose können bei Patienten unmittelbar Nocebo-Gedanken auslösen.

Als ich 18 Jahre alt war, erlebte ich die Wirkung einer Nocebo-Prognose in unserer Familie. Meine Mutter hatte seit ihrer Geburt eine starke Skoliose und wurde als Kind mit den denkbar falschesten, aber damals üblichen Therapien behandelt, indem man ihren Rücken per Gipskorsett ruhigstellte. Eine Skoliose hat ihre Ursachen niemals auf der rein körperlichen Ebene und Eingipsen verschlechtert die Situation, statt zu helfen. Meiner Mutter wurde dann im Alter von 39 Jahren von ihrem behandelnden Orthopäden eine maximale Lebensdauer von etwa 50 Jahren prophezeit. Man kann sich vorstellen, was eine solche Prognose in einer 39-jährigen Frau auslöst. Ich erinnere mich noch heute daran, wie mein Vater mir damals die Schreckensbotschaft überbrachte und wie sich bei meinen Eltern Angst und Sorge im Alltag ausbreiteten. Glücklicherweise besitzt meine Mutter einen seit jeher gut trainierten Kampfgeist. Und so hat sie sich nach dem ersten Schock in den Folgejahren nicht unterkriegen lassen. Heute ist sie über achtzig Jahre alt und hat ihren Orthopäden lange überlebt.

Die leichtfertig geäußerte Prognose dieses Orthopäden war nicht etwa ein seltenes Relikt eines antiquierten Arzt-Patienten-Verständnisses. In meiner Praxis erlebe ich ständig, dass Patienten nicht nur ihre Beschwerden schildern, sondern auch von angsteinflößenden Prognosen berichten. Das Thema ist zu komplex, um ausschließlich jenen, die diese Prognosen äußern, Fahrlässigkeit vorzuwerfen. So gehört es heutzutage zu den ärztlichen Pflichten, den mündigen Patienten aufzuklären. Diese Aufklärungspflicht kann auch ein juristisches Nachspiel haben, sofern sie unterlassen wird. Dem Patienten wird das Recht zugesprochen, die Wahrheit über seinen Gesundheitszustand zu erfahren. Gemäß der Idealvorstellung kann dann gemeinsam mit ihm entschieden werden, wie die Behandlung vonstatten gehen soll. Doch was ist die Wahrheit? Erfüllt die Prognose der voraussichtlichen Lebenserwartung das Gebot nach Aufklärung? Wohl kaum. Ist ein Satz wie „das ist eine Autoimmunerkrankung, die nicht heilbar ist" die Wahrheit, oder entspringt sie nur der Begrenztheit des Therapeuten, der sie äußert? Im Rahmen der zahlreichen Schilddrüsenbehandlungen, die ich durchführe, begegnen mir in den letzten Jahren gehäuft diese Diagnosen und Prognosen. *„Sie haben Hashimoto. Das ist eine Autoimmunerkrankung, die nicht heilbar ist. Sie kann nur gelindert werden und sie werden leider damit leben müssen"* lautet der verbale Knockout von Endokrinologen oder Hausärzten, mit denen Patientinnen in meiner Praxis erscheinen. Da haben wir dann zunächst einmal ein dickes Angst-Stress-Problem zu behandeln.

Nocebo-Prognosen von Heilern jeglicher Couleur erzeugen Angst. Der Expertenstatus, den Patienten dem konsultierten Heiler durch ihren Besuch zubilligen, verstärkt den Nocebo-Effekt. Wenn ich mich doch schon bemühe, den besten Endokrinologen zu konsultieren und der bescheinigt mir dann eine Autoimmunerkrankung, die nicht heilbar ist, dann muss das doch stimmen! Oder? Beim Thema Hashimoto lässt sich ganz gut illustrieren, worum es geht. Hashimoto ist eine Schilddrüsenentzündung, die plötzlich durch Stress ausgelöst werden kann und sich zunächst oft durch Überfunktions-Symptome bemerkbar macht. Die Entzündung führt dann in der Folge meistens zu Unterfunktion-Symptomen. Bei genauerer Betrachtung finden sich aber häufig sowohl Über- als auch Unterfunktionssymptome. Um das genauer festzustellen, ist es erforderlich, die beiden Schilddrüsen-Seiten einzeln zu untersuchen. Häufig stelle ich fest, dass eine Seite zur Unterfunktion tendiert, die andere jedoch zur Überfunktion. Das wird aber in der orthodoxen Behandlung regelmäßig ignoriert oder man weiß nichts darüber. Stattdessen sieht die Standardbehandlung vor, dass ein Hormon-Ersatzstoff verschrieben wird, den die Betroffenen dann lebenslang nehmen sollen. Schließlich handelt es sich ja um eine Autoimmunerkrankung, die nicht heilbar ist. So die immer wiederkehrenden Erklärungen, die ich in meiner Praxis höre. Nun ist es aber so, dass eine Hashimoto-Schilddrüse sehr wohl ausheilen kann, sofern geduldig auf allen relevanten Daseins-Ebenen behandelt wird. Diese Erkrankung ist ursächlich immer mit Biografie-Stress emotionaler Art verknüpft. Diesen emotionalen Stressabdruck aufzulösen, bedeutet einen wesentlichen Schritt in Richtung Heilung.

Verhält sich nun ein Endokrinologe fahrlässig, wenn er das Urteil „lebenslang" ausspricht? Nein, das lässt sich so nicht behaupten. Er hat lediglich diagnostiziert und prognostiziert, was dem Wissensstand des Paradigmas entspricht, dem er folgt. Was ich mir im Sinne aller Patienten wünschen würde, wäre mehr Bescheidenheit im Aufklärungsgespräch und zwar sowohl bei Vertretern der orthodoxen Medizin, als auch bei Heilpraktikern und Heilern jeglicher Tradition. Ich würde mir wünschen, dass bei Einschätzungen und Diagnosen zunächst der Halbsatz fällt: „Soweit ich das persönlich einschätzen kann….". Damit wäre schon viel gewonnen. Wenn dann noch ein zuversichtlicher und bescheidener Grundton die Diagnosen begleiteten würde, wäre der Aufklärungspflicht auch genüge getan, ohne dabei Angst und Schrecken zu verbreiten.

Im Forschungsbereich der Psycho-Neuro-Immunologie wurde längst der Beweis angetreten, dass angstauslösende Nocebo-Botschaften das menschliche Immunsystem messbar schwächen und Entzündungen begünstigen. Die Werte von Killerzellen, T-Zellen, etc. sinken, wenn Angst-Stress dauerhaft im Menschen wirkt. „Angst essen Immunsystem auf" - auf diesen Nenner möchte ich die Angelegenheit in Abwandlung eines bekannten Film-Titels bringen. Das sollten wir uns als Heiler immer vor Augen führen.

Do-it-yourself-Voodoo – die modernen Flüche des Dr. www.

Stellen Sie sich folgende Situation vor: es klingelt an Ihrer Haustür. Sie öffnen und vor Ihnen steht Ihr Nachbar, mit dem Sie seit einiger Zeit einen Grenzstreit wegen eines überhängenden Astes haben. Sie fühlen sich im Recht, aber erstaunlicherweise Ihr Nachbar auch, obwohl die Sache für Sie doch völlig klar ist. Das denkt Ihr Nachbar auch, aber er belässt es nicht beim Denken, sondern er handelt. Süffisant lächelnd erklärt er Ihnen, dass er einen Voodoo-Zauberer engagiert habe. Der habe dafür gesorgt, dass Sie heute in einem Jahr einen Krebsknoten spüren werden. Diese Krebserkrankung werde unweigerlich zu Ihrem Ableben führen, es sei denn, er ziehe den Auftrag an den Voodoo-Zauberer zurück. Das würde er aber nur tun, wenn Sie den Baum fällen. Nach diesen Worten verschwindet Ihr Nachbar.

Ich gehe davon aus, dass Sie in einer guten Nachbarschaft leben. Wenn Sie sich aber einmal auf dieses fiktive Beispiel einlassen, wie würde es Ihnen nach dieser Botschaft des boshaften Nachbarn ergehen? Würden Sie denken „Der kann mich mal. Ich lasse mich doch nicht von solchem Hokuspokus einschüchtern" und gelassen weiterleben? Oder würden Sie ab und zu überlegen, wann sich der Besuch Ihres Nachbarn jährt. Würden Sie vielleicht nach einigen Wochen eine kleine Verhärtung unter den Achseln spüren? Würden Sie das lieber medizinisch abklären lassen? Würden Sie? Oder gehören Sie zu den ganz Aufgeklärten, die sich darüber lustig machen? In jedem Fall würden Sie sich mit Ihrem Problem (dem Nachbarn) befassen, oder?

Wie dem auch sei. Das Aussprechen von Flüchen hatte in verschiedenen Kulturen immer eine Bedeutung, um Kontrahenten zu schwächen. Moderne Varianten unserer ach-so-aufgeklärten Welt finden sich im Internet. Cybermobbing kann jeden Voodoo-Fluch in den Schatten stellen und Suizide aufgrund medialen Anprangerns, Vorführens und Diskreditierens sind längst geschehen. Ist das Internet ein Segen oder eher ein Fluch? Ich glaube, diese Frage stellen sich viele kritische Geister angesichts von Auswüchsen wie Darknet oder Cybermobbing. Wie bei jedem dualistischen Phänomen kann es bei dieser Frage keine eindeutige Antwort geben. Segen und Fluch sind auch nur zwei Seiten derselben Medaille und Ausdruck dualistischer Zusammenhänge. Auf der segensreichen Seite könnte man die Möglichkeit verbuchen, dass sich heutzutage jeder Laie via Internet über die näheren Zusammenhänge von Erkrankungen informieren kann. Diese außerordentliche Chance war noch vor einigen Jahrzehnten nicht gegeben und entsprechende Informationen gab es im Grunde nur im Rahmen medizinischer Ausbildungen. Allerdings gibt es auch die Kehrseite der Medaille. Auf dieser Kehrseite findet sich vor allem eine Eigenschaft des Internets, die der modernen Variante eines Fluchs entspricht. Man benötigt keinen streitsüchtigen Nachbarn mehr, um sich psychisch unter Druck setzen und Angst einflößen zu lassen. Das kann man heutzutage ganz prima selbst erledigen, indem man Dr.www. konsultiert. Dazu folgende Fallbeschreibung:

Cindy, 35 Jahre alt, erscheint in meiner Praxis, begleitet von einem bunten Strauß von Symptomen. Sie klagt über Erschöpfungszustände, diffuse Schmerzen „praktisch überall", Unruhe, Schlafstörungen, und „allen möglichen anderen Symptomen", die sie gar nicht alle aufzählen könne. Aufgeregt und sehr bestimmt bedeutet sie mir, dass „das jetzt nicht so weitergehen kann und jetzt endlich etwas passieren muss". Ich frage Cindy, was sie bisher schon unternommen habe und warum sie glaube, dass ich ihr helfen könne. Sie antwortet, dass sie schon bei vier Ärzten gewesen sei und auch schon zweimal den Notarzt rufen musste. Sie sei dann jeweils für einige Tage in der Klinik gewesen und dort habe man sie durchgecheckt, aber „erstaunlicherweise nichts gefunden". Meine Adresse habe sie von einer Freundin bekommen und sie hoffe nun, dass ich ihr endlich sagen könne, was sie habe. Sie sei sicher, eine „ganz schwere Erkrankung" zu haben, die bislang aber keiner entdeckte, anders könne das gar nicht sein. Ich versuche sie zu beruhigen, indem ich darauf hinweise, dass eine schwere Erkrankung bei zweimaligem Klinikaufenthalt höchstwahrscheinlich erkannt worden wäre. Cindy lässt das Argument aber nicht gelten und besteht darauf, schwer erkrankt zu sein. Alle ihre Symptome würden darauf hindeuten. Ich frage sie, wie sie darauf komme.

Sie ahnen wahrscheinlich, was Cindy mir geantwortet hat. Natürlich hatte sie ausführlich im Internet recherchiert. Ohnehin liegt der größte Teil von Cindys Leben in der Beschäftigung mit dem Internet, wie ich auf Nachfrage erfahre, obwohl sie vier Kinder aus drei Beziehungen versorgen muss.

Dazwischen betreibt sie Do-it-yourself-Voodoo. Cindy holt sich ihre Diagnosen bevorzugt von Dr.www., der ausgewiesenen Koryphäe für Gesundheits- und Lebensfragen aller Art. Dieser Dr.www. blickt einfach besser durch als seine Kollegen der analogen Welt und seine Einschätzungen haften nicht an der Oberfläche, sondern bewegen sich ausschließlich in diagnostischer Tiefe. Wenn Sie beispielsweise abgespannt sind und über Gliederschmerzen klagen, wird das keine leichte Grippe sein, sondern Dr.www. diagnostiziert präzise Rheuma. Wenn Sie ein leichtes Kribbeln in Armen oder Händen spüren, ist das nicht etwa auf einen blockierten Rückenwirbel zurückzuführen. Nein, nach ausführlicher Symptom-Analyse bei Dr.www. hat sich dieses leichte Kribbeln inzwischen zu einem eindeutigen Zittern entwickelt und es handelt sich dabei unbedingt um Anzeichen von Morbus Parkinson. Wer öfter Kopfschmerzen hat, sollte nicht etwa ausreichend trinken, sondern Dr.www. vermutet einen Tumor und wessen Rücken verspannt ist, erfährt, dass die eingegebenen Schmerzsymptome auf einen Nierenschaden hinweisen.

Cindy hat die typischen Symptome einer modernen Stress-Erkrankung. Im Wartezimmer lässt sie die Finger keine Sekunde von ihrem Smartphone und wackelt dabei unablässig mit den Beinen. Cindy ist süchtig nach Stress-Hormonen. Ihr inneres Tempo kennt schon lange keine Ruhepausen mehr. Ich will alles und sofort - die alte Parole der Punk-Bewegung hat sich längst als nicht hinterfragtes Anspruchsverhalten der Cyberjunkies manifestiert. Cindy kann ihre virtuelle Welt in Bruchteilen von Sekunden verändern und benötigt somit in ihrer Wahrnehmungswelt keine längeren Aufmerksamkeitsspannen. Das drückt sich auch in ihrer Erwartungshaltung an mich aus. Sie erwartet einerseits von mir eine Behandlung, die dem Einschalten des Lichtes im Behandlungsraum entspricht: einfach auf den Schalter drücken und sie ist wieder ganz die Alte. Andererseits beharrt sie darauf, dass sie eine schwere Erkrankung haben MÜSSE. Dass sich das widerspricht, erkennt Cindy nicht. Dieses Sammelsurium paradoxer Erwartungen und widersprüchlicher Argumentationsweisen ist nicht untypisch. Die Hardcore-Fans von Dr.www. vereint allesamt die Überzeugung, von einer ernsthaften Erkrankung heimgesucht worden zu sein. Gleichzeitig erwarten sie die Heilung auf Knopfdruck - oder passender: per Mausklick. Das funktioniert ja in anderen Lebensbereichen auch, jedenfalls virtuell.

Ich kann Ihnen versichern, dass diese Art von Störung jedem Heiler alles an Geduld abverlangt, das er aufbieten kann. Aus schulmedizinischer Sicht ist die Sache klar. Körperlich gibt es nicht den Hauch eines Befunds, also muss es psychisch sein. In gewisser Weise stimmt das in Cindys Fall auch und längst existiert für solche Fälle der Begriff des Cyberchonder – den Hypochonder des digitalen Zeitalters. Was soll aber die klassische Psychotherapie mit solchen Fällen anfangen? Sicher, im Rahmen einer Verhaltenstherapie könnte man eventuell den Umgang mit Smartphone und Computer verändern. Vielleicht. Ist der Suchtfaktor zu hoch, das Verlangen nach Reiz und Stresshormonen unstillbar oder fehlt es an Einsichtsfähigkeit beim Patienten, wird das aber kaum funktionieren. Was also dann? Psychopharmaka? Darauf würde es bei einer orthodoxen Behandlung hinauslaufen. Der Weg in die psychiatrische Karriere wäre damit geebnet.

Aus meiner Sicht geht es aber in diesen Fällen um etwas Anderes. Cindy hat, obwohl sie klinisch zweimal auf den Kopf gestellt wurde, sehr wohl körperliche Symptome. Sie hat die typischen Verspannungs-Kaskaden, die sich viele Menschen einhandeln, die ihr Leben unablässig vor irgendwelchen Bildschirmen verbringen. Ihr sympathisches Nervensystem ist seit langem überreizt, ihre Nebennieren erschöpft und ihre Schilddrüse angegriffen - noch im vorklinischen Stadium, aber immerhin. Ihr Nocebo-Gedankenkarussell bildet ständig neue Symptome aus, die sich kurz darauf tatsächlich als sich selbst erfüllende Prophezeiung körperlich manifestieren. „Ich habe ja was, ich spüre es doch", sagt Cindy und das lässt sich nicht widerlegen. In Cindys Fall genügt es nicht, sie zum psychiatrischen Fall zu erklären. Ich arbeite mit ihr auf den Daseinsebenen 4 bis 8 und zwar mit sehr viel Geduld.

Während der Behandlung schickt sie mir per Email ungefragt täglich mehrmals Wasserstandsmeldungen ihrer Befindlichkeiten, bis es uns gelingt, auch diese Marotte abzutrainieren. Wir arbeiten an der Veränderung der Tagesstruktur, lösen biografischen Stress auf, verabschieden einige ungünstige Konditionierungen und erhöhen ihr Energiepotential. Wir arbeiten auch auf der körperlichen Ebene und versuchen, schrittweise ihre Nocebo-Gedanken zu verändern. Cindy hat dabei keinen Spaß und ich auch nicht. Mehr als einmal kämpfe ich um meine Motivation und muss mir immer wieder ins Bewusstsein rufen, dass Patienten eigentlich Lehrmeister sind. Sobald wir einen Fortschritt erreichen, torpediert Cindy diesen wieder mit irgendeiner Selbstsabotage-Konditionierung, die wir dann auflösen. Der Prozess stagniert nie, es geht immer ein wenig voran und dennoch frage ich mich mehr als einmal, warum Cindy weiterhin kommt. Aber sie kommt. Allmählich, nach etwa zehn Behandlungen wird es besser. Sie wird ruhiger und beginnt den Fokus vom vermeintlich Negativen auf das bisher Erreichte zu richten. Dadurch kippt der Heilungsprozess ins Positive. Cindy verlässt die gedankliche Nocebo-Welt und beginnt sich für das Gelingen zu interessieren. Schritt für Schritt wird ihre veränderte Haltung zu ihrem eigenen Placebo.

Gedanken werden zu Materie

Als nüchterne Beobachter unseres Seins können wir den Zusammenhang zwischen der Beschaffenheit unserer Gedanken und der daraus entstehenden Wirklichkeit erkennen. Eine entspannte, zuversichtliche Geisteshaltung erzeugt ein Leben voller Energie und unsere Körperfunktionen nehmen diese lebensbejahenden Impulse unserer Software mit Freuden auf. Unser Körper wird geschmeidig, kraftvoll und unser Immunsystem wird bestens ausgestattet, um sich destruktive Mitbewohner vom Leibe zu halten.
Umgekehrt funktioniert das aber auch. Eine Nocebo-Geisteshaltung löst die beschriebenen Stress-Kaskaden im Körper aus. Diese permanente Überschwemmung mit Stresshormonen verschiebt das Energie-Materie-Verhältnis unseres Körpers zu unseren Ungunsten. Der Materie-Anteil erhöht sich, der Energie-Anteil sinkt. Die Frequenzen der einzelnen Regelkreise verändern sich, der Gleichklang im Zusammenspiel unserer Körperabläufe wird zum chaotischen Vielklang. Die permanent im Notfallmodus schwingenden Zellen kommunizieren nicht mehr vertrauensvoll untereinander, denn jede Zelle hat genug mit sich selbst und ihrer Überlastung zu tun. Das Resultat eines starren, destruktiven Denkens führt zur überproportionalen Materialisierung im Körper. Verspannungen, Kalkablagerungen, knotige Drüsen, verhärtete Sehnen, überlastete Lymphbahnen, eine gestaute Leber

oder eine verzögerte Eiweißsynthese sind die Folgen. Der Mensch erstarrt nicht nur geistig, sondern versteinert allmählich auch körperlich.

Unser Organismus ist keineswegs eine statische oder von linearen Abläufen geprägte Maschine, wie es das Newtonsche Physik- und Biologie-Modell glaubte erklären zu können. Vielmehr prägen nicht-lineare Abläufe unsere Wahrnehmungen. Die Beschaffenheit unserer Gedanken ist dabei eine entscheidende Komponente und sorgt für das entsprechende Ergebnis. Unser Gehirn ist unablässig damit beschäftigt Signale aufzunehmen, zu sortieren und zu interpretieren, Nervenverbindungen zu erschaffen oder stillzulegen. Hormone werden ausgeschüttet oder zurückgehalten, Proteine und Enzyme werden gebildet oder ausgebremst, wenn es eine Notfallsituation erfordert. Im Frontallappen des Gehirns hinter unserer Stirn wird permanent der Taktstock geschwungen. Dieses Strategiezentrum schickt seine zahlreichen Boten, die Neuropeptide, in das Reich unseres Körpers, um aktuelle Botschaften zu verbreiten und die genetischen Schalter zu bedienen, damit unsere DNA ihr aktuelles Update erhält.

Ein beeindruckendes Beispiel für den Zusammenhang zwischen der Beschaffenheit von Gedanken und der daraus möglichen Beeinflussung körperlichen Vorgänge, ist ein bereits 1957 publizierter Fall (Dispenza, 2017). Der Psychologe Bruno Klopfer schildert darin einen Patienten, dessen Lymphdrüsen von einem fortgeschrittenen Lymphom befallen waren. Er hatte in Nacken, Leisten und Achselhöhlen bereits Geschwulste in beachtlicher Größe, bis zum Durchmesser einer Orange. Der Patient war bettlägerig, fiebrig, die konventionelle Behandlung blieb erfolglos und sein Arzt hatte die Hoffnung aufgegeben. Dann hörte der Patient, den Klopfer „Mr. Wright" nannte, davon, dass ein neues Krebsmedikament aus Pferdeblut in der Erprobungsphase war und insistierte so hartnäckig, bis sein Arzt ihm schließlich dieses Testmedikament verabreichte. Zwei Tage nach der Injektion war Mr. Wright wie ausgewechselt und verhielt sich wie ein kerngesunder Mensch. Innerhalb von drei Tagen waren seine Lymphome nur noch halb so groß und nach weiteren zehn Tagen konnte er als geheilt entlassen werden.

Zwei Monate später erfuhr Mr. Wright aus Zeitungsberichten, dass sich das neue Medikament als wirkungslos erwiesen habe. Sofort erlitt er einen Rückfall und die Lymphome kehrten zurück. Sein Arzt, der die Spontanheilung seines Patienten von Anfang an auf den Placebo-Effekt zurückgeführt hatte, reagierte geschickt. Er bat Mr. Wright eindringlich, diesen Zeitungsberichten keinen Glauben zu schenken. Sein persönlicher Rückfall sei ausschließlich auf eine Fehlcharge des Medikaments zurückzuführen, die er ihm leider unwissentlich injiziert habe. Eine neue, verbesserte und hochwirksame Dosis sei aber bereits auf dem Weg und er könne umgehend damit behandelt werden. Einige Tage später erhielt Mr. Wright dann erneut eine Injektion, allerdings ohne jegliche Wirkstoffe, was ihm aber nicht mitgeteilt wurde. Mr. Wrights Lymphome verschwanden abermals, es ging ihm gut und er konnte erneut als geheilt entlassen werden. Nach einiger Zeit wurde das neue Krebsmedikament jedoch von der amerikanischen Ärztekammer als bewusster Schwindel entlarvt. Als Mr. Wright davon erfuhr, verlor er endgültig den Glauben an seine Heilung. Er erlitt einen erneuten Rückfall, von dem er sich nicht mehr erholte und verstarb zwei Tage später.

Mr. Wright hatte wirklich alles richtig gemacht, als er an seine Heilung glaubte. Der Haken daran war, dass er daran glaubte, die unerwünschte Materie (seine Lymphome) nur durch Materie (das Medikament) zum Verschwinden bringen zu können. Er war auf dem richtigen Weg, als er seine Nocebo-Gedankenwelt verließ und sich voller Hoffnung seiner Heilung entgegen dachte. Leider war ihm nicht bewusst, dass das eigentliche Medikament aus seiner gedanklichen Neuausrichtung bestand. Zweimal konnte er unbewusst diesen Zusammenhang aufzeigen und gesundete. Das Statement der Ärztekammer entzog ihm aber dann die Basis für seine innere Überzeugung und sofort verflüchtigte sich seine Lebensenergie.

Dieses Beispiel sollte eigentlich genügen, um uns klar zu machen, wie Erkrankungen entstehen und wie wir damit umzugehen haben. Intellektuell ist dafür keine große Anstrengung nötig. Wir verzichten einfach darauf, im Nocebo-Modus zu denken und nutzen die Kraft unserer zuversichtlichen Gedanken. Wir verändern einfach unsere Gedanken, das ist alles. Klingt ganz leicht, oder? Wenn das so leicht zu schaffen wäre, müsste ich dieses Buch nicht schreiben. Es würde völlig ausreichen, eine Art Beipackzettel mit Empfehlungen für gesundheitsfördernde Gedanken mit sich zu führen. Die Praxen könnten schließen und die Kliniken könnten sich auf Unfälle spezialisieren. Wer schon einmal versucht hat, ungünstige Angewohnheiten abzulegen, weiß, wie schwierig sich diese Absicht gestalten kann. Als Heiler habe ich daher auch die Aufgabe, auf der Ebene der Gedanken geeignete Hilfen anzubieten.

Das Sixpack-Infernale – die sechs hartnäckigsten Lösungsblockaden

Lösungsblockaden sind innere Muster, die Behandlungsprozesse sabotieren oder bereits im Ansatz verhindern. Es handelt sich dabei um von Emotionen gefütterte Gedanken, die den inneren Dialog eines Menschen beherrschend prägen. Da viele Lösungsblockaden irgendwann einmal eine schützende Funktion erfüllten und mitunter seit Jahrzehnten bestehen, können sie sich für Patienten und Heiler als hartnäckige Kontrahenten entwickeln, denen nicht so einfach beizukommen ist. Der Grund dafür ist die unbewusste Vertrautheit mit den alten Mustern. Das gilt auch für solche Muster, die im Laufe des Lebens einen ursprünglich vorhandenen Wert längst eingebüßt haben, inzwischen nur noch belastend sind und getrost verabschiedet werden könnten. Der Volksmund spricht dann von der Macht der Gewohnheit.

In meiner Praxis konnte ich im Laufe der Jahre feststellen, dass sechs hartnäckige Lösungsblockaden immer wieder auftauchen. Diese Blockaden besitzen den Charakter von quälenden inneren Dämonen, weshalb ich sie als das *Sixpack-Infernale* bezeichne. Diese sechs Quälgeister sind:

1. Selbstentwertung
2. Schuldzuweisungen
3. Erwartungshaltungen
4. Inneres Kleinwerden
5. Anhaften
6. Fixiertes Selbstbild

1.Selbstentwertung
Die populärste Methode zur Sabotage des eigenen Lebensglücks ist die Selbstentwertung. Sie tritt praktisch bei jedem psychischen Problem auf und wirkt im Untergrund vieler chronischer Erkrankungen, sei es als offen geäußerter Leitsatz *(diverse Varianten von: „Ich bin nichts wert")*, im Leistungskontext *(„Ich bin nicht gut genug")* oder als subtile Selbstgeißelung *(„Immer baue ich Mist")*.

Oft versteckt sich die Selbstentwertung unter unduldsamer Tüchtigkeit *(„Ich muss perfekt sein, darf keine Fehler machen")* oder scheinbarem Altruismus *(„Wenn ich nur an die hungernden Kinder in Afrika denke, ist mein Problem doch wirklich ein Witz")*. Auch selbstironisches Mit-sich-selbst-ins Gericht-Gehen wie z.B. *„Na, das ist ja mal wieder typisch für mich"* oder *„War ja klar, dass mir das wieder passiert"* können maskierte Lösungsblockaden darstellen und zeugen von einem überaus kritischen Umgang mit sich selbst, der im Laufe des Lebens zur Selbstsabotage führen kann.

Wer das eigene Spiegelbild nicht ertragen kann, Fotos von sich selbst aus dem Haushalt verbannt oder jede Menge eigene Defizite benennt, die kein Außenstehender wahrnehmen kann, steht dann mitten in einem Krieg gegen sich selbst. Die innere Logik verbietet eine Stressreduzierung innerhalb des Behandlungs-Prozesses, denn wenn die innere Befehlszentrale die Selbstbestrafung ausgerufen hat, wird sie gerade dann zur Tat schreiten, sobald Entspannung und Lebensfreude drohen. Für Heiler ist es wichtig, diese innere Logik zu verstehen. Die Ratio des Klienten möchte raus aus der Nocebo-Wahrnehmungswelt und Strukturen für ein glückliches Leben schaffen, doch das innere Programm sieht Selbstentwertung vor. Glück ist etwas für andere, nicht für mich.

Die Macht dieser inneren Programme ist der Grund dafür, dass rein kognitiv angelegte Therapien zur Veränderung von Gedankenmustern letztlich scheitern. Als ich noch im Mentaltraining von Sportlern aktiv war, erlebte ich häufig, dass mit ungeheuer hohem Einsatz trainiert wurde (*was an sich schon eine unbewusste Selbstbestrafung darstellen kann*). Mitunter waren „neueste wissenschaftliche Trainingskonzepte" der letzte Schrei, die rein rational zusammengestellte Verhaltensregeln beinhalteten, die Sportler allenfalls kurzfristig halfen, oft aber eher in die Erschöpfung führten. Eine überaus wichtige Grundwahrheit ist, dass jede Spitzenleistung auf Entspannung basiert und die Kunst darin liegt, im Moment des Wettkampfs die richtige (und gesunde) Portion an mentaler und muskulärer Wettkampfspannung bereit zu stellen. Die Balance der beiden Wirkfaktoren Wachstum und Integration ist elementar wichtig, um dauerhaft Spitzenleistungen erzielen zu können. Geschieht dies im Zustand spielerischer Gelassenheit, steigen die Chancen, einen Flow-Zustand und damit höchstwahrscheinlich ein gutes Ergebnis zu erreichen. Wird der entscheidende Aspekt Entspannung übersehen oder minder bewertet, wird die Leistung des Sportlers nur von Willenskraft und Härte gegen sich selbst gespeist.

Tatsächlich ist es so, dass viele Spitzensportler unter einer Ausprägung der Blockade *Selbstentwertung* leiden und es mit Gewalt *„allen zeigen wollen"*. Selbstentwertung bedeutet, mit einer guten Portion Herzlosigkeit rabiat gegen sich selbst vorzugehen. Dieses lieblose Vorgehen gegen sich selbst kennzeichnet auch viele Patienten, die an chronischen Erkrankungen leiden. Ein typisches Beispiel dafür ist die Multiple Sklerose. Patienten, die darunter leiden, kennzeichnet, dass sie wie selbstverständlich alles aus sich heraus holen, unduldsam gegen sich selbst sind, sich für alles verantwortlich fühlen und keine Kontrolle abgeben wollen. Der von Lieblosigkeits-Stress geplagte Körper verhärtet allmählich. Die Energie-Materie-Balance verschiebt sich, es entsteht ein Energiedefizit.

Die häufigsten belastenden Emotionen in diesem Selbstbestrafungsprozess sind Lieblosigkeit, Schuldgefühle, Ungeduld bis hin zu Selbsthass. Wenn Selbstentwertung das Zepter schwingt, hat Entspannung keine Chance. Ohne Entspannung können komplexe Erkrankungen nicht ausheilen, der Funktionskreis Herz wird massiv bedrängt. Unter der Herrschaft von Selbstentwertung werden sich immer wieder neue Verspannungen bilden, die innere Harmonie kommt nicht zustande und die Lebensenergie wird massiv sabotiert. Selbstentwertung wird von Lieblosigkeitsstress gefüttert.

2.Schuldzuweisungen
Eltern erleben mitunter schmunzelnd Situationen, in denen ihre Kinder nach Missgeschicken die Tücken des jeweiligen Objekts beschuldigen. Da rennt die kleine Tochter gegen den Schrank und der Schrank ist schuld. Der Sohn fällt vom Rad und gibt unter lauten Beschimpfungen dem Drahtesel einen Tritt. Werden die Kleinen dann zu Erwachsenen, ändern sich zwar die Ziele, nicht aber das Prinzip der Schuldzuweisungen. Nun sind es eben Ehepartner, Vorgesetzte, Arbeitskollegen oder unmögliche Nachbarn, wie Amtsrichter gerne bestätigen. Häufig werden auch Erziehungsfehler der Eltern als Gründe für das persönliche Scheitern angeführt, genetische Vorveranlagungen oder behindernde Institutionen benannt.

Für Heiler ist es wichtig, zwischen einer vielleicht inhaltlich berechtigten Kritik und der blockierenden Auswirkungen von Schuldzuweisungen auf den Heilungs-Prozess zu unterscheiden. Wer anderen Menschen, Institutionen oder Lebensverhältnissen Schuld zuweist, begibt sich automatisch in eine Opferrolle, was sofort zu einer Beeinträchtigung des eigenen Energielevels führt. Schuldzuweisungen verbrauchen wie alle Lösungsblockaden jede Menge Lebensenergie, die an anderer Stelle sinnvoller einzusetzen wäre. Da Schuldzuweisungen den Charakter einer Problemtrance besitzen, wird die eigene Schwächung aber nicht so leicht bemerkt. Reflexartig werden Gründe im Außen gesucht, statt den Fokus nach innen zu richten und zu überlegen, welchen Anteil ich selbst an meiner Situation habe. Im Heilungsprozess stellen Schuldzuweisungen ein Auslagern der eigenen Zuständigkeit dar. Liegt die Schuld im Außen, brauche ich selbst nicht am Problem zu arbeiten. Ich kann es ja nicht einmal - selbst wenn ich wollte. Mit einer solchen Haltung können Sie jeden Heilungsprozess stoppen. Schuldzuweisungen werden von Wut-Stress gefüttert. Biografisch tauchen dabei oft Vorwürfe an Eltern, Lehrer oder andere Bezugspersonen auf. Schuldzuweisungen werden von den Emotionen Ärger, Wut, Groll oder Zorn genährt und schwächen damit vor allem den Funktionskreis Leber.

3. Erwartungshaltungen

„Nach so vielen Ehejahren kann ich doch wirklich erwarten, dass meine Frau endlich einsieht, dass…"

„Ich erwarte einfach von diesem Staat, dass er dafür sorgt, dass…"

„Ich arbeite schon über zwanzig Jahre für die Firma und da ist es nicht zu viel verlangt, dass…"

„Auch wenn mein Exmann jetzt Frau und Kinder hat, ist es einfach inakzeptabel, dass er sich nicht bei mir meldet."

„Bis heute hat sich meine Mutter nicht dafür entschuldigt, dass…., aber ich versuche es immer weiter, bis sie es endlich einsieht!"

Eine kleine Auswahl an Erwartungshaltungen, die im Nondualen Heilen immer wieder so oder ähnlich auftauchen. Erwartungshaltungen stellen unabhängig von ihrer vermeintlich sachlichen Berechtigung, die indes nur von einer verengten Wahrnehmung bestimmt wird, eine starke Selbstschwächung dar. Menschen, die eine starke Erwartungshaltung mit sich herumschleppen, sitzen wie in Trance als Kaninchen vor der Schlange – mit dem Unterschied, dass sie eine Entschuldigung der Schlange erwarten. Die bleibt wie im Tierreich in der Regel aus, wodurch eine Lähmung der eigenen Lebensenergie entsteht. Im Heilungsprozess wirkt die Erwartungshaltung deshalb blockierend, weil die vermeintliche Ursache eines Problems - wie bei der Schuldzuweisung - von sich selbst weg auf andere projiziert wird. Energetisch stellt die Erwartungshaltung allerdings eine andere Blockade-Variante als die Schuldzuweisung dar. Während die Schuldzuweisung eher von „heißer" Energie getrieben und einen verfolgenden, konfrontierenden Charakter besitzt, ist die Erwartungshaltung eher angstbesetzt, denn es schwingt immer die Befürchtung mit (oder auch die innere Gewissheit) dass die Erwartung sich nicht erfüllen wird. Systemisch bedeutet eine Erwartungshaltung zum einen die Abhängigkeit von der Reaktion des Zielobjekts, zum anderen aber auch eine Form der Übergriffigkeit, die zu extremen Steigerungen führen kann (*Stalking*). Sobald ich eine Erwartungshaltung habe, gebe ich den Schalter für meine eigenen Gefühle an andere ab. Wird meine Erwartung erfüllt, geht es mir gut. Wird sie nicht erfüllt, geht es mir schlecht. Sie ist eine wirksame Form der Selbstsabotage und ein Paradebeispiel für die Auswirkung von Nocebo-Gedanken.

Ich kann immer wieder beobachten, dass Erwartungshaltungen an Ehepartner oder Eltern, selbst wenn diese hochbetagt sind, außerordentlich schwerwiegende Faktoren im Zusammenhang mit chronischen Erkrankungen darstellen. Erwartungshaltungen werden von

Angst-Stress genährt. Ängste, Zweifel und Misstrauen schwächen den Funktionskreis Niere und dezimieren ganz erheblich die Lebensenergie.

4.Inneres Kleinwerden
"Wenn ich in dieser Situation drinstecke, fühle ich mich ganz klein gemacht!" Aussagen dieser Art begegnen mir oft bei privaten oder beruflichen Beziehungsthemen. Patienten fühlen sich dann hilflos, unwissend, inkompetent, degradiert oder übersehen. Sie fühlen sich keinesfalls ihrem Lebensalter entsprechend behandelt. Stellt man konkret die Frage *"Wie alt fühlen Sie sich denn in dieser Situation?"*, erinnern sich Klienten oftmals an Begebenheiten ihrer Kindheit. Es zeigt sich dann nicht selten, dass Konfrontationen mit Bezugspersonen, denen man sich damals nicht gewachsen sah, aktuell nacherlebt werden und Patienten in die Altersregression rutschen.

Mitunter genügt der Hinweis auf die Zusammenhänge, damit Klienten die unbewusst eingenommene unterlegene Position aufgeben und sich auf ihr tatsächliches Lebensalter besinnen. Ist die *"Ich lass mich immer klein machen"-Trance* sehr hartnäckig, benötigen Patienten Hilfestellung mittels einer der Interventionen, die ich in Teil 2 beschreibe.

Das innere Kleinwerden geht mit belastenden Emotionen wie Enttäuschung, Niedergeschlagenheit, Trauer oder dem Gefühl der Einengung einher und belastet den Funktionskreis Lunge. Durch den entstehenden Energiemangel wird bei allen Lösungsblockaden das Immunsystem geschwächt - gerade beim Inneren Kleinwerden geschieht das in besonderem Maße. Als Kind wurde man vielleicht besonders dann mit viel Aufmerksamkeit beschenkt, wenn man krank war und im Bett bleiben musste. Möglicherweise waren das die einzigen Momente, in denen sich das arbeitsame Umfeld wirklich um einen kümmerte. Diese einst so empfundenen Wellness-Situationen hat das Unterbewusstsein gut abgespeichert. Ein typisches Beispiel für die Rubrik „Gewinn durch Krankheit".

5.Anhaften
Festhalten an Vergangenem, um jeden Preis bei der Fahne bleiben, loyal bis in den Tod oder darüber hinaus, der Familientradition entsprechen, eine Ehe ohne Liebe um jeden Preis weiterführen, selbstsabotierende Ganovenehre, Überzeugungen niemals ändern, das wissenschaftliche Paradigma als Wahrheit sehen, nicht erfolgreicher als Vater oder Mutter

sein zu dürfen, den Lebensentwurf der Eltern fortführen, den letzten Wunsch von Verstorbenen unter allen Umständen erfüllen, die Sucht des Lebenspartners co-abhängig begleiten, Gruppenzwängen nachgeben usw., usw.

Die Möglichkeiten des Anhaftens sind unendlich. Für eine Veränderungsarbeit ist es entscheidend, ob ein Festhalten an alten Zöpfen oder eine Loyalität bis hin zur Selbstaufgabe bewusst und freiwillig geschieht oder ein selbstsabotierendes Muster sein Unwesen treibt. Dabei sind selbstschädigende Muster nicht immer ohne weiteres zu identifizieren. So gibt es durchaus allseits akzeptiertes Festhalten an ungesunden aber etablierten Strukturen, in denen es offensichtlich keine Alternativen zu geben scheint.

Im Behandlungsprozess finden sich hier Menschen, die sich als Müllsammler zur Verfügung stellen. Sie halten still und wehren sich nicht, auch wenn Mitmenschen ungefragt und unerlaubt ihren Müll bei ihnen abladen. Dieser Müll besteht aus Stress, den diese gerne loswerden wollen. Bereitwillig bieten sich die Müllsammler an und zeigen nonverbal die Bereitschaft, als Mülleimer zur Verfügung zu stehen. Diese Variante des Anhaftens führt in der Regel zu massiven Beeinträchtigungen im vegetativen Nervensystem. Symptome wie Reizdarm, Schilddrüsenschwäche, Übergewicht, Diabetes oder Rückenverspannungen kennzeichnen das Wirken dieser Lösungsblockade. Die beherrschenden Emotionen beim selbstsabotierenden Anhaften sind Sorgen, Ohnmacht und Unsicherheit. Sie belasten den Funktionskreis Magen, Milz und Bauchspeicheldrüse. Der Energiemangel führt dazu, dass sich Betroffene ermattet dem Schicksal ergeben.

6. Fixiertes Selbstbild

Ist die eigene Identität - oder das, was man dafür hält - in Granit gemeißelt, erlaubt die innere Logik keine Veränderungen. *„So bin ich eben"* oder *„Das war bei mir schon immer so"* lauten die Parolen, die Veränderungsprozesse stoppen, bevor sie überhaupt begonnen haben.

Lautet das Selbstbild etwa *„Ich bin jemand, der sich Liebe verdienen muss"* kann kaum die Vorstellung entstehen, nur um seiner selbst willen geliebt zu werden. Hält man sich selbst für einen Menschen, *„den andere sowieso immer nur ausnutzen"*, kommt man kaum auf die Idee, dass Vertrauensvorschüsse eine sensible Währung sind, die man tunlichst nicht mit jedem tauscht. Fixierte Selbstbilder erlauben keine Veränderungsarbeit. Als Heiler mit besten Absichten kann man bei Patienten, die sich an ein fixiertes Selbstbild klammern, leicht gegen die Wand laufen. Es empfiehlt sich dringend, diese Lösungsblockade zu thematisieren und die Lösungsbereitschaft von solchen Patienten zu eruieren, bevor man mit der Behandlung beginnt.

Das Gute an verkrusteten Identitäten ist, dass sie in der Regel leicht zu erkennen sind. Im Erstkontakt zeigt sich meist recht schnell, ob ein fixiertes Selbstbild vorliegt. Die Aufgabe des Heilers liegt aus meiner Sicht darin, fixierte Selbstbilder als Selbsttäuschungen zu entlarven. Das gelingt am besten mit Humor, wie so vieles im Behandlungs-Prozess.

Ein fixiertes Selbstbild ist so etwas wie eine ganzkörperliche Imprägnierung mit einer Vorannahme. Eine Trance. Ein Trugbild. Heutzutage kommt diese Lösungsblockade gerne im Gewand des Narzissten daher. Über Narzissmus und seine Ausprägungen ließe sich alleine schon ein dickes Buch schreiben. Narzissten bleiben oft unerkannt, wenn sie sich in Praxen tummeln. Man bescheinigt ihnen oft fälschlicher Weise eine Depression, da sich die eigentliche emotionale Persönlichkeitsstörung versteckt und getarnt auftritt. Trainierte Narzissten können ganze Heerscharen von Heilern zur Erschöpfung treiben, sofern man ihnen auf den Leim geht. Narzissten sind eher selten an einer Verbesserung ihrer Situation interessiert, da erstens oftmals die Krankheitseinsicht fehlt und sie zweitens damit ihr Macht- und Manipulationsspiel nicht weiter fortsetzen können. Dieses Machtspiel dient als Schutz vor dem eigentlichen Problem, dem Gefühl der eigenen Hilflosigkeit, das tief verdrängt vorhanden ist, an dessen Behandlung sich der Narzisst aber nicht herantraut. Ein Paradebeispiel für ein fixiertes Selbstbild, das im Gewand einer Narzisstin in meiner Praxis auftauchte, war der „Harte Brocken".

Ein befreundeter Schmerztherapeut rief mich an und fragte, ob ich eine seiner Patientinnen übernehmen könne. Er arbeitet in einer Klinik und dort hatten sie diese Patientin mehrfach ergebnislos durchgecheckt. Die Patientin klage nach wie vor über starke Schmerzen in der Brust und würde inzwischen die ganze Station verrückt machen und als unfähig beschimpfen. Ehrlich gesagt, wolle er sie am liebsten loswerden. Die Frau wäre vorher bereits bei 25(!) Therapeuten gewesen, ohne dass ihr geholfen wurde. Ich war also gewarnt, bot meinem Bekannten aber an, dass sie sich bei mir melden könne. Tatsächlich rief die Frau kurz darauf an. Wo ich denn meine Praxis habe, fragte sie zunächst. Ich erklärte es ihr nüchtern. Das sei ja gar nicht in Bremen, sondern außerhalb, motzte sie sofort los. Ich sagte ihr, dass sie dann am besten nicht kommen sollte, wenn ihr der Weg zu weit erschiene. Es folgte ein kurzes Schweigen, dann sagte sie den entscheidenden Satz: „Doch, ich mache mich auf den Weg. Sie sind mir ja empfohlen worden. Aber ich sage Ihnen gleich, ich bin ein harter Brocken!" Ich blieb kurz angebunden und wir vereinbarten einen Termin. Als die Frau durch unseren Innenhof zur Praxis ging, machte sie keinesfalls einen schmerzgeplagten Eindruck. Ich empfing sie an der Tür mit den Worten: „Ach, da kommt ja der harte Brocken!". Damit hatte ich offenbar den richtigen Ton getroffen, denn sie musterte mich aufmerksam und lächelte dann. Ich blieb auf der Hut und behielt meinen Ton bei. Als sie mir ihre Leidensgeschichte darlegte, verhielt ich mich mäßig interessiert und gab keinen Kommentar ab. Nachdem sie ihre Geschichte beendet hatte, ging sie unvermittelt zum Angriff über und befand schnippisch, dass ich ja offenbar kein sehr empathischer Therapeut sei. Ich antwortete, dass das immer darauf ankäme, ich es aber grundsätzlich ablehne, harte Brocken mit Samthandschuhen anzufassen. Wenn ihr das nicht gefiele, sollte sie sich doch besser einen anderen Therapeuten suchen. Das habe sie schon versucht, klagte sie, aber die wären ja alle unfähig. Ich antwortete, dass ich zwar wüsste, was sie habe, ich aber noch nicht sicher sei, ob ich sie überhaupt behandeln wolle. Schließlich unterläge ich keiner Behandlungspflicht. Diese Reaktion war neu für den harten Brocken. Ich bedeutete ihr, dass ich mich ihrem spröden Charme zunächst allenfalls für eine Probesitzung aussetzen würde, da mir meine Lebenszeit zu schade sei.

Der harte Brocken kam dann tatsächlich fünfmal in meine Praxis. Ich ließ mich jeweils nur auf einen Folgetermin ein und jedesmal waberte das narzisstische Machtspiel durch die Praxis. Dennoch kamen wir voran und die Stimmung wurde von Termin zu Termin besser. Unter dem narzisstischen Gewand liegt ja tief verborgen immer das eigentliche Problem, das auch bei ihr die tatsächlich vorhandenen Brustschmerzen verursacht hatte. In der fünften Sitzung bekamen wir es zu fassen und der harte Brocken weinte. Wir vereinbarten einen weiteren Termin, der aber nicht mehr zustande kam. Kurz vorher rief sie an und bedankte sich freundlich für die Hilfe, um dann aber gleich einschränkend anzumerken: „Ich war gestern Abend bei einem Vortrag einer <u>richtigen</u> Diplom-Psychologin". Nach dem Vortrag sei sie sofort zu ihr aufs Podium gegangen und habe ihre Beschwerden geschildert. Diese Expertin habe ihr sofort erklärt, woran sie leide. Sie sei hochsensibel! Die ganze Leidenszeit wäre ihr erspart geblieben, wenn sie früher von ihrer Hochsensibilität erfahren hätte. Aber nun wolle sie sich weiter von dieser Psychologin behandeln lassen." Ich beglückwünschte sie dafür, nun endlich die Richtige gefunden zu haben und schloss die Akte des harten Brockens.

Fazit:

Die Ebene der Gedanken ist machtvoll. Gedanken können Weltreiche entstehen lassen und Weltreiche zum Einsturz bringen. Sie können Gesundheit aufrechterhalten oder neu entstehen lassen. Oder sie können krankmachen. Das ist nicht einmal besonders schwer.

In welche Richtung wir unsere Gedanken ausrichten, ist aber keine rein rationale Angelegenheit. Gedanken werden von Emotionen gefüttert. Und darum soll es im nächsten Kapitel gehen.

Die 5. Ebene: Emotionen

Was sind Emotionen? Woraus bestehen sie? Wenn Sie in der Fachliteratur nach einer stimmigen Definition suchen, werden Sie nicht fündig. Psychologen, Philosophen, Hirnforscher unterschiedlicher Epochen versuchten sich daran, doch eine präzise wissenschaftliche Definition für den Begriff Emotion gibt es bis heute nicht. Hier ist es wieder wie bei dem Versuch, Wind mit einem Schmetterlingsnetz einfangen zu wollen. Emotionen sind zu fein, die Maschen zu groß und wissenschaftliche Untersuchungen bekommen nur Fragmente zu fassen. Das liegt in der Natur der gewählten Untersuchungsmethoden, die letztlich alle darauf hinauslaufen, Emotionen in ein intellektuelles Schubladensystem einordnen zu wollen. Der Begriff Emotion ist bereits eine Hilfskonstruktion, entstanden durch die Limitierung der Sprache. Sprache ist grundsätzlich limitiert in ihrem Versuch, etwas auszudrücken zu wollen, das schwer fassbar ist. Emotionsforscher behelfen sich dann mit Umschreibungen beobachtbarer Auswirkungen von unterschiedlichen emotionalen Zuständen. Hirnforscher beobachten Reaktionen des Limbischen Systems auf einzelne Emotionen, Physiologen registrieren unterschiedliche Muskelaktivitäten und Psychologen weisen auf die Bedeutung bei der Verhaltenssteuerung hin. Serotonin, Adrenalin, Oxytocin und andere Neurotransmitter können gemessen werden, sobald Emotionen am Werk sind.
Der Emotionsforscher Paul Ekman versuchte in den 60er und 70er Jahren des letzten Jahrhunderts eine Art Beurteilungs-Kit für menschliche Emotionen zu entwickeln. Er untersuchte weltweit die Gesichtsausdrücke von Menschen in unterschiedlichen emotionalen Verfassungen. Unabhängig von den jeweiligen Lebensbedingungen und kulturellen Hintergründen fand er dabei Übereinstimmungen bei Wut, Ekel, Überraschung, Furcht, Verachtung, Freude und Traurigkeit. Ekmans Forschungsergebnisse inspirierten wiederum Neuropsychologen und sie versuchten die jeweils passenden Areale im Gehirn aufzuspüren, um den Baukasten zu komplettieren. Die Verfechter dieser Vorgehensweisen glauben, unterschiedliche Emotionen durch Messungen in Gehirn und Körper klar voneinander abgrenzen zu können. Gegner dieser Auffassung widersprechen und weisen darauf

hin, dass die Absicht einer trennscharfen Unterteilung von Emotionen bereits im Ansatz fragwürdig ist, da Emotionen aus den individuellen Inhalten des persönlichen Bewusstseins konstruiert werden. Je nach persönlicher Wahrnehmung und Wertekorsett, sowie in Abhängigkeit des jeweiligen Paradigmas, innerhalb dessen sie agieren, versuchen sich Wissenschaftler unterschiedlicher Fakultäten am Entschlüsseln von Emotionen.

Das ist alles schön und gut, aber wie hilft uns das bei der Behandlung von Patienten weiter? Psychiater und Psychologen sollten bei dieser Frage die erste Anlaufstelle sein, aber nach meiner Erfahrung werden in den herkömmlichen Psychotherapien Antworten auf der falschen Ebene angeboten. Wenn ich bei einem emotionalen Problem erfolgreich sein will, muss ich auch auf der emotionalen Ebene behandeln und vor allem die körperlichen Ausprägungen emotionaler Stressabdrücke verstehen. Das ist aber kaum der Fall. Psychotherapeuten nutzen nach wie vor in erster Linie das Mittel der Sprache, regen zu Gedanken an, versuchen Verhaltensmuster kognitiv zu verändern oder hören zu, wenn der Patient über sein Problem nachdenkt und spricht. Diese Vorgehensweise trägt fraglos dazu bei, Probleme besser verstehen zu können. Aber emotionalen Stress, der sich womöglich seit Jahrzehnten in den Katakomben des Unterbewusstseins eingenistet und zu belastenden oder gar krankheitserzeugenden Stauungen in körperlichen Arealen geführt hat, werden auf diese Weise nicht verabschiedet. Wenn ich in einem Korb voller kraftvoller reifer Äpfel einen angefaulten habe, rede ich da über die Gefahr, dass die Fäulnisbakterien allmählich die gesamte Ernte ruinieren können oder hole ich den faulen Apfel aus dem Korb? Im Nondualen Heilen trennen wir den faulen Apfel schnellstmöglich von der guten Ernte. Wir verabschieden emotionalen Stress, um den vitalen Organismus nicht nachhaltig zu schwächen.

Den Emotionen auf der Spur

Die Frage, was Emotionen wirklich sind, trieb mich intensiv um, seit ich meine eigene Erschöpfungsphase durchlebt hatte und danach das Burnout-Phänomen aus der Innenansicht beschreiben konnte. Mir war sehr schnell klar, dass es unmöglich ist, über Emotionen nachzudenken oder zu sprechen, ohne den Energie-Begriff zu verwenden. Dessen Vermeidung ist der Grund, warum sich die orthodoxen psychotherapeutischen und schulmedizinischen Schulen so schwer tun, Emotionen annähernd stimmig zu beschreiben. Von Energie im therapeutischen Zusammenhang zu sprechen, unterliegt immer noch einer stillschweigenden Tabuisierung, denn zu groß erscheint die Gefahr, in der Peripherie esoterischer Weltanschauungen verortet zu werden. Diese Tabuisierung und missbräuchliche Verwendung des Begriffs Esoterik wirkt wie ein intellektueller Knoten, der eine dringend notwendige Anerkennung moderner psychotherapeutischer und medizinischer Verfahren blockiert.

Emotionen sind selbstverständlich pure Energie. Was sollen sie sonst sein? Materie? Bestimmt nicht. Die Energie der Emotionen schwingt in feineren Frequenzen, als etwa die Energie Ihres Küchenstuhles oder Ihrer Kaffeekanne. Emotionale Energie ist aber auch feiner als die Energie von Haut, Knochen, inneren Organen oder des Gehirns. Dieser feinstoffliche Charakter ermöglicht es Emotionen, problemlos in grobstoffliche menschliche Körper einzudringen und sich dort einzunisten. Das ist höchst willkommen, solange es sich um angenehme Emotionen wie Freude, Zuversicht oder Vertrauen handelt. Und auch belastende Emotionen wie Enttäuschung, Wut oder Angst sind dann kein Problem, solange sie nur kurz im Organismus verweilen und von den körpereigenen Regelkreisen zeitnah verabschiedet werden. Problematisch wird es, wenn dies nicht geschieht. Dann werden Emotionen zu Emotions-Stress, der sich im Organismus festsetzt und sich dort wie ein unangenehmer Untermieter verhält, den man nicht an die Luft setzen kann. Ein solcher Quälgeist kann sich über lange Jahre im Körper einnisten und dafür sorgen, dass sich der eigentliche Hausherr in sich selbst nicht mehr auskennt. Im Laufe eines Lebens gesellen sich dann gerne noch weitere Raufbolde hinzu, die alle in unterschiedlichen Tonarten krakeelen. Diese unharmonische und wenig talentierte Combo bezeichne ich im Nondualen Heilen als Biografie-Stress. Die Auflösung von Biografie-Stress ist unbedingt erforderlich, will man Stress-Erkrankungen den Nährboden entziehen.

Vor einigen Jahren erlernte ich eine asiatische Massagetechnik, deren Namen sich als *Das Jagen der Winde* annähernd übersetzen lässt. Es geht bei dieser Technik darum, belastende Emotionen, die sich in Körperarealen manifestiert haben, zu identifizieren und heraus zu massieren. Das Lehrkonzept dieser Methode besagt, dass sich diese *Winde* in verschiedenen Körperbereichen verbergen und dort nicht nur Unbehagen, sondern auch krankheitsrelevante Stauungen verursachen können. Durch das Ausmassieren dieser Stauungen sollen gleichzeitig die verursachenden Emotionen verabschiedet werden können.

Diese Massagetechnik funktioniert ganz gut, erfordert allerdings seitens Patient und Heiler die Bereitschaft, sich auf die recht komplexe Abfolge einlassen zu können. Ich empfand diese Technik bereits damals als zu kompliziert. Da sie aber ganz gut funktionierte und sich einmal aufgespürte emotionale *Winde* durch die Behandlung endgültig ausleiten ließen und nicht zurückkehrten, erkannte ich ihren Wert und lernte auf diese Weise, den Charakter von Emotions-Stress besser zu verstehen. Da ich damals noch eine reine Coaching-Praxis betrieb und vorrangig mit erschöpften Burnout-Klienten arbeitete, dachte ich darüber nach, wie ich die Ausleitung belastender Emotionen auf möglichst direktem Weg bewerkstelligen könnte, ohne direkt am Körper zu arbeiten. Das Ergebnis dieses Prozesses waren die ersten vier SmilingSounds-Techniken, die ich an anderer Stelle beschrieben habe (Vollmann, 2013). Eine dieser Techniken habe ich *Energieumwandlung* getauft. Diese Intervention zielt vorrangig darauf ab, sich gegen übergriffige Personen zur Wehr setzen zu können. Menschen, die unter übergriffigen Personen leiden, fühlen sich mitunter wie fremdbesetzt. Übergriffige Personen rücken einem buchstäblich zu dicht auf die Pelle. Aber dort machen sie in der Regel nicht halt. Ihre negative Energie durchdringt problemlos die Haut und ehe man es sich versieht, nistet sie sich als Stressabdruck im Inneren des Körpers ein. In der Folge treten Muskelverspannungen, Bauchschmerzen, Brustenge, Kloßgefühle im Hals, Schlafstörungen oder was auch immer auf. Wer die Auswirkungen von Mobbing, Stalking oder anderer permanent wirkenden Übergriffigkeits-Varianten kennt, weiß, was dieses Dauerfeuer an negativer Energie im Organismus anrichten kann. Mit der Technik der *Energieumwandlung* hatte ich von Beginn an gute Erfolge. Im ersten Teil der Intervention entfernten wir die Übergriffigkeits-Energien der Aggressoren und im zweiten Teil lernten die Betroffenen, sich gegen neue Angriffe wirkungsvoll zu schützen. Diese Technik ist seitdem ein wichtiger Pfeiler bei der Behandlung des Burnout-Syndroms, bei Mobbing, Stalking und allen Ausprägungen übergriffigen Verhaltens.

Aus den Erfahrungen in der Anwendung dieser Technik habe ich dann die Behandlungstechnik *Flow&Spin* entwickelt. *Flow&Spin* ist inzwischen so ausgereift, dass meines Erachtens dadurch herkömmliche ambulante Psychotherapien weitgehend ersetzt oder zumindest deutlich verkürzt werden können. Die Behandlung mit Flow&Spin benötigt nur einen Bruchteil der Therapiesitzungen herkömmlicher Psychotherapien, in denen vorab die sogenannten probatorischen Sitzungen durchgeführt werden. Das sind in der Regel etwa fünf Sitzungen, in denen Therapeut und Patient herausfinden sollen, ob sie zueinander passen. Danach beginnt dann die eigentliche Therapie, die je nach Problem und Therapiemethode Monate oder Jahre dauern kann. Mit *Flow&Spin* benötige ich für die gesamte Behandlung in vielen Fällen insgesamt nur fünf Sitzungen, um eine deutliche Verbesserung zu erreichen. Mitunter genügen auch zwei oder drei Behandlungen. Mir ist keine Methode bekannt, die schneller das Problem löst und gleichzeitig tief und nachhaltig wirkt.

Flow&Spin hat sich in meiner Praxis inzwischen zu einem unverzichtbaren Faktor in der Behandlung von Stresserkrankungen und komplexen chronischen Verläufen entwickelt. Es ist die bevorzugte Methode zur Behandlung auf der emotionalen Ebene. Im ersten Schritt leiten wir dabei emotionalen Stress auf direktem Weg aus. Wie kann das funktionieren?

Belastende Emotionen verabschieden – der direkte Weg

Sandro, 48 Jahre alt, klagt über chronische Bauchschmerzen, die er „immer schon hat". Organisch habe es nie einen Befund gegeben. Tatsächlich versichert er auf meine Nachfrage, dass er sich seit seiner Kindheit an keine längere Phase erinnern kann, in der sein Bauch nicht geschmerzt habe. Diese Bauchschmerzen hätten seinen gesamten Lebensweg geprägt, klagt Sandro, und er habe nie das Gefühl gehabt, „mit voller Kraft leben zu können". Stattdessen sei er regelmäßig ziemlich deprimiert gewesen und habe schon einige Psychotherapien absolviert. Vor 4 Jahren habe er zudem starke Herzprobleme bekommen und „sei eigentlich schon weg gewesen". Nun trage er einen Herzschrittmacher.

Wir arbeiten mit Flow&Spin an Sandros Problem und benötigen nur eine Sitzung, um die Bauchschmerzen dauerhaft zu verabschieden. Sandro litt unter emotionalem Biografie-Stress und sein Problem ließ sich ursächlich auf folgende Begebenheit zurückführen: als kleiner Junge besuchte er gerne seine betagte Nachbarin, die auf einen Rollstuhl angewiesen war. Die alte Dame besaß einen kleinen Garten mit Strauchobst und Sandro half ihr gerne bei der Ernte, zumal er auch immer von dem Obst naschen durfte. Als er wieder einmal bei seiner Nachbarin klingelte, öffnete sie nicht die Tür. Sandro, der sich schon auf die Ernte der reifen Früchte gefreut hatte, war enttäuscht darüber, dass die Nachbarin offenbar nicht zu Hause war. Im Bewusstsein, etwas Verbotenes zu tun, schlich sich Sandro in den Garten und schlug sich den Bauch mit dem reichlichen Angebot an Obst voll. Am nächsten Tag erfuhr Sandro, dass die alte Dame in der Nacht verstorben sei. Diese schockierende Nachricht schlug buchstäblich in Sandros Bauch ein und er gab sich sofort die Schuld an ihrem Tod. Sein kindliches Bewusstsein hatte einen Zusammenhang zwischen Obst-Raub und Ableben der Nachbarin konstruiert. Wenn er das Obst nicht geklaut hätte, würde seine liebe Nachbarin noch leben! Davon war Sandro überzeugt. Seit diesem Tag wurde er seine Bauchschmerzen nicht mehr los, denn sein Schuldgefühl hatte sich als Stressabdruck im Bauch manifestiert.

Wie gingen wir in der Behandlung vor? Zunächst ließ ich mir von Sandro genau beschreiben, wie sich sein Bauchschmerz darstellte. Spitz, dumpf, groß, winzig, eckig, heiß, eiskalt oder ganz anders? In den Beschreibungen von Emotions-Stress gibt es keinerlei Grenzen. Eine Patientin beschrieb mir einmal die Wut auf ihre Mutter als eine riesige Dampflokomotive, die in ihrem Kopf hin und her fuhr. Bei Sandro war es glühende Lava in Kugelform, die fest in seinem Bauch verankert war. Ich nehme diese individuellen Beschreibungen grundsätzlich absolut ernst und behandle sie nicht als Metapher, sondern akzeptiere sie als genau das, was beschrieben wird. In Sandros Fall war es daher wichtig, mit dieser glühenden Lavakugel zu arbeiten.

Das Ziel bei *Flow&Spin* ist immer, alles Beschriebene direkt aus dem Körper zu entfernen. Ich nutze dazu die Energiebahnen des menschlichen Körpers. Energiebahnen werden in verschiedenen alten Kulturen im Detail etwas unterschiedlich beschrieben. Insgesamt betrachtet gibt es aber überwiegend Übereinstimmungen in den Beschreibungen. Das Energiemodell im Nondualen Heilen beschreibe ich ausführlich im zweiten Teil.

Gemäß der daoistischen Sichtweise entstehen die Energiebahnen während der Empfängnis und bleiben während des ganzen Lebens erhalten. Aus diesen Energiebahnen entsteht dann während der Entwicklung des Fötus das Meridian- und Kollateralsystem, wie es in der Chinesischen Medizin im Zusammenhang mit Akupunktur beschrieben wird (vergl. z.B. Frantzis, 2008).

Von dieser Auffassung ließ ich mich leiten und entwickelte das Aus- und Einleitungsschema, das die Grundlage von *Flow&Spin* bildet.

Die meisten belastenden Emotionen manifestieren sich im Bereich des Zentralkanals im Areal des Bauches oder der Brust, aber auch sehr oft im Halsbereich, wo sie aus meiner Sicht maßgeblich für Schilddrüsenprobleme verantwortlich sind. Oft finden sich emotionale Stressabdrücke auch im Kopf, im Nacken, im Rücken oder mitunter auch in den Gliedmaßen. Grundsätzlich können sie sich aber überall zeigen. Für den Heiler empfiehlt es sich, immer mit allem zu rechnen.

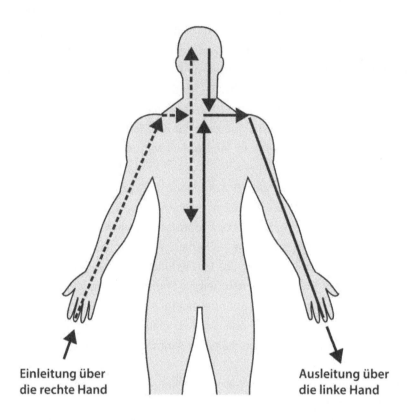

Einleitung über die rechte Hand

Ausleitung über die linke Hand

Für die Ausleitung dieser Stressabdrücke (den *Flow*) nutze ich immer die linke Energiebahn und für die Einleitung (den *Spin*) die rechte Energiebahn. Diese Aufteilung hat sich als eindeutig wirkungsvoller erwiesen, als die umgekehrte Variante.

Im Prozess der Ausleitung geht es zunächst darum, eine innere Logik zu erzeugen. Damit meine ich, dass ein beschriebenes Objekt durchaus als so gefährlich empfunden werden kann, dass sich eine Ausleitung durch den Körper verbietet. Bei Sandros Lavakugel war genau das der Fall. Würde Sie die Vorstellung reizen, glühende Lava durch Ihren Körper zu schicken? Wohl kaum. So war es auch bei Sandro. Wir arbeiteten daher zunächst daran, die Temperatur seiner Lavakugel so abzusenken, dass keine Gefahr für Verbrennungen in anderen Körperarealen bestand. Ich kann diesen Modifizierungsprozess nicht allgemeingültig beschreiben, da er sich bei jedem Patienten anders gestaltet. Wichtig ist grundsätzlich, mit einer der beschriebenen Situation gemäßen Logik zu arbeiten. Wenn beispielsweise ein Patient die Trauer in seiner Brust als Berg vom Ausmaß des Matterhorns beschreibt, wird es schwierig, dieses Felsmassiv aus dem Körper zu leiten. Es muss modifiziert und zum Beispiel auf die Größe eines Feldsteines eingeschrumpft werden. Ist diese innere Logik aufgebaut, geht es im nächsten Schritt darum, das stressbeladene Objekt in den Bereich des Zentralkanals zu bringen. In Sandros Fall befand sich die abgekühlte Lavakugel bereits mittig im Bauch. Sie musste nun im Zentralkanal nach oben wandern und dann über den linken Kanal ausgeleitet werden. Ich arbeite dabei mit der Imaginationstechnik. Wenn der Heiler in dieser Technik gut trainiert ist, ein ausgeprägtes Vertrauen in den Prozess besitzt und den Patienten sicher anleiten kann, geht die komplette Prozedur sehr schnell über die Bühne. Bei Sandro dauerte die Ausleitung etwa zwanzig Minuten. Dann war er seine über vierzig Jahre bestehenden Bauchschmerzen los und zwar endgültig, denn was einmal ausgeleitet ist, kommt nicht mehr zurück. Mit der Ausleitung verschwanden auch Sandros Schuldgefühle und genau dieser Zusammenhang ist der entscheidende Vorteil bei der *Flow&Spin*-Technik. Ich habe noch keinen einzigen Fall erlebt, bei dem im Zuge der Ausleitung des Stressabdrucks nicht auch die belastende Emotion verschwindet, die einst das körperliche Unbehagen erzeugt hat. Als Praktiker würde ich daher die genaue Bezeichnung einer Emotion (das Wort) mit der körperlichen Manifestation (dem Unbehagen) gleichsetzen, die sie auslöst. Wir müssen die Angelegenheit nicht zusätzlich intellektualisieren und damit unnötig aufblasen. Es handelt sich um Stressabdrücke, die im Körper einen Energiestau verursachen. Das ist alles. Um die Wirkung von Stressabdrücken zu verstehen, müssen wir uns klarmachen, dass sich die Energie ständig im menschlichen Organismus bewegt, vergleichbar mit Flüssen und Bächen. Solange sich diese Energieströme ungehindert durch alle Daseinsebenen bewegen können, werden wir im Übermaß mit Lebenskraft versorgt und unsere Funktionskreise arbeiten harmonisch miteinander. Durch Stressabdrücke wird dieses fließende System behindert oder gestaut. Diesen Stressabdrücken können wir dann eine Bezeichnung geben und sie Angst, Wut oder anders nennen. Diese Bezeichnungen geben eine Orientierung. Für die Behandlung ist aber nicht die Klassifizierung entscheidend, sondern die Entschlossenheit, mit der die körperlich belastende Manifestation der behindernden Emotion ausgeleitet wird. Je stärker dieser Stressabdruck ist oder je länger dieser im Körper verweilt, desto massiver können die gesundheitlichen Beeinträchtigungen sein, die von ihm ausgehen. In Sandros Fall kann ich zwar nicht den Beweis antreten, dass seine Herzprobleme bei rechtzeitiger Auflösung der Lavakugel nicht entstanden wären, aber die Wahrscheinlichkeit besteht durchaus. Vier

Jahrzehnte mit massiven Schuldgefühlen durchs Leben zu laufen, an die ein Dauerschmerz auch noch täglich erinnert, kann ein Herz massiv belasten. Oder was denken Sie?

Die emotionale Ebene heilen

Um die Ausleitung (den *Flow*) gewissenhaft durchzuführen, können mehrere Durchgänge erforderlich sein. In Sandros Fall genügte ein Durchgang, um das wahrlich beeindruckende Ergebnis zu erzielen. Grundsätzlich ist es aber wichtig, genau zu erfragen, wie der Patient nach der ersten Ausleitung das befreite Areal empfindet. Ich stelle gezielt abgestimmte Fragen, um entscheiden zu können, ob eine weitere Ausleitung erforderlich ist. In der überwiegenden Zahl der Fälle benötige ich zwischen einer und drei Ausleitungen, nach denen ich mir jeweils die veränderte Situation schildern lasse. Erhalte ich keine eindeutige Einschätzung seitens des Patienten, kann der Prozess noch nicht abgeschlossen werden und eine weitere Ausleitung ist notwendig. Bei Patienten, die unter starker Selbstsabotage leiden, kann der Prozess durchaus mehr Zeit in Anspruch nehmen, in der Regel aber nicht länger als eine Stunde.

Im *Flow*-Prozess tauchen regelmäßig zwei Phänomene auf, die mich auch heute noch, nach unzähligen Ausleitungen, immer wieder beeindrucken. Nachdem das vom Patienten beschriebene Stress-Objekt (in Sandros Fall die Lavakugel) über den Zentralkanal in den linken Energiekanal geleitet wurde und sich in der linken Hand des Patienten befindet, bitte ich darum, die Hand anzuheben und frage, wie sich das anfühlt. In etwa achtzig Prozent der Fälle lautet die Antwort: „Schwer!". Manchen Patienten gelingt es nicht, die Hand anzuheben, andere empfinden dabei Abscheu bis Ekel, oder sprechen von einem starken Brennen oder Kribbeln. Bei sehr rational geprägten Patienten entstehen dabei die lustigsten Situationen, wenn sie überrascht feststellen, dass „da tatsächlich etwas in der Hand ist".

Das zweite Phänomen tritt auf, nachdem der Ausleitungsprozess sicher beendet ist. Ich lasse den Patienten dann Zeit, sich mit der veränderten Situation vertraut zu machen und bitte sie, mit geschlossenen Augen das befreite Areal zu beobachten. Diesen inneren Beobachtungsprozess beschrieb Sandro folgendermaßen: *„Da ist jetzt ein Loch..., eine Wunde..., aber der Schmerz ist weg."* Ich schwieg zunächst und ließ Sandro weiter beobachten. Nach einer Weile sagte er: *„Jetzt schließt es sich...."*. Sandro saß ganz ruhig in seiner hypno-meditativen Verfassung, in die ich ihn im Laufe des Ausleitungsprozesses geleitet hatte. Nach etwa drei Minuten öffnete er die Augen und befand: *„Jetzt ist es gut."*.

Sandros Beschreibungen einer Wunde, die wie im Zeitraffer heilt, ist geradezu typisch dafür, was Patienten abschließend äußern. Sehr oft wird ein Heilungsvorgang beschrieben. Andere Patienten schildern Farbbeobachtungen und sprechen etwa davon, dass „es im Bauch jetzt heller wird", manche sehen eine grüne Wiese oder eine Sonne. Mehrheitlich wird jedoch das Heilen einer Wunde beschrieben. Nach all den Jahren, in denen ich mit der Flow-Technik arbeite, berühren mich diese Aussagen immer wieder aufs Neue.

Nachdem diese Heilung der emotionalen Wunde geglückt ist, kann der Heiler situationsbedingt entscheiden, ob es sich empfiehlt, im Anschluss den *Spin* durchzuführen. In vielen Fällen ist das nicht notwendig oder wirkt sogar störend. Oft ist es besser, Patienten nach der Ausleitung das Geschehene in Ruhe verarbeiten zu lassen. In einer Folgesitzung kann dann immer noch entschieden werden, ob die Spin-Technik zusätzlich zum Einsatz kommen soll. Der *Spin* ist eine Zusatz-Intervention, die dabei hilft, das innere Klima zu verändern. Mit der Spin-Technik können sowohl nährende Emotionen, als auch konstruktive, zuversichtliche Gedanken im Organismus verankert werden. Wie in der Grafik dargestellt, wird dazu die rechte Energiebahn genutzt, um Emotionen oder Gedanken zu transportieren. Soll beispielsweise ein neuer Leitsatz wie „Ich werde jeden Tag gesünder" verankert werden, ist der Frontallappen hinter der Stirn das Zielareal. Geht es um die passende Emotion, wie zum Beispiel „Vertrauen", ist das Zielareal der untere Dantien unter dem Bauchnabel. Wenn ich mit der Spin-Technik arbeite, kombiniere ich meistens Gedankenimpulse mit passenden Emotionen und nutze zur Platzierung den rechten Energiekanal und den Zentralkanal. Ich möchte an dieser Stelle aber darauf hinweisen, dass sich Heiler dabei vor zu viel Aktionismus hüten sollten. Nach dem Flow-Prozess lautet die geeignete Devise wie so oft: „Weniger ist mehr!". In der Mehrheit der Fälle empfiehlt es sich, erst einmal abzuwarten, inwieweit der Patient sich mit der neuen Lage anfreunden kann. Wenn belastender Emotions-Stress endlich, vielleicht nach langen quälenden Jahren ausgeleitet und verabschiedet werden konnte, stellt sich bei vielen Patienten von selbst eine dem Leben zugeneigte und an persönlichem Wachstum interessierte Haltung ein. In Fällen, in denen diese Wandlung nicht entsteht, hat sich meistens über die Jahre hinweg eine destruktive Konditionierung etabliert. Man kann sich einfach nicht vorstellen, dass das Leben nun freier und leichter sein soll. Wenn die Veränderungs-Chance in dieser Weise blockiert ist, leistet die Spin-Technik als Anschub-Hilfe gute Dienste. *Flow&Spin* sind keine technisch komplizierten Interventionen, aber dennoch nicht ganz einfach in der Durchführung. Der Heiler benötigt dabei ein unerschütterliches Vertrauen in den Prozess, ausgeprägte Geduld und angemessene Bescheidenheit, angesichts der beeindruckenden Veränderungen, die entstehen können. Zweifel, Ungeduld, Aktionismus und Hybris sind absolut kontraproduktiv und gefährden den Behandlungsprozess. In meinen Ausbildungen achte ich daher vorrangig darauf und bin dabei behilflich, dass künftige Heiler diese notwendige innere Statur in sich selbst heranreifen lassen.

Die 4. Ebene: Konditionierung

Ich muss bereit sein, das aufzugeben, was ich bin, um zu dem zu werden, was ich sein kann. (Albert Einstein)

Fünf Jahre nach dem Mauerfall besuchte ich die Stadt Weimar. Auf der Suche nach meiner Unterkunft sah ich einen älteren Mann, der im Wartehäuschen einer Bushaltestelle saß. Ich hielt meinen Wagen an und fragte ihn freundlich nach dem Weg. Der Mann sprang augenblicklich auf, schlug die Hacken zusammen und salutierte. Dann beschrieb er mir in knapper Kasernen-Sprache formvollendet den Weg zum Hotel. Einigermaßen verwundert bedankte ich mich, folgte seiner Beschreibung und fand zu meinem Ziel. Nachdem ich eingecheckt hatte, ging ich in das hoteleigene Schwimmbad. Im Duschraum herrschte mich ein anderer Hotelgast an und erklärte mir in schneidendem Ton, dass es *„in dieser Schwimmanlage nur erlaubt sei, von der Kopfseite ins Becken zu springen"*. Erneut verwundert und ziemlich genervt ging ich wortlos zum Becken und sprang von der Längsseite hinein. Ich ignorierte den strafenden Blick des Inquisitors, schwamm ein paar Runden, ging dann auf mein Zimmer und dachte über das soeben Erlebte nach.
Was war geschehen? Zunächst hatte ich den typischen Fall einer übertriebenen Konditionierung erlebt. Die auf mich absurd wirkende Reaktion des Mannes an der Bushaltestelle ließ erahnen, welchem Drill er über lange Jahre seines Lebens ausgesetzt gewesen war. Sein Reiz-Reaktions-Muster hatte sich derart verselbstständigt, dass er nicht die freundliche Frage eines Touristen vom Befehl eines Vorgesetzten unterscheiden konnte. Der Mann hatte offenbar schwerste Konditionierungen durch andere Menschen erfahren müssen und seine Reaktion hatte sich automatisiert. Der übergriffige Typ im Schwimmbad war hingegen ein anderes Kaliber. Dieser Mann war es offenbar gewohnt, andere Menschen zurechtzuweisen. Ich konnte ihn mir damals sehr gut als sadistischen Vorgesetzten des Mannes an der Bushaltestelle vorstellen. Der eine befiehlt, der andere gehorcht. Zwei

konditionierte Männer. Auch die Neigung des Mannes im Schwimmbad, andere zurechtzuweisen, hatte sich verselbständigt. Er unterlag in seiner Selbstüberzeugung, andere dominieren zu können, selbst einer Konditionierung, genau wie der brave, gehorsame Mann im Wartehäuschen.

Und was war mit mir selbst? Auch ich war in einer Konditionierung gefangen. Zeitlebens mochte ich es nie, wenn mir jemand sagte, was ich zu tun oder zu lassen habe. Auf die Zurechtweisung des übergriffigen Hotelgastes reagierte ich dementsprechend empfindlich. Ich besaß in diesem Moment nicht die innere Freiheit, um ganz gelassen und friedlich ins Wasser zu gehen, was ich ursprünglich vorhatte. Stattdessen reagierte ich auf den Reiz, den sowohl Ton als auch Inhalt der Zurechtweisung bei mir ausgelöst hatten und tat genau das, was mir der Übergriffige gerade untersagt hatte. Ich sprang vom „verbotenen" Beckenrand ins Wasser. Darin offenbarte sich auch eine Konditionierung, die mich nicht frei entscheiden ließ. Dieses Jetzt-erst-recht-Muster, das sich in meiner Jugend entwickelt hatte, war nur die Kehrseite der Gehorsams-Medaille. Mein aufgeflammter Widerspruchsgeist und das altbekannte Gefühl von Wut, das sich in mir meldete, führten zu einer automatisierten Reaktion. Was mir beim Nachsinnen in meinem Hotelzimmer unschwer bewusst wurde: indem ich mich der Unverschämtheit des Schwimmbad-Blockwartes widersetzte, blieb ich mit ihm verbunden. Er strafte mich mit Blicken, ich grinste süffisant zurück. Kinderkram, Gockel-Verhalten oder sonst irgendwas. Vielleicht finden Sie die passende Bezeichnung. Jedenfalls war ich nicht frei, sondern reagierte konditioniert.

Der freie Mensch – eine Illusion?

Ich kenne keinen Menschen ohne Konditionierungen. Konditionierungen gehören zum Lernen und zum Menschsein wie die Luft zum Atmen. Eine Konditionierung ist ein Reiz-Reaktions-Schema. Ein Reiz wird ausgelöst und die Reaktion folgt auf dem Fuße. In ihrem Ursprung sichert das Entstehen einer Konditionierung das Überleben. Es handelt sich um eine Anpassungsleistung an das jeweilige Umfeld und ist zunächst wichtig und gesund. Stellen Sie sich vor, Sie gehen frohen Mutes durch eine Stadt, biegen um die nächste Straßenecke und gerade in diesem Moment beginnt ein Bauarbeiter damit, vor Ihnen den Gehweg mit einem Presslufthammer aufzustemmen. Sofort halten Sie sich die Ohren zu. Das ist gesund, schont Ihr Gehör und ist ein Beispiel für eine vorteilhafte Konditionierung. Irgendwann haben Sie einmal gelernt, dass derartiger Lärm nicht gut für Sie ist. Sie wurden konditioniert und müssen heute nicht mehr darüber nachdenken, wie Sie sich bei Lärm verhalten wollen. Die Reaktion folgt dem Reiz, ganz automatisch.

Anders sieht es allerdings aus, wenn Sie Konditionierungen durch Ihr Leben schleppen, die längst ihren Sinn verloren haben. Der Mann an der Bushaltestelle ist dafür ein gutes Beispiel. Seine Reaktion war komplett sinnlos, überflüssig und tragikomisch. Aber auch meine Reaktion im Schwimmbad war nicht minder überflüssig. Und die Herrschaftsattitüde meines Gegenspielers hätte ihm allenfalls einen Pyrrhussieg verschafft, wenn ich mich seinen Anweisungen gefügt hätte. Innerlich wäre auch er unfrei und ungünstig konditioniert geblieben. Menschen mit einer derartigen Konditionierung unterliegen einem inneren Zwang, sich wie in Trance immer wieder andere zu suchen, die sie zurechtweisen und dominieren können. Sie laden sich an anderen Menschen auf, füttern ihr Ego und müssen zwanghaft immer wieder neue Scheite auf das auszehrende Feuer legen, das in ihnen wütet.

Konditionierungen, die ihren Sinn und Wert eingebüßt haben, verbrauchen sehr viel Lebensenergie und beeinträchtigen entscheidend den Zugang zu den Daseinsebenen 3 bis 1. Wenn überflüssige Konditionierungen das Leben bestimmen, wird es sehr beschwerlich, Vertrauen zur eigenen Intuition zu entwickeln (Ebene 3). Das eigene Wesen (Ebene 2) kann ich kaum entdecken, solange mich die Kraft überflüssiger Konditionierungen fest im Griff hält. Die feinsinnige Aufgabe, sich Schritt für Schritt zu befreien und mit dem Nondualen (Ebene 1) zu verbinden, ist nicht möglich, solange ungünstige Konditionierungen das Zepter schwingen.

Das Dickicht durchdringen – die 3 Grundkonditionierungen

Das Konditionierungsangebot ist unendlich groß, ein wahrer Dschungel, um sich das Leben unfrei zu gestalten. Wir können uns in die Arme zahlloser Weltanschauungen werfen oder versuchen, Halt und Ruhe in Religionen zu finden. Wir können uns als Workaholic konditionieren oder am Sofa festkrallen. Wir haben die Wahl, an einer einmal gefundenen Lebensphilosophie selbstgerecht festzuhalten oder so etwas grundsätzlich abzulehnen, um stattdessen wie ein Fähnchen dem jeweils wehenden Wind zu folgen. Wir können in einer unglücklichen Ehe verharren und uns selbstzerstörerisch unterdrücken lassen oder wir können die Pferde im Galopp wechseln, sobald das derzeitige zu lahmen beginnt. Wir können Gewohnheiten zu Süchten ausbauen und uns davon durchs Leben scheuchen lassen. Wir können alles nur erdenklich Mögliche tun, uns freiwillig jeder Mode und jedem Trend unterwerfen und bis zur Erschöpfung versuchen, dieses ICH aufzupolieren, zu überhöhen, zu verherrlichen. Alles das kostet unendlich viel Lebensenergie und jede Variante der ICH-

Politur, von der wir uns konditionieren lassen, führt uns vom Wesentlichen weg und macht uns unfrei.

Unter all diesen unzähligen Konditionierungen, mit denen wir unser Leben schmücken oder belasten, regieren drei mächtige Herrscher, die nicht an unserer Freiheit interessiert sind. Sie halten uns unter ihrer Fuchtel und lassen uns wie Marionetten das Stück aufführen, das sie für uns konzipiert haben. Diese feudalen Herrscher sind die drei Grundkonditionierungen. Eine dieser drei Grundkonditionierungen besitzt jeder Mensch. Diese drei Grundkonditionierungen entwickeln sich in den Prägungsphasen unseres kindlichen Lebens, bilden sich durch Kindheit und Jugend immer weiter aus und erhalten im Laufe der Jahre eine enorme Kraft und Macht. Sie bilden sich so umfassend aus, dass wir wie in Trance unser gesamtes Leben von unserer persönlichen Grundkonditionierung bestimmen lassen. Ich werde im folgenden Text Schritt für Schritt darlegen, wie diese drei Grundkonditionierungen entstehen und worin sie sich unterscheiden. Ich werde weiterhin beschreiben, welchen lebenswichtigen Wert diese Grundkonditionierungen zunächst besitzen, im Laufe des Lebens aber durch Übertreibung zur Belastung werden und typische Erkrankungen ausbilden können. Im Anschluss zeige ich auf, wie Sie Ihre persönliche Grundkonditionierung erkennen und sich daraus weiterentwickeln können.

Die Grundkonditionierung und die Sehnsucht nach Einordnung

Zu allen Zeiten gab es Versuche, Menschen einzuordnen und zu kategorisieren. Bereits Empedokles entwickelte eine Typologie, in der er die unterschiedliche Gewichtung der Elemente Feuer, Wasser, Erde und Luft als Ursache für die verschiedenen Temperamente verantwortlich machte. Aristoteles sah in der Beschaffenheit des Blutes die Unterschiede. Der berühmte Arzt des Altertums Hippokrates verwies auf die Dominanz der Körpersäfte Galle, Blut und Schleim als Unterscheidungsmerkmal und beschrieb zudem drei verschiedene Konstitutionstypen, die er als leptosom, athletisch und pyknisch bezeichnete.

In der Tibetischen Medizin werden typische Veranlagungen für die Wind-, Galle- und Schleimkrankheit beschrieben, die Ayurveda-Lehre kennt den unsteten Vata-, den ausschweifenden Pitta- und den gemütlichen Kapha-Typ. Die westliche Psychologie entwickelt ihrerseits seit über hundert Jahren unterschiedliche Typologien, die je nach Interessenlage verworfen, diskreditiert, als unwissenschaftlich abgelehnt oder je nach Schule doch wieder hervorgeholt und in modernen Interpretationen als wahr postuliert werden. Die naturwissenschaftlichen Disziplinen lehnen Typologien in der Regel ab und versuchen die Natur des Menschen aus den jeweiligen Paradigmen heraus biologisch, neurobiologisch, genetisch, physikalisch, quantenphysikalisch oder astrophysikalisch zu entschlüsseln. Interessanterweise entstehen dabei umso mehr offene Fragen, je mehr entdeckt wird. Ein Heer von Teilexperten forscht im Kleinen und Kleinsten und gerät dabei vom Hundertsten ins Tausendste. Das Resultat ist eine moderne Form babylonischer Sprachverwirrung, in der es zunehmend unmöglich wird, die Sichtweisen der einzelnen Disziplinen miteinander zu verknüpfen. So können Psychologen, Biologen, Neurobiologen, Philosophen, Ontologen, Quantenphysiker, Zellforscher oder Astrophysiker die Frage nach der Natur des Menschen völlig unterschiedlich beantworten. Hinzu kommen noch die Gedankenmodelle und Glaubenswelten der verschiedenen Konfessionen mit ihren unterschiedlichen Schöpfungslehren.

Als interessierter Mensch stehen wir vor einer Fülle von Typologie-Angeboten. Sind wir akademisch sozialisiert, lehnen wir vielleicht als trainierte Rationalisten Typologien grundsätzlich ab oder schlagen uns auf die vermeintlich sichere Seite von Siegmund Freud oder Carl-Gustav Jung. Als Anhänger humanistischer Strömungen finden wir womöglich Eric Bernes Transaktionsanalyse überzeugend. Menschen mit kaufmännischem Background schwören dagegen gerne auf die Biostrukturanalyse nach Rolf Schirm, während sich ganzheitlich orientierte womöglich von der Renaissance des Enneagramms verzaubern lassen – wahlweise in der Variante von Gurdjeff, Ichazo, Naranjo, Palmer, Rohr/Ebert oder Friedmann. Will man ganz vorne dabei sein, reizt vielleicht das Reiss-Profil, das sich betont wissenschaftlich gibt. Die erwähnten Typologien unterscheiden sich in der Regel beträchtlich, bei manchen gibt es Parallelen. Was alle mir bekannten Typologien verbindet, ist ihr diagnostischer Charakter. Unabhängig davon, wie viele Persönlichkeitstypen benannt werden, ist letztlich die bewusste oder auch unbeabsichtigte Tendenz zum Kategorisieren vorherrschend. Das gilt auch für Typologien wie das Enneagramm oder die Psychografie nach Friedmann, die sich prozessorientiert geben, indem sie die Möglichkeit von Persönlichkeitsentwicklungen aufzeigen, diese aber innerhalb festgelegter Verläufe anleiten. Letztlich reklamieren die Verfechter der jeweiligen Typologien mehr oder weniger ausgeprägt, Menschen phänomenologisch beschreiben zu können. Dabei sind jene Persönlichkeitstypologien, welche exakte Entwicklungs-Prozesse vorgeben, im Grunde noch diagnostischer und umfassender schubladenhaft als die statischen Varianten, da sie nicht nur den jeweiligen Persönlichkeitstyp, sondern obendrein auch noch die spezifische Entwicklungsmöglichkeit festlegen.

Typologien stoßen nach meiner Beobachtung auf reges Interesse. Wenn ich Seminare besuchte, in denen es auch um typspezifische Einordnungen ging, stieg das Aufmerksamkeitsbarometer der Teilnehmer merklich, sobald dieses Thema vorgetragen wurde. Dahinter verbirgt sich meines Erachtens die Sehnsucht nach einer Antwort auf die alte Frage „Wer bin ich?". Aus meiner Sicht können Typologien zwar dabei helfen, dieser Antwort auf die Spur zu kommen, sofern man daran denkt, dass die Landkarte nicht das Land ist. Das wird aber gerne übersehen. Je genauer die Beschreibungen der einzelnen Typen vorgenommen wird, desto größer ist die Gefahr, dass der sogenannte Forer-Effekt eintritt. Der Forer-Effekt (auch Barnum-Effekt) beschreibt die Neigung, die eigene Wahrnehmung dem angebotenen Modell anzupassen. Wenn das geschieht, verhilft das kaum zum besseren Verständnis der eigenen Natur und kann ungünstiger Weise das eigene Selbstbild fixieren (siehe Sixpack-Infernale). Damit handelt man sich auf dem persönlichen Erkenntnisweg nur eine weitere behindernde Konditionierung ein. Letztlich beschreiben alle Typologien nur Ausprägungen von Konditionierungen. Sie legen damit etwas fest, was besser aufgelöst werden sollte.

Wenn ich von drei Grundkonditionierungen spreche, schwingt die Gefahr mit, dass diese Klassifizierung auch als Typologie missverstanden werden könnte. Nichts liegt mir ferner und ich spreche in Ausbildungen gerne von einer Nicht-Typologie, um diesem populären Missverständnis weitgehend entgegentreten zu können. Auch hierbei stoßen wir bei der Betrachtung auf die Limitierung der Sprache. Wenn ich von einer Grundkonditionierung spreche, dann meine ich damit nicht etwas, das in Stein gemeißelt ist. Ich hoffe darstellen zu können, dass es sich dabei um keine Entitäten handelt, die Allzeit-Gültigkeit besitzen. Die drei Grundkonditionierungen sollen bitte als das genaue Gegenteil von Entitäten verstanden werden. Es handelt sich dabei um dynamische Energieballungen, die im ersten Lebensabschnitt eines Menschen wertvoll sind und innerhalb der Selbstwahrnehmung als alternativlos erscheinen, aber zu anderen Zeiten behindernd wirken und aufgelöst werden sollten. Nähern wir uns also behutsam dem Thema an.

Rohentwurf Mensch

Kommt ein Kind auf die Welt, ist es mit den zwei Eigenschaften Instinkt und Intuition ausgestattet. Instinktiv sucht es die Nähe zur Mutter als beste Überlebensgarantin. Intuitiv bemüht es sich feinste Frequenzen des neuen Umfeldes aufzunehmen. Es ist mittlerweile erwiesen, dass Babys ohne emotionale Zuwendung nicht überleben können. Jede Schwingung wird aufgenommen, die Rezeptoren des kleinen Wesens stehen auf Empfang. Das war bereits im Mutterbauch der Fall, sogar sehr früh nach der Zeugung, wie ich im hinteren Teil des Buches noch beschreiben werde. Bereits unmittelbar nach der Geburt lernt das Kind in schnellem Tempo. Es erfühlt intuitiv sein Umfeld und versucht, Sinneswahrnehmungen in den heranwachsenden Organismus zu integrieren. Es zeichnet Töne, Gerüche, visuelle Eindrücke und atmosphärische Schwingungen wie ein hochempfindlicher Seismograph auf, ertastet und schmeckt und bemüht sich um Integration aller Impressionen ins junge Nervengeflecht.

Ein Kind gleicht einem Rohling, der durch die Impulse seines Lebensumfelds geschliffen und poliert wird. Verantwortungsvolle Eltern wissen um diese Zusammenhänge oder erfühlen sie instinktiv. Sie bieten emotionalen Schutz, vermeiden Streit und verändern die Stimme, wenn sie mit ihrem Baby sprechen. In den ersten beiden Jahren ist das Gehirn des Kindes so ausgelegt, dass es eingehende Informationen hauptsächlich im tiefen Frequenzbereich der Delta-Wellen empfängt. Im Alter zwischen zwei und sechs Jahren erhöht sich die Frequenz in den Bereich der Theta-Wellen. Diese Delta- und Theta-Zustände erreichen wir später als Erwachsene annähernd im Zwischenzustand zwischen Schlafen und Aufwachen, bei intensiven Meditationen oder sie werden bewusst im Rahmen einer Hypnose erzeugt, da diese Frequenzen beste Empfänglichkeit für neue Informationen bieten. So erklärt sich die Fähigkeit von Kindern, in den ersten Lebensjahren große Mengen von Eindrücken empfangen und integrieren zu können. Gleichzeitig wird aber auch deutlich, wie empfindsam und beeinflussbar Kinder in diesem Alter sind. Beeindruckende Erlebnisse jeglicher Art speichert das kindliche Nervengeflecht wie unter einer hypnotischen Behandlung.

Diese Beeinflussbarkeit nimmt in den Jahren bis etwa zum zwölften Lebensjahr etwas ab, denn das Gehirn des Kindes schwingt nun in der höheren Alpha-Frequenz. Der junge Mensch verlässt sich allmählich mehr auf seine Sinnesorgane, gleicht Erfahrungen mit seinem erworbenen Knowhow ab und entwickelt allmählich ein Bewusstsein von sich selbst. In den folgenden Jahren der Jugend erhöht sich die Gehirnfrequenz noch einmal in den Bereich der Beta-Wellen. Der heranwachsende Mensch lernt sich zu fokussieren und zu entscheiden, möglicherweise auch dazu, ein Hochleistungs-Leben zu führen und dabei Gefahr zu laufen, den Bereich der Gamma-Wellen intensiv kennen zu lernen. Menschen, deren Leben im Gamma-Modus tickt, landen dann nicht selten mit Burnout-Symptomen in therapeutischen Praxen, randvoll angefüllt mit in rasendem Tempo eingesammelten, aber unverarbeiteten Impressionen und Informationen jeglicher Art.

Die heilige Wunde

Ungefähr bis zum sechsten Lebensjahr, in den Phasen des Delta- und Theta-Zustands, findet die sensomotorische Integration des Kindes statt, in der es die elementaren Grundenergien Fühlen, Denken und Handeln erprobt. Kurz nach der Geburt noch ein einziger intuitiver Seismograph, testet bereits der Säugling seine Stimme. Dann geht es zügig voran, spezialisierte neuronale Strukturen bilden sich und befehlen Muskeln und Sehnen sich den Herausforderungen des Strampelns, Krabbelns oder Laufens zu stellen. Im Zuge dieses Prozesses nimmt das heranwachsende Kind seine Umwelt bewusster wahr und erste Reflexionen entstehen. Vermutlich erlebt das Kind in dieser Lebensphase etwas, das ich das Schlagen der *Heiligen Wunde* nenne. Man könnte auch sagen, das Kind erleidet ein Trauma oder ein Mini-Trauma. Diese Begriffe sind mir aber zu psychopathologisch. Ein Trauma wird allgemein als etwas ausschließlich Verhängnisvolles verstanden und könnte allzu leicht mit einem Versagen des kindlichen Umfelds verknüpft werden. Die *Heilige Wunde* ist zwar ein erstes beeindruckendes Stress-Erlebnis, bei welchem dem Kind gewahr wird, dass das Leben auch schmerzhafte Erfahrungen bereithält. Davon kann aber nicht unbedingt ein Versagen der Bezugspersonen abgeleitet werden. Der amerikanische Psychologe Stephen Wolinsky bezeichnet diesen ersten Stresseinschlag als ein schlagartiges, traumatisierendes Erkennen des Getrenntseins von Mutter oder Vater, verbunden mit dem sicheren Gefühl, fortan auf sich selbst gestellt zu sein (Wolinsky, 1995). Wenngleich ich mit Wolinsky darin übereinstimme, dass der erste Stresseinschlag aus Sicht des Kindes als Katastrophe erlebt wird, liegt mir daran zu betonen, dass das Kind damit quasi auch die Fahrkarte löst, mit der es fortan durchs Leben reisen, sich daran abarbeiten und dadurch innerlich wachsen kann.

Ich habe daher den Begriff *Heilige Wunde* gewählt, um damit auszudrücken, dass diese schmerzhafte Erfahrung gleichzeitig der Auslöser für den wertvollen Prozess der Menschwerdung und des immerwährenden Lernens darstellt, an dessen Ende die mögliche Vereinigung mit dem Nondualen winkt. Die *Heilige Wunde* beschreibt eine Schlüsselerfahrung, die unvermeidbar ist und keinem Menschen erspart bleibt. Es ist der Moment, in dem das Kind erstmals erfährt, dass sein Leben nicht nur aus Zuneigung und Geborgenheit besteht. Dabei sei ausdrücklich betont, dass es mir dabei nicht um die Fälle geht, in denen mangelhafte Betreuung, Misshandlungen oder Verwahrlosung festzustellen sind. Als *Heilige Wunde* bezeichne ich die subjektiv als Katastrophe eingestufte Empfindung des Kindes, die vom auslösenden Umfeld meist unbemerkt bleibt und auch im besten Elternhaus unvermeidlich ist. Wie und wann sich diese Schlüsselerfahrung genau ereignet, ist im Einzelfall ganz unterschiedlich. Ab dem Moment der Zeugung kann sich bereits im intrauterinen Stadium etwas abspielen, dass das werdende Kind als entscheidenden Impuls empfindet. Denken Sie beispielsweise an Stress-Schwingungen einer überforderten werdenden Mutter, die nicht nur den Ausnahmezustand einer Schwangerschaft zu integrieren hat, sondern möglicherweise auch noch Beziehungsprobleme oder Schwierigkeiten am Arbeitsplatz bewältigen muss. Nach meiner Beobachtung ereignet sich dieser erste Stresseinschlag aber mehrheitlich nach der Geburt in der Delta-Phase, spätestens in der Theta-Phase. Höchstwahrscheinlich wird dieser erste beeindruckende Stresseinschlag durch die nächsten Bezugspersonen des Kindes ausgelöst. Der entscheidende Punkt ist, dass dies eher unabsichtlich geschieht und selbst die fürsorglichsten und liebevollsten Eltern nicht verhindern können, dass sie die *Heilige Wunde* schlagen. Dies zu betonen ist mir ganz wichtig, denn gerade die bemühtesten Eltern stellen sich oft die Frage, ob sie in der Erziehung ihres Kindes etwas falsch gemacht haben könnten. Die *Heilige Wunde* ist also kein Trauma im pathologischen Sinn. Es ist ein Ereignis, dass sich von den Eltern völlig unbemerkt ereignen, aber in der subjektiven Wahrnehmung des Kindes als traumatisierend empfunden werden kann.

Wie belanglos solche Ereignisse aus Elternsicht sein können, zeigen die folgenden Beispiele.

Beispiel 1:
Paul hat mit Bauklötzen einen Turm gebaut. Freudestrahlend möchte er seinen Vater auf das grandiose Bauwerk aufmerksam machen und krabbelt zu ihm hin. Der ansonsten achtsame Vater hat aber gerade das Essen auf dem Herd, das anzubrennen droht. Außerdem klingelt der Postbote an der Tür. Er schiebt schnell das Essen vom Herd und geht ohne das Anliegen seines Sohnes zu bemerken zur Tür. Die Nachnahmesendung muss quittiert werden, was sich etwas verzögert. Nachdem der Vater zurück in der Küche ist, setzt er Paul sofort in den Kinderstuhl und stellt das Essen auf den Tisch.

Dieses Ereignis kann bewirken, dass sich Paul missachtet fühlt. Möglicherweise interpretiert er die aus seiner Sicht abweisende Reaktion des Vaters als „Ich störe". Beim nächsten Turmbau wird er möglicherweise bereits zurückhaltender sein, um seinen Vater nicht wieder zu stören.

Beispiel 2:
Lisa hat einen leichten Schlaf. Beim leisesten Geräusch steht sie nachts auf und steht dann vor dem Bett ihrer Eltern. „Ich kann nicht schlafen" lautet die übliche Botschaft. Die Eltern, die Lisa über alles lieben, lassen sie dann manchmal unter die Bettdecke schlüpfen oder bringen sie behutsam zurück ins Bett. Als eines Nachts Lisa zum dritten Mal vorm Bett steht, reist dem ansonsten liebevollen Vater der Geduldsfaden und er bringt Lisa entschlossen zurück ins Kinderzimmer, mit den energischen Worten: „Jetzt wird aber mal geschlafen."

Je nach pädagogischer Sichtweise kann man die Handlung des Vaters als zu grob oder als längst überfällig beurteilen. Für Lisa kann die Aktion aber bereits ausreichen, um sie so zu interpretieren: *„Papa hat mich nicht lieb!"* Lisas subjektive Wahrnehmung wird sie möglicherweise veranlassen, fortan noch mehr auf sich aufmerksam zu machen.

Beispiel 3:
Die alleinerziehende Mutter von Ole hat zwei Teilzeitjobs. Morgens um sechs bringt sie den kleinen Ole zu ihrer Mutter und holt ihn um vierzehn Uhr wieder ab. Dann hat sie zwei Stunden Zeit, die sie ganz bewusst mit ihrem Sohn verbringt. Um sechzehn Uhr ist Ole dann wieder bei der Oma, wo ihn die Mutter um neunzehn Uhr wieder abholt, nach Hause fährt und ins Bett bringt. Ein strammer Zeitplan, den sich die fürsorgliche Mutter aber nicht unbedingt ausgesucht hat. Bei den täglichen Abholmanövern kommt es öfter vor, dass Ole mitten aus einem Spiel gerissen wird, was ihn nicht amüsiert. Da Mutter und Oma den Zeitplan strikt einhalten, hört Ole schon von klein auf von beiden die Anweisung: „Nein, Ole! Jetzt nicht mehr weiterspielen. Mama schafft das sonst nicht!"

Dieses eindeutige Beispiel für eine zwar liebevolle, aber notgedrungen ungünstige Situation, lässt Ole keinen Handlungsspielraum. Sein Wunsch weiter zu spielen wird gestoppt, was Ole interpretiert als: *„Ich mache es falsch."*. Durch diese Schlüsselerfahrung geprägt, wird er in der Folge versuchen „es richtig zu machen".

Die drei Beispiele verdeutlichen, dass Eltern nicht verhindern können, die heilige Wunde zu schlagen. Im ersten Beispiel bemerkt es der Vater nicht einmal. Das zweite Beispiel ereignet sich variantenreich in jeder Familie und im dritten Beispiel bemühen sich Mutter und Oma nach Kräften, das Beste aus der Situation zu machen. Ich habe die drei Beispiele gewählt, um die drei Grundvarianten zu verdeutlichen, in denen ein Kind eine subjektiv empfundene Ablehnung interpretieren kann.

Die drei Interpretationen sind:
1. Ich störe.
2. Ich werde nicht geliebt.
3. Ich mache es falsch.

Die Reaktionen der Kinder auf die jeweilige Wahrnehmung sind:
1. Ich ziehe mich zurück.
2. Ich muss mehr auf mich aufmerksam machen.
3. Ich muss funktionieren.

Diese Reaktionen sind für die Kinder alternativlos. Ein Überlebensreflex, welcher ihrer subjektiven Wahrnehmung gehorcht. Sie reagieren instinktiv, um sich sofort auf die veränderte Lage einzustellen, denn die engsten Bezugspersonen sind in der Wahrnehmung des Kindes die Garanten ihres Überlebens. Auf diese Weise werden die Grundlagen der drei Grundkonditionierungen gelegt. Das Kind interpretiert die stressige Situation und zieht seine Schlüsse. Es entstehen die drei Reaktionsmuster, die fortan in Stress-Momenten das eigene Überleben sichern sollen.

Die Überlebensreaktion des Kindes

In der Reaktion des Kindes nach dem Schlagen der *Heiligen Wunde* ist eine instinktive Antizipation der Struktur seines Umfelds zu erkennen, in der es aufwächst. Unbestreitbar wird ein Kind durch die Verhältnisse geprägt, in das es hineingeboren wird. Seine instinktive Überlebensreaktion ist daher die subjektiv empfundene passgenaue Antwort auf die jeweilige familiäre Atmosphäre. Der Psychotherapie-Entwickler Dietmar Friedmann nennt diese Reaktion *Lebensstrategie (Friedmann, 2000).* Das würde bedeuten, ein Kind wäre bereits im frühesten Stadium in der Lage, eine Strategie zu entwickeln. Zu einem solch bewussten Vorgehen ist das Kind jedoch noch nicht imstande. Stephen Wolinsky spricht dagegen von *Überlebenstrance.* Den Begriff der Trance halte ich für besser geeignet, aber bezogen auf den Moment der Reaktion für noch nicht passend. Aus meiner Sicht kann sich ein Kind in diesem frühen Entwicklungsstadium weder für eine bewusste Strategie entscheiden, noch wird es sofort in eine Art Trance-Zustand oder Muster verfallen. Stattdessen sehe ich in der ersten Reaktion des Kindes einen Überlebensinstinkt. Das Kind will nur instinktiv überleben oder anders ausgedrückt: das Prinzip der in dieser Lebensphase überdeutlich auf Wachstum ausgerichteten Lebensenergie manifestiert sich in der Reaktion des Kindes. Es handelt sich dabei um eine instinktive Anpassungsleistung, die das eigene Überleben ermöglichen soll. Mit allen ihm zur Verfügung stehenden Rezeptoren erfühlt, registriert und deutet das Kind sein familiäres Umfeld, denn dieses „erweiterte Fruchtwasser" ist das einzige Angebot, in dem es fortan schwimmen lernen muss und will. Es versucht, die seitens der Bezugspersonen gesendeten Signale zu antizipieren und stellt sein Verhalten mehr und mehr darauf ein. Dieser Prozess ist für das Kind gemäß der eigenen Wahrnehmung alternativlos.

Fühlen, Denken, Handeln - die drei elementaren Grundenergien des Menschen

Die erlebte *Heilige Wunde* gibt den Startimpuls und installiert einen Wahrnehmungsfilter, durch den das Kind fortan alle Signale fließen lässt, die es empfängt. Diese Signale werden instinktiv hinsichtlich ihrer Relevanz für das eigene Überleben bewertet. Das Kind erfährt auf diese Weise eine Konditionierung oder konditioniert sich mit zunehmendem Alter unbewusst selbst, immer auf der instinktiven Suche nach der bestmöglichen Überlebenschance.

Im ersten Beispiel ist die Wahrscheinlichkeit gegeben, dass Paul durch die Interpretation ‚*Ich störe*' zum stillen Beobachter wird („ein stilles Kind"), der sich tendenziell zurückzieht, seine eigenen Gedanken entwickelt und versucht, gut mit sich selbst klar zu kommen. Dadurch trainiert Paul unwillkürlich sein *Denken* und *Erkennen*, auf das er sich fortan verlässt. Er neigt dazu, der Grundenergie *Denken* mehr Beachtung zu schenken.

Im zweiten Beispiel setzt Lisa nach ihrer Interpretation ‚*Ich werde nicht geliebt*' alles daran, bloß nicht übersehen zu werden. Sie wird verstärkt die Beachtung ihres Umfelds einfordern, indem sie auf sich aufmerksam macht und sich bemüht, im Mittelpunkt jeglichen Geschehens zu stehen. Sie entwickelt ein ausgeprägtes Talent, um atmosphärische Schwingungen zu erfühlen und ist ständig auf der Suche nach Zuneigung. Lisa trainiert auf diese Weise ihr *Fühlen*, sowie ihre *kommunikativen Fähigkeiten*. Sie neigt dazu, die Grundenergie *Fühlen* zu priorisieren.

Im dritten Beispiel entscheidet sich Ole als Folge seiner Interpretation ‚*Ich mache es falsch*' dafür, das zu tun, was von ihm verlangt wird. Er funktioniert, wie es Mutter und Oma erwarten, um im vorgegebenen Rahmen zu überleben. Ole ist aufgrund der familiären Situation innerlich praktisch immer auf dem Sprung, um zu tun, was von ihm verlangt wird. Er trainiert dadurch sein *Handeln* und *kritikloses Funktionieren*. Ole wird in der Folge dazu neigen, die Grundenergie *Handeln* zu bevorzugen.

Die Entstehung der persönlichen Trance

Stephen Wolinskys *Überlebenstrance* entsteht aus meiner Sicht in der Folge des Experimentierens mit diesen neugewonnenen Überzeugungen des Kindes. Vom persönlichen Wahrnehmungsfilter gesteuert, richtet sich das Kind ein, um mit dem ihm am wichtigsten empfundenen Werkzeug den Anforderungen seines Umfelds zu entsprechen. Dieses Werkzeug ist eine der drei Grundenergien des Fühlens, Denkens oder Handelns.

Ein Kind wie Lisa, das immer darauf bedacht ist, Aufmerksamkeit einzufordern, aktiviert dafür in erster Linie sein Fühlen. Mit voller Präsenz wird es dafür sorgen, nicht übersehen zu werden. Seine großen Augen werden den direkten Kontakt suchen, es wird lernen zu gefallen und wenn es älter wird, auf Kommunikation oder Verführungskunst bauen. Lisa wird sich zu einem betont emotionalen Menschen entwickeln und infolgedessen ihre emotionale Intelligenz trainieren.

Ein Kind wie Paul, das sich als störend empfindet, versucht nicht aufzufallen, zieht sich zurück und nimmt die Beobachterrolle ein. Dabei lernt es, sein Denken zu schulen, es trainiert sich im Reflektieren und vertraut zunehmend auf sein kognitives Potential. Paul wird es gelingen, zunächst Strukturen im Familienverbund zu erkennen und zu durchschauen. Wenn er älter wird, vertraut er auf seine strategischen Fähigkeiten und seinen Weitblick. Es wird sich zu einem rationalen Menschen entwickeln und somit seine kognitive Intelligenz trainieren.

Kinder wie Ole wachsen oft in familiären Atmosphären auf, die stramm durchorganisiert sind und in denen eine Laissez-faire-Haltung nicht erwünscht ist. Ein Kind wie Ole, das sich aufgrund früher Zurechtweisungen als unzureichend empfindet, wird fortan alles tun, um die Eltern zufrieden zu stellen. Im permanent wirkenden unsicheren Gefühl, etwas falsch machen zu können, wird es vorsichtshalber lieber tun, was von ihm verlangt wird. Wenn es zufriedenstellend funktioniert, sind auch die Eltern zufrieden und das Kind fühlt sich akzeptiert und zugehörig. Später, wenn das auf diese Weise konditionierte Kind älter wird, hat es diese Haltung trainiert, fackelt nicht lange, verlässt sich auf sein Handeln und erledigt einfach alles, was ansteht. Ole wird sich zu einem handlungsorientierten Menschen entwickeln, der rasch nach Lösungen sucht und dadurch seine praktische Intelligenz trainiert.

Hat das Kind wiederholt die Erfahrung gemacht, dass sein gewähltes Reaktionsmuster zum Erfolg führt, wird das emotionale Kind erst recht auf sein Fühlen bauen, das rationale Kind sich auf sein Denken verlassen und das handlungsorientierte Kind auf sein Handeln vertrauen. In dieser kindlichen Entwicklungsphase ist dieses sich entwickelnde Muster nicht die Folge einer bewussten Entscheidung, sondern Ausdruck unzähliger, sich wiederholender instinktiver Überlebensimpulse. Was einmal funktioniert hat, wird wiederholt, wodurch der Effekt eines neuronalen Trainings entsteht. Das junge Nervensystem wird praktisch mit diesem Erfolgsrezept imprägniert. Dieses persönliche Erfolgsmodell schleift sich durch weitere Wiederholungen ein und die entsprechende spezifische Bahnung entsteht im Gehirn. Durch diesen Prozess erhält die persönliche Bevorzugung des Fühlens, Denkens oder Handelns auch neurologisch die entscheidende Prägung und es entsteht allmählich eine Wahrnehmungs-Trance. „Nur wenn ich es genau so mache, kann ich sicher überleben", lautet der innere Leitsatz der persönlichen Wahrnehmungs-Trance. Diese Wahrnehmungs-Trance ist zwar letztlich eine Wahrnehmungs-Verengung, welche dazu führt, dass das Kind sich auf eine bestimmte Weise zu verhalten beginnt. Das kann das Kind aber nicht erkennen. Seine ganz persönliche Wahrnehmungs- und Verhaltens-Trance erzeugt stattdessen das Gefühl, einen sicheren Hafen zu besitzen, einen inneren Zufluchtsort und eine Bastion gegen die Stürme des Lebens.

Der sichere Hafen

Das Kind wächst heran und weiß zunehmend die Qualitäten seiner persönlichen Trance zu schätzen. Es verlässt sich bevorzugt entweder auf sein Fühlen, Denken oder Handeln. Das geschieht zunächst völlig unbewusst. Auch die Bezugspersonen werden diese Präferenz kaum registrieren und so läuft der Vorgang, der zur Herausbildung eines betont lebhaften, auffallend stillen oder problemlos folgsamen Kindes führt, weitgehend unbemerkt ab. Ab etwa dem Schulalter beginnt das Kind allmählich ein Bewusstsein seiner selbst zu entwickeln. Es beginnt ein „ICH" zu installieren und fängt an sich zu vergleichen. Das Kind lernt dabei, die Klassenkameraden zu unterscheiden und sich in Bezug zu ihnen zu sehen. Da gibt es die stillen Vertreter, die im Unterricht eher schüchtern bis gehemmt wirken, wenig reden, aber Dinge auf den Punkt bringen können, weil sie die Grundenergie Denken trainiert haben. Da ist die strebsame, folgsame Fraktion, die gewissenhaft den Lehrstoff abarbeitet, weil sie die Grundenergie Handeln perfektioniert hat und nebenbei noch kameradschaftlich den Laden zusammen hält. Und da sind die leichtfüßigen Kinder mit Esprit, die mit Witz und Charme die ganze Klasse unterhalten können, weil sie die Grundenergie Fühlen umsetzen und im Unterricht mitunter mehr reden als wissen. Nach und nach beginnt sich das Bewusstsein des Kindes derart zu formen, dass es sich zu einer bestimmten Gruppe zugehörig fühlt. Die Vertreter der anderen beiden Fraktionen werden dann als ‚irgendwie anders' empfunden.

Spätestens mit dem Einsetzen der Pubertät verfestigt sich diese persönliche Wahrnehmung. Nun beginnt die Zeit, in der andere verstärkt beurteilt und bewertet werden. Die Jugendzeit ist die Phase, in der bewusster verglichen, der eigene Rang eingeschätzt wird und die persönlichen Beobachtungen nach und nach zur Verfestigung eines Selbstbildes führen. Das geschieht unweigerlich durch die Brille der persönlichen Wahrnehmungs-Trance und so bilden sich typische Attribute eines bestimmten Persönlichkeitstyps heraus. Die Jugendzeit mit ihren Phasen des Ausprobierens, der Zugehörigkeitsbestrebungen und des Beurteilens anderer ist die Phase, in der durch das jeweilige innere Erleben das Trugbild einer Identität entsteht. Ist diese Identität, die der junge Mensch zu besitzen glaubt, installiert, werden die durch die Trance eingeübten Verhaltensmuster noch ausgeprägter und allmählich phänomenologisch beschreibbar. Die meisten Typologien gründen auf jenen Phänomenen, deren Konturen sich mit beginnendem Erwachsenwerden mehr und mehr schärfen.

Auch wenn es umgangssprachlich praktisch und einfacher ist, dabei von Typen zu sprechen, besteht wie bereits gesagt, die Gefahr der schubladenhaften Einordung. Um diesem Missverständnis entgegen zu wirken, spreche ich daher lieber von Silhouetten. Silhouetten sind Umrisse oder Schattenrisse und ich denke, dass auf diese Weise eher vermieden wird, Beschreibungen von Persönlichkeitsmerkmalen als unveränderliche Phänomene zu verstehen. Ich spreche daher von den Silhouetten des *Gefühlstyps, Denktyps* und *Handlungstyps.*

Die Silhouette eines Typs

Mit der Bezeichnung Typ verbinden wir etwas, das genau definiert oder zumindest ausreichend klar umrissen ist, um einen Wiedererkennungscharakter zu besitzen. Wir sprechen von bestimmten Autotypen, kaufen einen bestimmten Waschmaschinen-Typ oder gehen in der Taverne Mykonos typisch griechisch essen, in der Gewissheit, auf der Speisekarte nicht Matjesfilets mit Bratkartoffeln zu finden. Bei der Benennung von Persönlichkeitstypen ist die Sache verzwickter. Ich benenne den Gefühlstyp, den Denktyp und den Handlungstyp und werde in den nächsten Kapiteln jeweils typische Erkennungsmerkmale beschreiben. Damit entsteht die Gefahr, dass die Typen zur Taverne Mykonos werden. Man reduziert sie auf die Marmorsäulen am Eingang und die fleischlastige Speisekarte, also das offensichtlich wahrnehmbare Erscheinungsbild und erstellt dann vorschnell eine Expertise wie beispielsweise: „Der geht entschlossen seinen Weg, hat klare Ziele und beweist Stehvermögen. Klarer Handlungstyp."

Das ist die Schubladenmethode, wie sie gewollt oder unbewusst im Grunde bei allen gängigen psychologischen Typologien praktiziert wird. Beurteilt wird das Offensichtliche, das Verhalten, das von der persönlichen Trance produziert wurde. Das ist aber nur die Silhouette eines Menschen, ein schemenhafter Schattenriss, der wie beschrieben, ursächlich in frühester Kindheit aufgrund einer verengten Wahrnehmung und eines daraus folgenden Überlebensreflexes entstanden ist. Bei den deterministischen Typologien bleibt das ungenutzte Potential, die Entwicklungsmöglichkeit, die in jedem Menschen schlummert, weitgehend unberücksichtigt. Vom wahren Wesenskern ganz zu schweigen.

Mein Anliegen ist, von der psychologischen Diagnostik wegzukommen und stattdessen den energetischen Faktor in den Fokus zu rücken, um konkrete Schritte zugunsten möglicher Persönlichkeitsentwicklungen aufzuzeigen. Nicht zu betonen, wie ein Mensch ist, sondern wie er sich weiterentwickeln kann - darum geht es mir.

Drei Grundkonditionierungen - drei Wahrnehmungswelten

Hat sich die spezifische Grundkonditionierung, die Typ-Silhouette, herausgebildet, zeigen sich deutlich typbedingte Stärken. Der Gefühlstyp ist Experte im Lebensbereich Fühlen. Er versprüht eine gewisse Leichtigkeit, ist meist ein gern gesehener Gast, denn er kommuniziert gerne. Er besitzt Esprit, Gespür für zwischenmenschliche Schwingungen, ist begeisterungsfähig und holt sich seine Kraft im menschlichen Miteinander. Diese Eigenschaft ist dem Denktyp fremd. Menschenansammlungen strengen ihn eher an, es sei denn, er kann anonym in der Masse abtauchen. Seine Stärke ist das ruhige Beobachten und Reflektieren aus sicherer Distanz. Er ist der Experte für Denken und Erkennen. Hat er die Wahl zwischen einem ‚geselligen Beisammensein' und einer Verabredung mit sich selbst, wird er tendenziell die stille Klause wählen. Der Denktyp kann sehr tief in eine Materie eintauchen und ist die Idealbesetzung, wenn es um Entwickeln und Konstruieren geht. Diese Eigenschaften zeichnen den Handlungstyp weniger aus. Er verlässt sich gerne auf klare Vorgaben und erprobte Verfahren. Will er ein Ziel erreichen, lautet seine Devise „Probieren geht über Studieren". Seine Stärken sind Zielstrebigkeit, Stehvermögen und Pflichtbewusstsein. Er übernimmt bereitwillig Verantwortung, treibt Prozesse kraftvoll voran und führt die Dinge gerne zum Abschluss. Dabei ist er ziemlich robust, durchsetzungsfähig und belastbar.

Die typbedingten Stärken verfestigen sich bis zur Lebensphase der Adoleszenz. Der heranwachsende Mensch sortiert Erfahrungen aus den Bereichen Familie, Schule, Ausbildung und Peer-Group, indem er sie durch das typbedingte subjektive Wahrnehmungsraster laufen lässt und verdichtet sie unbewusst zu einer selbstgerechten Sicht auf die Welt. In der

Folge wird die eigene Wahrnehmungswelt als die einzig richtige empfunden. Verhaltensweisen anderer, die der eigenen Trance nicht entsprechen, werden mit Kopfschütteln kommentiert, abgelehnt oder gar heftig diskreditiert. Dieser selbstgerechte Aspekt ist eine gewichtige Komponente der Trance. Die einzelnen Typen kommen gar nicht darauf, dass andere Wahrnehmungswelten außerhalb der eigenen existieren. Durch die Verfestigung der Trance konzentrieren sich die einzelnen Typen auf die Grundenergie, in der sie sich am besten auskennen und nutzen die anderen beiden Energien weniger intensiv. Um Missverständnissen vorzubeugen sei betont, dass natürlich alle Typen des Fühlens, Denkens und Handelns mächtig sind. Die täglichen Verrichtungen, Aufgaben und zwischenmenschlichen Anforderungen erfordern selbstredend die Nutzung aller drei Grundenergien. Aber so richtig wohl und sicher fühlen sich alle drei Typen nur im jeweiligen Heimathafen. Das wird besonders in problematischen und stressigen Situationen deutlich. Während der Gefühlstyp in schwierigen Lebenssituationen umgehend sein Netzwerk aktiviert, um sich Rat und Hilfe zu holen, zieht sich der Denktyp zurück und versucht im stillen Kämmerlein zunächst das Problem gedanklich zu durchdringen, während der Handlungstyp auf seine Tatkraft baut und gemäß seinem Motto *„Nützt ja nichts, da muss ich durch"* sofort versucht, das Problem aus der Welt zu schaffen. Tatsächlich treten die Wahrnehmungswelten der drei Typen in Problemlagen am deutlichsten zu Tage und man könnte den Standpunkt einnehmen: Ist doch prima! Für jeden Lebensbereich gibt es die passenden Experten. Dieser Aspekt ist im Bereich Organisationspsychologie von Bedeutung, etwa wenn es darum geht, schlagkräftige Teams unabhängig von Ausbildungsqualifikationen zu formen. Dieser Aufgabenbereich ist aber nicht das Thema dieses Buches.

Anhaften an der typbedingten Trance

Gerade bei erschöpften Patienten zeigt sich oft sehr deutlich, dass die über Jahrzehnte wirkende Grundkonditionierung allmählich oder auch plötzlich in äußerst ungünstige Verhaltensweisen umschlagen kann. Als Parade-Beispiel kann hier der leistungs- und führungsstarke Handlungstyp genannt werden, der eine beeindruckende Unternehmer-Karriere aufzuweisen und viele Arbeitsplätze geschaffen hat, aber plötzlich impulsiv und schroff verdienteste Mitarbeiter zurechtweist, die ihm in der Folge gekränkt die Loyalität verweigern.

Mit zunehmendem Alter gelingt es auch erfolgsverwöhnten Menschen zunehmend schwerer, die ursprünglichen Vorteile ihrer persönlichen Trance zu nutzen. Die eigene Stärke wird zur Schwäche, die Trance verliert an Kraft und trägt nicht mehr durchs Leben.

Ihre Lebenssituation hat sich verändert, ihre Grundkonditionierung hingegen nicht. Sie versuchen, entstehende Probleme mit Hilfe der alten Trance in gewohnter Weise aus dem Weg zu räumen, aber was früher so einfach funktionierte, klappt plötzlich nicht mehr. Eine diffuse Unsicherheit stellt sich ein und man bekommt allmählich das Gefühl, nicht mehr in den eigenen Schuhen unterwegs zu sein. Werden diese Anzeichen eines im Grunde wertvollen Wandels ignoriert, fehlgedeutet oder in Ermangelung fachlicher Unterstützung überhaupt nicht erkannt, offenbaren sich die Schattenseiten der Trance tendenziell ab der Lebensmitte in Form psychischer oder somatischer Beschwerden, scheinbarer Pechsträhnen, Erschöpfung und sehr oft auch durch Ehe- und Beziehungsprobleme. Man kennt sich in sich selbst nicht mehr aus, das Leben fühlt sich nicht wie gewohnt an und die altbewährten Kompensations-Strategien greifen nicht mehr. Hinzu kommt, dass sich parallel zu den typbedingten Stärken auch typische Ängste herausgebildet haben, die ursächlich mit dem Schlagen der *Heiligen Wunde* zusammenhängen. Das kleine Kind hat auf den Schlüsselschmerz mit Anpassung an den vermeintlichen Wunsch der Eltern reagiert, indem es bestmöglich versucht hat, sich der wahrgenommenen Familienatmosphäre anzupassen. Der Gefühlstyp macht verstärkt auf sich aufmerksam, der Denktyp will nicht stören und der Handlungstyp bemüht sich darum, alles richtig zu machen. In der Folge des instinktiven frühkindlichen Reflexes, das eigene Überleben zu sichern, entstand dann nach und nach die persönliche Trance. Im Verlauf dieses Prozesses manifestierten sich zunächst das Gefühl und dann die unbewusste Überzeugung, man werde nicht geliebt (Gefühlstyp), missachtet (Denktyp) oder blockiert (Handlungstyp).

Diese innere Überzeugung bleibt auch im Erwachsenenleben der jeweils wunde Punkt. Der Gefühlstyp wirbt unablässig für sich und sehnt sich nach Zuneigung. Sachlich gemeinte Kritik interpretiert er als persönliche Ablehnung, die er kaum ertragen kann. Der Denktyp möchte so gerne erkannt werden und erfolgreich sein, doch ängstigt er sich gleichzeitig vor Misserfolgen und bleibt daher vorsichtshalber in der Deckung. Der Handlungstyp agiert pflichtbewusst und verantwortungsvoll, um Vorgaben gut zu erfüllen, fürchtet aber gleichzeitig das durch Bevormundung und Regulierung nur zu vertraute Blockadegefühl und sehnt sich heimlich nach Hingabe und der Fähigkeit, loslassen zu können. Diese ambivalenten Gefühle tauchen in Behandlungsverläufen immer wieder auf. Da ist es von Vorteil, diese als typspezifisch entlarven zu können. Für Patienten ist es sehr erhellend zu erkennen, dass die drei Silhouetten auf völlig unterschiedlichen Wahrnehmungswelten beruhen. Bei der folgenden Beschreibung von Gefühls-, Denk- und Handlungstyp verzichte ich auf eine tabellarische Einordung nach festgelegten Kriterien aus den genannten Gründen und um zu vermeiden, dass der Blick zu feindiagnostisch wird. Wie bereits betont, geht es mir in erster Linie um die Potentialentfaltung, die ich im weiteren Verlauf typspezifisch beschreibe. Zunächst zeichne ich den Schattenriss und beschreibe die Silhouetten der drei Typen, wie sie mir im Laufe meiner Praxisjahre immer wieder begegnet sind.

„Hab' mich bitte lieb!" – Die Silhouette des Gefühlstyps

Die heilige Wunde, die frühkindliche Reaktion und die sich allmählich ausbildende Trance bilden beim Gefühlstyp die Überzeugung heraus, dass die Welt kein Platz ist, wo Liebe frei und im Übermaß verteilt wird. Man hat sich um sie mit wachen Augen zu bemühen, muss sich ständig kümmern und im Gespräch bleiben. Der Gefühlstyp sorgt dafür, auf keinen Fall übersehen zu werden. Das gelingt durch sein offenes freundliches Wesen und die typischen Attribute Kommunikationsfreude, Hilfsbereitschaft und Liebenswürdigkeit. Diese Eigenschaften sind sein Einsatz im Spiel, der erhoffte Gewinn Zuneigung, Zugehörigkeit, Beliebtheit oder als Steigerung auch Ruhm.

Gefühlstypen kennen kaum Kontakt- oder Kommunikationsprobleme. Sie sind meist mit einem erfrischenden Witz und Esprit gesegnet und nutzen Charme oder Verführungskunst, um ihre Ziele zu erreichen. Als ideale Teamplayer sorgen sie dafür, dass sie gefragt sind, beachtet werden und ihnen stets ein Netzwerk aus hilfreichen Geistern zur Verfügung steht. Dieses persönliche Netzwerk gibt den Gefühlstypen das Gefühl der Sicherheit. Erfahren sie dennoch einmal Ablehnung, leiden sie dramatisch, fühlen sich hilflos, ohnmächtig, persönlich gekränkt und ausgeliefert. In diesen Stress-Situationen, in denen die Verhaltensmuster ihrer Grundkonditionierung nicht zum Erfolg führen, setzen sie dennoch umgehend alles daran, diese gewohnte Trance wieder zu stabilisieren, indem sie schnellstens Rat und Hilfe suchen. Ein gewichtiger Grund für diesen Reflex ist die Angst vorm Alleinsein, das der Gefühlstyp als bedrohliche Einsamkeit empfindet - verloren in der Welt.

Gefühlstypen können äußerst warmherzige Menschen sein, die aber Gefahr laufen, von anderen ausgenutzt zu werden. Ihre Gefühle dominieren Wahrnehmung und Verhalten, man will gemocht, geliebt und wertgeschätzt werden. Eine Ausprägung dieser Sehnsucht nach Wertschätzung kann sich im heimlichen oder offen bekundeten Wunsch nach Umgarnung äußern, was zu einem Prinzen- bzw. Prinzessinnen-Verhalten führen kann. Eine andere Variante des Gefühlstyps möchte für ihr gutes und aufopferungsvolles Herz geliebt und anerkannt werden. Manche Gefühlstypen betonen auch ihre vermeintlich aufregende, abwechslungsreiche Vita, in der Erwartung, staunende Zuhörer mögen ihre spleenigen Eskapaden als Nonkonformismus bewundern. Die alles bestimmende Sehnsucht nach Zuneigung kann sich auch in betont kontrolliertem Auftreten äußern oder durch ein mit vollendeter Liebenswürdigkeit kaschiertes Intrigenspiel, um manipulativ die vermeintliche Konkurrenz auszustechen. Andere Gefühlstypen bemühen sich vorrangig darum, ihre sensible bis mitunter kapriziöse Gefühlswelt zu schützen, wirken sehr eigen und schwer einschätzbar.

Gefühlstypen kleiden sich geschmackvoll abgestimmt bis modisch-flippig. Ihr Gang ist eher leichtfüßig und anmutig, dabei achten sie auf ihre Außenwirkung. Ihre Ausstrahlung ist zugewandt, der Blick offen und gewinnend. Als Kommunikations-Experten ist ihre Sprache emotional schwingungsfähig, melodisch und akzentuiert, ihr Wortschatz in der Regel reichhaltig und gerne mit den aktuell angesagten Begriffs-Mutationen des Zeitgeistes garniert.

Gefühlstypen besitzen eine lebendige Grundenergie, sind stark gegenwartsbezogen und verfügen über das Talent, Momente zu schaffen und Atmosphären zu kreieren. Im Beziehungsverhalten sind sie harmoniebedürftig, lassen sich leicht begeistern und können sich sehr verführerisch geben. Sie können ein Lebensgefühl erzeugen, in das sie ihre Partner, Kinder und alle, die ihr Herz gewonnen haben, einzuweben verstehen. Dabei sind sie äußerst verletzlich. Erfahren sie emotionale Ablehnung, fühlen sie sich tödlich getroffen und reagieren darauf entweder dramatisch selbstzerstörerisch, kratzbürstig bis zickig-aggressiv, intrigant oder bewusst verletzend.

Gefühlstypen sind meistens gute Verkäufer, schlagfertige Moderatoren und aufgrund ihrer Herzenswärme für soziale Aufgaben geeignet, wo sie sich aber gegen die Gefahr des Ausbrennens wappnen müssen. Ihr energetisches Zentrum liegt im Brustbereich.

Gefühlstypen sind Menschen mit ausgeprägter emotionaler Intelligenz, die aus dem Herzen heraus agieren. Eine wichtige Aufgabe der Gefühlstypen liegt darin, ihr offenes Herz schützen zu lernen, um nicht als Mülleimer missbraucht zu werden.

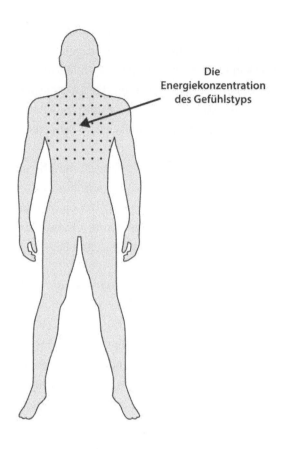

Die Energiekonzentration des Gefühlstyps

Viele Gefühlstypen sind verwundbar und anfällig dafür, den Stress ihrer Mitmenschen zu schlucken, um keine Disharmonien zu riskieren. Für Harmonie sind Gefühlstypen bereit, sehr viel zu investieren. Dieses Vermeiden von Disharmonien folgt der Wahrnehmungstrance, unter allen Umständen geliebt zu werden und wird zur Achillesferse in Beziehungen zu weniger wohlmeinenden Zeitgenossen. Den Lebensbereich Denken erkunden Gefühlstypen hingegen eher ungern. Sie „denken" stattdessen lieber mit dem Herzen. Tiefes Nachdenken strengt sie an und widerspricht ihrer sonnigen, spielerischen Grundhaltung. Da brummt schnell mal der Kopf und warum soll man sich das antun? Da sie den Bereich Denken eher meiden, trauen sie sich darin tendenziell auch nicht allzu viel zu. Stattdessen statten sie sich gerne mit intellektuellen Applikationen aus, geben sich kenntnisreich und gebildet, wobei sie gerne auf „wissenschaftlich gesicherte Erkenntnisse" verweisen. In ihrer Neigung, den Bereich Denken zu umgehen, pendeln sie stattdessen lieber zwischen Fühlen und Handeln. Dadurch wirkt ihr Handeln zwar spontan und begeisterungsfähig, aber oftmals unüberlegt und im Ergebnis dann unstrukturiert bis chaotisch. Da sie Vorhaben nicht vorher gründlich analysieren, verzetteln sie sich leicht in spontan gestarteten Projekten, aber auch in Beziehungen. In Liebesbeziehungen sind sie regelmäßig in ihren komplexen Gefühlswelten verstrickt, was dazu führen kann, dass alte Beziehungen nicht losgelassen werden können, während neue schon begonnen werden. Brüskierte Partner werden dann mitunter mit der Begründung abgefertigt, dass „ihre Gefühle nun einmal so seien", wofür sie unmöglich verantwortlich gemacht werden können *(„Was soll ich machen, wenn meine Gefühle so sind?")*. Die sich darin ausdrückende Naivität geht dabei oft einher mit einer phantasievollen, gestalterischen Energie, die sie in den Künsten oder kunsthandwerklichen Bereichen unter Beweis stellen.

Manche Gefühlstypen verstehen sich vortrefflich darauf, die Sehnsüchte ihrer Kindheit zu bewahren und im Herzen zu tragen. Selbst im fortgeschrittenen Alter strahlen sie dann eine schwer fassbare Jugendlichkeit aus und sind gerade wegen dieses „Geheimnisses" gern gesehene Gäste und Gesprächspartner oder werden darum beneidet. Die Kehrseite dieses juvenilen Lebensgefühls kann sich dabei durchaus auch in einer infantilen Grundhaltung manifestieren. So kann ein Gefühlstyp enorme Energien darauf verwenden, Vermeidungsstrategien zu entwickeln. Dabei werden mitunter beeindruckende Wolkenkuckucksheime zusammengezimmert, um unbequemen Realitäten nicht ins Auge blicken zu müssen. Fallen diese Traumgebilde in sich zusammen oder werden als naiv entlarvt, leiden sie dramatisch, geraten in Panik und fühlen sich hilflos und klein. Die Lösungsblockade Altersregression, also das Gefühl „klein zu sein", ist dem Gefühlstyp lebenslang nur zu vertraut.

Die instinktive Reaktion darauf ist die reflexartige Suche nach einem Retter, wodurch ein neues Beziehungsdrama entstehen kann. Da Gefühlstypen aber die Klaviatur der Beziehungsdramaturgie aufgrund lebenslangen Trainings zu bedienen wissen, empfinden sie emotionale Verstrickungen als normal. Diese sind gewichtige Bestandteile ihrer Trance.

Gefühlstypen achten bei Begegnungen vor allem auf die emotionale Atmosphäre. Fühlen sie sich gut angenommen, fassen sie in der Regel bereitwillig Vertrauen. Bei persönlichen Problemlagen sind sie oft sehr bewegt und ‚nahe am Wasser gebaut', verheddern sich gerne in der Beschreibung von Nebenschauplätzen, finden schwer einen thematischen

Fokus und weisen hilflos auf die sie überschwemmenden Gefühle hin. Unter diesem Gefühl der Hilflosigkeit leiden sie selbst sehr, reagieren darauf selbstkritisch bis selbsthassend und erzeugen diese emotionalen Zwickmühlen dennoch permanent aufs Neue, solange ihre Grundkonditionierung wirkt.

„Lasst mich doch alle in Ruhe'"- Die Silhouette des Denktyps

Die Welt ist ein Platz voller Widerstände, Kämpfe und drohender Gefahren. Da muss man sich gut schützen, am besten in der persönlichen Trutzburg. Zugbrücke hoch und Haie im Burggraben - dann wird es wohl gehen. Die Wahrnehmungswelt des Denktyps ist von starken Ängsten geprägt. Da er sehr gut im Erkennen ist, erkennt er auch die in jeder Unternehmung enthaltene Möglichkeit des Scheiterns. Warum also unnötige Risiken eingehen? Mit Niederlagen kann der Denktyp ganz schlecht umgehen, was dazu führt, tendenziell Risiken zu meiden. Der im Rückzug geübte Denktyp kann sich hingegen wunderbar mit sich selbst beschäftigen. Er schätzt die Ruhe der einsamen Klause, in welcher er gedankliche Tiefe und Klarheit sucht. Er ist der geniale Eigenbrötler, der Entwickler, Konstrukteur und Stratege, der gerne an unsichtbaren Fäden Geschicke lenkt, oder Prozesse vorher detailliert durchdenkt. Der Denktyp ist der Gegenentwurf des Partygängers. Er verabscheut Smalltalk, Meinungsaustausch und jegliche Art von Oberflächlichkeit, die er für Zeitverschwendung hält. Hingegen ist er äußerst interessiert an einem anspruchsvollen Gedankenaustausch, den er aber nicht vielen Mitmenschen zutraut. Man findet ihn oft inmitten von Bücherstapeln oder offensichtlicher Unordnung. Er stört sich nicht daran, notfalls jahrelang in Provisorien zu leben, Schränke nicht aufzubauen oder Kleider bis zur Zerfallsgrenze zu tragen. Dafür ist ihm seine geistige Freiheit heilig, die er unbestechlich schützt. Sämtliche Vorgänge des Lebens gehen durch seinen Kopf, er ist vergangenheitsorientiert und besitzt ein zuverlässiges Gedächtnis. Dabei neigt er dazu, seinen Körper zu übersehen und sich gesundheitlich zu vernachlässigen. Wird er genötigt spontan zu handeln oder Entscheidungen zu treffen, ist er schnell überfordert und reagiert mit Abwehr oder Ausflüchten.

Denktypen sind die ruhenden Pole in der Schlacht. Wird ihre Beobachterposition nicht gefährdet, werden sie nicht so leicht nervös, behalten den Überblick und sind in der Lage, in Krisenzeiten Auswege aufzuzeigen. Denktypen können sehr fürsorgliche und loyale Partner sein. Sie sind in der Lage, das Wesen ihrer Partner zu erkennen und zu fördern, solange sie sich fair behandelt fühlen. Erfahren sie eine Kränkung durch Missachtung, fühlen sich verraten oder betrogen, können sie äußerst sarkastisch und nachtragend reagieren und auch gezielt eiskalt zurückschlagen. In Gefühlsangelegenheiten halten sie gern ‚ihr Pulver trocken'. Sie öffnen sich nur ihren Liebsten und allenfalls engsten Freunden, zu denen sie aber kaum jemanden zählen. Ihre Sprache ist eher sachlich und monoton bis undeutlich, sie senken dabei oft den Kopf, wirken nachdenklich und suchen kaum Blickkontakt. Ihre Körpersprache ist lässig und entspannt, ihr Gang wirkt mitunter seltsam unentschlossen bis schwankend, da ihre Energie hauptsächlich im Kopf konzentriert ist. Denktypen bevorzugen bequeme Kleidung, sind bei Auswahl und Umfang der Garderobe eher sparsam und gönnen sich auch sonst nicht übermäßig viel. Ihre Autos fahren sie bis ‚der TÜV sie scheidet' – warum was Neues kaufen, der Alte tut's ja noch.

Der Denktyp begibt sich ungern in den Bereich Handeln. Handeln erfordert Entscheidungsfähigkeit und Entschlossenheit, beides Eigenschaften, die der Denktyp scheut. Da er dem bunten Treiben der Welt eher misstrauisch begegnet und Missachtung und Erfolglosigkeit fürchtet, richtet er sich oft in einem gedanklichen Leben ein, das ihn davor bewahrt, sein geistiges Potential dem Licht der Praxis aussetzen zu müssen. Aus der latenten Angst heraus zu scheitern, begnügt er sich mit einem Leben im Konjunktiv und der schalen Gewissheit, dass er ‚ja jederzeit könnte, wenn er wollte'. Denktypen, die ihre Angst überwinden, mutig den Bereich Handeln für sich erschließen und Risiken eingehen, können eine enorme Tatkraft entwickeln. Schaffen sie es nicht sich aufzuraffen, nehmen sie stattdessen gerne eine wehklagende Opferhaltung ein. *„Ja, wenn die Umstände nicht so ungünstig wären, dann..."* oder *„Sind denn hier alle völlig bescheuert"*, oder auch *„Immer bleibt alles an mir hängen!"* sind typische Floskeln des wehklagenden Denktyps. Diese Neigung zur Opferhaltung ist dem Denktyp vertraut und ein Ausdruck seines heimlichen Wunsches, im verbarrikadierten Elfenbeinturm aufgestöbert, entdeckt und als Koryphäe geachtet zu werden. Diese Erwartungshaltung ist eine der stärksten Lösungsblockaden des Denktyps. Aufgrund seiner Interpretation der *Heiligen Wunde* („Ich störe!") und des daraus resultierenden Rückzugsverhaltens, manifestiert sich die distanzierte Beobachterrolle als Trance, um den furchterregenden Gefahren der Welt entfliehen zu können. Im Laufe der Jahre leidet der Denktyp aber zunehmend unter seinem Rückzugsverhalten. Er möchte erkannt und entdeckt werden, sehnt sich nach Erfolg und Teilhabe am Lebendigen. Da er aber nicht weiß, wie das gefahrlos gelingen kann, erwartet er die Lösung von außen. Am liebsten durch einen Förderer, Mäzen oder Lotsen, der ihn zwischen den Untiefen des gesellschaftlichen Lebens zu Erfolg und Ansehen führt. Da er aufgrund seiner Trance alles tut, damit ihn die Welt übersieht und in Ruhe lässt, bleibt er zwangsläufig oft unentdeckt. Tatsächlich imponieren Denktypen mitunter durch überragende geistige Leistungen oder ganz erstaunliche Erfindungen, die im Verborgenen beharrlich erschaffen wurden. Viele Denktypen werden zeitlebens verkannt und bleiben erfolglos. Sie werden von ihrem Umfeld als unnahbar, wunderlich und schwierig empfunden. Diese Attribute nähren sie natürlich ständig selbst, indem sie sich nicht bereitwillig öffnen. Stattdessen begeben sie sich selbstverliebt in eine Opferrolle, beklagen die Dummheit der Welt und bedauern sich selbst.

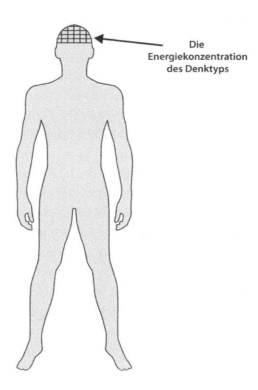

Die Energiekonzentration des Denktyps

Andere Varianten des Denktyps beteiligen sich eher am gesellschaftlichen Leben, sind dabei aber deutlich distanzierter als Gefühls- und Handlungstypen. Diese Distanziertheit kann sich in einer angepassten, braven und ruhigen Art äußern. Nicht Anecken lautet die Devise. Beschwichtigungsverhalten oder zur Schau getragene vermeintliche Weisheit überdeckt bei dieser Spielart des Denktyps die latent schlummernde Furcht und Feigheit vor Konfrontation, mit dem damit einhergehenden Zwang, Farbe bekennen zu müssen. Die aus Angst gewählte Distanziertheit kann sich aber bei einigen Denktypen auch in einer arroganten, besserwisserischen Haltung äußern, indem sie bei gesellschaftlichen Anlässen ihr Umfeld belehren oder gönnerhaft ihre intellektuelle Einmaligkeit durchschimmern lassen.

Dieses Gehabe ist aber nur Ausdruck einer tiefen Unsicherheit und des Unvermögens, einen lockeren und zugewandten gesellschaftlichen Umgang pflegen zu können. Stattdessen wirft er allenfalls sein abgeschirmtes und von Selbstbeobachtung getränktes Ego ins gesellschaftliche Getümmel, was ihn enorm anstrengt.

Das energetische Zentrum der Denktypen liegt im Kopf. Man könnte sie Cortex-gesteuert nennen, denn sie imponieren durch eine Vorliebe für sachliche Themen und neigen zur Intellektualisierung aller Lebensbereiche. Mit ihrer austrainierten kognitiven Intelligenz versuchen sie alles zu erfassen, zu zerlegen und tief zu ergründen. Ein Denktyp kann sich problemlos tagelang nur im eigenen Kopf aufhalten und sich dort erschöpfen. Durch die ausgeprägte Neigung zu gedanklichem Tiefgang neigen viele Denktypen dazu, saloppe Bemerkungen von Gesprächspartnern oder gesellschaftliche Umgangsrituale als oberflächlich abzulehnen. So findet die Leichtigkeit des Gefühlstyps mit seiner Fähigkeit zum Smalltalk wenig Zustimmung beim Denktyp, der darüber gerne mal die Stirn runzelt. Dabei übersieht er, dass es ohne Oberfläche keine Tiefe geben kann und er sich in den Qualitäten des Gefühlstyps nicht auskennt.

„Nützt ja nichts, da muss ich durch" - Die Silhouette des Handlungstyps

Wer A sagt, muss auch B sagen. Ist doch völlig klar. Halbe Sachen bringen gar nichts. Alles muss ordentlich zu Ende gebracht werden, was denn sonst? Die Wahrnehmungswelt des Handlungstyps ist vom Wunsch nach Ordnung und klarer Linie geprägt. Seine Trance lässt ihn wie selbstverständlich in einem vorgegebenen Rahmen agieren, den er bereitwillig von außen vorgegeben annimmt oder selbst installiert. Sind Richtung und Anweisung klar formuliert, entwickelt der Handlungstyp eine ungeheure Energie, um das gesteckte Ziel zu erreichen. Es ist klar, worum es geht, worauf soll er warten? Handlungstypen sind meistens über einen langen Zeitraum sehr belastbar. Sie neigen kaum zum Kränkeln, lassen sich nicht hängen und geben bereitwillig regelmäßig ‚110 Prozent'. Legen sie sich nach einem arbeitsreichen Tag zur Ruhe, sind sie binnen Sekunden eingeschlafen. Ihre robuste Gesundheit wird oft erst jenseits der Lebensmitte beeinträchtigt, dann aber nicht selten in Form einer schweren Erkrankung, oft im Funktionskreis des Herzens.

Handlungstypen imponieren mit ihrer Geradlinigkeit. Sie fackeln nicht lange und sind zukunftsorientiert. „Probieren geht über Studieren" lautet ihr praxisfokussiertes Macher-Motto. Sie sind in der Regel faire Geschäftspartner, neigen aber auch zur Dominanz und Selbstgerechtigkeit. Handlungstypen übernehmen bereitwillig Verantwortung, sind verlässlich und kameradschaftlich, können aber auch Strukturen überregulieren. Da ihre Lebenswahrnehmung von Arbeit geprägt ist und sie schlecht entspannen können, sind sie meistens mit irgendetwas beschäftigt und laden sich zuhauf Aufgaben auf. Zum Ausgleich nutzen sie gerne die Gelegenheit zum Feiern, gerne als Gastgeber, wo sie sich bevorzugt um das Wohl der Gäste kümmern, statt um ihr eigenes. Darin äußert sich ein Grundempfinden des Handlungstyps, der sich von Natur aus für das Wohlbefinden seines Umfeldes zuständig fühlt. Geht es nahestehenden Menschen einmal nicht so gut, neigen Handlungstypen dazu, dies als ihr persönliches Versagen zu deuten.

Handlungstypen schätzen Qualität, was sich in ihrer Kleidung oder in der Wahl des Autos oder anderer Anschaffungen abbildet. Dabei orientieren sie sich an äußeren Insignien. Sie bevorzugen etablierte Marken und lassen sich auch von Hierarchien und akademischen Titeln beeindrucken. Ihr Gang ist sehr zielstrebig und flott, man weiß ja, wo man hin will. Im Umgang erscheint der Handlungstyp durchaus selbstsicher, er wirkt kraftvoll und spricht mit deutlicher, kräftiger Stimme, mit der er seine Anliegen fokussiert und bestimmt vorträgt. Sein Blick ist direkt bis durchdringend. Handlungstypen wirken eher konservativ und zeichnen sich durch ein ausgeprägtes Pflichtbewusstsein aus. Im Umgang sind sie kameradschaftlich und zackig. Sie sind verlässliche Partner, solange die von ihnen für richtig befundene Richtung stimmt und sie sich nicht bevormundet und blockiert fühlen. Ist das der Fall, reagieren sie entweder resignierend oder eruptiv bis cholerisch, mitunter auch im Wechsel. Eine Neigung zu Sturheit und Scheuklappendenken („Nur so ist das richtig!") ist zu beobachten, auch den Hang zur Abwertung anderer, vor allem von Mitmenschen, von denen sie sich durch eine Laissez-faire-Haltung provoziert fühlen. Trifft der Handlungstyp auf Menschen, „die dem Herrgott den Tag stehlen", verliert er jedes Verständnis oder fühlt sich unangenehm berührt bis persönlich angegriffen. Hier wird der wunde Punkt des Handlungstyps offenbar, der es aufgrund seiner Trance nicht gelernt hat, ein leichtes Lebensgefühl zu entwickeln. Sein Überlebenskonzept war seit frühester Kindheit von Gehorchen und Funktionieren geprägt. Die von Arbeit bestimmte Grundkonditionierung kann „Faulenzen" nicht gutheißen, wenngleich in dieser Ablehnung auch heimlicher Neid und eine gute Portion Faszination für das Unbekannte mitschwingen.

Der so kraftvolle und zielsichere Handlungstyp sehnt sich insgeheim nach Hingabe und der Fähigkeit loslassen zu können. Er weiß aber nicht, wie das geht, denn er hat es nie trainiert. Im Lebensbereich Fühlen kennt er sich nicht gut aus, denn sein Leben ist von Funktionieren, Durchhalten und einer Strenge und Härte gegen sich selbst geprägt. Die innere Überzeugung, es seinem Umfeld recht machen und es bedienen zu müssen, führt zwangsläufig irgendwann zu einer ausgeprägten Unbarmherzigkeit sich selbst gegenüber. Da kann sich kein leichtes und schwingendes Lebensgefühl entwickeln. Im Laufe des Lebens beginnt der Handlungstyp unter seinem nur zu vertrauten Muster, immer auf dem Sprung sein zu müssen, zu leiden. Da er nicht weiß, wie er anders sein könnte und er sich in Gefühlsdingen wie der sprichwörtliche Elefant im Porzellanladen fühlt, entsteht bei manchen Handlungstypen kompensatorisch die mehr oder minder ausgeprägte Neigung, die Unbarmherzigkeit sich selbst gegenüber auch dem Umfeld abzuverlangen. ‚Hart gegen andere wie gegen sich selbst', so beschreibt eine gängige Redensart des Volksmundes die im Grunde hilflose Kompensation der eigenen Unfähigkeit, zu entspannen und einmal nichts zu tun. Im Lebensbereich Fühlen geht es um das Sein und nicht ums Machen. Der Handlungstyp kennt sich aber nur im Machen, im Handeln wirklich gut aus und daher neigen manche Handlungstypen dazu, den Lebensbereich Fühlen auszulagern. Man könnte auch sagen, sie versuchen ihn zu managen, wie etwa der erfolgreiche Geschäftsmann, der finanziell dafür sorgt, dass die Ehefrau die aufrichtig geliebten Kinder formvollendet umsorgen kann und beste schulische Ausbildungen mit Auslandsaufenthalt ermöglicht, während er sich parallel wechselnde Liebschaften genehmigt und diese mondän ausführt, solange diese ihn emotional bedienen.

Andere Spielarten des Handlungstyps bestechen durch einen überausgeprägten Hang zu Pflichttreue und Perfektionismus. So imponieren etwa im Verwaltungsbereich Handlungstypen durch eine eigenwillige Interpretation von Bürgernähe, indem sie Vorschriften starr und unbarmherzig bürokratisch auslegen und durchsetzen. Auch gibt es den guten Kumpel Handlungstyp, der als bereitwilliger Helfer im Beruf und in der Nachbarschaft bekannt ist. An ihn wendet man sich, wenn es etwas zu richten gibt oder jemand gebraucht wird, der ‚mal eben mit anfassen kann'. Diese Ausprägung des Handlungstyps signalisiert die selbstverständliche Bereitschaft, Dinge in Ordnung zu bringen' und entspringt seiner in der Grundkonditionierung enthaltenen Gewohnheit, andere Menschen zufrieden zu stellen.

Das ist sein Spieleinsatz, der erhoffte Gewinn ist Lob und das Gefühl, gebraucht zu werden - das alte Reaktionsmuster der Trance, die sich um Zugehörigkeit bemüht.

Der Handlungstyp gibt in Beziehungen das, was er am besten kann: machen, funktionieren, in Ordnung bringen. Der emotionale Bereich bedeutet für ihn unbekanntes und gefährliches Terrain, über das er keine Kontrolle besitzt. Was Handlungstypen aber im höchsten Maße fürchten, ist Kontrolle aufzugeben. Sie interpretieren das Aufgeben von Kontrolle als Schwäche – eine Eigenschaft, die sie hassen. Manchen bereitet alleine schon der Gedanke an Kontrollverlust existenzielle Ängste, die sie um alles in der Welt vermeiden wollen, etwa indem sie nicht zu tief in das Thema eindringen und den Bereich Fühlen komplett umgehen. Im nicht zu kontrollierenden Gefühlsbereich werden enorme Bedrohungen vermutet, denen man sich lieber nicht aussetzt. Gerade im Geschäftsleben sind emotional minder geübte Handlungstypen anzutreffen, die permanent zwischen den Bereichen Handeln und Denken alternieren, wodurch ihr Denken starren Mustern folgt („So und so geht das, ist doch klar!"). Diese starren persönlichen Muster stülpen sie dann in Unkenntnis anderer Lebenswirklichkeiten ihrer Belegschaft über, die einfach nur funktionieren soll.

Gelingt es Handlungstypen über ihren Schatten zu springen und sich mit ihrem überreichlich vorhandenen Mut auf das Fühlen einzulassen, wird ihr Leben ungeheuer bereichert und ihr Denken freier, gefühlvoll und kreativ. Verweigern sie diese Entwicklungschance, entstehen oft sehr selbstgerechte, engstirnige Menschen, die andere zunehmend zurechtweisen oder mit cholerischen Ausbrüchen in Angst und Schrecken versetzen können.

Beim Erstkontakt in meiner Praxis formulieren Handlungstypen in der Regel sehr genau ihr Anliegen. Meistens kommen sie auf Empfehlung einer „verlässlichen Instanz", wie z.B. einer Freundin oder eines Geschäftspartners. Oft fällt auf, dass ein Behandlungs-Termin mal eben so mit anderen dringlichen Vorhaben verknüpft wird. Mitunter entsteht der Eindruck, dass die Behandlung als eine von vielen Tagesaufgaben pflichtbewusst abgearbeitet werden muss.

Handlungstypen verlassen sich auf ihre Kraft. Sie trauen sich sehr viel zu und ihr energetisches Zentrum liegt unterhalb des Bauchnabels, sowie in Muskulatur und Sehnen.

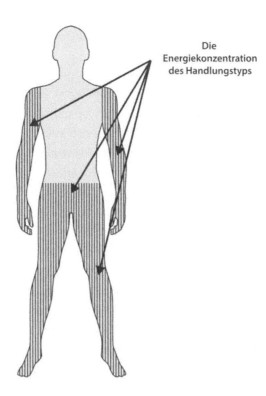

Die Energiekonzentration des Handlungstyps

Handlungstypen imponieren oft durch eine äußerliche Fitness, die bis ins hohe Alter aufrecht erhalten wird und auf die sie durchaus mit Stolz hinweisen können. Diese körperliche Fitness ist aber oft auch sichtbarer Ausdruck dafür, dass sie mit sich selbst sehr hart umgehen und sich keine Schwäche zugestehen. Unter dem Mantel körperlicher Fitness können sich dennoch komplexe Erkrankungen entwickeln, die dann mitunter auf einen Schlag sichtbar werden. Doch solange die Trance wirkt, werden Handlungstypen alles dafür tun, keine Schwäche zu zeigen.

Die Grundkonditionierung erkennen

Wenn Sie herausfinden möchten, mit welcher Grundkonditionierung Sie es bei Ihren Mitmenschen zu tun haben, müssen Sie keine Differentialanalyse starten. Sie brauchen auch keine gedanklichen Kriterien aufstellen, sondern können die energetischen Unterschiede der drei Typen selbst körperlich erfahren und spüren. Machen Sie dazu bitte den folgenden Test:

Suchen Sie abwechselnd die Nähe eines latent angespannten Handlungstyps, eines in Gedanken versunkenen Denktyps und eines lebendigen, kontaktfreudigen Gefühlstyps. Achten Sie dabei darauf, was Sie empfangen, was Sie spüren. Wie ist die Aura der drei Typen? Welche energetischen Ausstrahlungen lassen sich deutlich wahrnehmen und unterscheiden? Wer besitzt eine eher kühle, distanzierte Ausstrahlung? Wer begegnet Ihnen mit entgegenkommender Wärme und wer läuft sprichwörtlich heiß? Sie werden zu dem Ergebnis kommen, dass in der Gegenwart des daueraktiven Handlungstyps deutlich mehr ‚die Luft brennt' als beim lässigen und ruhigen Denktyp. Während vom Handlungstyp permanent irgendwelche Impulse ausgehen, die einen eher ungeduldigen, tatkräftigen Charakter offenbaren, werden Sie beim Denktyp wenig mehr ausmachen können als unerschütterliche Ruhe, unnahbare Kühle oder gar abweisende Distanziertheit. Ein Gefühlstyp wird Ihnen dagegen jede Menge Signale schicken, aber er sendet sie auf einer anderen Frequenz als der Handlungstyp. Die Energie des Gefühlstyps ist weniger zielgerichtet und vielmehr an der harmonischen Ausgestaltung des jeweiligen Moments orientiert. Der kopfgesteuerte Denktyp verlässt sich auf seine Ratio, seine analytischen Fähigkeiten. Er filtert sämtliche Wahrnehmungen durch sein austrainiertes Energiezentrum im oberen Kopf. Er will verstehen, durchschauen, einordnen. Nur wenn ihm das gelingt, glaubt er sich sicher zu fühlen. Dabei läuft er Gefahr, seinen Kopf zu überlasten. Um diese tendenziellen Überanstrengungen zu erkennen, benötigt man nicht unbedingt eine EEG-Messung. Ich kenne eine versierte und aufmerksame Friseurin, die anhand der Schweißdrüsen der Kopfhaut und des Zustands der Haarwurzeln genau erkennen kann, wie aktiv ihre Kunden im Kopf sind. Ganz anders sind die Aktivitäten des Gefühlstyps gelagert. Während der Denktyp gerne dazu neigt, sich buchstäblich zu verschließen – etwa, indem er die Arme schützend vor der Brust kreuzt –, begegnen Gefühlstypen der Welt offen und zugewandt. Ihre Trance befiehlt ihnen ja das permanente Werben um Zuneigung und Aufmerksamkeit. Dafür aktivieren sie ihr Energiezentrum im Brustbereich, die Region des Herzens und der Lungen und senden von dort aus ihre Signale, im Bemühen um ein für sie vorteilhaftes Miteinander mit ihrem Gegenüber. Der Handlungstyp hingegen hat immer irgendetwas vor. Trancebedingt ist er latent immer auf dem Sprung und weiß im Grunde nicht, was wirkliche Entspannung ist. Das sympathische Nervensystem kommt kaum zur Ruhe. Die Matrix seiner Faszien, welche Muskulatur und Sehnen umhüllen, hält ihn wie in einem energetischen Netz voller Daueranspannung. Entspannung ist Zeitverschwendung und der Handlungstyp befindet sich mindestens im Stand-by-Modus, um sofort agieren bzw. reagieren zu können. Diese Stand-by-Eigenschaft des Handlungstyps strahlt nach außen ab und lässt ihn tatkräftig und entschlossen, aber auch unruhig und ungeduldig erscheinen.

Der Sonderfall - Überlagerte Silhouetten

Bei manchen Menschen wirkt die Silhouette auf merkwürdige bis verstörende Weise inkongruent. Phänomenologisch scheinen sie zwar irgendwie beschreibbar und treten entweder als tatkräftige, schneidige Handlungstypen auf oder beeindrucken mit scharfem Intellekt, mitunter auch mit einer schwer fassbaren Mischung beider Qualitäten. Mitunter können sie auf beeindruckende Lebensleistungen verweisen, die sie selbst aber eher normalisieren. Kennt man sie näher, schimmert bisweilen eine unterschwellige Melancholie durch die Silhouette. Auch wirken ihre ausgeprägten Verhaltensweisen und offensichtlichen Qualitäten nicht so stimmig und irgendwie angestrengter als bei den klar erkennbaren Typen. So können sie zwar als gute Denker auftreten, allerdings ohne sich dabei lässig in der geistigen Hängematte ausruhen zu können. Ihr Denken wirkt angestrengt und kontrolliert, was den Denktyp üblicherweise nicht charakterisiert. Treten sie als Handlungstyp auf, wirken sie zwar schnell und präzise, nehmen sich dabei aber selbst nicht so gnadenlos an die Kandarre wie der eindeutige Handlungstyp. Vor allem dann, wenn sie sich unbeobachtet fühlen, offenbaren sie kurze Momente stillen Durchatmens, in denen eine alte Traurigkeit die Silhouette prägt. Nach meiner Erfahrung steckt hinter diesen unstimmigen Silhouetten immer ein Gefühlstyp, der seinen Heimathafen nicht erreicht hat. Diese Menschen haben sich quasi einen Nothafen im Denken oder Handeln gesucht, weil sie in den Hafen Fühlen nicht einlaufen konnten oder durften. Die für mich stimmigste Erklärung für diese Beobachtung ist, dass bereits das kleine Kind eine überdeutliche Ablehnung erfahren haben muss. Das Schlagen der *Heiligen Wunde* wurde als „ich werde nicht geliebt" interpretiert und der folgerichtige Überlebensreflex bestand wie bei allen Gefühlstypen darin, verstärkt auf sich aufmerksam zu machen, um Liebe und Zuneigung einzusammeln. Mit dieser instinktiven Strategie kam das Kind aber nicht zum Zuge, sondern erfuhr erneut und wiederholt Zurückweisung.

In der Behandlung von Menschen mit überlagerter Silhouette bringt es deutliche Erfolge, wenn zunächst der Lebensbereich Fühlen erforscht und die Grundenergie Fühlen trainiert wird. Patienten, die das erleben, fühlen sich mitunter erstmalig angekommen und in den eigenen Schuhen unterwegs.

Stagnation – die Macht der Trance

Menschen mit ausgeprägter Fähigkeit zur Selbstbeobachtung bemerken bisweilen schon in jungen Jahren, dass ihre Wahrnehmung etwas einseitig ist. Im Grunde wissen wir alle bereits seit der Schulzeit, dass manche Mitschüler ausgesprochene Blitzmerker sind, die dafür vielleicht in praktischen Dingen wenig zuwege bringen. Wir kennen die lockeren Sprücheklopfer, die sich auf so unerklärliche Weise tänzelnd durch den Schulalltag bewegen und damit irgendwie durchkommen. Und wir beobachten die fleißigen Mitschüler, die durch stetiges Lernen am Ende oft ordentliche Zeugnisse einfahren, die aber in kreativen Unterrichtsfächern nicht so gut abschneiden. Und dann gibt es vereinzelt einige Multitalente, die irgendwie kompletter erscheinen, ohne in irgendeinem Fach wirklich herauszuragen. Meistens sind das gute Beobachter, die sich und andere instinktiv als unterschiedlich wahrnehmen können und versuchen, daraus zu lernen. Obwohl diese jungen Menschen auch in ihrer persönlichen Trance unterwegs sind, entwickeln sie recht früh ein Interesse für die beiden anderen Lebensbereiche und probieren sich darin aus. So kann es durchaus passieren, dass Denktypen recht früh zu tatkräftigen Unternehmern werden, Handlungstypen sich musischen Bereichen zuwenden oder Gefühlstypen sich bei „Jugend forscht" bewerben.

Aber selbst wenn die Beobachtungsgabe nicht so ausgeprägt ist, erhält jeder Mensch im Laufe seines Lebens Hinweise darauf, dass seine Wirklichkeitswahrnehmung nicht die einzig gültige ist. Im menschlichen Miteinander können die drei Experten recht heftig aneinander geraten. Sie bewerten, beschuldigen oder diskreditieren einander – natürlich immer mit dem Fokus auf den vermeintlichen Defiziten der anderen. Vor dem Drang nach Bewertung Anderer sind auch entwickelte Geister nicht gefeit und es ist wirklich interessant, wie schnell das Scannen und Einsortieren auch völlig fremder Menschen vonstatten gehen kann. Gefühlstypen empfinden Denktypen tendenziell als arrogant, langweilig, zu langsam, wenig begeisterungsfähig und viel zu ernst. Handlungstypen wirken auf sie unsensibel, schroff, altbacken oder phantasielos. Denktypen bewerten Gefühlstypen gerne als oberflächlich, unüberlegt, chaotisch, kompliziert oder naiv. Handlungstypen empfinden sie als übereilt, beflissen, eindimensional, kommandierend oder fremdgesteuert. Handlungstypen hingegen schauen kopfschüttelnd auf Gefühlstypen, die sie als chaotisch, undiszipliniert, ausgeflippt oder als verantwortungslose Traumtänzer ansehen. Denktypen sind ihnen viel zu träge, unordentlich, uneffektiv, umständlich und wenig zielorientiert.

Im Disput der Typen geht so manche Ehe in die Brüche, Freundschaften werden beendet oder Geschäfte misslingen. Bei meiner Arbeit mit Paaren erlebe ich regelmäßig die Vehemenz, in der die drei Wahrnehmungswelten aufeinanderprallen. Wenn die eigene Grundkonditionierung durchgesetzt werden soll, gestehen sich die Protagonisten nicht ein, dass sie Qualitäten der anderen durchaus schätzen oder heimlich bewundern. Dabei handelt es sich um jene Attribute, die man an sich selbst eher vermisst. Gefühlstypen bewundern heimlich Ruhe, Scharfsinn oder Überblick des Denktyps und suchen bisweilen genau deshalb seine Nähe. Beim Handlungstyp schätzen Gefühlstypen insgeheim dessen Zuverlässigkeit, sowie das ausgeprägte Stehvermögen. Denktypen sind fasziniert von Esprit und Charme des Gefühlstyps und bewundern dessen kommunikative Leichtigkeit. Bei Handlungstypen schätzt der Denktyp insgeheim dessen Mut, Kraft und Entschlossenheit, die er selbst gerne hätte. Handlungstypen entspannt die Gegenwart von Gefühlstypen, was sie aber ungern zeigen. Heimlich bewundern sie die Fähigkeit zur Lebenslust und zum entspannten Genießen des Moments. Beim Denker, der ihnen ja eigentlich zu langsam erscheint und bei dem Sie Entschlossenheit und Entscheidungsfähigkeit vermissen, schätzen sie insgeheim dessen schnelle Auffassungsgabe, das gute Gedächtnis und die Fähigkeit zu umfassender Analyse. Was alle Typen weiterbringen würde, wäre die Bereitschaft, die jeweils anderen Lebensbereiche zu erforschen, sich gegenseitig zu befragen und zu unterstützen. Dazu müsste man allerdings zugeben, dass man sich selbst gar nicht so komplett fühlt. Nach meiner Beobachtung unterbleibt das in der Regel und geschieht schon gar nicht während eines schwelenden oder offenen Streites. Da die persönlichen Grundkonditionierungen gerade in Stressmomenten ihr mächtiges Zepter schwingen, kommt man auch kaum auf die Idee, während eines Streites bei anderen Menschen völlig andere Wahrnehmungswelten zu vermuten, die obendrein der eigenen gleichwertig sein könnten.

Ich bin der festen Überzeugung, dass eine Art Volkswissen über die Unterschiedlichkeit der einzelnen Typen die Scheidungsraten drastisch senken würde. Im Paarcoaching erlebe ich regelmäßig, wie schnell und dramatisch sich die Wahrnehmungen der Partner ändern, sobald beide erkennen, mit wem sie es zu tun haben. Das Wissen über die eigengesetzlichen Wahrnehmungen der drei Grundkonditionierungen offenbart plötzlich, warum der Partner oder die Partnerin so vermeintlich unsinnig reagiert. Die Erkenntnis, dass hinter den vermeintlichen Beschuldigungen des Partners oder der Partnerin nur die jeweilige Grundkonditionierung mit ihrer speziellen Wahrnehmungstrance steckt und man selbst im Grunde eigentlich nicht gemeint ist, entspannt viele Beziehungen in kürzester Zeit.

Paare, denen es gelingt, die unterschiedlichen Wahrnehmungswelten zu achten und zu erforschen, besitzen beste Chancen, tiefe Beziehungen zu entwickeln und sich gegenseitig zu unterstützen.

In Unkenntnis der Zusammenhänge tobt aber überall der Kampf der Grundkonditionierungen. Signale werden fehlgedeutet, die Trancen erzeugen die gewohnten Verhaltensmuster und die eigene ICH-Konstruktion wird in gewohnter Weise aufgebaut, gefestigt und dadurch immer anspruchsvoller. Das kann sich über einen großen Teil der Lebenszeit hinziehen, bis irgendwann eine kleine oder größere persönliche Katastrophe dieses Ego-Tuning plötzlich stoppt. Das kann eine Scheidung, ein wirtschaftliches Fiasko, ein Burnout, eine Krebserkrankung, ein Herzinfarkt, der Tod eines nahestehenden Menschen, ein Unfall oder was auch immer sein. Es gibt Fälle, da treffen alle genannten Ereignisse zusammen. Diese persönlichen Krisen sind Signale des Lebens, mit der Botschaft: „Schau hin! Schau endlich Dein Leben an! Werde wach!" Wer diese drastischen Signale übersieht, dem ist vielleicht wirklich nicht mehr zu helfen. Wer die Notwendigkeit einer Zäsur nicht erkennt, baut weiterhin die persönliche Trance auf und versucht, wieder „ganz der oder die Alte zu werden". Das bedeutet dann Stagnation, innere Erstarrung. Und was nach dieser kurzen Phase der Stagnation kommt, wissen wir von unserer Supernova: der Zerfall.

Selbstsabotage und Interaktion der drei Typen

Im Laufe eines menschlichen Lebens erfüllt die Trance unterschiedliche Funktionen. Die instinktive und alternativlose Entscheidung des kleinen Kindes, sich aufgrund der erlebten *Heiligen Wunde* im Werben, Funktionieren oder Rückzug zu üben, kann nur aus der damaligen subjektiven Wahrnehmung heraus verstanden werden. Die sich in der Folge installierende Trance besaß aus dieser Sicht eine überlebenswichtige Funktion. Diese Rolle der Trance wird allerdings irgendwann überflüssig, spätestens wenn der Mensch auf eigenen Beinen steht und existenziell nicht mehr von den Eltern abhängig ist. Bis dahin hat sich allerdings die Trance derart verfestigt, dass sie als solche kaum wahrgenommen und daher nicht in Frage gestellt wird. Was allerdings im Laufe eines Lebens mehr und mehr wahrgenommen wird, sind unangenehme Verhaltensmuster oder Fallen, in die man immer wieder tappt. Ist die Trance nicht erkannt und aufgelöst, wird dann in der Regel versucht, aus diesen Schwierigkeiten mit derselben Methodik heraus zu kommen, mit der man hineingeraten ist. Konkret bedeutet das, dass der in Schwierigkeiten steckende Denker versucht, sein Problem gedanklich zu lösen, der Handlungstyp auf seine Kraft baut und der Gefühlstyp sich verzweifelt an Freunde oder Ratgeber wendet. Das kann nicht funktionieren, denn auf diese Weise baut sich die Trance weiter auf und mit zunehmendem Lebensalter wird die vermeintliche Stärke zur Schwäche. Man steht sich selbst im Weg. Das folgende Beispiel beschreibt zur Verdeutlichung eine fiktive Situation, wie sie sich aber tagtäglich so oder in unzähligen Varianten ereignet.

Beispiel 1:
Ute plant eine kurze Urlaubsreise nach Venedig. Ein alter Herzenswunsch soll nun endlich in Erfüllung gehen. Sie hat lange dafür gespart und bereits die Vorfreude auf die Reise macht sie froh und glücklich. Sie beginnt mit der konkreten Planung, vergleicht Flugpreise, ordert ein Ticket und bucht ihr Hotel. Am Abflugtag steht sie rechtzeitig auf, fährt früh genug zum Flughafen, besteigt das Flugzeug und landet pünktlich in Venedig.

Ute ist in diesem Ideal-Beispiel eine Frau mit ausbalancierter Persönlichkeitsentwicklung, die es versteht, ihre drei Grundenergien Fühlen, Denken und Handeln so zu aktivieren, dass sie kongenial zum Gelingen eines Projekts beitragen. Utes erster Impuls ist ihr langgehegter Wunsch, nach Venedig zu fliegen. Sie hat ihn buchstäblich in ihrem Herzen bewahrt, bis sie ihr Reisekapital angespart hat. Bereits bis zu diesem Punkt hat sie die drei Energien aktiviert. Der erste Impuls, ihr Wunsch, kommt aus dem Herzen. Sie sieht sich bereits an der Lagune stehen und bei dieser Vorstellung macht sich ein warmes Gefühl in ihrem Brustraum breit. Was sie da spürt ist Gefühls-Energie. Danach denkt sie über die Realisierung nach. Das macht sie mittels kühler Überlegung, indem sie ihr Denkzentrum im Kopf aktiviert. Das fühlt sich eindeutig anders an. Ute fühlt nicht im Herzen, sondern spürt die Denk-Energie im Kopf. Nachdem Ute analysiert hat, dass sie einen bestimmten monatlichen Betrag zurücklegen muss, setzt sie diese Erkenntnis in die Tat um, indem sie zur Bank geht und ein Tagesgeldkonto einrichtet. Das ist eine Handlung. Die Handlungs-Energie spürt Ute in ihrer Muskulatur, denn sie muss ja zur Bank gehen.

Als Ute das Geld angespart hat, entsteht erneut das Zusammenspiel der drei Grund-Energien. Jetzt ist es tatsächlich soweit und Ute freut sich auf die Reise. Diese warme Gefühls-Energie spürt sie wieder in ihrem Brustraum. Sie vergleicht nun Flug- und Hotelpreise und wägt ab, wofür sie sich entscheiden soll. Das macht sie mit kühler Denk-Energie in ihrem Kopf. Schließlich bucht sie, fährt zielstrebig zum Flughafen und besteigt den Jet. Dazu hat sie wieder ihre Handlungs-Energie aktiviert, die sie spätestens spürt, als sie über die Gangway geht.

Ute hat ihr Fühlen, Denken und Handeln gemäß folgendem Schema gleichberechtigt aktiviert und zu einem runden Ganzen verknüpft:

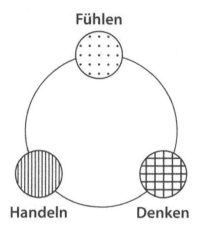

Das gewählte Beispiel mag trivial erscheinen, zeigt aber das Grundprinzip des perfekten Zusammenwirkens von Fühlen, Denken und Handeln. Ein ausbalancierter Mensch, der seine Grundkonditionierung erkannt und sich davon befreit hat, nutzt die drei Grundenergien passgenau je nach Erfordernis. Soweit das anzustrebende Ideal.

Das nächste Beispiel zeigt, auf welche Weise sich eine Unwucht einstellt, wenn die Grundkonditionierung des Denktyps nicht aufgelöst ist und wie sich diese auswirken kann:

Beispiel 2:
Utes alte Schulfreundin Anne hatte seit Jugendzeiten den gleichen Traum: einmal Venedig sehen!
Da sie beide inzwischen gut verdienen, planen sie die Reise gemeinsam und legen auch die gleiche monatliche Sparrate zurück. Als Anne das Reisekapital zusammen hat und die Phase der konkreten Reiseplanung beginnt, befallen sie plötzlich Zweifel. Was ist, wenn nicht alles nach Plan läuft? So viel Geld für eine Urlaubsreise! Lohnt sich das wirklich? Könnte sie das Geld nicht sinnvoller anlegen? Und überhaupt, wer sagt ihr, dass sie ihren Job behält? Ihr Chef hat sie schließlich in der letzten Woche zweimal recht sparsam angeschaut.

Anne grübelt über ihre Vorhaben nach. Nachts liegt sie wach und malt sich die Nachteile der Reise aus. Ute drängelt schon wegen der Flugtickets. Anne fühlt sich unter Druck gesetzt. Nach einer durchwachten Nacht sagt sie Ute ab. Anne fühlt sich aber dadurch nicht erleichtert. Im Gegenteil, sie grübelt in der Folgezeit darüber nach, ob die Absage richtig war. Ute ist traurig, lässt sich aber nicht davon abhalten ihren Traum zu verwirklichen. Anne erhält von Ute eine Ansichtskarte der Lagune. Anne fühlt sich nicht gut. Wie so oft in ähnlichen Situationen trauert sie der verpassten Gelegenheit nach, denkt und grübelt über ihre Unfähigkeit, einfach mal etwas zu riskieren und lässt sich schließlich erschöpft in das schale Gefühl des Selbstmitleids gleiten.

Bis zur konkreten Planungsphase geht Anne mit Ute im Gleichschritt. Beide freuen sich auf die Realisierung ihres alten Jugendtraums. Bei den regelmäßigen Treffen in ihrem Lieblings-Cafe malen sie sich aus, wie sie gemeinsam an der Lagune entlang schlendern und sich von einem Gondoliere stilgemäß durch die Kanäle schippern lassen. Auch bei Anne entsteht bei dieser Vorstellung ein warmes Gefühl in der Brust. Die Gefühls-Energie ist aktiviert. Auch die nächsten Schritte geht sie mit, befindet es für richtig, monatlich Geld zurückzulegen (Denk-Energie) und spart für die Reise (Handlungs-Energie). Als dann das Geld beisammen ist und die konkrete Umsetzung des Vorhabens ansteht, bekommt Anne Angst vor der eigenen Courage. Bereits Utes Vorfreude kann sie nicht richtig teilen, denn nun übernimmt die Grundkonditionierung des Denktyps die Regie.

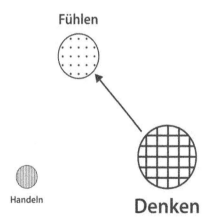

Anne beginnt zu Grübeln. Was ist, wenn auf der Reise etwas Unerwartetes passiert? Was ist, wenn ich dadurch nicht rechtzeitig zurück bin und mein Chef sauer ist? Kann ich mir das erlauben? Kann ich mir die Reise überhaupt leisten? Ist das richtig? Anne versucht auf analytischem Weg zu einer rationalen Entscheidung zu gelangen und verzichtet schließlich darauf, ihrem Herzen zu folgen. Die Denk-Energie hat eindeutig das Machtzepter in der Hand, blockiert ihre Fähigkeit zum Handeln und produziert eine unzufriedene Anne. Anne ist dieses negative Lebensgefühl sehr vertraut und sie hat gelernt, sich darin einzurichten. Sie verzichtet darauf, sich einen entschlossenen Ruck zu geben und nimmt stattdessen die Abkürzung in den schalen Bereich ihres Gefühls, der durch Selbstmitleid gekennzeichnet ist. Annes eigentliche Stärke, das Denken, ist durch Übertreibung zur Schwäche geworden. Es entsteht ein deutliches Ungleichgewicht im Zusammenspiel der drei Grundenergien. Die nächste Phase zeigt, auf welche Weise die Grundkonditionierung des Gefühlstyps zu belastenden Lebenssituationen führen kann.

Beispiel 3:
Für Ute bedeutet Annes Absage bereits den zweiten Rückschlag im Venedig-Projekt. Ursprünglich will auch Moni, Utes Arbeitskollegin mitfliegen. Moni ist immer schnell für eine solche Aktion zu begeistern und Ute schätzt Monis Esprit und Kommunikationstalent. Daher überzeugt sie auch die zunächst skeptische Anne von Monis Eignung als Reisebegleiterin. Die drei treffen sich in der Vorplanungsphase regelmäßig im Cafe und Moni findet die Idee mit den monatlichen Sparraten spitze. Umgehend möchte sie auch ihr eigenes Venedig-Konto einrichten. Irgendwann erscheint Moni nicht mehr regelmäßig zu den gemeinsamen Treffen und bleibt schließlich ganz weg. Auch am Arbeitsplatz erscheint sie nicht. Moni ist krankgeschrieben. Ute versucht zunächst vergeblich Moni telefonisch zu erreichen. Eines Abends steht Moni dann mit verweinten Augen vor Utes Tür. Sie eröffnet Ute, dass sie aus finanziellen Gründen nicht nach Venedig mitfliegen könne. Auf Utes Nachfrage stellt sich heraus, dass Moni zwar das Geld beisammen hatte, den gesamten Betrag aber ihrem Bruder überlassen hat. Ihr Bruder sei spielsüchtig und habe damit letzte Spielschulden beglichen, um danach in Ruhe eine Therapie beginnen zu können. Ute fragt vorsichtig, ob Monis Bruder denn die Therapie tatsächlich angetreten habe, worauf ihr Moni schluchzend um den Hals fällt. Weinend eröffnet sie Ute, dass ihr Bruder nach der Geldübergabe verschwunden sei und sie in den letzten Tagen panisch nach ihm gesucht habe. Daher auch die Krankmeldung. Bei der genannten Therapie-Einrichtung kenne man aber ihren Bruder überhaupt nicht.
Moni ist eine Frau, die sich schnell begeistern lässt (Gefühls-Energie) und der es auch zunächst gelingt die nächsten Schritte Denken und Handeln zu gehen. Als sie ihr Reisekapital beisammen hat, kreuzt ihr spielsüchtiger Bruder auf und spielt mit Monis gutem Herzen.

Anstatt ihre Denk-Energie zu aktivieren und dem Bruder dessen Lage vor Augen zu führen, lässt sie sich von ihren Gefühlen überschwemmen und versenkt ihr mühsam erspartes Reisegeld im Sumpf der Spielsucht.

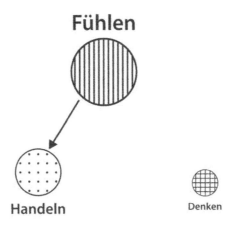

Doch damit nicht genug. Ohne zu überlegen (blockierte Denk-Energie) meldet sie sich einfach krank und sucht kopflos (panische Handlungs-Energie) nach dem Bruder. Durch die falsche Krankmeldung riskiert sie obendrein noch ihren Arbeitsplatz. In Monis Situation hat die Gefühls-Energie die Macht übernommen und treibt Moni in Panik und Chaos. Diese emotionale Lage ist Moni allerdings sehr vertraut. Ein von ihrer Grundkonditionierung erzeugtes sich wiederholendes Muster, das ihre Fähigkeit zu Denken völlig außer Kraft setzt. Stattdessen nimmt sie die Abkürzung direkt ins Handeln, das dadurch völlig unstrukturiert und chaotisch wird. Ihre eigentliche Stärke Fühlen wurde zur Schwäche und bringt die drei Grundenergien in dramatische Schieflage. Im nächsten Beispiel illustriere ich, was die Grundkonditionierung des Handlungstyps anrichten kann.

Beispiel 4:
Ute steht nun nach Monis und auch Annes Absage vor der Frage, allein nach Venedig zu fliegen oder auch zu Hause zu bleiben. Den Gedanken, die Reise abzublasen, verwirft sie sofort. Allerdings ist die Aussicht, die ganze Urlaubszeit alleine an der Lagune spazieren zu gehen auch nicht gerade berauschend. Nach einigem Zögern ruft sie ihre Schwester Friederike in New York an. Friederike arbeitet als Projektmanagerin für einen weltweit operierenden Konzern und sagt sofort zu, als Ute sie fragt, ob sie sich einen gemeinsamen Urlaub

in Venedig vorstellen könne. Klar, sagt Friederike, das passe ihr super in den Plan, denn sie sei ohnehin unmittelbar vorher geschäftlich in Mailand und könne sogar schon einen Tag vor Ute in Venedig sein. Allerdings könne sie nicht garantieren, die ganze geplante Urlaubszeit zur Verfügung zu haben, da sie auf ein Signal aus Paris warte und dann möglicherweise verkürzen müsse. Die beiden Schwestern vereinbaren dennoch, Venedig gemeinsam zu erleben.

Als Ute im Hotel in Venedig ankommt, empfängt sie Friederike schon erwartungsvoll. Geschäftig erläutert sie Ute, dass sie sich bereits um das Sightseeing-Programm gekümmert habe. Ute könne ganz entspannt Venedig genießen, es sei bereits für alles gesorgt. Utes vorsichtig vorgebrachten Einwand, sie wolle die Stadt eigentlich lieber auf eigene Faust und ohne festes Touristen-Programm erkunden, wischt Friederike mit einer kurzen Handbewegung und der Bemerkung weg, „da würde man ja garantiert an den wichtigsten Punkten dieser geschichtsträchtigen Stadt blind vorbeilaufen". Ute fügt sich zähneknirschend in Friederikes Programm, das bereits eine Stunde nach ihrer Ankunft beginnt. Perfekt vorbereitet erklärt die weltläufige Friederike Ute die Details zu den einzelnen Bauwerken, die der italienische Reiseführer unerwähnt lässt. Spätabends fällt Ute todmüde ins Bett und freut sich auf einen entspannten zweiten Tag. Doch Friederikes Programm sieht für diesen Tag eine Busfahrt nach Triest vor, die hätte sie einfach buchen MÜSSEN, da sie nicht habe abschätzen können, wann sie weiter nach Paris müsse. Ute hatte niemals vor, nach Triest zu fahren, aber sie fügt sich erneut in Friederikes Programm. Triest ist heiß, laut und anstrengend und am Abend fällt Ute erneut völlig erschöpft ins Bett. Vor dem Einschlafen denkt sie: Ja, so war es immer mit Friederike...

Der nächste Tag ist erneut bis spät abends durchorganisiert. Ein Fototermin auf der Seufzerbrücke, den Friederike bestellt hat („Wir beide Arm in Arm auf der Seufzerbrücke, das ist doch was!"), wird von einer Motorbootfahrt über die Lagune abgelöst, danach ein Venezia-Speziale-Mittagessen im angesagtesten Gourmet-Tempel der Stadt, nachmittags eine Führung durch die Gemäldegalerie und am Abend geht es in die Oper. Als sich Ute am Abend im Spiegel betrachtet, springt ihr die Erschöpfung förmlich entgegen. Sie spürt ein Kratzen im Hals und geht erneut todmüde zu Bett.

Am nächsten Morgen ist Ute erkältet. Die Nase läuft und sie fühlt sich nicht in der Lage, Friederikes Tagesprogramm mitmachen zu können. Außerdem ist sie sauer. Auf Friederike. Immer war es so gewesen, dass ihre ältere Schwester einfach ihr Programm durchgezogen hat. Ohne Rücksicht auf sie zu nehmen. Immer schon. Das war schließlich auch der Grund dafür gewesen, dass sie sich jahrelang aus dem Weg gegangen waren. Ute beschließt trotz ihrer Erkältung, dieses Muster heute zu unterbrechen und Friederikes Programm zu stoppen. Sie hat vor, ihre Schwester in ein stilles Cafe einzuladen und das Thema vorsichtig, aber konsequent anzuschneiden. Beim Frühstück erscheint Friederike jedoch nicht. An der Rezeption erhält Ute einen Brief ihrer Schwester: „Hallo Kleine, musste Hals über Kopf nach Paris. Wollte Dich nicht wecken. War schön mit Dir hier, auch wenn's kurz war. Können wir ja mal wiederholen. Bis bald, Friederike."

Das Beispiel der beiden Schwestern erlaubt eine Betrachtung aus zwei Perspektiven. Da ist zunächst Utes Idee, ihrer Schwester die Reisebegleitung anzubieten. Ein Gefühls-Impuls. Jedoch zögert sie intuitiv bei der Umsetzung. Bei konsequenter Beachtung dieser intuitiven Zurückhaltung hätte sie ihre Denk-Energie zum Zuge kommen lassen können und wahrscheinlich erkannt, dass ein Urlaub mit Friederike keine Entspannungs-Sequenzen vorsieht. Sie übergeht aber ihr Denk-Zentrum, lässt ihr schwesterliches Gefühl dominieren, agiert nach dem Motto „Augen zu und durch" und geht damit direkt ins Handeln. Friederike hingegen läuft immer nur in einer Spur. Sie handelt, handelt, handelt. Wie ein Hamster im Rad spult sie Termin nach Termin ab, egal ob es sich um berufliche oder private Anlässe handelt. Das sprichwörtliche Leben auf der Überholspur. Dabei erkennt sie weder die Sinnlosigkeit (blockierte Denk-Energie), noch nimmt sie Rücksicht auf die Befindlichkeit ihrer Schwester (blockierte Gefühls-Energie). Sie bemerkt sie nicht einmal. Ihre Logik ist von Scheuklappendenken geprägt („Der Bus nach Triest ...") und ihre Gefühle opfert sie dem Diktat ihres Terminkalenders.
Ute kann sich aufgrund alter, plötzlich aktivierter Muster aus ihrer Herkunftsfamilie nicht gegen die dominante Handlungs-Energie ihrer Schwester zur Wehr setzen.

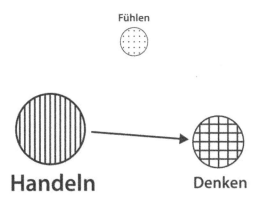

Sie muss erst krank werden, um zu begreifen, dass sie einen Weg finden muss, ihre Schwester zu stoppen. Doch auch dann, als sie es versuchen will, ist Friederike wieder schneller und längst weg. Friederikes Lebensstil beinhaltet eine ausgeprägte Gefühllosigkeit gegen andere und auch gegen sich selbst. Ihre Scheinlogik führt sie auf direktem Weg vom Handeln ins Denken, das dadurch eindimensional und scheuklappenartig wird. Sie erkennt nicht, dass ihre Stärke, das Handeln, zur Schwäche wird, was zu einem die Beziehung zur Schwester gefährdenden Ungleichgewicht führt.

Die gewählten Beispiele zeigen, auf welch ungünstige Weise verfestigte Trancen interagieren können.
Ute ist unter den vier Frauen diejenige, die es am besten versteht, ihr Fühlen, Denken und Handeln auszubalancieren und gezielt abzurufen. Die drei anderen Frauen benutzen jeweils das falsche Werkzeug, um anstehende Aufgaben zu bearbeiten.
Anne flüchtet sich reflexartig ins Denken, wo eigentlich Handeln gefragt wäre. Moni überschwemmt die Situation mit Gefühlen, anstatt zu Denken und Friederike wirft ihre Handlungsmaschine an und übergeht damit ihr Fühlen. Während die entwickelte Ute mit einer Erkältung davon kommt und dennoch in der Lage ist, den für Sie richtigen nächsten Schritt zu gehen, sind Anne, Moni und Friederike voll im Klammergriff ihrer Trancen. Diese Trancen verbrauchen sehr viel Lebensenergie. Finden die drei Frauen keine Lösung aus diesem Dilemma, weil sie Signale des Lebens ignorieren oder falsch deuten, werden sie immer wieder dem gleichen Muster begegnen und in ihrer Grundkonditionierung gefangen bleiben.
Signale können persönliche Krisen, Krankheiten, scheinbares Dauerpech oder „unglückliche" Unfälle sein. Werden sie richtig gedeutet, winkt Wachstum statt vorzeitiger Zerfall.

Wachstum oder vorzeitiger Zerfall

Der Verlauf eines menschlichen Lebens findet, wie beschrieben, unter dem maßgeblichen Einfluss der Grundkonditionierung statt. Dazu zunächst folgende Grafik:

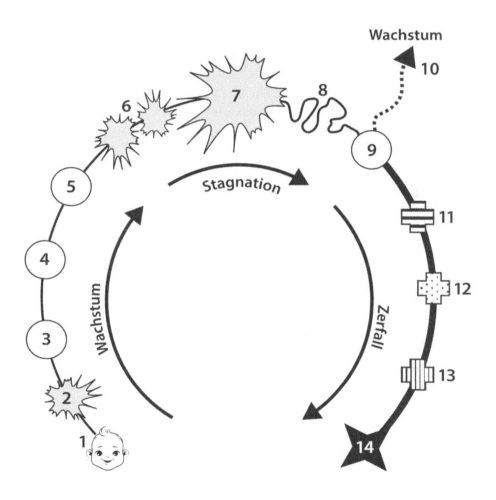

Die Darstellung zeigt den Verlauf eines Lebens, wie es typischerweise zu beobachten ist, sofern die Trance unerkannt bleibt.

1. Mit der Geburt (1) beginnend, wird irgendwann die Heilige Wunde geschlagen (2).
2. Das passiert wahrscheinlich allerspätestens bis zum sechsten Lebensjahr (3).
3. In dieser Phase bildet sich die persönliche Trance heraus.
4. Bis etwa zum zwölften Lebensjahr (4) verstärkt sie sich, das Kind beginnt zu beurteilen und sich zu vergleichen.
5. In der Jugendzeit verfestigt sich die persönliche selektive Wahrnehmung, bis sich etwa bis zum zwanzigsten Lebensjahr (5) die Grundkonditionierung verfestigt und sich die Vorstellung eines Selbstbildes manifestiert. Mit diesem Selbstbild versucht der junge Mensch nun sein Leben zu gestalten. Die Trance verdichtet sich und erzeugt eine scheinbare Sicherheit in der Wirklichkeitsbeurteilung. Bis zu diesem Zeitpunkt befindet sich das Gesamtkunstwerk Mensch in der Phase des Wachstums.
6. Die persönliche Lebenstaktik wurde erprobt, für tauglich befunden und sie soll auch weiterhin gewährleisten, das Leben existenziell aufzubauen und zu sichern. In dieser Phase, in der sich der elanvolle junge Mensch gerne an der eigenen Großartigkeit berauscht, übersieht oder verdrängt er in der Regel offen zu Tage tretende oder diffuse Hinweise (6), die seine Wahrnehmung in Frage stellen könnten. Diese Signale können z.B. unter heftigem, unversöhnlichem Streit beendete langjährige Freundschaften oder Liebesbeziehungen sein, scheinbar schicksalhafte Missgeschicke, erste Anzeichen von Erschöpfung oder auszehrende Erfolglosigkeit. In diesem jungen Lebensalter besitzt die Trance aber noch sehr viel Kraft, sodass sie sich immer wieder installiert. Das kann dann einige Jahre im selben Schema weitergehen, man tummelt sich unter der Wirkung der Trance in den zehntausend Dingen des Alltags.
7. Etwa in der Lebensmitte (7) entstehen dann häufig „wie aus heiterem Himmel" schwerwiegende Problemlagen. Eine deutliche Zäsur kündigt sich zunächst diffus an, Symptome werden aber oft übersehen, bis sie sich vehementer zeigen. Das können berufliche, gesundheitliche, finanzielle oder private Schwierigkeiten sein, die einzeln oder oft auch gehäuft auftreten. Das Gefühl von Unsicherheit bis hin zu Aussichtslosigkeit kann sich einstellen. Der Mensch kennt sich in sich selbst nicht mehr aus, erprobte Lösungsstrategien verfangen nicht mehr. Da ist sie also, die sogenannte midlife-crisis. Diese Krise in der Lebensmitte ist ein deutliches Zeichen dafür, dass die Trance an Kraft verliert oder genauer: Der Mensch ermüdet

daran, die Trance immer wieder neu zu installieren, oft vom Gefühl der Ratlosigkeit begleitet. Das ist die Phase der Stagnation.
8. Jetzt wird es spannend: versteht der Mensch den Hinweis des Lebens oder nicht? Oft folgt eine Phase, in der er nicht so genau weiß, wie es weitergehen soll (8). Diese Phase kann sich durch täglich wechselnde emotionale Höhen und Tiefen ausdrücken. Das sind Zeichen dafür, dass die alte Trance sich wieder installieren will, sich das vertraute Gefühl aber nicht dauerhaft einstellt. Der Mensch versucht, wieder „ganz der Alte zu werden" und schafft es doch nicht wie gewohnt.
9. Diese Lebensetappe kann aber auch eine Zeit der Orientierung sein, in der man zwar nicht so genau weiß, wie es mit einem weiter gehen wird, sich aber immerhin einen scheuen Blick in alternative Richtungen erlaubt. Nimmt der Mensch sich diese Zeit, kommt er irgendwann innerlich an eine Weggabelung (9), an der er sich zwischen zwei Möglichkeiten entscheiden kann:
    a. Alles dafür tun, um weiter zu leben, wie bisher. An der Grundkonditionierung wird festgehalten, Veränderungsprozesse werden verweigert.
    b. Entwicklung wagen und daran arbeiten, die Grundkonditionierung aufzulösen.

Die erste Variante ist die deutlich bequemere. Man erhält sie praktisch umsonst, zahlt aber dafür den Preis eines weiteren Lebensweges, der durch Unzufriedenheit, Langeweile, Lethargie oder die üblichen populären psychosomatischen Störungen und allmählich sich entwickelnden Krankheiten (11,12,13) geprägt sein kann. Der altbekannten Grundkonditionierung wird so gut es geht weiter gefolgt, der Mensch verweigert die persönliche Weiterentwicklung aus Angst vor dem Unbekannten. Stattdessen führt er einen Kampf gegen sich selbst, zeitweise begleitet von dem unangenehmen Gefühl, vor der entscheidenden Gelegenheit zur Weiterentwicklung gekniffen zu haben. Diese massiv betriebene Selbstverleugnung und Selbstsabotage geschieht individuell unterschiedlich unbewusst, halbbewusst oder im ungünstigsten Fall mit vollem Bewusstsein. In jedem Fall beeinträchtigt das Festhalten an der alten Konditionierung die eigene Gesundheit. Ungünstige Emotionen und Nocebo-Gedanken bilden sich aus und es wird ungeheuer viel Energie dafür verbraucht, die eigentlich überflüssig gewordene Trance immer wieder neu zu installieren. Diese Vergeudung von Lebensenergie führt auf der körperlichen Ebene zu allerlei Symptomen und begünstigt den vorzeitigen Zerfall. Zerfall bedeutet dabei nicht zwangsläufig früher Tod oder Siechtum. Dieser Kampf gegen sich selbst kann sich auch in einer ausgeprägten Halsstarrigkeit (Handlungstyp), verstärkter Neigung zur Hysterie (Gefühlstyp), teilnahmsloser Trägheit (Denktyp) oder anderer typbedingter Verhalten zeigen. Diese vom nahen Umfeld mitunter kaum zu ertragenden Gewohnheiten können mit erstaunlicher Kraft bis ins hohe Alter aufrecht erhalten werden. Die üblichen Zipperlein und Krankheiten werden sich einstellen („die hat ja jeder"), das Leben wird verstärkt durch das persönliche Wahrnehmungsraster beurteilt, allerdings mit einem Unterschied: jetzt ist zusätzlich das bedrängende Gefühl, eine Weiterentwicklung einfach nicht gewagt zu haben, ein leise erinnernder unangenehmer Begleiter. Das kann dann so unverändert bis zum Lebensende (14) weitergehen, an dem der Mensch vielleicht unzufrieden klagt: „Ach, hätte ich mich damals doch anders entschieden!" Wagt er es tatsächlich an seiner Weiche in der Lebensmitte (9) neue Wege einzuschlagen, winkt neues Wachstum(10)!

Typspezifische Erkrankungen

Grundsätzlich sei betont, dass alle Menschen alle Krankheiten bekommen können. Eine körperliche Krankheit (Ebene 8) entsteht, wie bereits dargelegt, durch Energiemangel auf der siebten Ebene. Der Energiestatus wird reduziert durch Nocebo-Denken (Ebene 6) und destruktive Emotionen (Ebene 5).
Darunter regiert die potente Macht der Grundkonditionierung (Ebene 4). Infolge dieser Zusammenhänge konnte ich beobachten, dass jede Grundkonditionierung tendenziell die Entstehung bestimmter Erkrankungen begünstigt.
Handlungstypen neigen infolge ihres Musters, ständig etwas tun zu müssen, zu Erkrankungen, die mit einer Überbeanspruchung des sympathischen Nervensystems zu tun haben. Es entstehen Verspannungen, die im Bewegungsapparat zu Beschwerden führen. Probleme der Wirbelsäule, Beckenschiefstand, Kreuzdarmbein-, Hüftgelenk- und Kniegelenkbeschwerden treten gehäuft auf. Organisch ist vor allem das Herz in Gefahr, das sich zeitlebens nicht wirklich entspannen durfte. Plötzliche Herzinfarkte sind bei Handlungstypen eher zu erwarten als bei den anderen beiden Typen. Der Grund dafür ist häufig auch ein Mangel an Magnesium, das der daueraktive Handlungstyp überproportional verbraucht und benötigt. Weitere typische Erkrankungen sind Leberüberlastungen, Gallenblasenbeschwerden, Nebennierenprobleme, Schilddrüsenüberlastung, Multiple Sklerose, Kalkschulter, Demenz, Zwangshandlungen und emotionale Persönlichkeitsstörungen.
Denktypen neigen zu Schwäche im Funktionskreis Niere. Da es ihnen schwerfällt, die innere Bremse zu lösen und kraftvoll ihr Potential zu entfalten, richtet sich die unver-

brauchte Energie oft nach innen. Angststörungen, aber auch Morbus Parkinson sind typische Beispiele derart fehlgeleiteter Energien. Schmerzen im Bewegungsapparat durch Bewegungsmangel, Versteifungen, Sklerotisierungen, Gehörprobleme und Depressionen sind gehäuft zu beobachten.

Gefühlstypen nehmen infolge ihrer Grundkonditionierung alle Schwingungen auf, auch solche, die ihnen nicht guttun. Darmprobleme wie Reizdarm oder Morbus Crohn sind typisch, sämtliche Bauchorgane sind empfänglich für Störungen jeglicher Art. Hautausschläge, Allergien, Panikattacken, Blasenschwäche und Unterleibsprobleme sind auch gehäufter zu beobachten.

Aus sicherem Hafen in die Welt - die Grundkonditionierung überwinden

Das Angebot des Lebens, sich für einen zunächst schwierig anmutenden Weg entscheiden zu dürfen, sich dabei erproben und selbst besser kennen lernen und die persönliche Trance ablegen zu können, ist letztlich der tiefe Wert der *Heiligen Wunde*, die in der Kindheit geschlagen wurde. Ich benutze diesen für manche Leser möglicherweise etwas pathetisch anmutenden Begriff um zu verdeutlichen, dass mit dem Schlagen der Wunde ein Erkenntnisweg begonnen wird, der eine Antwort auf die Frage „Wer bin ich?" anbietet. Dieser Erkenntnisweg erfordert, sich aus der vermeintlichen Komfortzone zu bewegen und seine Bequemlichkeiten und Ängste zu überwinden. Leben als einen permanenten Lernprozess zu erkennen, bedeutet, sich auf unbekanntes Terrain zu wagen. Die mit zunehmendem Lebensalter anwachsenden Schwierigkeiten sind eine stetig drängende Aufforderung, sich auf diesen Prozess einzulassen, um vielleicht irgendwann in das eigene Wesen blicken zu dürfen.

Das Kind, das sich zunächst in die Grundkonditionierung hinein entwickelt, kann das noch nicht erkennen. Der erwachsene Mensch in der Retrospektive freilich schon, sofern er sich bemüht. Geht er das Wagnis ein, analysiert und wertschätzt seine angehäuften Lebenserfahrungen, kann er den Weg der Persönlichkeitsentwicklung gehen, bis hin zur inneren Befreiung. Innere Befreiung gibt es nicht auf Krankenschein und man kann sie sich auch mit dem größten Vermögen nicht erkaufen. Innere Befreiung erfordert sich zu stellen. Den eigenen Schwierigkeiten, den Angeboten des Lebens und sich daran abzuarbeiten, bis sich Schritt für Schritt eine innere Wandlung einstellt.

Die typspezifische Motivation

Aus Erkenntnissen der Hirnforschung ist bekannt, dass der entscheidende Impuls zu neuem Synapsen-Wachstum aus dem Faktor Begeisterung kommt. Können wir uns für etwas begeistern, erlaubt die Neuroplastizität unseres Gehirns bis ins hohe Alter die Möglichkeit zu Veränderungen. Diese Erkenntnis deckt sich absolut mit meinen Erfahrungen in Coaching-Prozessen. Umgekehrt ist es aber auch so, dass angestrebte Veränderungsprozesse kaum gelingen werden, wenn die entsprechende Begeisterung fehlt. Begeisterung ist als Initialzündung für jedes geplante Unterfangen absolut notwendig. Da stellt sich die Frage, ob es typbedingt unterschiedliche Motivationen gibt, die dabei helfen, sich einem Großprojekt, wie es die Verabschiedung der eigenen Grundkonditionierung darstellt, zu stellen. Nach meiner Erfahrung sind die folgenden drei Schlüsselmotivationen für eine typspezifische Persönlichkeitsentwicklung hilfreich:

1. Der Gefühlstyp benötigt Selbstwahrnehmung
2. Der Denktyp benötigt Selbstüberwindung
3. Der Handlungstyp benötigt Selbsterfahrung

Wie ist das zu verstehen? Das innere Erleben der Gefühlstypen wird sehr oft von der Neigung zur Selbstentwertung und von Altersregression, dem innerem Kleinwerden, bestimmt. Diese emotionalen Blockaden sind vor allem in Stress-Situationen zu beobachten. Als Reaktion darauf versuchen Gefühlstypen auf sich aufmerksam zu machen, indem sie wahlweise hilflos nach Rat und Unterstützung suchen oder bisweilen verzweifelt konkurrieren. Das darunter liegende Gefühl ist die Angst „völlig zu verschwinden". In der westlichen Welt, mit ihrer nach wie vor dominanten Fokussierung auf Ratio und Intellekt, wird diese Grundangst des Gefühlstyps permanent genährt. Sein Expertenwissen im Bereich Fühlen wird selten als herausragende Qualität gewürdigt und eher als sentimentale Schwäche betrachtet, die etwa im beruflichen Alltag keinen großen Wert besitzt. Der Gefühlstyp, der sich aufgrund dieser Zusammenhänge seit der Kindheit latent untergebuttert fühlt, traut mit dem Fortschreiten des Lebens seiner ureigensten Qualität immer weniger und empfindet sich als unzureichend und im Extremfall als wandelndes Problem. In Behandlungen erlebe ich es regelmäßig, dass Gefühlstypen innerlich wachsen, wenn ich ihnen versichere, dass ihre emotionale Intelligenz den gleichen Rang einnimmt, wie die kognitive Intelligenz des Denktyps und die praktische Intelligenz des Handlungstyps. Sich

selbst in voller Kompetenz und innerer Größe wahrzunehmen, stellt ein überaus attraktives Ziel für Gefühlstypen dar. Daher ist ihre Schlüsselmotivation die Selbstwahrnehmung.
Der Denktyp hat ein ganz anderes Problem. Als Experte im Erkennen hat er auch keine Schwierigkeiten in der Selbstwahrnehmung und erkennt ganz genau, was für ihn richtig wäre. Er weiß, dass entschlossenes Handeln ihn weiterbringen würde, aber er unterlässt es dennoch. Stattdessen versucht er wider besseres Wissen um sich selbst herumzukommen. Die Angst vor der Schmach des Scheiterns und dem damit befürchteten Gesichtsverlust lässt ihn verharren und mit den Jahren die Bequemlichkeit wie eine persönliche Religion praktizieren. Insgeheim sehnt er sich aber nach Erfolg und Bewunderung. Sofern er einen für ihn als gangbar eingeschätzten Weg entdeckt, der nicht zu dicht am gefürchteten Abgrund des Scheiterns entlang führt, ist er auch vorsichtig bereit, Ängste und Bequemlichkeit zu überwinden. Er weiß, dass er dadurch seine Kraft spüren wird, ein für ihn höchst attraktives Ziel. Daher ist seine Schlüsselmotivation die Selbstüberwindung.
Wieder anders liegen die Verstrickungen beim Handlungstyp. Er spürt sich im Tun und in der daraus folgenden körperlichen Ermattung, die er durchaus nicht als negativ empfindet. In der Erschöpfung, etwa nach harter Arbeit oder sportlicher Höchstleistung, erfährt er sich als ruhig und zufrieden. Es sind die Momente, in denen er am dichtesten bei sich selbst ist. Es ist seine Definition von Ruhe und Entspannung, die er sich rechtschaffen verdient hat. Erst dadurch glaubt er die Erlaubnis erhalten zu haben, ein wenig entspannen zu dürfen, auch wenn diese vermeintliche Entspannung in Wirklichkeit ein Erschöpfungszustand ist. Seine heimliche Sehnsucht liegt im Bereich Hingabe, Leidenschaft und Leichtigkeit. Das sind Lebenskomponenten, in denen er sich gerne ausprobieren würde. Daher ist seine Schlüsselmotivation die Selbsterfahrung.

Der typspezifische Entwicklungsbereich und seine Energie
Die Grundkonditionierung bewirkt, dass eine Grundenergie bevorzugt genutzt wird. Beim Gefühlstyp ist es das Fühlen, beim Denktyp das Denken und beim Handlungstyp das Handeln. Zwangsläufig werden die anderen beiden Grundenergien jeweils weniger genutzt, doch dabei gibt es auch noch Unterschiede in der Gewichtung. Jeder der drei Typen neigt dazu, eine der drei Grundenergien besonders wenig zu aktivieren. Dieses Vermeidungsverhalten resultiert aus Ängsten, die existenzielle Dimensionen erreichen können. Um die eigene Grundkonditionierung überwinden zu können, kommt dem typspezifisch beson-

ders vernachlässigten Bereich eine besondere Bedeutung zu. Es ist der typspezifische Entwicklungsbereich. Den Schritt in den persönlichen Entwicklungsbereich zu wagen, entspricht dem sprichwörtlichen Sprung über den eigenen Schatten. Dieser Schattensprung muss von jedem Menschen absolviert werden, der seine Grundkonditionierung überwinden will. Die Hürden, über die gesprungen werden muss, stehen aber typspezifisch an unterschiedlichen Stellen. Um diese Hürden überspringen zu können, ist die Aktivierung der jeweils passenden Grundenergie Fühlen, Denken oder Handeln erforderlich. Ich nenne sie die typspezifische Entwicklungsenergie. Wer diesen Weg geht, wird reichlich belohnt. Steht man vor dem ersten Schritt, überwiegen aber verständlicherweise noch die Bedenken. Typisch ist die Angst, die ureigensten Stärken einzubüßen, wenn die Grundkonditionierung abgebaut wird. Besonders ausgeprägt ist diese Angst beim Handlungstyp, der Kontrollverlust befürchtet. Die Ängste sind völlig unbegründet, denn eine Weiterentwicklung ist nie nachteilig und schwächt auch nicht die zeitlebens trainierten Fähigkeiten. Ein Handlungstyp, der sich weiter entwickelt, behält natürlich seine Macher-Qualitäten, kann aber zusätzlich liebevoller mit sich und anderen umgehen. Dadurch wird auch sein Scheuklappendenken erweitert und sein Erkennen vielschichtiger. Der weiterentwickelte Gefühlstyp behält natürlich seine Sensitivität, lernt aber zusätzlich sich auf sein eigenes Denken zu verlassen. Dadurch wird sein Handeln strukturierter und ist nicht mehr so impulsgesteuert. Der Denker erfährt seine eigene Kraft, wenn er seine Handlungsenergie entwickelt, behält aber selbstverständlich seine geistigen Fähigkeiten. Ein Denktyp, der sich im Handeln gut erprobt, kann mitunter zielgerichteter agieren als ein Handlungstyp. Er macht weniger Fehler, weil er ja alles vorher durchdenkt. Insofern sind Ängste, durch Weiterentwicklung etwas zu verlieren, völlig unbegründet. Um den ersten Schritt zu tun, benötigt jeder Typ aber seine spezifische Entwicklungsenergie.

Fühlen - Die Entwicklungsenergie des Handlungstyps
Der Handlungstyp kann mit dem Bereich Fühlen schwer umgehen. Zwar sorgt er sich unablässig um das Wohlergehen seines Umfelds und fühlt sich dafür verantwortlich. Dafür aktiviert er aber wie selbstverständlich seine Handlungsenergie. Die setzt er auch ein, um seine Zuneigung zu zeigen, z.B. indem er große Geschenke überreicht, wo ein liebes Wort willkommener wäre. Um ihm gerecht zu werden, muss anerkannt werden, dass er dabei alles aufbringt, was er glaubt bieten zu können. Das dabei universell eingesetzte Zauberwort ist MACHEN, z.B. indem er sich fragt: „Was kann ich noch machen, damit es….gut

geht?" Das kommt vor allem in Liebesbeziehungen nicht immer gut an, wird leicht missverstanden und kritisiert. Durch diese Kritik wird die Handlungs-Trance wiederum verstärkt, das „Ich mache es falsch-Trauma" erfährt erneute Bestätigung.

Sich Zeit zu nehmen, um sich in einen anderen Menschen hinein zu fühlen – das hat der Handlungstyp nicht trainiert. Er fühlt sich unbeholfen und weiß nicht was er machen soll. MACHEN ist aber Handlungsenergie, die im Bereich Fühlen nicht angebracht ist. Gefühlsenergie drückt sich durch SEIN aus, durch verweilen im Moment, ohne zielorientierte Zukunftsgedanken. Ein solches Verhalten erlaubt aber die Grundkonditionierung des Handlungstyps nicht und will er sich weiterentwickeln, muss er sich auf diesem, ihm fremden Terrain ausprobieren. Das kann das Genießen eines Moments sein oder sich in dem Entschluss ausdrücken, Pflichten auch einmal nicht ganz so ernst zu nehmen. So etwas erlaubt sich der Handlungstyp nicht so leicht, es macht ihn unruhig. In meiner Praxis begegnete ich Handlungstypen, bei denen der Bereich Fühlen Todesängste hervorrief. Das hängt mit der tiefen Furcht zusammen, diesen so unübersichtlichen Bereich nicht kontrollieren zu können. Handlungstypen streben nach Ordnung und diese ganze ‚Gefühlsduselei' erscheint ihnen doch sehr unübersichtlich und gefahrvoll. Tatsächlich ist diese Angst vor Kontrollverlust die stärkste Lösungsblockade in der Persönlichkeitsentwicklung des Handlungstyps. Handlungstypen sind es ein Leben lang gewohnt, auf Anweisungen und Vorgaben zu reagieren oder sich selbst klar definierte Rahmen zu schaffen, in denen sie damit verbundene Anforderungen erfüllen. Wie selbstverständlich stecken sie sich Ziele, die sie auf direktem Weg kraftvoll zu erreichen suchen. Das sind die tragenden Komponenten ihrer Trance. Der Bereich Fühlen wurde aus diesem Grund vom eigenen Wahrnehmungsfilter zunächst unbewusst, dann halbbewusst, irgendwann vielleicht auch ganz bewusst nicht erfasst. Der Handlungstyp hat sich darin eingerichtet, den Gefühlsbereich zu umgehen und nur zwischen Handeln und stringentem Denken zu pendeln. Darin glaubt er sich auszukennen, wenngleich er ein wirklicher Experte nur im Handeln ist. Sein Fühlen demonstriert der Handlungstyp tendenziell nur im Umsorgen von anderen. Sich um das Umfeld zu kümmern, erscheint gefahrloser als das Kümmern um sich selbst. Zuviel Nähe zu sich selbst macht ihn nervös und unsicher. Er spürt sich selbst nur in der körperlichen Erschöpfung nach pflichtgemäß absolvierten Taten. Der Entwicklungsbereich des Handlungstyps ist somit das Fühlen. Springt der Handlungstyp über seinen Schatten, landet er mitten in seinem ihm ungeheuerlich erscheinenden Entwicklungsbereich. Hier ist nichts geregelt und die gewohnten Mechanismen greifen nicht. Loslassen ist angesagt, Entspannen, Genießen, den Moment kommen lassen. Diese süßen Angebote des Lebens glaubt der Handlungstyp sich aber erst durch harte Arbeit verdienen zu müssen und sich nicht einfach mal so erlauben zu dürfen. Das Sprichwort „Erst die Arbeit, dann das Vergnügen" ist wie für den Handlungstyp geschaffen und er kann damit scheinlogisch seine Daueraktivitäten begründen. So nennen Handlungstypen auf die Frage nach Momenten der Entspannung beispielsweise aufwändige Urlaubsreisen, mit reichlich Sightseeing, aber auch kleinen Entspannungs-Bonbons, wie jenem morgendlichen Aufwachen im Haus am Strand oder dem Frühstück im Bett. Im Alltag hingegen wird die kleine Entspannung zwischendurch dann doch lieber durch Aufräumen des Kellerregals oder Beschneiden der Rasenkanten ersetzt. In der Ordnung findet der Handlungstyp eine gewisse Ruhe, die er mit Entspannung verwechselt.

Den persönlichen Entwicklungsbereich im Leben zu ergründen, bedeutet für alle Typen, sich auf einen zunächst durchaus anstrengenden Lernprozess einzulassen. Für den Handlungstyp kann das konkret heißen, auch einmal Unordnung ohne schlechtes Gewissen auszuhalten, sich selbst einfach mal zu belohnen, Zärtlichkeit zuzulassen, gefühlvoll mit sich selbst und anderen umzugehen und Spaß, Lebenslust und Leichtigkeit als wertvolle Gaben des Lebens entgegen zu nehmen. Die heimliche Sehnsucht des Handlungstyps schreit buchstäblich danach, aber er weiß nicht so richtig, wie es gelingen könnte, sich ein Leben voller Hingabe und Feingefühl zu erschließen. Diese Unsicherheit rührt von der frühen Erfahrung des „Ich mache alles falsch" her. Der Handlungstyp möchte alles richtig machen. Doch wie fühlt man richtig, wie geht das, wer leitet das an?

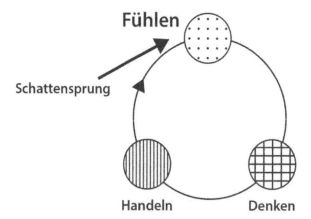

Einfach sein zu dürfen wie man ist, wird als unglaubliches und unrealistisches Szenario empfunden. Wer erteilt denn dafür die Erlaubnis? Dieses innere blockierende Gefühl, sich selbst gerne Erlaubnis erteilen zu wollen, aber nicht zu dürfen, führt bei manchen Handlungstypen dazu, dass sie sich Positionen und Spielräume im Leben schaffen, in denen sie sich einfach nehmen, was sie wollen. Die tiefe Unsicherheit im Entwicklungsbereich Fühlen äußert sich dann mitunter in rabiater Übergriffigkeit. Abgesehen davon, dass ein solches Verhalten Ablehnung bis Abscheu hervorruft, verstärkt ein derart fehlentwickelter Handlungstyp auf ungünstigste Weise die Handlungstrance und sabotiert seinen Gefühlsbereich. Damit einhergehende somatische Beschwerden werden oft im Bereich des Herzens diagnostiziert - Belege dafür, dass der Handlungstyp herzlos mit sich und anderen umgeht. Entscheidet sich der Handlungstyp dafür, seine Grundkonditionierung aufzulösen, muss er seine Gefühlsenergie aktivieren. Die sitzt wie bei allen Menschen auch bei ihm im oberen Brustbereich von Herz und Lungen. Lernt er sein Herz sprechen zu lassen, ohne sofort irgendetwas regeln und tun zu wollen, sät er neue Impulse in sein Nervensystem und ist auf dem richtigen Weg, innerlich ‚rund' zu werden. Die Eroberung des unbekannten Terrains Fühlen ist der Schlüssel für den Handlungstyp, im Anschluss auch den Bereich Denken besser zu verstehen. Sein Denken ist aufgrund seiner Grundkonditionierung sehr stringent und ausschließlich lösungsorientiert. Hat er sich den Bereich Fühlen erschlossen, erkennt er leichter die Fülle an Facetten, die das Denken bereithält. So konnte ich beobachten, dass Handlungstypen, die sich bemühen „rund" zu werden, sich plötzlich für Literatur interessieren, was sie normalerweise eher nicht tun.

Handeln - Die Entwicklungsenergie des Denktyps

Zum Rundwerden neigen manche Denktypen ohne sich anstrengen zu müssen. Allerdings runden sie dann körperlich, hervorgerufen durch ihre ausgeprägte Neigung zur Trägheit. Auch bei Denktypen, die nicht zu Übergewicht neigen, existiert der Hang zu Unentschlossenheit, ängstlichem Bedenken und Untätigkeit. Sie bekommen buchstäblich den Hintern nicht hoch und scheuen den Bereich Handeln, der doch so voller Gefahren ist. Der zur Larmoyanz neigende Denktyp lässt sich allzuleicht von den Möglichkeiten des Scheiterns beeindrucken und fürchtet Misserfolge und Missachtung. Erlebt er diese Resonanzen, leidet er fürchterlich. Dabei sehnt er sich heimlich danach erkannt zu werden und erfolgreich zu sein. Das kann er aber nur in seinem Entwicklungsbereich Handeln erreichen, ansonsten bleibt er unerkannt im Elfenbeinturm des gedanklichen Lebens kleben.

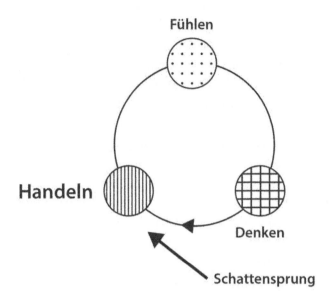

Manche Denktypen setzen ihren meist scharfen Verstand ein, um ihren Entwicklungsbereich Handeln fremd zu besetzen, etwa durch den Ehepartner, der dann an die Fronten des Lebens geschickt wird. Das ist zwar eine oberschlaue, aber auf Dauer wenig tragfähige Lösung, denn sie behindert die persönliche Weiterentwicklung. Außerdem wird diese vermeintlich bequeme Lösung nach und nach zum Bumerang, nämlich dann, wenn der in Trance handelnde Partner ein Handlungstyp ist und beginnt, den Denker zu bevormunden, was dieser überhaupt nicht ertragen kann. Der Entwicklungsbereich des Denkers ist das Handeln und erobern muss er ihn schon selbst. Das gelingt, indem er lernt, auf seine Handlungsenergie zu vertrauen. Die zentriert sich körperlich unterhalb des Bauchnabels und wird in Muskeln und Sehnen spürbar, sobald sie aktiviert wird. Springt der Denktyp über seinen Schatten, bringt sich in Bewegung und stellt sich anstehenden Herausforderungen, anstatt sie feige zu umgehen, lernt er Kraft, Stehvermögen und daraus resultierenden Erfolg kennen. Entwickelte, agierende Denktypen entfachen oft eine solche Vehemenz, dass man sie mit ungeübtem Blick als ausgeprägte Handlungstypen einschätzen könnte. Erlebt sich der Denktyp auf diese Weise als tatkräftig, durchschlagend und vor allem erfolgreich, ist er kaum zu bremsen und springt bereitwilliger erneut über seinen Schatten, wenn es die Situation erfordert. Dadurch fällt es ihm leichter, sich auch den Bereich Fühlen zu erschließen. Er muss sich dann nicht mehr selbst bedauern, sondern kann ein neues Lebensgefühl entwickeln.

Denken - Die Entwicklungsenergie des Gefühlstyps

Der Entwicklungsbereich des Gefühlstyps ist das Denken. Denken strengt an, tiefes Denken vor allem. Muss das unbedingt sein? Eigentlich nicht, denn es gibt ja genug Experten im persönlichen Netzwerk, bei denen man sich Rat holen kann. Wozu also kompliziert vorgehen und alles selbst herausfinden wollen? In der Tiefe ist es duster und unheimlich, auch in der gedanklichen. Das passt nicht zum Sonnenschein-Leben, das auf der Agenda des Gefühlstyps in Stein gemeißelt ist. Schlaumeier unter den Gefühlstypen gehen ihrem Schlüsselbereich Denken aus dem Weg, indem sie sich sehr intellektuell geben und mit Bildung drapieren. Man findet diese Ausprägung oft in akademischen Kreisen, wo sie wortreich debattieren, anerkannte Koryphäen zitieren, dabei aber selten selbst entwickelte Gedanken austauschen.

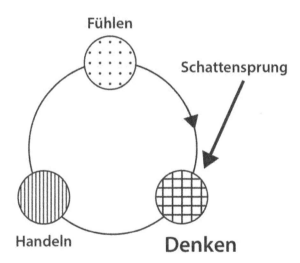

Wie ich bereits erwähnte, wird in der Lernforschung zwischen kristalliner und fluider Intelligenz unterschieden. Kristallin meint die Begabung, sich bereits existierendes Wissen gut aneignen zu können, fluid die Fähigkeit neues Wissen zu schaffen. Auf seinen Entwicklungsbereich Denken bezogen nützt es dem Gefühlstyp nichts, sich mit kristallinem Wissen überreich auszustatten. Dadurch kann er die Terra-incognita Denken nicht erobern. Das gelingt nur, wenn er beginnt, wirklich eigenständig zu denken, sich auf die eigenen Erkenntnisse verlässt und sein Leben danach ausrichtet. Dadurch erhält sein Leben Struktur und als attraktive Belohnung winken innere Ruhe und Gelassenheit, statt der leider nur zu vertrauten Neigung zu Panik und Hysterie. Im Denken traut sich der Gefühlstyp aber wenig zu. Diesen Schlüsselbereich zu erobern bedeutet, sich der verhassten Gefahr aussetzen zu müssen, klein gemacht werden zu können. Das hat er leider zur Genüge erfahren, vor allem seitens überheblicher Denktypen, denen die empfundene Oberflächlichkeit des Gefühlstyps auf die Nerven geht. Stellt sich der Gefühlstyp diesen Ängsten, wird er dabei erfahren, dass er in der Regel kognitiv locker mithalten kann, da die ganze Welz bestenfalls mit Wasser kocht – mitunter aber auch nur mit heißer Luft. Dadurch wächst sein Selbstwertgefühl, das zeitlebens damit zu kämpfen hatte, den Kopf über Wasser zu halten.

Um den Lernprozess wirklichen Denkens im Alltag schrittweise gehen zu können, ist es für den Gefühlstyp hilfreich, seinen bei auftauchenden Schwierigkeiten greifenden Reflex des Hilfesuchens zu unterdrücken und stattdessen in möglichst vielen Lebensbereichen zu versuchen, selbst eine Lösung zu erarbeiten. Damit das gelingt, muss der Gefühlstyp seine Denkenergie im Kopf aktivieren und zwar den fluiden Anteil. Er muss lernen, seinen eigenen Gedanken zu vertrauen und die daraus gefilterten Strategien in die Lebensführung einzuweben. Wenn das eingeübt wird, erschließt sich dem Gefühlstyp im Anschluss der Bereich Handeln fast wie von selbst. Sobald Selbstwert und Vertrauen auf die kognitiven Fähigkeiten steigen, wird das Handeln strukturierter und der Gefühlstyp wird ruhiger und gelassener.

Ein Schritt in die Freiheit – Leben ohne Grundkonditionierung
Gelingt es, alle drei Lebensbereiche zu erschließen, entsteht ein Bewusstsein für die eigenen Fähigkeiten und Möglichkeiten. Der Kreis ist nun komplett, das Wissen um das eigene Fühlen, Denken und Handeln ist im persönlichen Zellsystem abgespeichert. Selbstvertrauen hat sich gebildet.
Das macht Lust, die Lebensreise noch ein wenig fortzusetzen und herauszufinden, was sich mit dieser neu gewonnenen inneren Sicherheit so alles anstellen lässt.

Scanne ich als entwickelter Mensch mein Umfeld nicht mehr durch den Wahrnehmungsfilter der Grundkonditionierung, sondern nutze aktiv das Potential meines Fühlens, Denkens und Handelns, entsteht eine ganzheitliche Wirklichkeitswahrnehmung und es stellt sich ein freies und vertrauensvolles Lebensgefühl ein. Man hat die Wahl, die jeweils passende Energie zu aktivieren, um die einzelnen Lebensbereiche zu besetzen. Diese Wahlfreiheit erlaubt dann, wenn es um kommunikative Aufgaben geht - etwa die Leitung eines Seminars -, mit offener Brust und aktivierter Gefühlsenergie mit den Teilnehmern zu interagieren. Die gleiche Energie kommt gut an, wenn man frühmorgens beim Bäcker offen und zugewandt die Brötchentüte in Empfang nimmt oder auf der anderen Seite des Tresens selbige verkauft. Geht es darum, schwerwiegende Fragen zu analysieren und in Ruhe abzuwägen, passt der Rückzug und die Aktivierung der Denkenergie im Kopf besser. Gleiches gilt für strategische oder planerische Aufgabenstellungen. Sind Ziel und Weg klar, erlaubt die Wahlfreiheit vorbehaltloses Durchstarten mittels aktivierter Handlungsenergie.

Diese Wahlfreiheit, die Aufgaben des Alltags energetisch richtig zu lösen, führt zu einem enormen Zuwachs an Klarheit und verändert die Wahrnehmung der Zeit. Man verzettelt sich nicht mehr im Unwesentlichen, kocht nicht mehr unnötigerweise sein Gehirn oder wirft das sich Jahrzehnten drehende Hamsterrad auf den Sperrmüll. Durch wiederholte Aktivierung aller drei Energiezentren entsteht nach und nach eine ganzheitliche Wahrnehmung und die bewusste Ausrichtung der Aufmerksamkeit auf innere Befindlichkeiten wird allmählich überflüssig. Die neu erlernten Qualitäten gehen in Fleisch und Blut über. Ausgewogenes Fühlen, Denken und Handeln sind die Folge. Der Mensch kennt sich nun ganz gut in sich selbst aus. Wer dieses Stadium erlebt, weiß wie Lebensprojekte zu planen sind, sorgt für eine zielstrebige Umsetzung und pflegt sie mit Liebe und Offenheit. Bereits die Auswahl der persönlichen Vorhaben orientiert sich am ausgewogenen Fühlen, Denken und Handeln. Ein Mensch, der seine drei Energien gezielt einzusetzen versteht, wird sich bei der Umsetzung nicht verausgaben, sondern auch diese Zeit genießen. Hat er sein Ziel erreicht, wird er sich ausruhen, das Erreichte betrachten und schätzen, bevor er sich um neue Ideen kümmert. Damit steigt er in die nächste Prozessebene ein. Die zehntausend Dinge des Alltags bieten jede Menge an Gelegenheiten, um das erlernte Knowhow zu erproben und weiter zu festigen. Der entwickelte Mensch besitzt einen inneren Handwerkskasten mit drei passgenauen Grundenergien, um sein Leben frei gestalten zu können.

Geduld im Veränderungsprozess

Auch in einem solchen Veränderungsprozess fällt kein Meister vom Himmel. Dauerhaft ausbalanciert zu sein und die Fähigkeit auszubilden, in sich selbst zu ruhen, erfordert Übung. Immer wieder. Jeden Tag. Auch und gerade dann, wenn etwas vermeintlich schiefläuft. So empfondene „schlechte Tage" sind dann die idealen Übungsfelder, in denen die alte Grundkonditionierung durchschimmert und uns daran erinnert, dass der eingeschlagene Veränderungsprozess Aufmerksamkeit und Akribie verlangt. Nach und nach lernt unser Organismus, in unserem Gehirn entstehen die geeigneten Bahnungen und unsere Zellen akzeptieren Schritt für Schritt, dass ein neuer Wind weht. Bevor das neu erlangte Bewusstsein buchstäblich in Fleisch und Blut übergegangen ist, wollen die Zellen überzeugt werden. Das Hindernis, dass es dabei zu überwinden gilt, ist die Zellmembran – eine Faszie, die jede Zelle umhüllt. Sie kann nur unter dem Elektronenmikroskop entdeckt werden und ihre Existenz war vor der Erfindung dieser leistungsstarken Mikroskope nicht bekannt. Die Zellmembran ist nur etwa ein siebenmillionstel Millimeter dick und besitzt dennoch Eigenschaften, die den Zellbiologen Bruce Lipton veranlassten, sie die *magische Membran* zu nennen (Lipton, 2011).

Machen wir uns zunächst klar, dass wir Menschen aus etwa 50 Billionen Zellen bestehen, mit ebenso vielen Zellmembranen. Das Wesen einer Membran ist zu schwingen und auszugleichen. Bruce Lipton entdeckte, dass auf zellbiologischer Ebene die Zellmembran die entscheidende Instanz ist, die menschliches Verhalten und Erleben steuert und bestimmt. Das geschieht, indem die Zellmembran eingehende Informationen nach ihrem Nutzen für den Zellkern „untersucht". Lipton spricht von der Entscheidung zwischen Schutz und Wachstum. Wird eine von der Membran empfangene Schwingung als freundlich und für das Zellwachstum förderlich eingestuft, öffnet die Membran ihre Tore, in Form von integralen Membranproteinen. Die empfangene Schwingung gelangt in den Zellkern und gesellt sich zu den dort bereits eingelagerten Informationen. Identifiziert die Zellmembran jedoch eine empfangene Schwingung als gefährlich, bleibt sie verschlossen und schützt somit den Zellkern. Im Zellkern bleibt dann praktisch das Stammpersonal unter sich und alles bleibt beim Alten. Dieses Stammpersonal sind genetische Erbinformationen, gepaart mit den zu Lebzeiten hinzugekommenen Informationen, welche die Zellmembran durchgelassen hat. Was Lipton als Schutzmechanismus der Zellmembran bezeichnet, bedeutet letztlich aber Stagnation in der Zelle. Unbekanntes soll bitte draußen bleiben. Dadurch wird der Wirkfaktor Wachstum blockiert. Stagnation und vorzeitiger Zerfall drohen. Liptons Arbeit veranschaulicht, warum Menschen Dinge tun, die sie eigentlich nicht möchten.

Nehmen wir an, ein Baby wächst in einer Atmosphäre des „Gehorchen-Müssens" auf. Nehmen wir weiterhin an, die Eltern mussten selbst als Kinder unbedingt gehorsam sein und haben dieses Muster durch ihr Leben getragen. Dann besitzt das neugeborene Kind dieses Muster als Erbinformation. Zudem erfährt es von klein auf, dass es im Leben darauf ankommt, zu funktionieren. Es wird nach und nach die entsprechende Grundkonditionierung verinnerlichen und die Silhouette des Handlungstyps ausbilden. Im gewählten Beispiel entsprechen die empfangenen Signale, die von den Eltern ausgesandt werden, den Erbinformationen im Zellkern. Die Zellmembran hat also keinen Anlass, die empfangenen Schwingungen als gefährlich einzustufen. Sie öffnet sich und die atmosphärischen Schwingungen des Elternhauses gesellen sich zu den Erbinformationen im Zellkern. Dadurch verstärken sich die Informationen im Zellkern, denn sie gleichen einander. Das Kind wächst derart konditioniert heran und besitzt im Zellkern die verfestigte Information „Ich muss funktionieren!". Ein solches Kind ist strebsam, brav, leistungsorientiert und tut alles, um den Eltern zu gefallen. Wenn es funktioniert, erfährt es Akzeptanz und wahrscheinlich sogar ein wenig Liebe. Die einzelnen Regelkreise des Organismus haben sich unter dem Dachverband „Funktionieren" organisiert und dieses Programm ist in Fleisch und Blut übergegangen.

In den Führungsebenen der Wirtschaft arbeiten oft Menschen, die unter einem solchen Programm laufen. Die Biographie offenbart dann vielleicht eine Herkunft „aus gutem Hause", in welchem Leistungsorientierung den Rang einer Hausreligion innehatte. Aus der Keimzelle einer solchen Kinderstube entsprang dann wie selbstverständlich ein Turbo-Abitur, ein Turbo-Studium und schließlich die Turbo-Karriere. Nehmen wir nun einmal an, ein solcher Mensch, der bisher nur die Überholspur des Lebens kannte, käme mit Burnout-Symptomen in meine Praxis. Nehmen wir weiterhin an, wir würden die Übereinkunft erzielen, dass eine Prise Entschleunigung sein Leben bereichern würde. Nehmen wir drittens an, wir würden dieses Vorhaben mit rein kognitiven Methoden unterstützen, so würde dieser Veränderungsprozess mit großer Wahrscheinlichkeit zum Scheitern verurteilt sein. Der Grund des Scheiterns ist die Weigerung der Zellmembranen, das postulierte, aber völlig unbekannte neue Modul „Entschleunigung" in den Zellkern eindringen zu lassen. Die Zellmembran stuft die neue Information nicht als wachstumsfördernd ein, denn ihr werden keine derartigen Referenzerfahrungen aus dem Fundus des Zellkerns gemeldet. Entschleunigung und Laissez-Faire gehören nicht zum Stammpersonal des Zellkerns dieses

Menschen, die Membran stuft die neu empfangene Information als unbekannt, verwirrend bis beängstigend ein und schützt die Zelle davor. Kognitiv ausgerichtete Methoden können die Zellmembran nicht überzeugen, da braucht es schon mehr Raffinesse.

In unserem Beispiel des Menschen, der auf der Überholspur des Lebens unterwegs ist, existiert zwar eine klare Zellinformation, die ihn zur Leistung, zum Funktionieren antreibt. Diese mächtige Grundkonditionierung erzeugt gleichzeitig aber auch eine innere Schieflage, eine Dysbalance in den Funktionskreisen des Körpers. Der überanstrengte Mensch spürt mit den Jahren vielleicht auch öfter einen Druck in der Brust, klagt über eine unangenehme Unruhe, Daueranspannung oder chronische Rückenschmerzen. Menschen, deren Grundkonditionierung derart dominiert, benötigen für Veränderungsprozesse die Zustimmung der Zellmembran. Die Verfahren des Nondualen Heilens werben um diese Zustimmung auf mehreren Ebenen. Im Verlauf des Behandlungsprozesses wird auf diese Weise die Zellmembran aufmerksam und beginnt mit der Bewertung: Wachstum oder Schutz?

Durch die Art der Interventionen wird erreicht, dass die Zellmembran allmählich neugierig wird und sich probeweise öffnet. Es entsteht die Phase, die ich *Positive Verstörung* nenne. Die Zellmembran weiß noch nicht so recht, ob sie sich weiter öffnen soll oder nicht. Der Veränderungsprozess befindet sich noch am Anfang, die neue Bewusstseinslage muss immer wieder durch Wiederholen im Zellverband bekannt gemacht werden. Je aufmerksamer der Mensch mit seinen neuen Erkenntnissen umgeht und das erweiterte Bewusstsein tagtäglich im Alltag zum Zuge kommen lässt, desto bereitwilliger und dauerhafter wird sich die Zellmembran öffnen und die Informationen schließlich zum Zellkern passieren lassen. Dieser Erfolg ist schön, erlaubt aber keine Euphorie. Im Zellkern dominiert nach wie vor das leistungsorientierte Stammpersonal und der Neuankömmling *Entschleunigung* wird zunächst nicht sonderlich ernst genommen. Erst wenn es gelingt, das Mischungsverhältnis im Zellkern so zu verändern, dass Entspannung und Laissez-Faire einen geachteten Rang bekleiden, kann der ursprünglich ausschließlich handlungsorientierte Mensch sich im Alltag frei für Entspannung entscheiden, wenn die Situation es erfordert.

Im Nondualen Heilen verfügen wir über geeignete Methoden, um die Überwindung der Grundkonditionierung zu unterstützen. In Teil 2 gebe ich dazu entsprechende Hinweise.

Die 3.Ebene: Intuition

Wer lenkt?

Kürzlich fuhr ich auf der Autobahn von Bremen kommend nach Hause. Der Tag neigte sich dem Ende, ich hatte es nicht eilig und fuhr gemächlich auf der rechten Spur mit etwa 90km/h. Vor mir fuhr ein Volvo im Windschatten eines LKWs. Ich befand mich in einer gelassenen Verfassung und beobachtete, wie der Volvo zum Überholen ansetzte. Er blinkte rechtzeitig, lenkte in Richtung Mittelspur und dann, aus dem Nichts, passierte es. Der Volvo fuhr mit seiner rechten Frontseite voll auf das Heck des LKWs. Aus heiterem Himmel änderte sich schlagartig die Situation. Der Volvo drehte sich und stand plötzlich quer vor mir. Im Bruchteil einer Sekunde nahm ich visuell und gedanklich folgendes wahr: *Volvo quer vor mir / Bremsen hat keinen Sinn / links vorbei fahren? / rechts vorbei fahren?* Angesichts der Geschwindigkeit und des aus dem Nichts entstandenen Problems, passt der Begriff Reaktionszeit überhaupt nicht. Ich hatte diese Reaktionszeit schlichtweg nicht und die logischste Folge wäre gewesen, voll in die Seite des Volvos zu krachen. Das passierte aber nicht. Wie in Trance lenkte ich nach rechts, passierte den umher wirbelnden Volvo und nahm völlig ruhig die nächste Ausfahrt, die sich nach etwa 100 Metern anbot. Wer lenkte in diesem Moment? ICH war es bestimmt nicht. ICH wäre viel zu langsam gewesen. Meine alte ICH-Konstruktion, die sich vorzugsweise dann die Ehre gibt, wenn etwas nicht wie geplant läuft, wäre von dieser Situation komplett überfordert gewesen. Wer oder was lenkte stattdessen? War es meine Intuition? Vielleicht. Zum Teil. Oder war es das Nonduale, das durch meine Intuition wirkte? Ich glaube, das trifft es eher.

Ausgelöschte junge Leben

Unsere beiden Kinder wuchsen in den ersten Jahren ihres Lebens am Rande eines Hochmoors in weitgehend freier Natur auf. Birgit und ich hatten uns dafür entschieden und zu diesem Zweck ein Grundstück im Außenbereich von Dithmarschen in Schleswig-Holstein erworben. Dort baute ich für uns eigenhändig ein Haus, wir lebten an und mit der Baustelle und unsere beiden Söhne machten ihre ersten Erfahrungen inmitten der freien Natur. Als für unseren älteren Sohn die Schulzeit nahte, entschieden wir uns, diesen schönen Platz am „Rande der Welt" zu verlassen, um beiden Kindern möglichst breit gefächerte Optionen für ihre Zukunft anbieten zu können. In der kleinen Gemeinde, zu der wir gehörten, gab es einen Kinderspielkreis. Das war eine von Eigeninitiative getragene Alternative zu einem Kindergarten, den es in Ermangelung ausreichender Kinder nicht gab. In diesem Spielkreis kannte man sich untereinander und es wurde gegenseitig zu den Kindergeburtstagen eingeladen. Kurz vor unserem Umzugstermin erhielt unser älterer Sohn eine Einladung zu einem Kindergeburtstag. Dieser sollte genau an dem Tag stattfinden, an dem wir umziehen wollten. Zunächst lag es für uns nahe, unserem Sohn diese Feier noch zu ermöglichen. Für ihn wäre es wie ein Abschiedsfest von seinen Freunden gewesen und wir tendierten dazu, den Umzug um einen Tag zu verschieben. Einem Impuls folgend, den wir uns damals nicht erklären konnten, entschieden Birgit und ich uns dann aber dagegen und wir verließen unseren schönen Wohnort wie geplant.

Als wir in unserem neuen Domizil angekommen waren, klingelte das Telefon und wir erhielten die Hiobsbotschaft. Die Geburtstagsfeier, an der unser Sohn teilnehmen sollte, hatte wie geplant stattgefunden. Der Vater des Geburtstagskindes hatte die kleinen Gäste nach der Feier in seinen Kleinbus geladen, um sie alle persönlich auf den weit verstreuten Gehöften abzuliefern. Mit dem vollbesetzten Kleinbus fuhr er über einen unbeschrankten Bahnübergang und übersah den heraneilenden Zug. Keiner der Insassen überlebte.

Ich lasse diese Tragödie bewusst unkommentiert und überlasse es Ihnen, über die Macht der Intuition nachzudenken.

Von der Konditionierung zur Intuition

Die Macht der persönlichen Grundkonditionierung zu brechen bedeutet einen erheblichen Zuwachs an innerer Freiheit. Wer diesen Weg geht, kann erkennen, wie allmählich die persönliche Wahlfreiheit wächst. Die Grundkonditionierung hatte im Laufe ihres Wirkens Gewohnheiten und Muster erzeugt, über deren Fortsetzung nun erstmals freier entschieden werden kann. Welche Gewohnheiten hatten sich durch reflexartiges Wiederholen eingeschliffen und seit langer Zeit ihren Sinn eingebüßt? Welche vertrauten Muster belasten mehr als sie nützen? Das sind Fragen, die nun gestellt werden können und man kann sich Zeit nehmen um nachzuspüren und zu warten, bis sich Antworten einstellen. Dieses Nachspüren, Erkennen und Neujustieren ebnet den Weg zur inneren Balance, zum Rundwerden. Der Mensch kann durchatmen, wird allmählich innerlich frei und kann situationsgerecht die Grundenergien Fühlen, Denken und Handeln ausgewogen einsetzen. Er hat nun die Chance, sich von seiner Intuition führen zu lassen.

Intuition lässt sich nicht mit dem Intellekt erfassen. Intuition ist nichtwissendes Wissen und entzieht sich der Ratio. Der Versuch, Intuition erklären zu wollen, würde bedeuten, sie in intellektuelle Paradigmen pressen zu wollen. Das wird gewohnheitsmäßig von uns Nachfahren der Aufklärung gerne versucht, aber an dieser Aufgabe scheitert der Intellekt. Allerspätestens dann, wenn Intuition wirkt und nicht durch den Intellekt erfasst werden kann, wird Descartes Irrtum deutlich.

Descartes' Postulat „Ich denke, also bin ich" war bereits falsch, als er es erstmals äußerte. Um seine Idee bekannt zu machen, musste er sie aussprechen und zu Papier bringen. Das war mit ausschließlichem Denken nicht zu erreichen. Descartes musste Schreibfeder und Tintenfass herbei holen und die Muskulatur seiner Hand aktivieren, um seinen berühmten Satz zu schreiben. Das sind Tätigkeiten, die Handlungsenergie erfordern. Davor war eine ganze Reihe von Emotionen aktiv. Bestenfalls empfand er Freude, etwas herausgefunden zu haben. Vielleicht war auch eine gute Prise Eitelkeit dabei, möglicherweise ein übermäßiger Ehrgeiz oder die Gier nach Ruhm.

Welche Emotionen in Descartes arbeiteten und ihn dazu antrieben, seine Gedanken in ein dogmatisches Postulat zu verdichten, können wir heutzutage kaum herausfinden. Mit Sicherheit können wir aber behaupten: Descartes war ein fühlendes Wesen aus Fleisch und Blut und kein Denkroboter. Descartes Postulat ist somit allenfalls zu einem Drittel richtig, die anderen beiden Drittel seiner sichtbaren Kompetenzen, Handeln und Fühlen, ließ er unter den Tisch fallen. Von der Intuition ganz zu schweigen.

Jenseits der Grundkonditionierung

Sobald wir uns von unserer Grundkonditionierung befreit haben und die drei Energien Fühlen, Denken und Handeln gleichwertig und situationsgerecht einsetzen, können wir erkennen, dass sie nur Werkzeuge sind. Wertvolle Werkzeuge, aber nur Werkzeuge. Ein Werkzeug kann benutzt werden oder man legt es zur Seite, sofern es nicht passt. Wenn Sie einen Draht durchschneiden wollen, greifen Sie zur Zange und nicht zum Hammer. Wollen Sie Ihr Geschirr abwaschen, sollten Sie handeln und nicht darüber nachdenken. Haben Sie vor, Ihr Geschirr selbst töpfern zu wollen, wäre es klüger, Fühlen und Denken zu aktivieren, bevor Sie zur Tat schreiten. Sie haben die passenden drei Werkzeuge in Ihrem Werkzeugkasten. Doch welche Instanz besitzt den Überblick, um zu entscheiden, welches Werkzeug das passende ist? Auf welchen Ratgeber können Sie sich bei dieser Frage verlassen?

Die Antwort lautet: Verlassen Sie sich auf Ihre Intuition! Intuition besitzt eine Qualität, die jenseits der drei Grundkonditionierungen wirkt, sofern man sie lässt. Intuition ist die subtilste Energie im menschlichen Organismus, die Sie zielgenau leiten wird, sofern Sie ihr den gebührenden Rang einräumen. Einem Baby müssen sie nicht erklären, was Intuition ist. Ein Baby nutzt ausschließlich die beiden Kräfte Intuition und Instinkt, um zu überleben. Über einen Intellekt verfügt das Baby noch nicht und er würde ihm auch nichts nützen. Zu kompliziert, zu umständlich. Der Intellekt entsteht erst, nachdem sich die Grundkonditionierung etabliert hat. Er ist ein Konstrukt aus erworbenem Wissen, herausgebildet durch die persönliche Grundkonditionierung. Ein Baby könnte damit nichts anfangen. Es will auf schnellstem Weg gedeihen und benötigt dazu Intuition und Instinkt.

Intuition und Instinkt

Intuition und Instinkt sind nicht identisch, wirken jedoch beide jenseits der Grundkonditionierung. Sie sind beide von Geburt an vorhanden und wirken aus meiner Sicht bereits, wenn sich der Fötus im Uterus auf die Reise durch das Leben vorbereitet. Der Instinkt ist die Lenkkraft des animalischen Aspekts des Menschen und sorgt für das körperliche Überleben. Die subtilere Intuition hingegen verschafft dem Menschen Zugang zum Nondualen. Das Baby nutzt beide Energien. Instinktiv sucht es die Brust der Mutter. Intuitiv folgt es seinem Wesen, seinem Geburtsauftrag. Intuitiv erforscht es die Welt und lässt die beiden Wirkkräfte Wachstum und Integration walten. Es schaut, hört, tastet und leckt, es untersucht intuitiv die Welt. Die Intuition lenkt, die Wirkkraft Wachstum wirkt. Wenn der Wachstumsimpuls geschehen ist, spürt das Baby intuitiv den Zeitpunkt, um das Erlernte zu integrieren. Es schläft auf der Stelle ein, oder schaut meditierend ins Nichts – ein Bewusstseinszustand, den gestresste Eltern möglicherweise seit Jahrzehnten vergessen haben. Das Baby, das sich ungestört entwickeln kann, folgt einfach seiner Intuition und geht damit den direktesten aller möglichen Lernwege. Darin offenbart sich der Unterschied zwischen Wissen und nichtwissendem Wissen. Etwas zu wissen, ohne vorher Wissen angehäuft und somit den Intellekt ausgebildet zu haben, bedeutet, einen direkten Entwicklungsweg gehen zu können. Heranwachsende Kinder, die ausgiebig den beiden Energien Intuition und Instinkt folgen dürfen, haben beste Chancen, ihr Potential nutzen zu können. Kinder, die sehr früh übertriebene Maßregelungen zu verkraften haben, müssen zwangsläufig ihrer daraus entstehenden Grundkonditionierung folgen, um überleben zu können. Sie häufen Wissen an, um Erwartungen entsprechen zu können und folgen dann entsprechend weniger ihrem nichtwissenden Wissen, ihrer Intuition. Die Intuition ist zwar vorhanden und bleibt es auch zeitlebens, wird aber überdeckt von zahllosen Konditionierungen, die aus der persönlichen Grundkonditionierung entstanden sind, wie die Köpfe einer Hydra.

Intuition besiegt die Hydra

Die Metaphern der griechischen Mythologie durchwehen die Jahrhunderte und prägen zumindest unbewusst die innere Welt der Menschen des westlichen Kulturkreises. Die zwölf Heldentaten des Herakles sind ein gutes Beispiel für die Wirkung auf die Vorstellungswelt der westlichen Kultur und ein gern kopiertes Vorbild, um darzustellen, auf welche Weise ein Held mit schwierigsten Problemen umgehen und sich diesen entledigen kann.

Um die Ermordung seiner eigenen Kinder zu sühnen, musste Herakles zwölf Heldentaten vollbringen. Eine Aufgabe bestand darin, die Angst und Schrecken verbreitende Hydra zu besiegen – ein als unbesiegbar geltendes Ungeheuer mit neun Schlangenköpfen. Nachdem Herakles die Hydra mit Brandpfeilen aus ihrem Versteck gelockt hatte, begann er entschlossen, die Köpfe der Hydra mit dem Schwert abzuschlagen. Bis zum heutigen Tag eifern Hollywood-Stars in Actionfilmen dem Vorbild Herakles' nach. Aber auch in den Therapien der verschiedensten psychologischen Schulen hält sich die Vorstellung, den Kindsmord – wie etwa den des „inneren Kindes" – durch entschlossenes Eliminieren der zischelnden Schlangenköpfe (z.B. „negative Emotionen") zu sühnen bzw. zu heilen. Weitreichend ausgebildete Psychotherapeuten arbeiten dann mit Methoden, welche die sogenannten ‚inneren Anteile' oder das ‚innere Parlament' eines Menschen ansprechen, wie etwa der Ego-State-Therapie nach John und Helen Watkins, dem Voice Dialogue nach Hal und Sidra Stone oder auch den Metaprogrammen aus dem Neurolinguistischen Programmieren (NLP).

Grundlage dieser Techniken ist die Idee der Wahrnehmungsfilter, die Carl-Gustav Jung im Rahmen seiner psychologischen Typenlehre beschrieb. Die Grundannahme dabei ist, dass Menschen aufgrund biographischer Kausalketten persönliche Filter aktivieren, durch welche sie eingehende Informationen beurteilen, zusammenzufügen und deuten. Jungs Idee wurde in verschiedenen Varianten weiterentwickelt. So werden beispielsweise im NLP die drei sogenannten Hauptfilter *Tilgung*, *Generalisierung* und *Verzerrung* postuliert, die dafür verantwortlich sein sollen, dass mehrere Menschen denselben Sachverhalt auf völlig verschiedene Weise erleben und wiedergeben können. Im Voice Dialogue werden die drei Hauptakteure *Beschützer*, *Kontrolleur* und *Skeptiker* als die regieführenden inneren Instanzen eines Menschen benannt. Dazu soll es eine Reihe weiterer Akteure geben, wie etwa *Das beschädigte Selbst*, *Das Opfer*, *Die Angst* oder *Das unschuldige Kind*. Im NLP werden zusätzlich zu den drei Hauptfiltern eine praktisch unendliche Zahl von Feinst-Filtern benannt, wie z.B. *Weg-von-Hin-zu, Spezifisch-Global, Reaktiv-Proaktiv* oder *Mismatch-*

Match, welche die subjektive Wirklichkeitswahrnehmung von uns Menschen beeinflussen und unser Verhalten steuern sollen. Es existiert eine ganze Reihe im Prinzip ähnlicher psychologischer Verfahren zur Entschlüsselung innerer Persönlichkeitsanteile. Unabhängig von der Frage, ob diese Verfahren zur Klarheit im inneren Erleben eines Menschen beitragen oder eventuell noch mehr Verwirrung stiften, sind sie im Handling eher sperrig und können zu zeitraubenden gedanklichen Exkursionen führen. Ich will gar nicht bestreiten, dass es Konstellationen gibt, in denen damit erfolgreich Veränderungen oder Entwicklungen begünstigt werden können, jedoch ist dabei die vorrangig aktivierte Arbeitsebene stets der Intellekt. Die Idee der inneren Persönlichkeitsanteile ist ein gedankliches Modell, das kognitiv erfasst, analysiert und gedeutet werden muss. Aus meiner Sicht besteht durch die Akzeptanz dieser Modelle der inneren Anteile, Parlamente, Ratgeber, Stimmen, Kinder oder Instanzen die Gefahr, dass letztlich neue Wahrnehmungsfilter installiert werden, durch welche beispielsweise die eigene Kindheit im Licht der neuen, aber nun endlich „wahren" Wahrheit gesehen werden kann. Das wäre dann nichts weiter, als eine neuerliche Konditionierung zu erschaffen. Mich erinnern diese Verfahren an den Kampf des Herakles mit der ungeheuerlichen Hydra. Sobald wir als Heiler Verfahren anwenden, die vorrangig den Intellekt ansprechen, befinden wir uns im Wirkungsgebiet der Grundkonditionierung. Wir schlagen Schlangenköpfe ab, indem wir anregen, den Intellekt so zu modulieren, dass ungünstige Verhaltensweisen, Zwänge, Süchte oder was auch immer verabschiedet werden können und sähen damit den Keim für neue Konditionierungen.

Herakles musste während seines Kampfes mit dem Ungeheuer zu seinem Entsetzen feststellen, dass nach jedem abgeschlagenen Schlangenkopf an dessen Stelle zwei neue Häupter nachwuchsen. Durch seine Kampfmethodik schuf er eine stetig anwachsende Übermacht, der er schließlich nur durch die Hilfe seines Gefährten Iolaos standhalten konnte. Iolaos entfachte Feuer, um das Nachwachsen der Häupter zu verhindern. Diese Brandherde - im psychologischen Kontext vergleichbar mit persönlichen Krisen - halfen Herakles dabei, ganz allmählich die Hydra in Schach halten zu können, bis er schließlich nur noch das neunte Haupt vor sich hatte, welches allerdings unsterblich war. Dieses neunte unsterbliche Haupt der Hydra ist vergleichbar mit der persönlichen Grundkonditionierung, welche die anderen Häupter, bestehend aus zahllosen weiteren Konditionierungen, hervorbringt. Diese unzähligen, im Verlauf eines Lebens stetig anwachsenden Häupter bilden dann die phänomenologisch erkennbaren und beschreibbaren Aspekte eines Menschen. Herakles musste zwar akzeptieren, dass er das neunte unsterbliche Haupt der Hydra nicht zu vernichten vermochte. Doch er erkannte, dass er es vom sterblichen Hals abschlagen konnte und begrub das zischelnde unzerstörbare Haupt unter einem schweren Felsen. Damit glaubte er die Hydra besiegt und seine Aufgabe erfüllt zu haben. Doch hatte er sie damit wirklich bezwungen? Oder erneuerte sich die gewaltige Kraft der Hydra während der Unterdrückung unter dem Felsen, um beim nächsten Erdbeben wieder auszubrechen? Die Vergleichbarkeit zu psychologischen Herangehensweisen ist überdeutlich. Wie viele unsterbliche Hydraköpfe werden mit Psychopharmaka unterdrückt oder mit dualistischen Techniken bekämpft, in denen versucht wird, vermeintlich Negatives durch vermeintlich Positives zu ersetzen? Auch wenn sich durch moderne psychologische Techniken zum Teil beeindruckende und scheinbar schnelle Erfolge einstellen können, grinst und zischelt unter dem Felsen das unsterbliche Haupt der Hydra und droht mit Ausbruch, sobald sich die Chance bietet. Die Grundkonditionierung lebt und wartet nur darauf, erneut die Macht zu übernehmen.

Bei der Arbeit mit den inneren Anteilen eines Menschen ist also zu beachten, dass die wirkliche Ursache persönlicher Probleme als Hydra-Haupt der Grundkonditionierung im Verborgenen schlummert. Die vermeintlichen inneren Anteile, mit denen in den erwähnten psychologischen Schulen gearbeitet wird, sind nur Symptome des zischelnden Hydra-Hauptes, das unentdeckt immer neue Ausprägungen seiner selbst freisetzt. Ein Heiler, der diese Zusammenhänge nicht beachtet, läuft Gefahr, sich mit seinen Klienten in einen Circulus Vitiosus zu begeben. In immer neuen Schleifen wird um das Haupt der Hydra herum gearbeitet, welches unentdeckt und unbehelligt fortwährend unerwünschte Befindlichkeiten im Klienten erzeugt. Als Praktiker achte ich darauf, solche Teufelskreise zu vermeiden, um möglichst effektiv und ohne lange Umwege zum Ziel zu kommen. Ich interessiere mich sehr für das unsterbliche Haupt der Hydra, das in jedem Menschen zischelt. Mein Fokus richtet sich also weniger auf die tanzenden Schlangenköpfe, die einen Menschen den ganzen Tag beschäftigen können. Stattdessen beobachte ich die Felsen und versuche einen wackelnden Brocken zu entdecken, unter dem sich die Urkraft der Hydra versteckt. Diese Haltung ist insofern anders, als sie sich nicht am Vorbild Herakles' anlehnt. Sie setzt auf Würdigung und Integration statt auf Kampf.

Wie ich im letzten Kapitel beschrieben habe, sicherte die persönliche Grundkonditionierung ursprünglich das Überleben. Sie installierte sich infolge der subjektiven Wahrnehmung des Kindes. Es hat daher keinen Sinn, bei der Behandlung die behindernden Auswirkungen der Grundkonditionierungen in den Vordergrund zu rücken und dabei die gesamte Grundkonditionierung zu verteufeln. Stattdessen geht es darum, das zischelnde Haupt der

Hydra zu achten und liebevoll in den Arm zu nehmen. Herakles war mit der Hydra unweigerlich verbunden, obwohl er gegen sie kämpfte. Ein dualistisches Gesetz, das nicht außer Kraft zu setzen ist. Der Kampf gegen irgendetwas gebiert unweigerlich Gegenreaktionen. Auf diese Weise bleiben wir mit dem verbunden, was wir doch so gerne vernichten wollen. Es ist wie das Spiel zwischen Räuber und Gendarm, das nur temporäre Pyrrhussiege hervorbringt, letztlich aber von keinem der beiden Kontrahenten wirklich gewonnen werden kann, da sie beide unfrei miteinander verbunden bleiben. Das alte kraftvolle Hydra-Haupt der persönlichen Grundkonditionierung war während einer langen Lebensspanne viel zu wichtig, um es zu verachten, nur weil es sich überlebt hat. Sobald man das Haupt unter Herakles' Felsen behutsam hervorholt und für den wertvollen Gefährten einen gebührenden Platz schafft, kann es endlich zur Ruhe kommen. Der Kampf ist vorbei.

Die Energie, die das vollbringen kann, ist die Intuition. Dem gereiften Menschen, der sich ermattet aus den unendlichen dualistischen Schlachten zurückziehen möchte, steht diese Option offen. Die Intuition bleibt zeitlebens im Menschen vorhanden. Wie die Blackbox eines abgestürzten Flugzeugs gibt sie unentwegt Signale, allerdings mit dem Unterschied, dass ihr Akku niemals leer wird. Die Intuition ist da, solange ein Mensch lebt. Sie kann genutzt oder überhört werden. Wird sie überhört und überlässt man dem inthronisierten Monarchen, dem Intellekt, Macht und Zepter, so wird die Grundkonditionierung das Leben weiter bestimmen und die Hydra findet keinen Frieden. Entscheide ich mich dafür, auf die Signale der Intuition zu hören und ihnen zu folgen, wird sich das ganze Universum erschließen. Universum bedeutet übersetzt EINS. Folge ich meiner Intuition, werde ich Schritt für Schritt lernen, die dualistische Welt zu überwinden. Ich werde mich nicht mehr länger in den zehntausend Dingen des Alltags verstricken, sondern erkenne allmählich den Zweck meines Daseins. An meinem inneren Horizont taucht die Silhouette meines eigenen Wesens auf. Ich erkenne meinen Geburtsauftrag.

Im Nondualen Heilen lade ich mit Hilfe einer hypno-meditativen Technik dazu ein, der Intuition zu folgen. Mehr dazu in Teil 2.

Die 2. Ebene: Eigenes Wesen

Kennen Sie Sinn und Zweck Ihrer Existenz?
Ahnen Sie Ihre Bestimmung?
Haben Sie Ihr eigenes Wesen entdeckt?
Und falls ja, leben Sie danach?

Möglicherweise interessieren Sie sich nicht besonders für diese Fragen. Zu kompliziert. Oder zu beunruhigend. Sich damit zu beschäftigen, kann einen ganz schön durcheinanderbringen. Vielleicht befürchten Sie, dass die Suche nach Antworten kapitale Komplikationen in der eigenen Lebenssituation nach sich ziehen könnte. Da kann ich Sie keinesfalls beruhigen. Sich auf den Weg zu machen, das eigene Wesen zu erkennen und zu ergründen, hat seinen Preis. Unweigerlich.
Wie hoch der Preis sein wird, ist nicht allgemeingültig zu beantworten. Was der Lohn sein wird, hingegen schon. Wem es gelingt, sein eigenes Wesen zu entdecken und gemäß der eigenen Bestimmung zu leben, bei dem hört der Kampf auf. Der Lohn ist Frieden. Im Innen wie im Außen.

Ein inneres Rufen

Als ich noch meine Baufirma betrieb, hatte ich mehrmals pro Woche mit Gustav zu tun. Gustav war damals über sechzig Jahre alt und arbeitete als Platzmeister auf dem Gelände einer großen Holzhandlung. Als gelernter Zimmermann hatte er im fortgeschrittenen Alter die harte körperliche Arbeit auf Baustellen mit der etwas weniger belastenden Tätigkeit in der Holzhandlung eingetauscht.
Obwohl er seinen eigentlichen Beruf liebte und körperlich gut in Schuss war, folgte er seinem inneren Gefühl und wechselte die Anstellung. Mit der ihm eigenen Akribie und Leidenschaft gelang es ihm innerhalb kürzester Zeit, sich auf dem ausgedehnten Gelände der Holzhandlung wie in seiner Westentasche auszukennen. Er kannte sozusagen jedes Brett beim Vornamen und wusste selbst die ausgefallensten Wünsche zu befriedigen, sofern die Ware irgendwo am Lager war. In einer Zeit, da noch nicht der gesamte Warenbestand per Computer erfasst wurde, war Gustav Gold wert. Was mich an ihm beeindruckte, war die Ruhe und Selbstverständlichkeit, mit der er auch bei Hochbetrieb auf die Anliegen der Handwerker einging. Gustav war ausgesprochen fleißig und bemüht, ließ sich aber dabei

durch nichts aus der Ruhe bringen. Dadurch war seine Arbeit überdurchschnittlich effektiv und die oft unter Zeitdruck arbeiteten Handwerker wurden zügig und sehr freundlich bedient.

Noch heute, fast dreißig Jahre später, sehe ich Gustav vor meinem geistigen Auge inmitten der Holzstapel agieren, als sei er damit verwachsen. Gustav wollte nie etwas Anderes tun, als mit Holz zu arbeiten. In unseren kurzen persönlichen Gesprächen brachte er immer zum Ausdruck, wie zufrieden er mit sich und seinem Leben war. Gustav war nicht wohlhabend, nicht berühmt und brachte es nicht auf einen Eintrag in das Guinnessbuch der Rekorde. Er besaß keine akademischen Titel, sein Hut hatte manches Wetter überstanden und seine Pfeife, die er inmitten der Holzstapel rauchte, stammte mindestens aus dem dreißigjährigen Krieg. Jedenfalls optisch. Gustav war ein freundlicher, ruhiger Mann, der die Welt aus listigen Augen betrachten konnte und zu jeder Tageszeit Zufriedenheit ausstrahlte. Er musste sich die Frage nach seinem Wesen und seiner Bestimmung nicht stellen. Es wäre geradezu absurd gewesen, ihn darum zu bitten, denn er verkörperte die Antwort ganz selbstverständlich.

Bei Albert ist das anders. Albert ist ein überaus erfolgreicher und vielbeschäftigter Unternehmer. Ich kenne Albert noch aus der Zeit, als er seinem Vater dessen mäßig erfolgreiche Firma infolge emotionaler Erpressung für sehr viel Geld abkaufen musste. Albert war damals etwas über dreißig Jahre alt und musste sich für den viel zu hoch angesetzten Kaufpreis massiv verschulden. Außerdem ließ er sich von seinem Vater dazu bringen, diesem den bis dato erzielten Jahresgewinn auch weiterhin als jährliche Apanage zu zahlen. Durch diesen ausbeuterischen Akt blieben für Albert nach der Betriebsübernahme nichts als hohe Schulden übrig. Als Albert wach wurde, war es zu spät. Sein hartherziger Vater pochte auf die Einhaltung des Vertrages. Das führte zur Zerrüttung der Vater-Sohn-Beziehung und der wütende Albert war gezwungen, sich aus der wirtschaftlichen Zwangsjacke heraus zu kämpfen.

Heute, etwa zwanzig Jahre später, leitet Albert drei Unternehmen mit Filialen in ganz Europa. Er ist ein äußerst geschickter Unternehmer, der ständig neue Geschäftsideen entwickelt und diese umzusetzen versteht. Er ist inzwischen überaus wohlhabend und besitzt Häuser und Wohnungen überall auf der Welt. Albert hat sich reichlich mit den Insignien des Wohlstands ausgestattet. Seine drei Kinder sind in den „besten Internaten" untergebracht und gelegentlich, wenn ihm danach ist, macht er mit einem seiner Luxusautos einen Kurztrip, um den Nachwuchs zu besuchen. Von Zeit zu Zeit taucht Albert immer mal wieder bei mir auf. Meistens wenn er ein Problem hat. Alberts Probleme sind keinesfalls wirtschaftlicher Natur, wie sich denken lässt. Seine Probleme liegen auf anderen Ebenen des menschlichen Daseins. Mal war es seine Scheidung, mal war es die Beziehung zu seinen Kindern. Zwischendurch war es seine überstandene Lungenembolie, ein anderes Mal die widerspenstige neue Lebensgefährtin. Albert kommt dann, um mit mir zu reden. Mit seinem Vater hat er seit zwanzig Jahren kein Wort mehr gewechselt. Das macht er stattdessen mit mir.

Albert ist so ziemlich der unglücklichste Mensch, den ich kenne. Das sieht man ihm nicht unbedingt an. Er ist charmant, sein Blick ist gewinnend und durchtrainiert ist er mit seinen fünfzig Jahren obendrein. Aber sobald man an Alberts Lack kratzt, fällt er in sich zusammen. Albert besitzt alles, wofür sich die übergroße Mehrheit der Menschen tagtäglich abrackert. Er entspricht jenem Ideal des erfolgreichen und glücklichen Menschen, dass Werbeprofis in unzähligen Varianten als erstrebenswertes Lebensmodell subtil verbreiten. Kaufe das Auto, das dich glücklich macht und die Einbauküche, die dich wirklich versteht. Und wenn Du wirklich einen perfekten Menschen an deiner Seite haben möchtest, haben wir den passenden Algorithmus für dich, der das zuverlässig in die Wege leitet. Albert hat all diese Prozeduren absolviert und wird um seinen Erfolg beneidet. Seine ausgeprägte Grundkonditionierung hält ihn in einer Handlungstrance gefangen und lässt ihn nicht mehr los. Albert besitzt alles und wenn ihm wirklich etwas fehlen sollte, kauft er es sich. Aber Albert weiß nicht wer er ist. Er kennt sein eigenes Wesen nicht. Und er hat Angst. Große Angst. Seine Angst bezieht sich auf die Unmöglichkeit etwas kontrollieren zu können, das nicht zu kontrollieren ist. Albert hat Angst vor dem Tod. Er versucht dem Tod zu entkommen, versucht schneller zu sein als dieser, ist heute auf den Malediven und morgen in seinem Loft in London, fährt zum Paragliding in die Alpen und lässt sich per Hubschrauber an den Fuß des Mount Everest bringen. Albert wird von Jahr zu Jahr wohlhabender und gleichzeitig unsteter, immer auf der Flucht vor der Frage nach dem Sinn. Obwohl Albert sehr intelligent ist, verweigert er sich hartnäckig der Frage nach dem Zweck seiner Existenz. Intelligenz schützt nicht unbedingt vor Torheit und derzeit sieht es so aus, als würde Albert die Frage nach dem eigenen Wesen in diesem Leben nicht mehr stellen, geschweige denn beantworten.

Vergleichen wir den bescheidenen alten Zimmermann Gustav mit dem wirtschaftlich hocherfolgreichen Albert, dann gibt es zunächst einen gravierenden Unterschied. Da ich beide gut kenne, weiß ich, dass Gustav Albert nicht eine Sekunde lang beneiden würde.

Der weise Gustav wäre nicht bereit, für Geld und Erfolg das aufzugeben, was seiner Bestimmung entspricht. Er würde listig lächeln und sagen: „Lass mal gut sein, das ist nichts für mich." Umgekehrt sieht die Sache anders aus. Albert ist fasziniert von Menschen, die in sich ruhen. Er weiß nicht, wie die das machen und ich bin überzeugt davon, dass er einen beträchtlichen Teil seines Vermögens investieren würde, um Gustavs innere Ruhe erwerben zu können. Ich habe bisweilen versucht ihm anzudeuten, dass es innere Ruhe kostenlos gibt, wenn auch nicht umsonst. In solchen Momenten seufzt er dann und wechselt schnell das Thema. Sein inneres Rufen ist in diesen Momenten so laut, dass ich es hören kann. Aber Albert verschließt seine Ohren und spricht stattdessen lieber über neue Projekte. Gustav hingegen ist seinem inneren Rufen beizeiten gefolgt. Dadurch hat er zu seiner Berufung gefunden.

Es gibt auch noch einen weiteren entscheidenden Unterschied zwischen den beiden. Wenn Albert morgens aufsteht und in den Spiegel schaut, sieht er drei große Buchstaben: ICH. Albert ist den ganzen Tag damit beschäftigt, diese drei Großbuchstaben groß zu erhalten. Er redet sich permanent selbst ein, dieses ICH zu sein. Der großartige Albert. Der allumfassend erfolgreiche Mann. Reich, attraktiv, beneidenswert. Der Konkurrenz überlegen. Wunderbar. Da Alberts handlungsorientierte Grundkonditionierung noch einigermaßen Kraft besitzt, kann er sein konstruiertes Selbstbild des unschlagbaren Supermannes immer wieder aufs Neue errichten. Und wenn er sich einmal nicht so gut fühlt und das ICH nicht strahlen will, gibt ihm sein gut gefülltes Bankkonto jede Möglichkeit, sich davon abzulenken. Dann fliegt er für ein verlängertes Wochenende in ein Strandhotel nach Ägypten, wo man ihn bestens kennt und bewundert. Danach ist sein ICH wieder in Bestform.

Gustav hingegen beschäftigt sich nicht gerne mit derart belastenden Projekten. Er kommt nicht auf die Idee, eine komplizierte ICH-Konstruktion aufzubauen. Das ist ihm zu anstrengend. Es kostet Lebensenergie. Die investiert Gustav lieber in ein WIR. Das kostet keine Lebensenergie, es bringt welche. Wenn Gustav morgens aufsteht, hat er auch drei Großbuchstaben im Kopf: WIR. Dazu muss er aber nicht in den Spiegel schauen. Überflüssig. Gustav trägt das WIR in sich selbst, in seinem Innern. Da muss er nicht nachschauen. Das ist immer da und verleiht Gustav Energie. Gustavs WIR ist genauso permanent da, wie Alberts ICH. Aber es brennt ihn nicht aus. Es nährt ihn. Es trennt ihn nicht ab von allem, was existiert. Es lässt ihn teilhaben. Gustavs WIR hat verstanden und zeigt ihm den Weg zum Glück, integriert ihn in den immerwährenden kosmischen Tanz.

Alberts ICH muss das noch lernen. Es leitet Albert nicht gut an. Führt ihn in die Irre. Raubt ihm Lebensenergie und ist unerbittlich. Alberts ICH gönnt ihm keine Pause. Es peitscht ihn durchs Leben.

Kürzlich erlitt Albert einen Herzinfarkt. Dumme Sache. Sein ICH duldet keine Schwächen dieser Art. Dafür gibt es exzellente Ärzte und Medikamente. Zehn Tage später war Albert wieder ganz der Alte.

Annäherung an die ICH-Konstruktion

„Wow! Was bin ich doch für ein seltsames, wundervolles Ding. Was für ein bizarres lebendes Wesen. Leben? Ich bin Leben! Ich bin ein Meer von Wasser in dieser Membranenhülle. Hier, in dieser Form bin ich bewusster Geist, und dieser Körper ist das Vehikel, durch das ich LEBENDIG bin! Ich bin Billionen von Zellen in einem gemeinsamen Geist. Wow! Was für eine unfassbare Vorstellung! Ich bin Zellleben, nein – ich bin molekulares Leben mit Geschicklichkeit und Verstand."

So drückte die Hirnforscherin Jill B. Taylor ihren veränderten Zustand aus, mit dem sie eines Morgens aufwachte (Taylor, 2008, S.57). Kurz darauf realisierte sie, dass sie einen Schlaganfall erlitten hatte. Infolge einer geplatzten Hirnarterie wurde ihre linke Gehirnhälfte von Blut überflutet und als Neuroanatomin konnte sie aus der Innenansicht beobachten, wie allmählich ihr Sprach-, Denk- und Handlungsvermögen außer Kraft gesetzt wurde. Während dieses Auflösungsprozesses blieb sie ganz wissenschaftliche Beobachterin.

„Ich dachte die ganze Zeit: Wie viele Wissenschaftler haben schon Gelegenheit, das Schwinden ihrer eigenen Hirnfunktion von innen heraus zu beobachten? Mein ganzes Leben lang hatte ich mich bemüht zu verstehen, wie das menschliche Gehirn die Wahrnehmung der Realität erzeugt, und jetzt vermittelt mir der Schlaganfall diese Einsichten!" (S.60).

Große Heiler erhielten oft Initialisierungs-Krankheiten, bevor sie Heiler wurden. Sie machten schwere Krankheiten durch, um diese aus der Innenansicht kennen zu lernen. Dadurch wurden sie als Heiler befähigt, besser verstehen zu können, was in Patienten vor sich geht. Es ist ein fulminanter Unterschied, das Wesen von Krankheiten auf akademischem Weg zu erlernen oder eine schwere Erkrankung selbst durchzustehen. Die Selbsterfahrung führt zu Demut und gleichzeitig einem Wissen, das auf akademischem Weg nicht erlernbar ist. In vielen alten schamanischen Traditionen wusste man um diese Zusammenhänge. Wer Schamane werden wollte, musste zuvor eine schwere Erkrankung durchmachen, die oft vorsätzlich herbeigeführt wurde. Der schamanische Staffelstab wurde ansonsten nicht weitergegeben. Jill Taylors Schlaganfall würde ich in diesen Zusammenhang einordnen. Sie ist eine so leidenschaftliche Forscherin, dass sie selbst dann noch das Verschwinden ihrer elementaren Fähigkeiten beobachtete, als sie sich in höchster persönlicher Not befand. Ihr Buch ist ein eindrucksvolles Dokument eines acht Jahre andauernden Weges, auf dem sie sich mit der Hilfe ihrer Mutter so gut regenerierte, dass sie danach die bis dato rein akademische Neuro-Anatomie mit Leben füllte. Taylors Beschreibungen ist es zu verdanken, dass verantwortungsvolle Neurowissenschaftler sich nicht länger auf die funktionalen Aspekte der asymmetrischen Gehirnhälften beschränken können, sondern auch den ganz entscheidenden emotionalen Zusammenhängen Bedeutung einräumen müssen. Jill Taylor verbindet ihr Fachwissen als langjährige Hirnforscherin mit den introspektiven Erfahrungen ihres Erkrankungs- und Genesungsweges.

„Ich existierte in einem fernen Raum, der weit weg von meiner normalen Informationsverarbeitung zu sein schien und es war klar, dass mein ICH diese neurologische Katastrophe nicht überlebt hatte"(S.88).

Die neuro-anatomische ICH-Konstruktion

Jill Taylor verortete ihr bisheriges ICH in ihrer linken Gehirnhälfte. Als sie sich zwei Wochen nach ihrem Schlaganfall einen Blutklumpen von der Größe eines Golfballs aus ihrem Kopf entfernen ließ, hatte sie maßgebliche Informationsübertragungswege in ihrem Gehirn eingebüßt. Es waren jene Funktionen, die sie zu der Wissenschaftlerin gemacht hatten, die sie zu sein glaubte. Die rationale, kritisch-analytische Frau, als die sie sich bis dato wahrgenommen hatte, existierte nicht mehr. Gleichzeitig lösten sich Konditionierungen, die ihre Persönlichkeit bestimmt hatten. Distanziert beschreibt sie: *„ Diese Jill Bolte Taylor war mit viel Wut und emotionalem Gepäck aufgewachsen, für das sie sicher viel Energie verbraucht hatte. Sie ging ihrer Arbeit mit Leidenschaft nach und wollte ein dynamisches Leben führen. Aber trotz ihrer liebenswerten und vielleicht bewundernswerten Eigenschaften hatte ich in meiner jetzigen Form ihre feindselige Gesinnung nicht übernommen....Ich hatte meinen Job und alle Dinge in meinem Leben, die Stress in mir ausgelöst hatten vergessen und ich empfand Erleichterung und Freude. Siebenunddreißig Jahre meines Lebens hatte ich immer nur etwas „getan" und an diesem Tag erfuhr ich endlich, was es hieß, nur „zu sein". ... Ich hörte auf in Sprache zu denken und nahm neue Bilder dessen auf, was im ge-*

genwärtigen Moment vor sich ging. Vorstellungen über die Vergangenheit oder die Zukunft hatte ich nicht mehr, denn diese Zellen waren geschädigt. Ich konnte nur noch wahrnehmen, was hier und jetzt war und es war wunderschön." (S.89)

Jill Taylor war der Meinung, ihr bisheriges ICH eingebüßt zu haben – ihr Sprachvermögen, ihre analytischen Fähigkeiten, ihr Bewertungssystem, ihr Zeitgefühl, ihre Organisationszentrale, aber auch ihren Stolz und ihre Konditionierungen, die sie zu der Persönlichkeit formten, die sie vor dem Schlaganfall war. Dennoch lebte sie, nahm war und empfand. Da war also nach wie vor ein ICH. Ihre Wahrnehmungen und Empfindungen hatten sich jedoch verändert. Durch die Abschaltung ihrer linken Gehirnhälfte empfand sie sich nicht mehr als getrenntes Einzelwesen. Ihre alte ICH-Konstruktion, die ihre Konditionierungen erschaffen hatte und sie konkurrierend durchs Leben getrieben hatte, war nicht mehr vorhanden. Diese machtvolle ICH-Konstruktion, die sie wie eine trennende Glasscheibe zwischen sich und der Umwelt installierte, hatte sich als Illusion entzaubert. Ihre rechte Gehirnhälfte bestimmte nun ihre Wahrnehmung und ließ sie in Kontakt treten mit allem was existiert.

„In meiner rechten Gehirnhälfte geht es um den Reichtum des Augenblicks. Sie ist voller Dankbarkeit für mein Leben und die Menschen um mich herum. Sie ist zufrieden, mitfühlend liebevoll und immer optimistisch. Meine rechte Gehirnhälfte kennt keine Beurteilung in gut/schlecht oder richtig/falsch....Für meine rechte Hirnhälfte sind wir alle gleichwertige Mitglieder der menschlichen Familie." (S.178)

Aus Jill Taylors Beschreibungen könnte man nun folgern, dass die ICH-Konstruktion der linken Gehirnhälfte zuzuschreiben ist. Bei genauerem Hinsehen hatte sich ihre ICH-Konstruktion jedoch nur verändert. Ihre rechte Gehirnhälfte erhielt nun mehr Bedeutung und ließ diese neue Jill Taylor entstehen, die nun nicht mehr zwischen sich und dem Kosmos trennte, sondern sich als Teil von allem wahrnahm. Die Idee der beiden Gehirnhälften entstammt dem sogenannten Hemisphärenmodell, nach dem die beiden Hirnhälften auf unterschiedliche Prozesse spezialisiert sind. Danach ist die linke Hirn-Hemisphäre vor allem für rationale Aufgaben zuständig, während die rechte emotionale Prozesse verantwortet. Diese vereinfachte Einteilung in rationale und emotionale Hirnhälften ist natürlich nur ein modellhafter Erklärungsversuch und kann die tatsächliche Aufgabenteilung im menschlichen Gehirn nur andeutend beschreiben. Da wir keine Maschinen sind, in denen für bestimmte Aufgaben konstruierte Module zusammenwirken, sollten wir uns immer klarmachen, dass derartige Einteilungen nur modellhafte Beschreibungen sein können. Vergessen wir das, entsteht die Gefahr, dass sich die eigene Wahrnehmung dem Modell anpasst.

Wie im gesamten Organismus helfen aber auch im Gehirn die einzelnen Regelkreise einander, wenn man sie lässt. Die beiden Gehirnhälften sind über das Corpus callosum, eine balkenartige Struktur, miteinander verbunden, wodurch ein ständiger Austausch zwischen rechter und linker Hemisphäre grundsätzlich gewährleistet wäre. Im ausgewogenen Zustand korrespondieren beide Hirnhälften gleichberechtigt und gewährleisten eine ausbalancierte Wahrnehmungsverarbeitung.

Anders sieht es jedoch aus, wenn wir unser Gehirn einseitig konditionieren. Unser Gehirn entwickelt sich in Abhängigkeit von der Art des Futters, das wir ihm verabreichen. Füttern wir unser Gehirn mit Mathematik, Vokabeln, chemischen Formeln und anderem kristallinen Wissen, wird sich die kristalline Intelligenz ausbilden. Die linke Hirnhälfte wird vorrangig trainiert und in der Folge wird sich die Ratio als Wahrnehmungs- und Beurteilungsinstanz wie selbstverständlich etablieren und das Leben dominieren. In den westlichen Industrienationen hat sich im vergangenen Jahrhundert diese Dominanz der Ratio mehr und mehr durchgesetzt und sich inzwischen in Form einer Ultima Ratio als Exportschlager der ganzen Welt aufgedrängt. Das rechte Emotionsgehirn kam da kaum zum Zuge und die fluide Intelligenz musste sich Überlebensnischen suchen, um nicht vom kristallinen Establishment wegerklärt zu werden. Diese Überbewertung des Rationalen führt logischer Weise zu einer Schieflage. Die von der Ratio dominierte ICH-Konstruktion wird überfüttert, die Fähigkeiten zu Mitgefühl und Miteinander verkümmern. Überdeutlich wird dieses Missverhältnis in den Metropolen der Welt, beispielsweise in New York, wo rational ausgetüftelte Wolkenkratzer mit für die Mehrheit unerschwinglichen Wohnungen in den Himmel wachsen, während im Untergrund der Kanalisation ein Heer von Obdachlosen mit einem noch größeren Heer von Ratten ums Überleben kämpft.

Im medizinischen Sektor hat die scheinbare Überlegenheit der Ratio eine fast schon religiöse Glaubensform an die Unbestechlichkeit von Statistiken und Studien hervorgebracht. Jede Behandlung, jede Medikamentengabe soll angeblich wissenschaftlich begründet sein. Die Studienlage habe es doch bewiesen. Wie ist es dann zu erklären, dass etwa in den USA mittlerweile medizinische Fehlbehandlungen die dritthäufigste Todesursache darstellen? (Britisches Ärzteblatt BMJ, 2016;353: i2139).

Jill Taylors Genesungsprozess ist ein Paradebeispiel für das Zusammenwirken beider Gehirnhälften. Zum einen half ihr die Hirn-Operation mit Geräten und Verfahren, welche die menschliche Ratio ersonnen und entwickelt hat. Ohne dieses Knowhow hätte Jill Taylor nicht überlebt. Die Operation hat ihr physisches Überleben ermöglicht, aber allein dadurch wäre sie nicht in der Lage gewesen, ihr wegweisendes Buch zu schreiben. Das verdankte sie der liebevollen Zuwendung ihrer Mutter, die ihr in einem achtjährigen Prozess geduldig half, die verlorenen Fähigkeiten neu zu erlernen. Diese Zuwendung geschah unter der Regie des Emotions-Gehirns.

Botschaften aus dem Theta-Land

Jill Taylors Buch gibt einen Einblick in den Entstehungsprozess der rational-kognitiven ICH-Struktur auf neuro-anatomischer Ebene. Das trennende Ego-Zentrum des Menschen bildet sich infolge von Konditionierungen und Überbetonung der Ratio eher in der linken Hirnhälfte, während Wir-Gefühl, Empathie, Sein in der Gegenwart und Aufgehen im Universellen eher die rechte Hirnhälfte ermöglicht.

Soweit die Landkarte, die aber bekanntlich nicht das Land ist. Was macht nun der stressgeplagte, von der linken Gehirnhälfte dominierte Mensch, um sich auszubalancieren? Wie kann der von seiner Grundkonditionierung durchs Leben gepeitschte Albert die innere Balance und Ruhe von Gustav erreichen? Die Antwort ist einfach, die Umsetzung hingegen nicht so leicht. Die Antwort lautet: Albert kann Gustavs Balance nicht erreichen. Innere Balance ist nichts, dass Albert erreichen kann, so wie er alles in seinem Leben erreicht hat. Er kann sie aber zulassen, denn sie ist längst da und wartet sehnlichst auf ihn. Wenn Albert sie näher kennenlernen will, muss er dafür nichts tun. Er muss etwas sein lassen. Er muss damit aufhören, dauernd etwas tun zu wollen. Er muss diese Daueraktivität sein lassen. Er könnte beispielsweise damit aufhören, sein Leben minutiös durchzuplanen. Er könnte auch damit aufhören, sein Leben ausschließlich unter Effektivitäts-Gesichtspunkten zu gestalten und stattdessen Ineffektivität zulassen. Er könnte versuchen, die Qualitäten von Muße zu erahnen. Er könnte sich darin üben, den Wolkenzug beobachten, statt den Fitness-Tracker an seinem Handgelenk. Oder er könnte sich den Botschaften aus dem Theta-Land öffnen.

Das Theta-Land nenne ich jene Region menschlicher Wahrnehmung, die nicht so richtig fassbar ist. Dort regieren die Theta-Wellen mit ihrem irritierenden Frequenzbereich zwischen 4 und 8 Hz. In diesem Land ist Logik verpönt und die Ratio hat kein Zutrittsrecht. Die Fähigkeit der langsamen Theta-Wellen übertrifft jede Ratio. Wir können das Theta-Land im Zwischenzustand zwischen Schlafen und Wachen betreten. Nehmen wir heimlich die Ratio im Handgepäck mit, werden wir sofort wieder ausgewiesen. Theta-Land ist Ratio-freies Land und wenn wir das akzeptieren, erhalten wir die Möglichkeit, uns in einer anderen Welt zu tummeln. Es ist eine Welt traumartigen Erlebens, voller Bilder, Metaphern und unpräzisen Umrissen. Lassen wir uns darauf ein, können wir verborgenes Wissen aufstöbern, Schatzkammern voller kreativer Ideen öffnen oder Zugang zu unserem eigenen Wesen erhalten.

Der wirtschaftlich übererfolgreiche, aber dennoch unglückliche Albert müsste keine komplizierten Arrangements treffen, um ins Theta-Land zu reisen. Er müsste sich nicht unbedingt über einen Pilgerpfad quälen oder in einem Zen-Kloster einquartieren. Solche Aktionen können zwar hilfreich sein, führen aber auch gelegentlich zu Missverständnissen. Albert müsste überhaupt nichts verkomplizieren. Er könnte beispielsweise in seinem Londoner Loft morgens einmal keinen Wecker stellen. Stattdessen könnte er sich vom eigenen Biorhythmus wecken lassen, dann aber nicht wie gewohnt aus dem Bett direkt auf den Crosstrainer springen, sondern einfach liegenbleiben. Er könnte lernen, ganz langsam aufzuwachen, vielleicht die Lider halb geschlossen zu halten, seinem Atem nachzuspüren oder dem Rauschen seiner überstrapazierten Ohren. Er könnte einfach mal abwarten, ohne Erwartung, ohne Plan, ohne Ziel. Dafür aber mit Geduld. Vielleicht würde dann die eine oder andere Erinnerung vor seinem geistigen Auge auftauchen. Vielleicht würden Bilder seiner Kindheit entstehen, oder das Bild seines Vaters, mit dem er so lange nicht gesprochen hat. Vielleicht würden diese Spots zunächst nur ganz kurz aufflackern oder am Anfang gar nicht entstehen. Wer weiß? Theta-Land ist auch Abenteuerland. Das ist nichts für jeden. Da braucht es Abenteuergeist, Leidenschaft für die Geheimnisse des Unbewussten und jede Menge Geduld – das Gold der Bewusstseinsentwicklung. Falls Albert diese Geduld erstmalig aufbringen würde, könnte er allmählich feststellen, das Theta-Land jederzeit betreten werden kann. Er könnte zum Beispiel damit aufhören, mit seinem PS-starken Boliden in jede Lücke zu preschen, die sich auf der Autobahn auftut, nur um einige Minuten schneller sein Ziel zu erreichen. Vielleicht könnte er auch seine Kinder unangemeldet im Internat besuchen, ohne sofort nach ihren schulischen Leistungen zu fragen. Vielleicht könnte er ihnen stattdessen von seinen Anfänger-Erfahrungen als Tourist im Theta-Land berichten. Er könnte auch beschließen, ihnen nur zuzuhören und dabei möglicherweise lernen, dass sich seine Kinder im Theta-Land besser auskennen als er selbst. Wer weiß? Vielleicht könnte Albert auch ein Dauerticket fürs Theta-Land buchen, indem er einmal oder mehrmals täglich einfach nur mit geschlossenen Augen bequem dasitzt und sich absolut nicht bewegt. Vielleicht würde er zu Beginn feststellen, dass bereits eine Minute völlige Unbeweglichkeit eine der größten Herausforderungen darstellt, denen er sich je gestellt hat. Er würde sich diese eine Minute des Nichtbewegens als Anfänger-

Übung auferlegen und seinen Timer entsprechend einstellen. Er würde beschließen, sofort wieder bei null anzufangen, sobald er sich innerhalb dieser Minute doch bewegen sollte. Vielleicht würde er dabei die Tendenz bemerken, sich selbst zu betrügen, indem er das Wackeln des kleinen Fingers oder das Zucken eines Fußes nicht als Bewegung einstuft. Vielleicht wäre er aber auch ehrlich zu sich selbst und würde selbst nach einem kleinen Zucken des Augenlides wieder von vorn anfangen. Erneut eine Minute, vom Timer überwacht. Vielleicht würde Albert so viel Gefallen an seinen Besuchen im Theta-Land empfinden, dass er sie ausdehnen möchte. Auf zwei Minuten vielleicht. Oder drei. Vielleicht möchte er irgendwann gar nicht mehr abreisen, bis ihn sein Timer nach einer Stunde daran erinnert, dass es auch einen dualistischen Alltag gibt. Das alles könnte Albert tun. Aber wie bereits gesagt, sehen die Chancen Theta-Land kennen zu lernen in seinem Fall nicht so rosig aus. Und wie ist das bei Ihnen?

Jill Taylors Erfahrungsbericht ist hilfreich, um die Zusammenhänge unserer ICH-Konstruktionen erkennen und entschlüsseln zu können. Allerdings greift die Interpretation, ICH-Konstruktionen entstünden nur in der linken Gehirnhälfte, zu kurz. Auch die Wahrnehmungen, die von der rechten Gehirnhälfte dominiert werden, stellen eine ICH-Konstruktion dar. Es ist eine veränderte Variante, aber die Vorstellung, es gäbe ein ICH, ist nach wie vor präsent. Dieses ICH wird nun zwar nicht mehr prioritär rational gesteuert und räumt dem emotionalen Potential mehr Vorrang ein, aber dieses ICH hat sich dadurch nur neu justiert. Ein solcher Entwicklungsweg kann aus meiner Sicht dabei behilflich sein, die ICH-Illusion allmählich erkennen zu können. Aber das ist nur ein Zwischenschritt.

Die Ich-Illusion und ihr Kampf mit sich selbst

Als ich Anfang Zwanzig war, kam ich eines Abends spät nach Hause. Ich war noch nicht müde und schaltete beiläufig das TV-Gerät ein. Im Spätprogramm lief eine Reportage über Janwillem van de Wetering, einen holländischen Schriftsteller, der zu dieser Zeit im US-Bundestaat Maine lebte. Mir war der Mann nicht bekannt, sein Haus und der Ort an dem er lebte gefielen mir aber und deshalb sah ich mir die Sendung weiter an. Im Garten seines Hauses hatte van de Wetering einige Skulpturen aus Treibholz errichtet. Eine dieser Skulpturen stellte ein Cabriolet dar, in dem ein hölzerner Fahrer saß. Der Reporter fragte van de Wetering, was es denn mit dieser Skulptur auf sich habe. Das sei sein Ratgeber, wenn er nicht mehr weiter wisse, erklärte der Schriftsteller. Der Fahrer erinnere ihn an seinen alten Zen-Meister, denn der hätte auch nie auf seine Fragen geantwortet. Was für ein seltsamer Typ, dachte ich und schaltete aus. Aber interessanter Weise ging mir diese Sendung in den nächsten Tagen nicht aus dem Kopf.

Kurz darauf brach ich gemeinsam mit zwei Freunden zu einer ausgedehnten Reise nach Südostasien mit dem Ziel Borneo auf. Zwischendurch trennten wir uns für eine Weile und auf einer Zugfahrt durch Malaysia lernte ich einen jungen Franzosen kennen. Damals gab es noch nicht die heutigen organisierten Backpacker-Reisen. Man schlug sich so durch, immer auf die knappe Reisekasse achtend. Der Franzose, ich glaube er hieß Jean, erzählte mir, dass er eigentlich in einem buddhistischen Waldkloster in Thailand lebte und nur kurz in Malaysia war, um sein Visum zu verlängern. Da er dafür einmal übernachten musste, beschlossen wir, uns ein Hotelzimmer zu teilen. Jean war sehr gesprächig - gelinde ausgedrückt. Eigentlich litt er an Sprechdurchfall und war hochgradig nervös. Ein wandelndes Nervenbündel. Sobald unser Bummelzug etwas länger an einem Dorfbahnhof anhielt, um beispielsweise einen Bauern mitsamt seinen Hühnern ins Abteil einsteigen zu lassen, fing Jean an zu fluchen und beklagte seinen Zeitverlust. Er wolle schließlich schnellstmöglich zurück nach Thailand in sein Waldkloster. Dort gehöre er zu den fortgeschrittenen Schülern seines Meisters, ließ er mich wissen und diese Hektik der Zivilisation sei nichts mehr für ihn. Ich wusste nicht, wovon er redete, denn ich empfand unsere Fahrt mit dem Bummelzug als das genaue Gegenteil von Hektik. Abends im Hotel setzte sich Jeans Sprechdurchfall fort. Er erklärte mir ausführlich die Regeln seines Klosters, beschrieb mir die Exerzitien und schwärmte von seinen spirituellen Fortschritten auf dem Weg zu seiner Erleuchtung. So ging das die ganze Nacht, an Schlafen war nicht zu denken. Ich hatte bis dahin keinen Kontakt zum Buddhismus, stellte mir aber die Frage, wohin das mit Jean wohl führen würde. Wenn er als fortgeschrittener Schüler schon derartig nervös war, dann mochte ich ihn mir nicht voll erleuchtet vorstellen. Am nächsten Morgen hetzte er zur Botschaft und mit einem flüchtigen Abschiedsgruß endete unsere kurze, aber eindringliche Begegnung und damit mein erster Kontakt mit dem Buddhismus.

Unter Rucksack-Reisenden tauschte man damals gerne Reiselektüre aus und auf diese Weise fiel mir ein Büchlein in die Hände, an dessen Autor ich mich sofort erinnerte. Es handelte sich um den komischen Typen aus Maine und der Titel des Buches lautete *Der leere Spiegel* (van de Wetering, 1977). Janwillem van de Wetering beschreibt darin seine Erfahrungen während eines achtzehnmonatigen Aufenthaltes in einem japanischen Zen-Kloster. Aha, dachte ich, schon wieder Buddhismus. Ich las das Buch in einer Nacht durch. Van de Weterings Schilderung des Klosteralltags mit den beinharten Regeln, seiner Suche nach der Lösung seines Koans, das ihm der Meister gegeben hatte, fesselte mich und schlug in meinem Innern eine Saite an, die seitdem nicht mehr verklang. Ein Koan ist ein zunächst paradox anmutendes Rätsel, das auf rational-analytischen Weg nicht zu lösen ist. Van de Wetering konnte sein Koan während seines Klosteraufenthaltes nicht lösen, aber sein Meister beruhigte ihn beim Abschied mit den Worten: *"Deine Ausbildung geht weiter. Die Welt ist eine Schule, in der die Schläfer aufgeweckt werden. Du bist jetzt ein wenig wach, so wach, dass du nie wieder einschlafen kannst."* (van de Wetering, 1977).

Nach diesem Buch konnte ich auch nicht mehr einschlafen. Nach meiner Rückkehr versuchte ich mir Lektüre über den Zen-Buddhismus zu beschaffen, was damals noch nicht so einfach war wie heute. Es gab kaum Literatur und wenn ich etwas fand, inspirierte es mich nur mäßig. Einige Jahre später fiel mir ein Buch von Charlotte Joko Beck, einer amerikanischen Zen-Meisterin in die Hände. *Zen im Alltag* (Beck,1990) lautete der Titel und das Buch lag fortan neben meinem Bett. Immer und immer wieder las ich es und arbeitete mich intensiv durch den Text. Joko Beck beschreibt darin auf pragmatische Art die Möglichkeit, Zen als Weg zu nutzen, um den Schwierigkeiten des Alltags begegnen zu können. Dieses undogmatische Buch voller Klarheit begleitete mich jahrelang und ich las immer wieder darin, gerne vor dem Einschlafen. Irgendwann sagte meine Frau Birgit schelmisch: „Ich glaube, Deine Bibel zerfleddert allmählich."

Die menschliche Natur und das eigene Wesen

Zen ist ein meditativer Weg, um die ICH-Illusion zu erkennen, die jeden Menschen aufgrund seiner individuellen Konditionierungen von morgens bis abends beschäftigt. Wird die ICH-Konstruktion als Illusion erkannt, wird der Blick frei auf die wahre menschliche Natur und es entsteht die Möglichkeit, das eigene Wesen zu entdecken. Befreit von den Trugbildern und den sich überlagernden Konditionierungen wird plötzlich das Leben sichtbar, das schon immer aus einem raus wollte, aber nicht konnte oder durfte. Das innere Rufen wird nun nicht mehr überhört und kann dadurch zur eigenen Berufung führen.

Das japanische Zen stammt ursprünglich aus dem chinesischen Chan und hat seinen Ursprung im Shaolin-Kloster Chinas. Die japanische Variante hat sich im Westen mehr verbreitet als die ursprünglichere chinesische und es gibt mittlerweile einige westliche Linienhalter, die traditionelle japanische Traditionen lehren. Von Joko Becks Buch angeregt, besuchte ich in den folgenden Jahren einige Zen-Seminare und Retreats. Ich lernte während dieser Erkundungsjahre im In- und Ausland einige Zen-Meister kennen und konnte dabei für mich wertvolle Erfahrungen sammeln, die durchaus ambivalent waren. Der Kern von

Zen ist eine Sitzmeditation, Zazen genannt. Mitunter wird auch eine Gehmeditation integriert. Das wird von Schule zu Schule unterschiedlich gehandhabt. Ziel dabei ist es wie gesagt, die wahre menschliche Natur zu erkennen, indem die ICH-Illusion entzaubert wird. Die eigene Unsterblichkeit wird sichtbar, wie dieser Erkenntnisprozess im Daoismus genannt wird. Im buddhistischen Zen spricht man von Erleuchtung. Erleuchtung und Unsterblichkeit meinen dasselbe. Es ist der Versuch einen Zustand reinen SEINS in Worte zu fassen. Dieses SEIN ist aber nicht wirklich in Worte zu fassen. Es lässt sich nur unzulänglich beschreiben und diese Beschreibungen führen zu Missverständnissen. Der Begriff Erleuchtung geistert mittlerweile wie ein Gespenst durch die Gedankenwelt derer, die sich auf einen Entwicklungspfad ihres Bewusstseins begeben haben. Dabei wird regelmäßig übersehen, dass das Streben nach Erleuchtung nur eine andere Art von ICH-Konstruktion darstellt. Ich lehne dann vielleicht empört die Vorstellung ab, ein Lamborghini oder eine Superjacht könnte mein Lebensglück garantieren. Erleuchtung aber soll das gewährleisten. Das ist jedoch lediglich eine andere Variante der Selbsttäuschung. Dazu später mehr.

In meinen Exkursionen durch die ZEN-Szene bemerkte ich recht schnell, dass die Gefahr besteht, Pose mit Inhalt zu verwechseln. Einmal reiste ich zu einem mehrtägigen Retreat in das Meditationszentrum eines in Europa bekannten Zen-Meisters. Als ich dort ankam, empfing mich eine etwa 50-jährige Frau – ich nenne sie hier die Tempeldame. Die Tempeldame war die rechte Hand des Meisters und wies mich augenblicklich in salbungsvollem Ton auf die Regeln des Meditationshauses hin. Da gab es eine Kleiderordnung, eine Schweigeverpflichtung, eine Schlafordnung, eine Putzordnung, eine Arbeitsverpflichtung für die Gemeinschaft und eine Verhaltensordnung beim gemeinsamen Essen. Sehr eindringlich machte sie mich darauf aufmerksam, dass erst mit dem Essen begonnen werden dürfe, nachdem der Meister das Signal gebe, indem er sein Besteck zur Hand nahm. Weiterhin belehrte sie mich, dass während des Retreats nur vegetarische Speisen einfachster Art gereicht würden, denn man lege sehr viel Wert auf einen gesunden Körper - die unbedingte Voraussetzung für einen gesunden Geist. Daher seien auch alle Genussmittel während des Retreats untersagt. Nach dieser Predigt durfte ich in mein spartanisch eingerichtetes Zimmer gehen und dachte unwillkürlich: „Ob Buddha sich das alles so gedacht hat?".

Obwohl ich die ganze Atmosphäre als beklemmend empfand, verhielt ich mich bescheiden und machte in den ersten Tagen alle Prozeduren wie gewünscht mit. Die sogenannten Seshins, das sind die Sitzmeditationen, empfand ich als ganz okay, wenn auch im Vergleich zu anderen derartigen Erfahrungen als dumpf und humorlos. Mit den Einzelunterredungen beim Meister konnte ich hingegen nicht viel anfangen. Er redete dabei nur über sich selbst. Wir sollten ihm während dieser Einzelunterredungen Fragen stellen und nach einigen Tagen der von mir als bigott empfundenen Atmosphäre fragte ich ihn, welchen Stellenwert Humor für ihn habe. Er startete daraufhin einen Monolog über seinen außerordentlich reichhaltigen Humor, was ihm auch immer wieder von seinen Mitarbeitern bestätigt werde. Was war da los? Ein angeblich erleuchteter, ICH-loser Mensch, der nur über sich selbst sprach und mit seinem Ego kaum durch die Tür passte?

Von Tag zu Tag fühlte ich mich unwohler und betrachtete die Szenerie zunehmend skeptischer. Nach den Meditationssitzungen war mir aufgefallen, dass die Tempeldame regelmäßig fluchtartig den Raum verließ. Zunächst vermutete ich eine Blasenschwäche, aber als ich ihr einmal unbemerkt folgte, entdeckte ich sie hinter einer Hausecke, wo sie heimlich rauchte. Als sie mich sah, versuchte sie die Zigarette schnell hinter dem Rücken zu verstecken. Ich winkte ihr freundlich zu und reiste noch an diesem Tag ab. Ich hatte genug gesehen. Karottensaft predigen und Goulloise rauchen passen nicht wirklich zusammen. Wenn Sie Raucherin war, so what? Aber ihre frömmlerische Scheinheiligkeit und die dadurch erzeugte Gesamtatmosphäre behinderten die ganze Veranstaltung. Der Geist des Meisters war wenig inspirierend und aus meiner Sicht auf die Bildung eines Gefolges angelegt. Wo war da ICH-Losigkeit?

Bei einem anderen Retreat saß ich mit etwa dreißig Menschen in einem engen Raum von vier mal sechs Metern Fläche. Wir alle hatte der Tradition gehorchend dunkle Kleidung zu tragen. Die erfahrenen Schülerinnen und Schüler trugen ihr traditionelles Zen-Gewand, das sie sich selbst genäht hatten. Draußen herrschte eine Temperatur von über dreißig Grad und im Raum war es entsprechend heiß und stickig. Die Fenster mussten auf Geheiß des Meisters geschlossen bleiben, denn wir sollten nicht durch Außengeräusche von unserer Meditation abgelenkt werden. Diese Außengeräusche bestanden allerdings ausschließlich aus Vogelgezwitscher, denn das Seminarhaus hatte eine Einzellage mitten im Wald. Wir saßen im ganzen oder halben Lotussitz so gut es jeder vermochte, den Blick zur Wand gerichtet und rezitierten das Sutra *„Wie wunderbar ist dieses Gewand der Befreiung..."* immer und immer wieder, für etwa zwei Stunden. Ich saß in einer Ecke des Raumes, in der das Schwitzwasser die Wände herunterlief. Mein Körper war auch klatschnass und ich empfand mein triefendes Gewand überhaupt nicht als befreiend. Der Meister war ein ernsthafter, integrer Mann, der sich redlich bemühte, die japanische Tradition in die europäische Gebirgslandschaft zu implementieren. Wir wiederholten die Sitzungen mehrfach, nur unterbrochen von einem kurzen Toilettengang. Nach dem dritten Durchgang kollabierte neben mir ein älterer Mann und wurde von der Ehefrau des Meisters in ein Krankenhaus gefahren. Wieder dachte ich: „Ob Buddha sich das alles so gedacht hat?". Der Schwächeanfall des Mannes blieb zum Glück ohne ernste Folgen, aber er zog es vor, das Retreat abzubrechen.

Zwischen den Sitzungen stand eine Gehmeditation auf dem Plan. Dazu gingen wir hintereinander im langsamen Zen-Gang durch den ausgedehnten Garten. Alle zehn Meter mussten wir stoppen und uns vor einer der unzähligen Buddha-Statuen verbeugen, die in unterschiedlichen Varianten zwischen den Bäumen platziert waren. Gleichzeitig erklang eine Glocke, die als originalgetreue Kopie einer japanischen Klosterglocke inmitten des Gartens aufgebaut war. Alles sollte unbedingt traditionell japanisch sein und der Traditionslinie folgen, deren Linienhalter besagter Meister war. Mir erschien die ganze Szenerie so, als würde die Augsburger Puppenkiste Faust aufführen. Irgendwie drollig und um Authentizität bemüht. Aber worum sollte es hier gehen? Wo war der Kern, wo der Geist? Bei einer Gehmeditation blieb ich einmal gegen die Regel zwischen zwei Buddha-Statuen stehen und grüßte einen Baum. Der Tempeldiener kam sofort und fragte, was ich da tue. „Ich grüße Buddha", sagte ich. Der Tempeldiener sah mich an, als hätte er bei mir eine psychische Störung diagnostiziert und ging kopfschüttelnd weg. Am Abend sprach mich der Meister an und fragte mich, was ich damit gemeint hätte. Ich wunderte mich über seine Frage, denn ich dachte, er müsste das wissen. „Der Baum ist genauso Buddha wie die Statue. Da kann ich mich auch davor verbeugen. Alles hat die Buddhanatur, der ganze Garten hier, aber auch Dein Auto oder das Schwitzwasser im Meditationsraum, das die Wände runter läuft", antwortete ich. Der Meister kratzte sich am Kopf, blieb aber freundlich. Nach dem Retreat telefonierten wir noch einmal und kamen zu dem Schluss, dass ich offenbar nicht zu der Art seines Unterrichtens passte. Er sei nun mal Traditionalist, erläuterte er mir freundlich.

Gut, dachte ich, viele Wege führen irgendwohin. Warum nicht. Natürlich war meine Provokation ein Ausdruck meiner eigenen ICH-Konstruktion gewesen. Das kann man so sehen. Es kommt auf die Perspektive an. Aus meiner eigenen Perspektive empfinde ich das heute, zwanzig Jahre später, auch genau so. Damals war meine Provokation Ausdruck meines Widerspruchsgeistes. Im Widerspruchsgeist liegt aber ein hohes Freiheitspotential, sofern Widerspruch nicht zum Selbstzweck wird. Bei dem damaligen Lehrer habe ich bezüglich meiner Provokation die Souveränität vermisst – als Ausdruck seiner eigenen ICH-

Losigkeit. Heute, aus der „Lehrer"-Perspektive freue ich mich jedenfalls über jeden „Schüler", der nicht notorisch brav jedem Vorschlag folgt. Das Lehrer-Schüler-Verhältnis ist aus meiner Sicht eine permanente Interaktion, bei der der vermeintliche Lehrer viel lernen kann. Die besten Lehrer tun gut daran, morgens aufzustehen und sich selbst als Schüler zu betrachten. Zeitlebens.

Wie es um die ICH-Losigkeit von Zen-Meistern bestellt sein kann, erfuhr ich bei einem weiteren Retreat, bei dem eine Zen-Meisterin und zwei Zen-Meister zugegen waren. Sozusagen ein hochpotentes Erleuchtungsversprechen, das auch vom Veranstalter entsprechend beworben wurde.

Während einer Pause saß ich mit den Dreien zusammen an einem Tisch. Zwischen ihnen entwickelte sich ein Gespräch darüber, wer der größte Zen-Meister aller Zeiten gewesen sei. Der eine nannte Dogen Zenji, eine legendäre Gestalt. Die Zen-Meisterin nannte einen anderen Namen, der dritte wollte sich nicht festlegen. Irritiert saß ich dabei und konnte es nicht fassen. Ein Ranking unter Zen-Meistern? Nach welchen Kriterien sollte da bewertet werden? Wer ist ein bisschen stärker erleuchtet, wer verkörpert die ICH-Losigkeit am perfektesten? Oder was? Ist nicht dieses Ranking geradezu der perfekte Ausdruck für fehlende ICH-Losigkeit? Ernüchtert fragte ich in die Runde: „Wer ist denn hier am Tisch der größere Zen-Meister?". Erschrocken schaute mich der Dogen Zenji-Fan, ein Amerikaner an und beeilte sich zu sagen: „No, no, we don't rank!". Wir machen keine Rangfolge! Das sagte er, obwohl sich seit Minuten das Gespräch um nichts anderes drehte.

Wenn Sie sich für einen traditionellen Zen-Weg interessieren, muss das nicht unbedingt eine falsche Entscheidung sein. Die persönlichen Lernwege, aber auch die unzähligen spirituellen Lehrmethoden, die weltweit angeboten werden, sind unterschiedlich und was für den Einen unpassend erscheint, kann für die Andere erfüllend sein. Ich bin nur der Meinung, dass man sich nichts vormachen und Pose nicht mit Inhalt verwechseln sollte. Einen traditionellen spirituellen Lernweg mit allen klassisch überlieferten Exerzitien zu gehen bedeutet nicht unbedingt, dass am Ende ein Buddha herauskommt. Die klassische japanische Zen-Linie ist aus meiner Sicht unnötig martialisch geprägt. In ihr drückt sich anteilig die japanische Samuraj-Tradition aus. Dieses ganze Konstrukt Eins zu Eins in den Westen zu implementieren, muss nicht unbedingt passen. Dass es auch anders geht, zeigen Zen-Meister wie Joko Beck oder Bernie Glassman, der spirituelle Formate der nordamerikanischen Ureinwohner integriert hat. Ich selbst fühle mich, wenn überhaupt, am ehesten der Caodong-Tradition des Shaolin-Klosters verbunden. Das chinesische Chan, wie ich es vom Shaolin-Meister Shi Xinggui erlernte, entspricht am ehesten dem Ursprung der ganzen Angelegenheit und war für mich nach all den Jahren des Abmühens mit den japanischen Ablegern eine Wohltat. In unserer eigenen Daodeus-Schule habe ich aber auch diese Tradition weitgehend verlassen. Die stressgeplagten Menschen der heutigen Zeit sollten aus meiner Sicht anders abgeholt werden. Das ganze Leben ist schon kompliziert genug und die Welt ein Ort voller Regeln und Verbote. Da muss ich nicht auch noch zusätzlich verkrustete Strukturen vergangener Epochen obendrauf packen, die mit fremdartigen Fachbegriffen operieren oder gar einen bigotten Gehorsam einfordern. Die Meditationen in unserer Schule sind betont einfach gehalten. Ich nenne sie die Freie Linie. Jede und jeder darf kommen, wie sie oder er ist. Es gibt keinerlei Kleidervorschriften und alle können so sitzen, wie sie am besten entspannen können. Für Europäer geschieht das in den meisten Fällen auf einem Stuhl. Dagegen ist überhaupt nichts einzuwenden. Der Lotussitz hat unbestritten gewisse Vorteile, aber ist nicht entscheidend. Wir kommen auch anders zum Ziel. Denken Sie bitte daran: Inhalt statt Pose!

Was Erleuchtung wirklich ist

Erleuchtung ist ein zwar ziemlich passendes Wort, durch Verballhornung aber völlig verunstaltet. So wie der Begriff landläufig verwendet wird, suggeriert er die Existenz eines Superzustands des Bewusstseins, indem die Alltagsprobleme hinweggefegt werden und sich permanentes Glück manifestiert. Diese Interpretation ist aber eine Idee der ICH-Konstruktion, ein typischer dualistischer Einfall, der ein Leben an der Sonne ohne Regen für möglich und obendrein für erstrebenswert hält. Das ist ein Missverständnis.
Erleuchtung bedeutet Weglassen. Weglassen von allem. Es ist die Abwesenheit von allem. Die Abwesenheit von Konditionierungen, Interpretationen, Phantasien, Zukunftsvorstellungen und Vergangenheitsbetrachtungen. Es ist die Abwesenheit von Bewertungen. Bewertungen der persönlichen Befindlichkeiten, der Qualität von Emotionen, der Handlungen anderer Menschen, der eigenen Handlungen, der Schlafqualität, der Gesundheit, der politischen Gesinnung und des gegenwärtigen Mainstreams öffentlicher Debatten. Es ist die Abwesenheit dualistischer Unterteilungen in gut/schlecht, erfolgreich/erfolglos, wertvoll/wertlos und so weiter. Erleuchtung bedeutet Zeugnis zu sein. Zeugnis dafür, dass das Nonduale durch alle Zellen des Menschen dringt, wie es auch durch alle Tiere, Pflanzen, Stühle, Tische, Schnapsflaschen oder Bausparverträge dringt. Es geht nicht darum, sich diese Wahrheiten intellektuell anzueignen, sondern diese zu SEIN. Es geht um SEIN. Jetzt. Ohne persönliche Story. SEIN im Jetzt. Immer im Jetzt. Es geht nicht darum individueller

Teil des Nondualen zu sein, sondern das Nonduale selbst zu SEIN. Wenn das gelingt, scheint das Licht des Nondualen ungehindert durch jede Körperpore.

Wenn es nur ein wenig gelingt, dessen gewahr zu werden, ist schon viel erreicht. Die ICH-Struktur wird allmählich als Rolle erkannt, in die man einsteigen kann, wie in ein Bühnenkostüm. Wir können die Rolle spielen, oder es sein lassen. Wir können auch die Rolle verändern, oder auch das sein lassen. Wir können auch das Stück verändern, das gespielt werden soll. Oder die Bühne wechseln. Wir beginnen, die Wahlfreiheit zu erkennen. Wir erkennen das Spiel. Wir erkennen das Stück, das aufgeführt wird. Wir gewinnen an Fähigkeit, die Rolle anzunehmen oder im Nondualen zu ruhen. Zu SEIN. Es ist die Wahl zwischen dem Tanz in der Dualität und dem SEIN des Nondualen. Und wir erkennen, dass das Nonduale jede Form der Dualität hervorbringt und immer durchdringt, ganz egal, welches Theaterstück gerade läuft. Wir erkennen, dass wir das ICH selbst konstruieren und immer selbst konstruiert haben. Mit Hilfe unserer Konditionierungen, unserer Begierden, unserer Neidgefühle und Eifersucht. Im Buddhismus spricht man von den drei Wurzelgiften Unwissenheit, Gier und Neid.

Unwissenheit bedeutet nicht zu wissen, dass eine ICH-Konstruktion überhaupt besteht. Wenn ich meinen ganzen Wust an Konditionierungen für ein determiniertes ICH halte, dass ich mit ins Grab nehmen muss, versuche ich dieses ICH natürlich möglichst komfortabel auszustatten. Dadurch entsteht das zweite Wurzelgift, die Gier. Ich entwickle Begierden nach Vorteilen, Erfolg, Besitz, Ansehen, Lob, Macht, angenehmen Gefühlen oder nach was auch immer. Das ganze Leben dreht sich von morgens bis abends darum, dieses ICH noch besser auszustatten. Ich fühle mich heute nicht so gut, also muss ich alles daran setzen, mich besser zu fühlen. Notfalls, indem ich Mitmenschen dafür einspanne, übertrumpfe oder manipuliere. Entscheidend ist, dass mein ICH immer besser ausgestattet wird. Das kostet sehr viel Lebensenergie, die mitunter versiegt. Wenn das passiert, oder die mit allen Mitteln angestrebten Begierden sich partout nicht einstellen, entsteht das dritte Wurzelgift, der Neid. Meine Schulfreundin von einst hat die erfolgreichere Karriere gemacht und die Nachbarn haben schon wieder ein neues Auto, das wir uns nicht leisten können. Mein Schwager macht in diesem Jahr schon zum dritten Mal Urlaub und seine Frau trägt die neueste Designerkollektion. Und ich? Ich habe das alles nicht! Der derzeit weltweit wild gewordene Materialismus befeuert das Wurzelgift Gier und lässt automatisch das Wurzelgift Neid bei denen wachsen, die sich als gescheitert sehen. Der Zweite ist schon der erste Verlierer lautet das Mantra der ICH-Konstrukteure. In diesem Wahn kann das erste Wurzelgift Unwissenheit nur ganz schwer identifiziert werden. Ein Heer von Bescheidwissern erklärt permanent die alternativlosen Wege zu Glück, Wohlstand und Gesundheit. Unwissenheit? Welche Unwissenheit? Wo soll die sein? ICH bin alles, was es gibt und dieses ICH wird in immer neuen Anstrengungen aufgebaut und ausgestattet. Das unter diesem ganzen Affentanz das eigene Wesen bereits das ganze Leben um Aufmerksamkeit bettelt, wird zwangsläufig überhört.

Behinderungen auf dem Weg zum eigenen Wesen

Inwieweit es Ihnen bereits gelungen ist, die ICH-Vorstellung als erdachte Konstruktion zu erkennen und spielerisch damit umzugehen, lässt sich weniger gut überprüfen, solange Ihr Leben nach Ihren Vorstellungen verläuft. Ich kenne einige Menschen, die, aus einem wohlhabenden Elternhaus kommend, materiell bestens versorgt sind und sich nun auf die Fahne geschrieben haben, sich „spirituell entwickeln" zu wollen. Das sind mehrheitlich sehr empathische und ziemlich intelligente Menschen, die ernsthaft spirituelle Formate unterschiedlicher Traditionen studieren, stundenlang meditieren, sich in Achtsamkeit üben oder sich sozial engagieren. Es besteht keine finanzielle Not und die Lebensgestaltung läuft größtenteils nach Plan. Alle Voraussetzungen scheinen gegeben, um nun dem eigenen Lebensentwurf die spirituelle Krone aufzusetzen. Sie ahnen es vielleicht schon, dass ein solches Verlangen nur eine weitere Variante einer ICH-Konstruktion darstellt.

Der inzwischen verstorbene Zen-Meister Bernie Glassman schickte seine Schüler für einige Zeit als Obdachlose in die New Yorker Einkaufs-City. Sie erhielten zwei Dollar Startgeld und mussten dann selbst sehen, wie sie überleben. Bereits die Suche nach einer Toilette kann dabei zu einem Spießrutenlauf werden und das Betteln um einige Cent verändert jene Zen-Schüler, die diese Phase durchhalten. Was Glassman damit bezweckte, ist die Konfrontation mit den individuellen Emotionen, die dabei entstehen. Wie reagiere ich auf Angst, wenn ich bisher keine Not erleiden musste? Wie fühlt sich Scham an, wenn ich angepöbelt werde? Und wann kommt die Wut? Wie fühlt sich die an und wie lange bleibt sie? Halte ich das aus oder breche ich das Experiment nach kurzer Zeit ab, weil ich mir meinen spirituellen Weg nicht derartig mühsam vorgestellt habe? Ich bekomme dabei unweigerlich den Spiegel vorgehalten.

Aus meiner Sicht müssen Sie nicht unbedingt Bernie Glassmans Idee folgen. Der ganz normale Alltag in seiner individuellen Ausprägung bietet ein überreiches Angebot an Übungsmöglichkeiten und Sie können täglich überprüfen, wie weit es mit Ihrer ICH-Losigkeit her ist. Angenommen, Sie ärgern sich über Ihre Mitmenschen. Das klappt vorzüglich bei jenen Menschen, die Ihnen ganz nahe stehen, denn denen muten wir ja in der Regel am meisten zu. Stellen wir uns also einmal vor, Sie ärgern sich über Ihren Liebsten oder Ihre Liebste. Das kommt vor, auch bei richtig fähigen Zen-Meistern. Jetzt lautet die spannende Frage: Wie lange hält sich der Ärger? Wie lange halten Sie daran fest? Wie lange können Sie ihn nicht loslassen? Denn schließlich haben Sie doch recht, das liegt doch auf der Hand!

An der Verweildauer von Ärger können Sie sehr gut feststellen, wie weit Sie sind. Wenn Sie vielleicht früher eine Woche nicht miteinander geredet haben und jetzt dauert die Phase des Beleidigtseins nur noch zwei Tage, ist das ja schon mal besser als nichts. Wenn Sie die Zeit auf ein paar Stunden verkürzen können, sind Sie schon ganz gut. Wenn es Ihnen aber gelingen sollte, sich nach dem Aufflammen des Ärgers kurz zu schütteln und diesen schnell vorbei ziehen zu lassen, bestehen für Sie allergrößte Hoffnungen. Irgendwann können Sie dann vielleicht sogar erkennen, dass sich in Ihrem Ärger lediglich die ICH-Konstruktion zu manifestieren versucht und dass Ihre Liebste oder Ihr Liebster gerade dasselbe Problem hat. Es läuft gerade das Theaterstück *Streit mit gegenseitigen Vorwürfen* und die beiden Protagonisten versuchen laut Drehbuch einander zu dominieren. Das ist alles. Es läuft nur eine Aufführung ab, in unzähligen Varianten und wenn sich Ärger lange hält, dann deshalb, weil wir dieses Stück in unseren Köpfen wie in einer Dauerschleife ununterbrochen wiederholen. Um nicht missverstanden zu werden: es geht nicht um die Vermeidung von konstruktivem Streit, der auch schon mal energisch ausgetragen werden kann. Das ist kein Problem, solange eine Lösung angestrebt oder ein einvernehmlicher Burgfrieden herbei geführt wird, bei dem man fair an der Sache dran bleibt. Die Schwierigkeit entsteht dann in unserem Kopf, wenn wir eigentlich nicht an einer Lösung interessiert sind, sondern einfach nur an unserem Ärger festhalten, um zumindest ein bisschen die Oberhand zu erhalten.

Die Behinderung des eigenen Wesens durch Übertragungsstress.

In den letzten Jahren habe ich in meiner Praxis zunehmend feststellen können, dass einige Menschen einen inneren Knoten in sich tragen, den sie selbst äußerst schwer erkennen können. Zunächst wusste ich auch nicht so recht, worum es sich dabei handelt. In den

Behandlungen von Biografie-Stress landete ich bei der Ursachenforschung immer öfter bei vorgeburtlichen Themen, ohne dass es dabei um ein eventuelles Reinkarnationsthema ging. Es stellte sich vielmehr heraus, dass es sich in diesen Fällen um Übertragungsstress während des Moments der Zeugung handelte.

Was ist damit gemeint? Übertragungsstress nenne ich emotionale oder gedankliche Frequenzen, die von anderen Menschen übertragen werden. Das geschieht in der Regel unbewusst. Geschieht es bewusst, nannte man das in anderen Kulturen schwarze Magie. Stalking, Mobbing, aber auch die flächendeckende Angsterzeugung durch politische Cliquen oder die immer unverhohlenere Meinungsmache von Medien sind Beispiele für bewussten Übertragungsstress in den heutigen überreizten Gesellschaften. In meiner Praxis werde ich tagtäglich mit Übertragungsstress konfrontiert, der meine Patienten unglaublich beeinflusst und deren Lebensenergie massiv dezimiert. Unbewusst übertragener Stress ist derart weit verbreitet, dass er heutzutage einen gewichtigen Teil des Zusammenlebens bestimmt. Vereinfacht ausgedrückt würde ich sagen, dass die Menschen nicht mehr wissen, wie sie mit ihrem Übermaß an Stress klarkommen sollen und sie laden dann diesen gerne bei anderen ab. Unbewusst geschieht das gerne im engen, vertrauten Kreis und die Stress-Empfänger sind dann in der Regel jene, die sich am schlechtesten davor zu schützen wissen. Naturgemäß stehen dann Kinder am Ende der Stress-Staffel. In unserer Kinder-Praxis können meine Frau und ich beobachten, wie das Stress-Barometer bei Kindern von Jahr zu Jahr kontinuierlich ansteigt und sich Stress-Erkrankungen in einem Ausmaß ausbilden, wie wir es noch vor zehn Jahren nicht für möglich gehalten haben. Kinder baden als schwächstes Glied der Stress-Kette das aus, was die Erwachsenen nicht auf die Reihe kriegen. Sie wirken wie ein Spiegel ihres Umfelds und ist dieses von Reizüberflutung, Ungeduld, Reizbarkeit, Überforderung, Streit und Misstrauen geprägt, finden sich diese destruktiven Energien als Übertragungsstress im Kind wieder. Mittlerweile können wir feststellen, dass Übertragungsstress bei kindlichen Erkrankungen ursächlich den absolut gewichtigsten Anteil besitzt. Die meisten Eltern sind tief erschrocken, wenn sich bei der Behandlung ihres Kindes herausstellt, dass sie ihren eigenen Stress dem geliebten Kind einverleibt haben. Da kann sich dann schnell ein Schuldgefühl einstellen, dass aber letztlich überflüssig ist und am Thema vorbeigeht. Im Idealfall arbeiten Birgit und ich dann parallel mit dem Kind und den Eltern – oder realistischer, der heutigen Situation entsprechend: mit einem Elternteil. Bei dieser Arbeit wird dann deutlich, dass Schuld insofern ein völlig unpassender Begriff ist, da die unbeabsichtigte Stressübertragung eine Folge der eigenen ICH-Konstruktion darstellt. Letztlich ist es eine ständige Abfolge von Ursache und

Wirkung. Die eigene Grundkonditionierung hat als Ursache die Wirkung ICH-Konstruktion hervorgebracht. Die ICH-Konstruktion ist wiederum die Ursache für die Wirkung Übertragungsstress. Der im Kind kumulierte Übertragungsstress ist dann die Ursache für Erkrankungssymptome. Eine Abwärtsspirale, die alle Beteiligten sehr viel Lebensenergie und somit auch Lebenszeit kostet.

Übertragungsstress bei der Zeugung

Wenn ich mit Patienten am Thema Biografie-Stress arbeite, landen wir seit einiger Zeit häufiger bei der Auswirkung von Übertragungsstress während der Zeugung. Ich habe daraufhin meine Arbeitsweise dieser veränderten Lage angepasst und zwei dafür geeignete Behandlungstechniken entwickelt. Grundsätzlich treten wiederkehrend drei verschiedene Varianten von Übertragungsstress während der Zeugung auf:

1. Übertragungsstress bezüglich der archaischen Ordnung.
2. Übertragungsstress durch die Mutter.
3. Übertragungsstress durch den Vater.

Übertragungsstress bezüglich der archaischen Ordnung

Das Theaterstück menschlichen Zusammenlebens, wie wir es heute aufführen, besitzt immer noch Premieren-Charakter. Im Vergleich zur gesamten Menschheitsgeschichte auf diesem Planeten sind die letzten 150 Jahre sowohl zeitlich als auch bezogen auf ihre Bedeutung nicht mehr als ein kosmischer Treppenwitz. Das von Industrialisierung und Individualisierung geprägte 20. Jahrhundert hat die Idee in den menschlichen Köpfen wachsen lassen, dass der Mensch die Krönung der Schöpfung darstelle und maßgeblich die natürlichen Vorgänge bestimmen könne. Der grandiose Mensch, der sogar den Flug zum Mond ermöglichte, muss einfach diese göttliche Kreatur sein, die alles andere dominieren kann. Abgesehen davon, dass dieser Ausdruck menschlicher Hybris tagtäglich widerlegt wird und man sich als Beleg für diesen Irrtum nur die schwimmenden Plastik-Kontinente im Pazifik oder die Macht der multiresistenten Bakterien anschauen muss, war diese Selbstüberhöhung des Menschen historisch betrachtet äußerst selten. Zwar gab es immer wieder die sogenannten Hochkulturen, die letztlich der stets auf dem Fuße folgenden Dekadenz zum Opfer fielen, aber das waren Entwicklungsgeschichtlich doch eher als marginal zu betrachtende Auswüchse menschlicher Hybris. Über weitaus längere Zeiträume waren Menschen gezwungen, sich sehr in Acht zu nehmen vor den Gefahren ihres natürlichen Umfelds. Wenn das hungrige wilde Tier zornig vor der Höhle knurrte, hatte man ein Problem und sah sich in diesem Moment nicht unbedingt als Krönung der Schöpfung. Es ging darum, die eigene Haut zu retten und das gelang am besten im Schutz der Sippe. Zum Schutz der Sippe war vorrangig die männliche Kraft gefragt. Jäger und Krieger verteidigten das Leben der Sippe in Personalunion, während die Frauen das Feuer bewachten, den Nachwuchs umsorgten und mit ihrer integrativen Kraft den Puls der Gemeinschaft lebendig hielten. Die Lebensumstände erforderten diese Art der Aufgabenteilung. Wurde das erste Kind geboren, wuchs aus dem Überlebensinstinkt der Sippe der Wunsch, es möge bitte ein Kerl werden, der dabei helfen könne, das Überleben zu garantieren. Als ich Anfang der 1980er Jahre für einige Zeit bei dem Volk der Ibans auf Borneo zu Gast war, konnte ich diese archaische Rollenverteilung noch deutlich beobachten. In den Industrienationen hat sich hingegen dieses Rollenmodell im Verlauf der zweiten Hälfte des 20. Jahrhunderts bis heute mehr und mehr verflüchtigt. Kein Mensch, der noch alle Sinne beisammen hat, würde bewusst dafür eintreten, dass das erste Kind unbedingt ein Junge sein müsse. Das bedeutet aber nicht, dass dieser archaische Überlebensinstinkt sich automatisch verabschiedet, nur weil er für die derzeitige Lebenssituation nicht mehr benötigt wird. Dazu hat dieser Instinkt viel zu lange das Grundempfinden der Menschheit geprägt. Für das Entdecken des eigenen Wesens, der eigenen Bestimmung oder Berufung kann dieses archaische Prinzip eine kaum zu überwindende Hürde darstellen, wie das folgende Beispiel aus meiner Praxis zeigt.

Nora, eine 40-jährige Unternehmerin, stellt sich zunehmend die Frage, ob sie grundsätzlich beziehungsfähig sei. Sie ist schlank, sportlich, sehr intelligent und entspricht optisch annähernd dem Idealtyp der attraktiven Frau, wie er durch die Erfindung der Barbie-Puppe das Unterbewusstsein vieler Menschen beeinflusste und nach wie vor in Magazinen und anderen Medien beworben wird. Nora kleidet sich aber eher im Stil eines kanadischen Holzfällers mit weiten Karohemden und geräumigen Arbeitshosen. Sie versteckt ihre langen Haare zusammengebunden unter einer Wollmütze und Ihre Stimme ist laut und tief. Wenn Nora lacht denke ich unwillkürlich an in Whiskey gebadete Stimmbänder. Sie wirkt insgesamt auf mich, als wäre sie aus mehreren Teilen zusammengesetzt.

Nora hat als Älteste von drei Töchtern den Maschinenbaubetrieb ihres früh verstorbenen Vaters übernommen und diesen als Chefin von vierzig Angestellten prosperieren lassen. Sie hat nach eigenem Bekunden „alles im Griff". Das einzige, was sie nicht hinbekomme, seien ihre Beziehungen. Immer wieder würden sich die Männer von ihr trennen, klagt sie. Sie habe bereits zwei Psychotherapien hinter sich, bei denen herausgearbeitet wurde, dass sich die Männer immer dann verabschiedet hätten, sobald sie „einmal nicht in Bestform" war und „geschwächelt habe". Diese Erkenntnis habe aber nicht dazu geführt, dass sich das Problem besserte. Sie sei im Grunde dadurch nur noch unsicherer geworden, als sie es ohnehin bereits gewesen sei. Aktuell sei wieder einmal eine Beziehung in die Brüche gegangen. Ihr Partner habe sich einfach sang- und klanglos von ihr verabschiedet, nachdem sie dessen Drogenkonsum einfach nicht mehr ausgehalten habe und eines Abends in Tränen ausgebrochen sei. Mit dieser erneuten „Niederlage" habe sie nun auch endgültig ihren lang gehegten Kinderwunsch begraben.

Im Zuge der Behandlung stellt sich sehr schnell heraus, dass die Ursache für Noras Problem im Bereich Übertragungs-Stress angesiedelt ist. Wir landen in der vorgeburtlichen Phase und zwar beim Moment der Zeugung. Es geht dabei um Übertragungsstress bezüglich der archaischen Ordnung.

Ich frage Nora, ob ihre Mutter vor ihrer Empfängnis bereits eine Fehlgeburt hatte. Nora bejaht die Frage. Damit ist klar, dass Nora gar nicht das älteste Kind ist, denn eine Fehlgeburt hat in diesem Kontext die gleiche Bedeutung für die Rangfolge, wie eine ausgereifte Geburt. Nora stand also in der Rangfolge an Nummer zwei. Archaisch betrachtet hätte sie infolgedessen die „Berechtigung" ein Mädchen zu sein, es sei denn, die Nummer eins wäre nicht zustande gekommen. Das war der Fall und Nora wurde in der Wahrnehmung aller als ältestes Kind angesehen.

Bekanntlich entscheidet sich ja erst im Verlauf des embryonalen Wachstums, ob das werdende Kind körperlich ein Mädchen oder ein Junge wird. Gleichzeitig wirkt aber auch die menschheitsgeschichtlich verankerte archaische Ordnung und kann dazu führen, dass es im Selbstempfinden zu Diskrepanzen kommen kann. Ein biologischer Junge kann sich dann innerlich eher weiblich fühlen, ein biologisches Mädchen eher männlich. Diese Diskrepanz ist gar nicht so selten und aus meiner Sicht eine Ursache der heutigen Transgender-Problematik.

In Noras Fall hat dies zu einer doppelten Diskrepanz geführt. Sie ist als vermeintlich älteste Tochter unbewusst in die Rolle des Rangersten geschlüpft, der ja archaisch ein Junge sein sollte. Gleichzeitig ist sie biologisch eindeutig weiblich, wie es eindeutiger gar nicht sein kann. Ihre Rolle, in die sie unbewusst schlüpfte, hat dazu geführt, dass die männlichen Anteile in Ihr energetisch überwogen und sie eher typisch männlich agierte als typisch weiblich. Das hat dazu beigetragen, dass sie immer denselben Männertyp kennen lernte. Alle ihre Ex-Partner hatten viele persönliche Probleme und sahen in ihr die Problemlöserin. Diese Rolle hatte sie auch stets ganz selbstverständlich angenommen. Gescheitert sind die Beziehungen in jenen Momenten, in denen sie selbst einmal „schwach" wurde. Diese von ihr als „schwache Phasen" bezeichneten Momente stellten aber überhaupt keine Schwäche dar, sondern waren nur Ausdruck ihrer Sehnsucht nach Entspannung, Liebe und gleichrangigem Zusammenleben.

Um in solchen Fällen zu einer Lösung zu gelangen ist es unabdinglich, zwischen dem biologischen Geschlecht, dem subjektiv empfundenen Geschlecht und dem energetisch manifestierten Geschlecht zu unterscheiden. Ich frage Nora, zu wie viel Prozent sie sich als Frau sehe. Das wisse sie nicht, antwortet sie unumwunden. Sie wünsche sich mindestens achtzig Prozent, aber manchmal glaube sie, das gar nicht sein zu können. Mit Hilfe der entsprechenden Behandlungstechnik ermitteln wir daraufhin einen weiblichen Prozentsatz auf der Ebene des energetischen Geschlechts von sechsundzwanzig Prozent. Das bedeutet, dass Noras energetisch manifestiertes Geschlecht zu vierundsiebzig Prozent männlich ist. Eine solche Mitteilung könnte einen nicht unbeträchtlichen Schock auslösen, wenn nicht gleichzeitig die Möglichkeit zur Korrektur angeboten würde. Das kann die Behandlungstechnik aber leisten und wir korrigieren Noras energetisches Verhältnis gemäß ihrem Wunsch auf achtzig Prozent Weiblichkeit. Noras Körper entspannt sich augenblicklich – ein typischer Reflex nach diesen Behandlungen. Das anschließend sich einstellende gemeinsame Schweigen ist ebenso typisch. Wir vereinbaren, dass sie nun zunächst drei Wochen mit dieser Veränderung durch den Alltag gehen und sich mit der neuen Situation anfreunden solle. Zur nächsten Sitzung erscheint Nora ziemlich verwandelt. Sie wirkt weicher und ihre Gesichtszüge sind deutlich entspannter. Sie habe mit ihrer vierzehnjährigen Nichte einen Einkaufsbummel gemacht, erzählt sie. Die Nichte hatte sie schon lange davon überzeugen wollen, den Holzfäller-Stil abzulegen. Nun habe sie sich zum ersten Mal in ihrem Leben ein Kleid gekauft und fühle sich nach anfänglicher Skepsis darin zunehmend wohler. Wir beschließen gemeinsam, dass weitere Behandlungen nicht mehr notwendig seien. Nach einem halben Jahr erscheint sie dennoch wieder in meiner Praxis, aber nur um mir mitzuteilen, dass sie nun „einen völlig anderen Typ Mann" kennengelernt habe. In dieser Beziehung habe sie erstmalig das Gefühl, entspannt sein zu können.

Übertragungsstress durch die Mutter

Diese Variante der Stressübertragung kommt auch relativ häufig vor. Erfahrungsgemäß geht es dabei um die Art von Gedanken, Empfindungen oder Intentionen, die in der Mutter während des Zeugungsaktes wirkten. Beeindruckend war diesbezüglich die Geschichte von Thorvald.

Thorvald, 53, ist ein Mann, der seinem alten nordischen Namen alle Ehre macht. Er wiegt über hundert Kilo, bei einer Größe von 1,95m und besteht praktisch nur aus Muskeln. Er ist seit seiner Jugend als Kickboxer aktiv, diente lange Jahre in einer Eliteeinheit der Bundeswehr und betreibt seit seinem dortigen Ausscheiden eine Security-Firma. Ich kann ihn mir gut in einem Hollywood-Film als Gladiator oder germanischen Helden vorstellen. Sein Problem, mit dem er in meine Praxis kommt, benennt er in der zunehmenden Schwierigkeit, sein körperliches Level aufrecht zu erhalten. Zahllose Knochenbrüche, ein Milzriss und unzählige weitere Kampfspuren würden ihn zunehmend beeinträchtigen und er habe seit Jahren chronische Schmerzen „eigentlich überall". Ich frage ihn spontan, warum er sich derart schinde und mit seinem Körper so achtlos umgehe. Thorvald weiß offenbar meine Direktheit zu schätzen und gibt unumwunden zu, dass er sich das auch des Öfteren gefragt habe, aber keine Antwort finde. Seine Frau wolle ihn davon abhalten, sich weitere Verletzungen zu holen und bittet ihn inzwischen inständig darum, das Kickboxen sein zu lassen, aber irgendwie könne er das nicht. Er sei offenbar „als Krieger geboren".

In Thorvalds Fall finden wir ebenfalls Übertragungsstress im Moment der Zeugung, allerdings nicht bezüglich der archaischen Ordnung. Es findet sich Übertragungsstress durch die Mutter. In Thorvalds Fall stellte sich heraus, dass die Mutter die Empfängnis mit dem unterbewussten Wunsch nach Schutz verband. Dabei ging es um Schutz vor ihrem Ehemann, Thorvalds Vater. Als wir das herausgearbeitet haben, bricht Thorvald in Tränen aus. Zwischen seinen Eltern habe es immer lautstarke Auseinandersetzungen gegeben und er habe stets angespannt darauf aufgepasst, dass seiner Mutter dabei nichts passiere. Als es wieder einmal zu einem Streit gekommen war, sei er so wütend geworden, dass er – damals dreizehn Jahre alt – dazwischen gegangen sei und mit den Fäusten auf seinen Vater eingeschlagen habe. Er habe sich nie erklären können, warum er sich dazu habe hinreißen lassen. Thorvalds energetisch manifestiertes Geschlecht ermittelten wir bei glatten hundert Prozent. Ein solcher Wert kommt höchst selten vor, erklärt aber seinen Werdegang und die Neigung, sich ohne Rücksicht auf die eigene Gesundheit in jede Schlacht zu werfen. Thorvald musste diese tiefgreifende Erkenntnis erst einmal verdauen. In der nächsten Sitzung kam er mit dem Anliegen, „von diesem Trip runter zu wollen". Wir korrigierten sein energetisches Geschlecht, seinen Wünschen und seinem Empfinden entsprechend auf einen männlichen Anteil von fünfundsiebzig Prozent.

Thorvalds Fall ist nur ein Beispiel für zahlreiche Varianten, bei denen Übertragungsstress durch die Mutter zu finden ist. Man denke etwa an die fürchterlichen Empfindungen einer Frau während einer Vergewaltigung. Oder den existenziellen Ängsten, die eine unklare Beziehungssituation hervorrufen kann. Begegnet ist mir auch ein Fall, bei dem sich die Mutter nach zwei Söhnen unbedingt ein Mädchen als drittes Kind wünschte. Sie gebar aber erneut einen Jungen, der sich zeitlebens in sich selbst nicht richtig auskannte und erhebliche weibliche Anteile in sich vermutete. Zahlreiche Varianten von Übertragungsstress durch die Mutter können auftreten, die das Leben des werdenden Kindes als unbemerkt wirkenden Einfluss prägen können.

Übertragungsstress durch den Vater

Ein klassisches Beispiel für Übertragungsstress durch den Vater stellt die folgende Schilderung dar.

Christoph ist achtundvierzig Jahre alt und kommt mit massiven Burnout-Symptomen in meine Praxis. Er leitet einen landwirtschaftlichen Hof, den er von seinem Vater übernommen hat. Dieser habe sich vor einem Jahr nun „endlich dazu durchringen können" den Hof an ihn zu übergeben. Sein Vater sei inzwischen über achtzig Jahre alt, versuche sich aber nach wie vor ständig einzumischen. Sein jüngerer Bruder habe sich „beizeiten aus dem Staub gemacht" und er habe zeitlebens mit „dem Alten" zurechtkommen müssen. Dieser sei noch nie mit ihm zufrieden gewesen. Das sei schon von klein auf so gewesen. Obwohl er immer nur für den Hof gearbeitet habe, konnte er es „dem Alten" nie recht machen. Ich frage Christoph, ob er auch noch anderen Interessen nachgehen würde, außer seiner Arbeit. Er schüttelt den Kopf und sagt resigniert, dass das „nie drin gewesen sei". Er habe sich als Jugendlicher sehr für Country-Musik interessiert und sich auch heimlich eine Gitarre gekauft. Sein Vater habe ihn dann beim Üben erwischt und die Gitarre sofort zerstört. Heute wünsche er sich, er wäre damals standhafter gewesen. Dann hätte er heute wenigstens einen Ausgleich zur Schinderei auf dem Hof.

Wir finden bei Christoph jede Menge unverarbeiteten Stress auf der emotionalen Ebene. Nachdem wir diese Stressabdrücke aufgelöst haben, ermitteln wir als tiefe Ursache aber auch Übertragungsstress durch den Vater im Moment der Zeugung. Es ging dabei um die Intention des Vaters, einen leistungsfähigen Nachfolger zu zeugen. Archaisch betrachtet steht Christoph in der Rangfolge an der richtigen Stelle. Allerdings überlud ihn sein Vater energetisch mit seinen eigenen Erwartungen. Sein wahres energetisches Geschlecht ermitteln wir für Christoph bei einem männlichen Anteil von fünfundsechzig Prozent. Manifestiert hatte sich in Christoph durch den Übertragungsstress aber ein männlicher Anteil von achtundneunzig Prozent, was dazu führte, dass sich Christoph bereits als Kind ständig überanstrengte. Wir korrigieren diese Diskrepanz und in der Folge arbeite ich mit Christoph an einer strukturellen Neuausrichtung seines Lebens. Er erfüllt sich im Zuge dieses Veränderungsprozesses seinen langgehegten Wunsch, kauft sich eine Gitarre und nimmt sich fortan Zeit zum Üben.

Auch bei Übertragungsstress durch den Vater tauchen zahllose Varianten auf. Mitunter finden sich auch Stressübertragungen durch beide Elternteile. Das ist besonders dann der Fall, wenn sich beide Eltern zum Zeitpunkt der Zeugung selbst in einer sehr angespannten oder bedrängenden Situation befanden. Eine vor Angst erstarrte Mutter, oder ein von Wut durchtränkter Vater können die entsprechenden emotionalen Schieflagen genauso übertragen, wie ein Paar, das eigentlich keine Zuneigung zueinander empfindet und den Sexualverkehr wie eine Notdurft verrichtet.

Übertragungsstress im Augenblick der Zeugung kann eine mächtige Blockade auf dem Weg zum eigenen Wesen darstellen, weil er im Stillen wirkt und durch herkömmliche Therapien nicht thematisiert wird, geschweige denn ermittelt werden kann. Wenn Übertragungsstress sein stilles Unwesen treibt, werden selbst ausgiebige und ernsthaft betriebene Meditationen zu einem mühsamen Unterfangen. Sofern Übertragungsstress vorliegt, können wir den Kern des Problems in der Regel innerhalb einer Sitzung freilegen und die Situation korrigieren. Bei vielen Patienten bringt das den entscheidenden Durchbruch und muss nicht weiter begleitet werden. In anderen Fällen ist eine Nachbearbeitung notwendig, allerdings in der Regel ohne großen zeitlichen Aufwand.

Das eigene Wesen des Heilers

Im Idealfall kennt jede Heilerin und jeder Heiler das eigene Wesen und drückt dieses durch ebendiese Berufung aus. Aber auch hierbei ist die Landkarte nicht das Land und ein langjähriges Studium macht noch keinen fähigen Heiler aus. Nach meiner Beobachtung arbeiten im medizinischen Sektor tatsächlich viele Menschen, die nicht in ihren eigenen Schuhen gehen und besser etwas anders machen sollten. Ich kenne einige Schulmediziner, aber auch Naturheilkundler, die aus völlig anderen Gründen diesen Beruf ausüben, der niemals ihre Berufung sein wird. Im ungünstigsten Fall retten sich diese Menschen ins Funktionärswesen irgendwelcher medizinischen Organisationen, wo sie sich als Bescheidwissenschaftler aufspielen, ohne wirkliches Interesse am Heilen von Menschen zu besitzen. Aber auch jenseits solcher Profilneurosen gibt es Gründe, das innere Rufen zu überhören und als Heiler zu arbeiten. Wenn etwa die Arztpraxis der Eltern übernommen werden muss, weil diese auch schon die Praxis ihrer Eltern übernahmen, geht es nicht unbedingt um die Berufung zum Heilen, sondern nur um die Fortsetzung einer Familientradition. Möglicherweise geht es aber auch nur um das Ansehen, den gesellschaftlichen Rang, um pekuniäre Interessen oder die Angst, einen einmal eingeschlagenen Berufsweg zu verlassen. Für einen angehenden Heiler ist es daher ungemein wichtig daran zu arbeiten, das eigene Wesen zu erkennen und vor allem die ICH-Illusion zu durchschauen. Zumindest sollte man sich diesbezüglich auf den Weg machen, oder was meinen Sie?

Das wäre in zweierlei Hinsicht vorteilhaft. Zum einen wird das eigene Leben sinnvoll genutzt und Energieverlust vermieden. Zum anderen öffnet sich dadurch der Blick für die Probleme der Patienten, denn jede Erkrankung ist letztlich eine Erkrankung am ICH. Die ICH-Illusion verbraucht Unmengen an Energie und Lebenskraft. Man altert schneller und stellt am Ende des Lebens vielleicht fest, dass ein erheblicher Teil der Lebenszeit dafür verbraucht wurde, die ICH-Illusion immer wieder aufzubauen und auszustatten.

Die 1. Ebene: das Nonduale

Das, wonach wir suchen, ist das was sucht. (Franz von Assisi)

Nichts ist jemals geschehen. Nichts.
Nichts hat sich bewegt. Nichts ist gewachsen, nichts ist zerfallen.
Nichts hat sich verändert. Keine Planetenkonstellationen, keine Erdachsverschiebungen.
Nichts ist vorhanden. Keine Erneuerungsprozesse, kein Zerfall. Keine Supernovas und keine schwarzen Löcher. Keine Quanten, kein Teilchenbeschleuniger und kein Higgs-Boson. Keine Krankheit und keine Gesundung.
Das Nonduale ist das alles nicht. Und drückt sich doch durch jedes Phänomen aus. Ganz egal, wie wir das Nonduale bezeichnen, es entzieht sich dieser Bezeichnung. Wir können

es Gott nennen, Buddhanatur, Großer Geist, das Seinloses Sein, Nullpunktfeld, universelle Energie, Ewigkeit oder das Dao. Das Nonduale lässt sich begrifflich nicht einfangen. Das Dao, das benannt werden kann, ist nicht das Dao. Diese Laotse zugeschriebenen Worte drücken unübertrefflich aus, worum es geht. Sobald wir ein Wort benutzen, nehmen wir eine Beobachterposition ein. Wir gehen in die Beschreibung und damit in den Dualismus. Alles hängt von unserem Bewusstsein, unserer Wahrnehmung, unserem Gewahrsein ab. Das Nonduale kann sich offenbaren, wenn wir es zulassen. Bei manchen Menschen geschieht das sehr plötzlich. Es ist wie eine Art Blitzschlag aus heiterem Himmel, der wie durch eine Überspannung die Festplatte unserer ICH-Konstruktion löscht und SEIN im JETZT übrig lässt. Diese Fälle sind sehr selten und die Erzählungen darüber führen manche Sinnsucher auf die falsche Fährte, indem sie annehmen, Erleuchtungserfahrungen müssten ausschließlich mit einem sensationellen Ereignis verbunden sein. Daraus entsteht nur eine weitere Story, ein Gedankenmodell, das die ICH-Konstruktion zusätzlich stützt.

Der praktikablere Weg sieht anders aus. Wenn wir unsere ICH-Konstruktion als Schauspiel verstanden haben, in das wir einsteigen können oder auch nicht, kann sich allmählich unser Bewusstsein so verändern, dass es uns gelingt im JETZT zu leben, beziehungsweise dieses wahrzunehmen. Wir erkennen dann zunehmend, dass immer nur JETZT ist und können darin SEIN. Zunächst. Das Nonduale offenbart sich unserer Wahrnehmung nur im JETZT. Versuchen wir danach zu greifen und aktivieren dazu unsere Gehirne, huscht es sofort weg und entzieht sich wieder unserer Wahrnehmung. Passiert das, haben wir uns mittels unserer Gedankenformationen dem JETZT entzogen. Wir sind dann mit Gedanken beschäftigt, die uns vom reinen SEIN im JETZT abkoppeln und irren gedanklich irgendwo umher, zwischen Vergangenheits- und Zukunftskonstruktionen. Wir konstruieren neue Bühnenstücke mit uns selbst als Protagonisten. Das geht uns leicht von der Hand, denn wir haben es ein Leben lang trainiert. Wenn wir in einem unserer Stücke agieren, wird das Nonduale für uns nicht erkennbar. Es ist zwar nach wie vor da und drückt sich auch durch eben diese Gedankenwelten aus, aber wir können das Nonduale nicht direkt erfahren. Wie in einer neuen Trance agieren wir nur in einer Variante des dualistischen Schauspiels, durch das sich das Nonduale gerade ausdrückt.

Wenn wir das Nonduale wahrnehmen wollen, kann das nur gelingen, wenn wir uns in keiner Inszenierung verheddern. Wenn wir in einem meditativen Zustand verweilen können, dem reinen SEIN im JETZT, kann es sich offenbaren. Diese Offenbarung des Nondualen ist jenseits des SEINS. Dazu müssen wir nicht in meditativer Pose unter dem Duft stimulierender Räucherware in einem Ashram verweilen oder einen Hausaltar einrichten, unter dem wir schmerzgeplagt den Lotussitz einüben. SEIN im JETZT geht auch beim Kartoffelschälen, Geschirrabtrocknen oder beim Putzen der Toilette. Es geht auch beim Ausfüllen der Steuerklärung oder beim Ärgern über selbige. SEIN im JETZT. Sonst nichts. Dann kommt das Nonduale zu Besuch. Geschieht es, liegt die Kunst darin, es nicht festhalten zu wollen, sondern im Moment zu verweilen. Meine Frau Birgit nennt diesen Zustand den ERWEITERTEN MOMENT.

Der ERWEITERTE MOMENT hat gerade nichts vor, will nichts erreichen, festhalten oder besitzen. Der ERWEITERTE MOMENT kennt kein Vorher und Nachher, kennt keine lineare Zeitachse von der Vergangenheit zur Zukunft. Dem ERWEITERTEN MOMENT reicht das JETZT völlig aus. Unser SEIN wandelt sich zum NICHTSEIN. Sobald das gelingt und sei es auch nur für einen kurzen Moment, ohne dass eine gedankliche Inszenierung anspringt, bekommen wir einen Fuß in die Tür, hinter der das Nonduale seit der unaussprechlichen und unermesslichen Ewigkeit wohnt. Damit die Verwirrung nicht übergroß wird, biete ich eine Analogie an, um annähernd zu erklären, wie wir uns dem Nondualen annähern können.

Die Overheadprojektor-Analogie

Stellen Sie sich bitte vor, das Nonduale wäre ein Overhead-Projektor. Dieser Projektions-Apparat ist heutzutage weitgehend durch die Beamer-Technik ersetzt worden, aber für unseren Zweck eignet sich ein Overhead-Projektor besser.

Dieser Overhead-Projektor, der in unserer Analogie das Nonduale symbolisiert, wirft sein Licht auf die Leinwand. Auf dieser Leinwand wird der Film des Lebens abgespielt. Nehmen wir nun einmal an, Sie wären der Protagonist dieses Films und zwar in Form einer Folie, die auf den Overhead-Projektor gelegt wird.

Nehmen wir weiterhin an, sie wären die theoretische Idealform eines ohne jeglichen Übertragungsstress und ohne Konditionierung geborenen Menschen, durch dessen Zellen das Licht des Nondualen ungehindert dringen könnte.

In diesem theoretischen Modellfall erschiene auf der Leinwand nur die Silhouette Ihrer selbst. Ihre drei Grundenergien Fühlen, Denken und Handeln sind ausgeglichen verteilt, ansonsten sind Sie frei von Verunreinigungen und Schatten werfender Einflüsse jeglicher Art, wie in Figur 1 dargestellt.

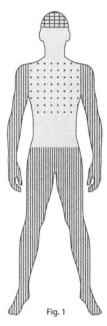
Fig. 1

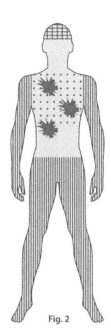
Fig. 2

Entfernen wir uns nun von diesem theoretischen Modell und nehmen realistischer Weise an, Sie hätten bereits seit Ihrer Zeugung im Mutterleib eine Prägung erhalten, die hier und da stressbesetzt war. Dann wäre Ihre Silhouette nicht mehr ganz so rein und durchlässig, denn diese Stressabdrücke bildeten Schatten, die sich auf der Leinwand zeigten. Das wäre in unserer Metapher die intrauterine Prägung, mit der Sie das Licht der Welt erblicken würden, wie in Figur 2 dargestellt.

In Figur 3 sehen Sie eine Darstellung, welche die Phase Ihrer Jugend zeigt. Die Grundkonditionierung hat sich seit Jahren manifestiert, Sie haben die Einflüsse von Erziehung im Elternhaus erfahren und sich durch die Regularien von Schule und Ausbildung durchgekämpft. Das hat weitere Stressabdrücke hinterlassen, die ihre Silhouette weiter abdunkeln.

Die Lebensmitte wird durch Figur 4 symbolisiert. Sie sind durch Erfolge und Niederlagen gegangen, haben sich verliebt, verbandelt und vielleicht wieder getrennt, sind beruflich nicht dem inneren Rufen gefolgt und verspüren schon das eine oder andere Zipperlein auf körperlicher Ebene. Außerdem durchleben Sie gerade eine Lebenskrise. Mannigfaltige Stressabdrücke auf unterschiedlichen Ebenen zeigen auf der Leinwand einen Körper, der nur noch wenig Licht durchlässt. Nun wäre die Gelegenheit, eine Bilanz zu ziehen und sich die Frage zu stellen, was Ihnen das Leben mit dieser Krise mitteilen möchte.

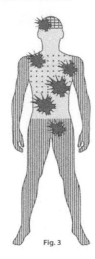
Fig. 3

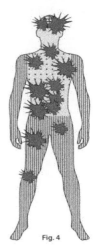
Fig. 4

Figur 5 zeigt die Variante, wie es weitergehen könnte, wenn Sie sich diese Frage nicht stellen. Sie sind nun im Herbst Ihres Lebens angekommen, einige Erkrankungen haben sich entwickelt und weitere Stressabdrücke sind dazu gekommen

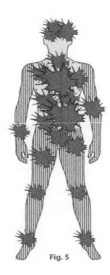
Fig. 5

Das Nonduale scheint in Form des Overhead-Projektors unverändert durch alle Lebensphasen, aber Sie lassen dessen Lichtstrahlen nicht mehr durch Sie hindurch dringen. Sie dimmen das Licht des Nondualen durch Ihre Konditionierungen, Ihre Sammlung von Stressabdrücken und vor allem durch das Festhalten an Ihrer ICH-Konstruktion.

Nun können Sie mit den Schultern zucken und sich damit abfinden, oder Sie können sich ans Entrümpeln machen und die alten Stressmonster nach und nach verabschieden. Das ist Ihre persönliche Entscheidung. Für das Nonduale spielt es keine Rolle, wie Sie sich entscheiden. Es war immer da und wird immer da sein. Während Ihres ganzen Lebens, Ihres Sterbens und natürlich auch darüber hinaus.

Schatten an der Wand

Als ich wegen meines entzündeten Fußes im Krankenhaus lag, hatte ich zum ersten Mal einen Traum, der mich fortan durchs Leben begleiten sollte und sich immer dann einstellte, wenn es für mich irgendwie brenzlig wurde. In diesem Traum saß ich in einer Höhle und sah gegen eine Wand. Die Höhle war tief und der über mir liegende Rand, über den Licht eindrang war nicht erreichbar. Die Wand der Höhle wurde durch ein flackerndes Feuer beleuchtet, das hinter mir brannte. Im flackernden Schein des Feuers agierten Schatten an der Wand. Unaufhörlich bewegten sich diese Schatten in einer Art Dauerschleife und ich hatte nur die Möglichkeit, diesem Schattenspiel zuzuschauen. Ich war nicht in der Lage, mich umzudrehen, kam aber auch nicht auf die Idee, das zu wollen. Diesen Traum empfand ich nicht als alptraumhaft. Ich saß in dieser Höhle, die für mich die Normalität darstellte und sah zu, was sich an der Wand abspielte. Ansonsten geschah nichts.

Diesen Traum hatte ich unzählige Male. Mitunter wachte ich im Zwischenbereich des Thetalandes auf, schlief dann wieder weiter und stieg erneut in den Traum ein. Da sich dieser Traum so oft wiederholte und zudem immer dann auftrat, wenn ich mich in irgendeiner Bredouille befand, rätselte ich zunehmend über dessen Bedeutung, ohne eine Antwort zu finden.

Jahre später las ich ein Buch über Platon (ca. 427 – 347 v.Chr.) und stieß darin auf das Höhlengleichnis. Ich hatte vorher noch nie etwas von Platons Höhlengleichnis gehört. Als ich es zum ersten Mal las, entdeckte ich darin meinen Traum. Platon lässt in seinem Gleichnis die literarische Variante seines eigenen Lehrers Sokrates und einer weiteren Figur namens Glaukon miteinander sprechen. Inhalt des Gesprächs ist die menschliche Natur in Bezug auf Bildung und Unbildung. Platons Gleichnis beginnt mit der Beschreibung der

Höhlensituation, wie ich sie genau so in meinem Traum erlebt hatte. Er spricht darin allerdings von Gefangenen, die komplett gefesselt nicht einmal die Köpfe drehen und weder die anderen Gefangenen, noch die Ereignisse hinter sich sehen können. Sie sind gezwungen, zeitlebens die Schatten an der Wand zu beobachten. Daher können sie auch nicht erkennen, dass sich hinter ihnen eine niedrige Mauer befindet, die den Feuerschein nicht behindert, hinter der aber Menschen hin und her laufen und dabei Nachbildungen menschlicher und anderer Lebewesen über ihren Köpfen halten. Diese Nachbildungen sind als Schatten sichtbar, die Träger indes nicht. Einige Träger schweigen, andere sprechen miteinander. Diese Gespräche hallen von den Wänden der Höhle wider, sodass die Gefangenen glauben, die Schatten würden sprechen. In der Wahrnehmung der Gefangenen sind die Schatten und deren Gespräche die einzige Wirklichkeit. Sie kennen ja nichts Anderes. Sie entwickeln aus ihren Beobachtungen eine Wissenschaft und versuchen bezüglich der zu erwartenden Abläufe des Schattenspiels Gesetzmäßigkeiten festzulegen. Es werden verschiedene Vermutungen über den weiteren Verlauf des Geschehens diskutiert und jene Gefangenen, die dabei am häufigsten richtigliegen, steigen in Ansehen und Rang. Das führt zu lebhaften Diskussionen über die „Wirklichkeit" an der Wand, die von den Gefangenen als einzig gültige Wahrheit untersucht wird. Jeder versucht sich dabei bestmöglich zu positionieren.

Sokrates wirft im zweiten Teil des Gleichnisses die Frage auf, was geschähe, wenn einer der Gefangenen von seinen Fesseln befreit werden würde. Dieser Befreite könnte aufstehen, sich umdrehen und würde verwirrt eine völlig andere Situation vorfinden. Dieser von seinen Fesseln erlöste Gefangene würde seinem Befreier zunächst mit Misstrauen begegnen und reflexartig wieder die gewohnte Position vor der Wand einnehmen, in der Überzeugung, nur dort die einzig wahre Realität zu finden. Sokrates spinnt seine Hypothese weiter, indem er diesen Gefangenen mit Gewalt aus der Höhle bringen lässt. Dieser setzt sich dabei mit aller Macht zur Wehr und ist schließlich angesichts des Sonnenlichts komplett verwirrt. Nach dem langen Aufenthalt in der finsteren Höhle muss der sich nun langsam an die Helligkeit gewöhnen und allmählich lernen, zwischen realen Personen und deren Schatten zu unterscheiden. Ganz allmählich findet er so viel Gefallen an seinem neuen Weitblick, dass sein Bedürfnis nach Rückkehr in die Höhle und erneuter Teilnahme an der Schattenwissenschaft verschwindet.

Im dritten Teil lässt Sokrates den nun mit neuen Erkenntnissen ausgestatteten Ex-Gefangenen in die Höhle an seinen alten Platz zurückkehren. Dort gibt er sein erweitertes Wissen preis, in der Erwartung, seinen ehemaligen Mitgefangenen damit zu helfen. Doch weit gefehlt. Die etablierten Schattenwissenschaftler, die um ihren Rang fürchten, erklären ihn kurzerhand für verrückt, lachen ihn aus und drohen jeden umzubringen, der es wage, sie von ihren Fesseln zu befreien.

Platons Höhlengleichnis beschreibt in genialer Weise die Begrenztheit der Wahrnehmung und die Arroganz von Unwissenheit, die sich selbst für wissenschaftlich hält. Seit Platons Zeit hat sich daran im Grunde nichts geändert. In der Medizin spricht man vom Semmelweiss-Effekt, um das Phänomen zu beschreiben. Neue Erkenntnisse werden solange verlacht, bekämpft und diskreditiert, bis die Protagonisten platonischer Schattenwissenschaften mühsam überstimmt oder gestorben sind. Abgesehen von der Zeitlosigkeit des Höhlengleichnisses, die mich erstaunte, suchte ich Antworten auf folgende zwei Fragen:

1. Wie konnte ich diesen Traum erleben, ohne vorher irgendetwas über Platons Höhlengleichnis gehört zu haben?
2. Warum träumte ich nur den ersten Teil des Gleichnisses?

Diese Fragen beschäftigten mich eine Weile, bis ich die Antworten fand. Platons Höhlengleichnis gehört zum Weltwissen. Da kein Gedanke im Universum verloren geht und in seiner speziellen Frequenz erhalten bleibt, gilt das umso mehr für Platons Höhlengleichnis. Die Frequenzen des Gleichnisses bleiben präsent und sind in der Kosmischen Bibliothek abgelegt, wie ich diesen „Ort" nenne. Man könnte auch von der Akasha-Chronik sprechen oder einen anderen Begriff verwenden. Wahrscheinlich hatte Platon selbst auch den Zugang zu dieser Kosmischen Bibliothek genutzt, um sein Gleichnis zu formulieren, denn die Muster menschlichen Zusammenlebens, die Platon beschreibt, gab es bestimmt schon vor seiner Zeit.

Als ich mit entzündetem Fuß in der Klinik lag, war ich ans Bett gefesselt und empfand die Situation als zunehmend ausweglos. Dazu passte der Traum. Gleichzeitig war der Traum der Vorbote zu einer inneren Entwicklung, die für mich anstand. Das Leben hatte mir Schwierigkeiten geschickt, die ich zu bewältigen hatte und dabei führte das Nonduale die Regie. Dass ich nur den ersten Teil des Gleichnisses träumte, passte insofern, als ich mich erst durch eine Anhäufung von Schwierigkeiten hindurch zu kämpfen hatte, bevor ich dann irgendwann meine eigene ICH-Konstruktion erkennen und als Illusion identifizieren konnte. Damals im Krankenhaus, konnte ich das noch nicht erkennen. Meine ICH-Illusion war in vollem Gang und die Ursachen der Schatten an der Wand meiner inneren Höhle waren für mich noch nicht greifbar. Als ich diese Antworten für mich gefunden hatte, war ich tief berührt von der Weisheit des Lebens und der Führungsqualität des Nondualen. Damals erhielt ich die genau passenden Hinweise zur rechten Zeit, an denen ich mich entlang arbeiten und wachsen konnte.

Praktische Hilfen

In den letzten Kapiteln habe ich dargestellt, wie die Stressabdrücke auf den einzelnen menschlichen Daseinsebenen die Wahrnehmung des Nondualen verhindern. Sofern Sie sich entschließen, das Nonduale erfahren zu wollen, ist das Formulieren dieser Absicht in gewisser Weise ein Anfang. Bedenken Sie aber bitte, dass Ihre ICH-Konstruktion dieses Vorhaben ausspricht und in dieser Absichtserklärung bereits ein Vorhaben inkludiert ist. Es geht aber nicht darum etwas erreichen zu können. Das Angebot ist JETZT bereits vorhanden. SEIN im JETZT. Das ist alles. JETZT ist aber immer und auch dann, wenn es unangenehm wird. Im Folgenden biete ich drei praktische Hilfen an, um im Alltag ein Bewusstsein für das JETZT ermöglichen zu können.

Auf den Prozess vertrauen - mit dem sein, was ist.

Nelson Mandela sagte einmal, dass er niemals verlieren könne. Entweder würde er gewinnen oder er würde lernen. Darum geht es. Wenn die Sonne scheint, kann sich jeder gut fühlen. Dazu gehört nicht viel. In unseren Ausbildungen äußern Teilnehmer bisweilen die Befürchtung, mit „schwierigen" Patienten konfrontiert zu werden. Darin offenbart sich die Angst, einer Situation nicht gewachsen zu sein. Außerdem meldet sich das reflexartige Verlangen nach einer Vermeidungsstrategie. Ich sage dann zunächst etwas wie „Heilige kann jeder heilen", nehme dann aber die geäußerte Befürchtung zum Anlass, um die Nöte der individuellen ICH-Konstruktion zu erläutern, die sich dadurch ausdrückt.

Als Heiler geht es unbedingt darum, immer auf den Prozess zu vertrauen! Das Resonanzgesetz wirkt immer und würde niemals einen Patienten zu einem Heiler führen, der ihm nicht gewachsen wäre. *Wenn der Schüler bereit ist, zeigt sich der Meister* heißt es im Zen-Buddhismus und in Abwandlung dieses Satzes gilt für Heiler: Wenn der Heiler bereit ist, kommen die passenden Patienten.

Dieser Satz gilt aber nicht nur für Heiler, sondern für jeden Menschen. Wenn der Mensch bereit ist, kommen die passenden Aufgaben. Wenn diese Aufgaben im Gewand von starken Unannehmlichkeiten oder persönlichen Katastrophen erscheinen, vor denen man am liebsten Reißaus nehmen möchte, dann deshalb, weil Sie diesen Schwierigkeiten gewachsen sind und daran wachsen werden. Gehen Sie in die Vermeidung, so überhören Sie das Angebot des Lebens. Lassen Sie sich darauf ein, gehen mit der Situation mit und nicht dagegen an, wird eine Metamorphose beginnen. Sie werden sich verändern. Je härter die Aufgabe und je bedrängender die Situation, umso höher fällt der Lohn aus. Wenn alles zusammenbrechen sollte, Ihr bisheriges so sicher empfundenes Leben, Ihr Selbstbild, vielleicht alles, an das Sie glaubten, dann gehen Sie mit! Lassen Sie sich voll darauf ein! Lassen Sie sich grillen und am Spieß braten. Das Leben wird für Sie sorgen. Es meint es gut mit Ihnen, auch wenn Sie das in den Momenten ärgster Bedrängnis nicht erkennen können. Abgerechnet wird zum Schluss. Brechen Sie das Angebot des Lebens und Ihre Metamorphose nicht ab, selbst wenn alles zusammenbricht, Sie alles verlieren, was Sie bisher als unentbehrlich einstuften und Ihnen die Angst die Wirbelsäule hoch kriecht. Das Nonduale ist am Werk und führt Sie, sofern Sie es zulassen.

Wenn Sie stattdessen die Überreste Ihrer ICH-Konstruktion zusammenkratzen und versuchen sich damit durch die Zeiten zu retten, werden Sie nicht weiterkommen. Sie werden dann über kurz oder lang wieder in die gleiche Falle laufen, weil Ihre ICH-Konstruktion keine Alternative kennt. Lassen Sie das Nonduale die Arbeit verrichten. Ihre alte ICH-Konstruktion voller Ängste, Zweifel und Selbstbezichtigungen erweist sich dann als Illusion und hat sich überlebt. Sie erkennen, dass Ihre Befürchtungen nicht eingetreten sind und nicht stimmten. Das macht Mut. Mut auf die nächste Aufgabe, die nächste Schwierigkeit. Seien Sie gewiss, das Leben wird dafür sorgen und Ihnen die geeignete Nuss zum Knacken überreichen. Werden Sie zum Nussknacker! Sobald Sie bemerken, dass Sie vor irgendeiner Situation Reißaus nehmen möchten und eine Vermeidungsstrategie konstruieren, ist Ihre ICH-Konstruktion am Werk und bittet um Erlösung.

Nicht aufgeben und Aufgeben

Im Kapitel *Wege der Heilung* habe ich die Frage aufgeworfen, inwiefern *Nicht Aufgeben* und *Aufgeben* als Parolen taugen, um Schwierigkeiten zu überwinden. Dazu zunächst folgende Anekdote:

Während eines Zen-Seminars, das ich besuchte, befragte der amerikanische Zen-Meister die Teilnehmer nach ihrer jeweiligen Motivation, die sie zu diesem Seminar geführt hatten. Eine Teilnehmerin, die neben mir saß, berichtete ergriffen von ihren Schwierigkeiten bei der Bewältigung des Lebens und dass sie des Öfteren kurz davor sei, aufzugeben. Sie erhoffe sich hier Hinweise und Hilfe. Der Zen-Meister unterbrach sie und sagte bestimmt:

„Es ist gut, aufzugeben!" Ich spürte augenblicklich, wie Wellen der Verzweiflung durch den Körper meiner Nachbarin fluteten. Sie versuchte sich zu beherrschen, doch dann brach alles aus ihr heraus und sie verließ fluchtartig den Raum. Ich schätzte die Situation als recht kritisch ein, stand auf und folgte ihr. Mein Instinkt hatte mich nicht getäuscht, denn ich fand die Frau völlig verzweifelt und in sich zusammengesunken. Ich bot ihr an, wieder gemeinsam mit ihr in den Meditationsraum zurück zu gehen, aber sie lehnte kopfschüttelnd ab. Schluchzend brachte sie hervor: „Wenn der Meister schon sagt, dass alles keinen Sinn hat, was soll ich dann noch hier? Dann war's das eben für mich." Geduldig versuchte ich sie darauf aufmerksam zu machen, dass der Zen-Meister das ganz anders gemeint habe. Schließlich ließ sie sich dazu bewegen, wieder zurück zu gehen.

Am Abend fand eine Art Blitzlichtrunde statt, in der das Tagesgeschehen resümiert wurde. Ich fragte den Meister, ob seine Bemerkung über das Aufgeben nicht etwas riskant gewesen sei. Er schüttelte den Kopf und sagte erneut: „Genau darum geht es. Gebt auf. Gebt alle Hoffnung auf!" Ich verstand zwar, was er damit meinte, fragte aber dennoch: „Könnte es nicht sein, dass Deine Schüler diese Aufforderung falsch verstehen können? Nehmen wir an, es befindet sich jemand in einer tiefen Lebenskrise und zieht aus Deinen Worten den Schluss, dass es sich nicht lohne, weiter zu leben." Der Zen-Meister runzelte die Stirn und sagte: „Na ja, das kommt schon vor. Hin und wieder gibt es auch Suizide. Aber ich bin kein Psychotherapeut. Das ist nicht meine Aufgabe, dafür gibt es Spezialisten. Und wenn es zu einer Krise wie heute kommt, muss die Gruppe das auffangen."

Ich habe die lakonischen Worte dieses Zen-Meisters nie vergessen. Damals, vor etwa zwanzig Jahren habe ich mir geschworen, immer auf meine Worte zu achten, wenn ich therapeutisch arbeite. Ein Zen-Meister, der es ablehnt Therapeut zu sein, hat etwas Wesentliches übersehen und macht es sich zu einfach. Während eines Zen-Retreats ist er unweigerlich der oberste Therapeut und wenn er glaubt, das nicht leisten zu können, muss er sich zumindest Unterstützung für kritische Momente an seine Seite holen.

Bleiben wir aber bei seinem fahrlässigen Spruch. Was hat er mit Aufgeben gemeint? Was meinte er mit „die Hoffnung aufgeben"? Seine Aufforderung bezog sich auf die ICH-Struktur. Es ist gut aufzugeben, sagte er und meinte damit die ICH-Illusion, die Summe der Konditionierungen, die Begierden. In seinem Verständnis machte es auch keinen Sinn diesbezüglich an einer Hoffnung festzuhalten. „Gebt alle Hoffnung auf" meint die Hoffnung, dass sich mittels ICH-Konstruktion die Begierden erfüllen ließen. Das hatte er gemeint und traf damit den Punkt. Man muss es aber auch verstehen können! So etwas ohne Erläuterung von sich zu geben, führt in der Regel zu Missverständnissen - mitunter auch zu tödlichen.

Missverständnisse sind immer dann wahrscheinlich, wenn mit Worten etwas ausgedrückt werden soll, was dazu nicht geeignet ist. Daher haben die alten Zen-Meister früherer Zeiten kaum geredet und darauf vertraut, dass sich Antworten auf tiefe Fragen während der Meditation wortlos einstellen. Notfalls haben sie mit absurd anmutenden Rätseln, wie es in der japanischen Form das Koan darstellt, nachgeholfen.

Die beiden Parolen *Nichtaufgeben* und *Aufgeben*, wie ich sie verwende, beziehen sich auf unterschiedliche innere Haltungen. Beide können missverstanden werden und deshalb will ich sie so ausführlich erläutern. *Aufgeben* bezieht sich keinesfalls auf das Aufgeben des Lebensmutes. Es geht nicht darum, in schwierigen Situationen die Flinte ins Korn zu schmeißen und zu sagen *„Hat ja sowieso keinen Sinn"*. Im Gegenteil, hier ist die andere Parole gefragt. *„Nicht aufgeben, niemals"* lautet die Losung, um Schwierigkeiten zu begegnen. Es geht darum, unbedingt sein Bestes zu geben. Immer! Mit Akribie. Sich mit Haut und Haaren zu stellen, lautet die Devise. Aber dann, wenn ich wirklich mein Bestes gegeben habe, wenn ich mein gesamtes Wissen und Können in die Waagschale geworfen habe und es hat sich immer noch nichts bewegt – ja, dann heißt es *Aufgeben*! Dieses Aufgeben bedeutet, auf den Prozess zu vertrauen und das Nonduale walten zu lassen. So und nur so ist das zu verstehen! *Aufgeben* bedeutet auch nicht, alberne Bestellungen beim Universum zu veranlassen, ohne sich für etwas anstrengen zu wollen. Das ist eine infantile Modeerscheinung, die leichte abkürzende Wege suggeriert, die es nicht gibt. Es geht um höchste Bemühung in dem Wissen und trotz des Wissens, dass letztlich das Nonduale in allem wirkt und führt.

Humorvoll und spielerisch sein

Das ganze Leben kann zu einer bleiernen Angelegenheit verkommen. Im Alltag ist das mehr und mehr zu spüren, sobald sich die Stressbelastungen auftürmen. Aber auch in spirituellen Zirkeln bleibt der Humor oft nur Zaungast. Ganz verspannt im Hier und Jetzt die Erleuchtung mit Gewalt erzwingen zu wollen, ist eine Haltung, die gar nicht so selten anzutreffen ist. Berichte von Zen-Leuten, bei denen während ausgedehnten Meditationen Teile ihrer Gliedmaßen abgestorben sind, die sich bei Eiseskälte im ungeheizten Meditationsraum schwere Lungenerkrankungen einfingen oder durch Ermüdung Unfälle erlitten haben, klingen heldenhaft. Nach dem Motto *Was tut man nicht alles für die Erleuchtung* muss man notfalls eben auch Körperteile opfern (vergl. Abt Muho, 2007). Aus meiner Sicht drückt sich in der Missachtung des Körpers zugunsten des Geistes aber eine Verachtung des Lebens aus. Bei Schilderungen dieser Art fällt mir immer folgender Buddhisten-Witz

ein: *Treffen sich zwei Buddhisten. Fragt der eine: „Wie geht es Dir?". Sagt der andere: „Ach, nicht so gut. Die ganzen Reinkarnationen bringen mich nochmal um."*
Es gibt überhaupt keinen Grund, den ewigen kosmischen Tanz ernster zu nehmen, als er ist. Natürlich ist mir bewusst, dass es äußerst bedrängende Zeiten und Themen geben kann, bei denen einem nicht zum Lachen zumute ist und die danach verlangen, mit Akribie durchgearbeitet zu werden. Aber Humor und Geduld bringen jedes Kamel durch die Wüste. Dieser bleierne Ernst, der sich im Gefolge von Stressüberlastungen in unser Inneres einschleicht, bedeutet nur, dass sich die ICH-Struktur zu wichtig nimmt. Die ICH-Struktur übersieht, dass eine Lebenszeit auf der Erde nur ein kurzes Auftauchen aus der Ewigkeit ist und wir in diese bald wieder eintauchen werden. Das ist die ganze Geschichte und diese Lebenszeit können wir zum spielerischen Lernen nutzen. Das wäre eine wirklich intelligente Wahl.

Teil 2

Die Praxis des Nondualen Heilens

Ewigkeit und Zeitweiligkeit

Diejenigen, die mit den Augen des Wissenden den Unterschied zwischen dem Körper und dem Besitzer des Körpers sehen und auch den Vorgang der Befreiung aus der Knechtschaft der Materie verstehen, erreichen das höchste Ziel. (aus der Bhagavad-gita)

Um das Gesamtkunstwerk Mensch besser verstehen zu können, habe ich in Teil 1 das Modell der neun Ebenen beschrieben. Selbstverständlich handelt es sich dabei nicht um eine unumstößliche Wahrheit, sondern um ein Hilfsangebot, einen Leitfaden zum praktischen Heilen. Mir geht es bei meiner Arbeit immer darum, möglichst passgenau zu behandeln und das Nonduale Heilen, wie ich es in diesem Buch vorstelle, bietet dazu die Möglichkeit. Aber auch diese Landkarte ist nicht das Land. Die neun Ebenen bieten eine geeignete Vororientierung, um Patienten möglichst genau dort abzuholen, wo sie sich gerade befinden. Das Land selbst, der menschliche Organismus, dieses Gebilde aus zu Blut, Fleisch und Knochen verdichteter Energie, das von Elektrizität und Magnetismus gesteuert und vom Nondualen durchdrungen wird, ist viel dynamischer, als es jedes Modell beschreiben könnte. Wir Menschen sind Spielarten des Universums, ausgestattet mit der Möglichkeit zur Selbstreflexion. Wir tauchen aus der Ewigkeit auf in eine Phase der Zeitweiligkeit und integrieren uns durch unser physisches Sterben wieder in die Ewigkeit. Wachstum und Integration, immer wieder aufs Neue.
Die Zeitweiligkeit unserer derzeitigen Lebensspanne ist die Zeit des Wachsens, des Lernens. Diese endliche Lebenszeit besitzt naturgemäß selbst einen Wellencharakter. Wir erleben Höhepunkte und tiefe Krisen, auch das ein ständiger Wechsel zwischen Wachstum und Integration. Auf diesem Weg lernt und reift die Seele. Unsere Seele benötigt das Auftauchen aus der Ewigkeit, um sich entwickeln zu können. Mit jedem Auftauchen aus der Ewigkeit, mit jeder Lebensspanne, lernt und reift die Seele mehr und mehr. Je entschlossener wir uns unseren Ängsten stellen und je konsequenter wir unsere Verstrickungen lösen, desto zügiger kann unsere Seele reifen. Und je öfter wir Vermeidungsstrategien entwickeln, um mit aller Macht an unserer ICH-Konstruktion festzuhalten, desto mehr Lebenszeiten wird unsere Seele zum Reifen benötigen. Erkrankungen sind wichtige Bausteine dieses Lernweges. Das trifft besonders für chronische Erkrankungen zu. Im zähen Durchleben chronischer Erkrankungen werden wir ständig mit unseren ICH-Konstruktionen konfrontiert. Gleichzeitig winkt das Nonduale mit der Chance zur Auflösung des Lei-

dens. Wem es gelungen ist, diese Zusammenhänge zu erfassen und wer auf diesem Erkenntnisweg eine komplexe chronische Krankheit überwinden konnte, dessen Seele ist um ein gutes Stück reifer geworden. Ein solcher Mensch hat seine derzeitige Lebensspanne verstanden und zum Lernen genutzt. Die Methoden des Nondualen Heilens unterstützen diese Prozesse.

Die orthodoxe Medizin mit ihren Apparaten und pharmazeutischen Mixturen kann diese Aufgabe in ihrer derzeitigen Verfassung weniger denn je erfüllen. Sie ist gefangen in ihrem eigenen Paradigma des materiellen Reparierens. Sie trennt die Fachbereiche, untersucht in ihrem Spezialisierungsstreben Materie im Kleinen und Kleinsten und verliert dabei den Blick auf das Große und Ganze. Es gibt natürlich längst Ärztinnen und Ärzte, die sich im Würgegriff dieser aufoktroyierten Wahrnehmungsverengung unwohl fühlen und nach neuen Wegen suchen, um das medizinische Paradigma zu überwinden oder zumindest zu erweitern. Dazu braucht es Mut - wie immer, wenn es darum geht, die etablierte Mehrheit für neue Wege zu interessieren. Wie zäh dieses Ringen um eine Erweiterung des alten medizinischen Paradigmas ist, zeigt die Geschichte der Psychoneuroimmunologie (PNI). Psychoneuroimmunologen erforschen die Wechselwirkungen zwischen Psyche, Nervensystem und Immunsystem. Im Prinzip weiß jeder aufmerksame Mensch, dass diese Wechselwirkungen bestehen. Wer permanenten psychischen Belastungen ausgesetzt ist, kann unschwer an sich selbst feststellen, dass darunter die Vitalität leidet. Man fängt sich leichter eine Erkältung ein und sofern die Lebenssituation nicht korrigiert wird, bleibt es nicht bei einem Schnupfen.

Das medizinische Paradigma verlangt aber nach wie vor nach Beweisen und diese sollen selbstverständlich messbar sein. Etwas, das jeder am eigenen Leib verspürt und deshalb weiß, genügt den Anbetern des verkrusteten Paradigmas nicht. Die einfache und schlüssige Selbstbeobachtung erfüllt die aufgestellten Kriterien nicht und wird als unwesentlich eingestuft. Aber selbst dann, wenn Beweise erbracht werden, dauert es unendlich lange, bis sich die intellektuelle Einfalt allmählich neuen Forschungen öffnet. Bereits Ende der 1950er Jahre wurde beispielsweise im Rahmen eines Experiments mit Mäusen der Beweis erbracht, dass durch Stress Infektionen begünstigt werden und Viren wie Herpes Simplex der Zugriff erleichtert wird (Rasmussen, 1957). In den 1970er Jahren wurde die sogenannten Zytokine als Kommunikatoren zwischen Gehirn und Immunsystem ausfindig gemacht und Cyclophosphamid im Zusammenhang mit immunsuppressiven Auswirkungen in Verbindung gebracht (Ader,1975/Besedovsky,1977). In den 1980er Jahren gelang es, die

Kommunikation der Immunzellen zu entschlüsseln und inzwischen wurde längst nachgewiesen, dass die erhöhte Ausschüttung von Glukokortikoiden immununterdrückend wirkt und etwa die Bildung von T- und B-Lymphozyten behindert, die für die Immunabwehr benötigt werden (Besedowsky,1986). In einer 1998 veröffentlichten umfangreichen Studie wurden die Zusammenhänge zwischen hohen Stressbelastungen in Kindheit und Jugend und dem Auftreten schwerer Erkrankungen im Erwachsenenalter nachgewiesen. (Felitti,1998). In einer zwischen 1978 und 1998 durchgeführten Langzeitstudie wurde der Zusammenhang zwischen der Abnahme psychosozialer Regulationsfähigkeit und dem Anstieg physischer Erkrankungen aufgezeigt (Grossarth-Maticek, 2003).

Und was hat sich dadurch geändert? Ich bin geneigt zu sagen: nichts! Nach wie vor verlangt das veraltete medizinische Paradigma nach Beweisen auf der stofflichen Ebene. Man versucht eben weiterhin Wind mit dem Schmetterlingsnetz einzufangen, was letztlich eine Behinderung des therapeutischen Fortschritts darstellt. Der therapeutische Fortschritt im nichtstofflichen Bereich wurde unterdessen von Praktikern erbracht, die sich dann auch noch von den limitierten Vertretern des reduktionistischen Weltbildes als unwissenschaftlich diskreditieren lassen mussten. Selbst heute, Jahrzehnte nach den ersten erbrachten Beweisen, gilt die Psychoneuroimmunologie immer noch als „junge Disziplin" innerhalb der Medizin. Wie viele Jahrzehnte sollen betroffene Patienten denn bitte noch warten, bis sie in ihrer Ganzheit als Mensch behandelt und geheilt werden dürfen? Wie viele Menschen müssen denn noch vor ihrer Zeit sterben, weil ihre eigentlichen Krankheitsfaktoren vom selbstgerechten medizinischen Establishment als irrelevant und unwissenschaftlich diskreditiert werden? Auch heute noch benötigen Psychoneuroimmunologen Mut und Ausdauer, um sich Gehör zu verschaffen. Einer dieser engagierten Forscher ist Prof. Christian Schubert, der an der Universität Innsbruck forscht. Er setzt sich vehement für eine patientenzentrierte, anstelle einer krankheitszentrierten Behandlung von Patienten ein und zitiert dazu Hippokrates, dem schon vor mehr als 2000 Jahren klar war: *„Es ist wichtiger zu wissen, welcher Mensch eine Krankheit hat, als zu wissen, welche Krankheit ein Mensch hat."* (Schubert/Amberger, 2018).

In den eigenen Spuren zurückgehen

Patienten, die in meine Praxis kommen, ziehen es vor, unwissenschaftlich zu gesunden, statt wissenschaftlich abgesegnet krank zu bleiben. Auch sie sind Praktiker, denen ihre

Gesundheit und Lebenszeit zu wertvoll sind, um sie auf dem Altar der Bescheidwissenschaft zu opfern. Sie sehnen sich danach, mit all ihren Beschwerden und inneren Verstrickungen erkannt und anerkannt zu werden. Dieser Sehnsucht versuche ich zu entsprechen. Wir erkunden gemeinsam einen Pfad, auf dem sich Heilung einstellen kann. Dazu ist es oft notwendig, dass Patienten in ihren eigenen Fußspuren zurückgehen. Gemeinsam suchen und finden wir Wegbiegungen, an denen sie womöglich ungünstig abgebogen sind und identifizieren Ereignisse, die Stressabdrücke hinterlassen haben, um diese dann schrittweise aufzulösen.

Damit diese gemeinsame Suche nicht zu einem endlosen Unterfangen ausartet, habe ich das Modell des Nondualen Heilens entwickelt – die Landkarte, um mit deren Hilfe das Land zu erkunden. Im Laufe der Jahre meiner praktischen Arbeit ist ein Heilungssystem entstanden, das auf den verschiedenen Ebenen die passenden Angebote macht. Je nachdem, auf welcher Ebene die Behandlung sinnvoller Weise beginnen soll, liegt das dazu passende Werkzeug bereit. In den nächsten Kapiteln beschreibe ich die praktische Vorgehensweise im Nondualen Heilen, erläutere das gegliederte Behandlungskonzept und erkläre die einzelnen Techniken. Um den Umfang dieses Buches nicht unverhältnismäßig auszudehnen beschränke ich mich bei einigen Techniken auf Kurzbeschreibungen, andere erkläre ich ausführlicher. Auf diese Weise hoffe ich, Ihnen einen Eindruck vom Charakter des Nondualen Heilens vermitteln zu können.

7.Kapitel: Die Qualifikation des Heilers

Heilen – Berufung oder Job?

In anderen, inzwischen größtenteils vergangenen Kulturen, war es nicht für jeden Menschen möglich, Heiler zu werden. Seit Menschengedenken waren dafür speziell geeignete Frauen und Männer vorgesehen, denen die Übermittlung der Heilkunde auf mündlichem Weg zuteil wurde. Je nach Strukturierung der jeweiligen Kultur waren diese Schamaninnen und Schamanen, Medizinmänner oder weisen Frauen Träger uralten Heilwissens. Dadurch mussten sie befähigt sein, in außerordentlichem Maße Verantwortung zu übernehmen und diese zeitlebens zu tragen. Sie kannten sich mit Heilpflanzen aus und wussten, wann diese gepflückt werden sollten, um ihre Heilkraft bestens entfalten zu können. Sie verinnerlichten die ewig geltenden Gesetze der Natur, verstanden sich als selbstverständlichen Teil dieses Zusammenspiels und verkörperten alles Wissen darüber in ihrem Wirken. Gleichzeitig waren sie Mittler zwischen der jeweiligen spirituellen Vorstellungswelt und den Anforderungen des alltäglichen Lebens.

Im Europa des Mittelalters waren die weisen Frauen die eigentlich Kundigen, wenn es darum ging, Krankheiten zu heilen und als verschwiegene Ansprechpartnerinnen für Lebensprobleme jeglicher Art zu fungieren. Sie besaßen sowohl lebenspraktisches Talent als auch eine Verbindung zur universellen Energie, die sie zum Heilen einsetzten. Ihr Wissen um die Naturkräfte und ihr Vertrauen auf die heilende Wirkung von Pflanzen, Tierprodukten oder Kristallen benötigte nicht unbedingt zusätzlich das Modell eines christlichen Gottes, der die Dinge regelt. Diese Autonomie der heilkundigen Frauen missfiel zunehmend dem herrschenden Klerus. Sie wurden diskreditiert, ihr für die Kirche undurchsichtiges und unkontrollierbares Wirken wurde kurzerhand als Hexenwerk gebrandmarkt und viele wurden bekanntlich als Ketzerinnen auf dem Scheiterhaufen verbrannt oder ertränkt. Auf diese Weise verschwanden auch alte Erfahrungsschätze therapeutischen Wissens. Aber auch das Prinzip der persönlichen Einweihung von erfahrener Heilerin zur Nachfolgerin ging dabei verloren. Die dem Klerus zugehörigen ausschließlich männlichen Ärzte verstanden sich kaum auf die praktische Behandlung der tatsächlichen Zusammenhänge menschlicher Erkrankungen. So starben viele Frauen bei der Geburt oder im Wochenbett infolge ärztlichen Unvermögens und deren mangelndem Verständnis für Hygiene. Psychische Belastungssymptome wurden als Wirken des Teufels interpretiert. Auf der groben materialistischen Ebene waren parallel Bader und Wundärzte aktiv, die sich auf das Richten von

Knochenbrüchen, Zähneziehen oder einfache chirurgische Eingriffe verstanden und somit jenen Teil der Arbeit verrichteten, die Ärzte gar nicht beherrschten. Diesen Reparateuren körperlicher Beschwerden wurde im Volk mehr Vertrauen entgegengebracht, als den klerikal geprägten Ärzten, die sich selbst mit einem elitären Nimbus des rationalen Beraters umgaben, den sie in den praktischen Anforderungen des Alltags aber häufig nicht bestätigen konnten. Während man als beratender Hof- oder Leibarzt des Adels oder des Klerus ein gutes Auskommen hatte, reichte der Verdienst von Amtsärzten in Stadt und Land nicht unbedingt, um über die Runden zu kommen. Die Bevölkerung half sich weiterhin lieber selbst oder konsultierte, schon alleine aus Kostengründen, Laienheiler und Wundärzte. Die Amtsärzte waren somit oft gezwungen, sich um Zuverdienste zu kümmern. Um dieses Problem zu lösen, versuchten sie sich Privilegien zu sichern, wie beispielsweise das Vorrecht des Bierbrauens (Atzl, Helms, Neuner, Schilling, 2013). Gegen Ende des 17. Jahrhunderts gab es in Deutschland dann Bestrebungen seitens der Obrigkeit, mit Hilfe einer „Medicinischen Policey" die Vielfalt der Heilkunde zugunsten der beratenden Ärzte zu regulieren und deren Status per Approbation aufzuwerten. Aus dieser Epoche entstand dann das Naserümpfen über nicht-approbierte Heiler. Nicht approbierte Heilkundige, die bis dahin die eigentliche Arbeit zur Gesunderhaltung der Bevölkerung geleistet hatten, wurden plötzlich als Quacksalber und Kurpfuscher diffamiert.

In den folgenden Jahrhunderten verlagerte sich die medizinische Ausbildung mehr und mehr auf die akademische Seite. Es wurde an Schulen und Universitäten unterrichtet und dadurch entstand das, was wir heute als Schulmedizin bezeichnen. Nun könnte man einwenden, dass der akademische Unterricht ja auch auf Erfahrungswissen beruht. Das ist zwar richtig, aber es ist ein gewaltiger Unterschied, ob eine Heilkunde im Rahmen einer persönlichen Übertragung und Einweihung weitergegeben oder als Schulstoff gelehrt wird. Über die Jahrhunderte stellte sich der Irrglaube ein, Krankheiten könnten objektiviert und in Form eines Schubladensystems benannt und eingeteilt werden. Die eigentliche Kunst und Gabe des Heilens, nämlich das Vertrauen auf Intuition und spirituelle Kraft geriet völlig aus dem Blickfeld, wurde als irrelevant ignoriert und diskreditiert. Das von der Ratio erschaffene medizinische Paradigma wurde als Maß aller Dinge betrachtet, außerhalb dessen alles andere als Quacksalberei verteufelt wurde. Im Zuge dieser Wahrnehmungsverengung wuchs der Standesdünkel, denn natürlich durfte nicht jeder aus dem Volke Arzt werden. Der Arztberuf war ausschließlich Männern aus gehobenem gesellschaftlichem Stande vorbehalten. Noch bis ins 19. Jahrhundert hinein wurde es Frauen per Gesetz verwehrt, Medizin zu studieren und selbst im frühen 20. Jahrhundert war es nicht selbstverständlich, sich zur Ärztin ausbilden zu lassen.

Wenn wir uns die heutigen Ausbildungskriterien für eine medizinische Laufbahn anschauen hat sich vieles verändert und Frauen werden nicht daran gehindert, Medizin zu studieren. So weit, so gut. Allerdings haben wir heute ein anderes Problem, dass die Qualifikationskriterien von angehenden Medizinern ähnlich fragwürdig erscheinen lässt, wie es für die klerikalen Ärzte des Mittelalters der Fall war. Heute genügt für die Zulassung zum Medizinstudium eine erstklassige Abiturnote. Mit einer 1,0 im Abitur stehen die Türen zu den medizinischen Hochschulen offen. Aber ist eine solche Abiturnote ein Beweis für eine Heiler-Eignung? Wenn wir uns vor Augen führen, auf welche Weise der Staffelstab der Heilkunde in vergangenen Zeiten weitergegeben wurde und wohin sich die Qualifikations-Voraussetzungen heute entwickelt haben, liegen dazwischen Welten. Das fleißige Bienchen mit kristalliner Intelligenz, angeschoben durch Druck und finanzielle Möglichkeiten des Elternhauses, das sich mit besten Nachhilfelehrern eine glatte Eins im Abitur erarbeitet hat, kann die ärztliche Karriere starten. Genügt das, um segensreich wirken zu können? Wohl kaum. Gerade als Heiler benötige ich mehr fluide als kristalline Intelligenz. Es kommt nicht darauf an, erlernte, abgespeicherte Informationen abzurufen und medizinische Leitlinien zu bedienen, sondern es ist von entscheidender Bedeutung, jeden Patienten als eigenes Gesamtkunstwerk zu erforschen und individuelle Zusammenhänge zu erkennen, zu erfühlen und damit umzugehen. Dazu braucht es Kreativität, fluide Intelligenz, Geduld und praktische Lebensklugheit. Ein Prachtabitur ist überhaupt kein Beleg für diese unabdingbaren Eigenschaften. Darüber hinaus benötigt die Befähigung zum Heilen die Bereitschaft, dem inneren Rufen zu folgen. Nur so finde ich als Mensch die für mich passende Berufung und kann mein eigenes Wesen umsetzen. Welcher Turboabiturient hat heutzutage noch ausreichend Muße, um sein inneres Rufen zunächst zu vernehmen und ihm dann auch noch zu folgen? Wer den gymnasialen Vollgasweg gegangen ist und sich im schulmedizinischen Studium mit der Aufgabe konfrontiert sieht, Unmengen kristallinen Wissens in sich aufzunehmen, wird dazu schlichtweg keine Zeit haben. Es geht darum zu funktionieren, Prüfungen zu bestehen und nach langen Jahren des Studierens irgendwann die Ernte für diese zermürbenden Mühen einzufahren. Die Mehrheit der Absolventen bleibt einfach auf dieser Schiene, verfängt sich im alten medizinischen Paradigma und vertritt dieses dann weiter, alleine schon aus selbstrechtfertigenden Gründen. Ich habe dafür Verständnis, aber dadurch stehen wir vor der Situation, wie sie derzeit ist: eine 5-Minuten-

Medizin in Hausarztpraxen sowie Kliniken, die inzwischen zu Stress-Hotspots mutiert sind und von pekuniären Interessen geleitet werden.

Das Nonduale Heilen verstehe ich als bescheidenen Beitrag auf dem Weg, die Heilkunde wieder vom Kopf auf die Füße zu stellen. Im Mittelpunkt steht dabei immer das Gesamtkunstwerk Patient mit allen Facetten und nicht der Laborbericht, die ICD-10- Schublade oder der abrechnungsfähige Gebührentarif. Wer mit Hilfe des Nondualen Heilens tätig werden will, sollte sich unbedingt prüfen, ob er die Heilkunde wirklich als Berufung empfindet oder nur einen Job ausüben will.

Eignungsvoraussetzungen für die Ausbildung im Nondualen Heilen und der Ehrenkodex

Die Ausbildung zum Nondualen Heilen verlangt die Bereitschaft, einem Ehrenkodex in Form eines persönlichen Eides zuzustimmen. Den Begriff Ehrenkodex umweht der Hauch des Gestrigen. In einer Zeit, da sich die Aufmerksamkeitsspannen stetig verkürzen, Oberflächlichkeit und persönliche Vorteilsnahmen die Taktung des Alltags zu bestimmen scheinen, mutet ein solcher Begriff wie aus einer längst vergangenen Zeit an. Selbst Ärztinnen und Ärzte müssen entgegen der allgemeinen Annahme bei ihrer Approbation keinen Eid mehr leisten. Der ursprüngliche Hippokratische Eid, bei dem man einen Schwur auf die griechischen Götter ablegen musste, ist schon lange abgeschafft und wurde durch das 1948 verabschiedete Genfer Gelöbnis ersetzt, das 2017 modernisiert wurde. Aber auch dieses Gelöbnis muss nicht verpflichtend geleistet werden, sondern ist lediglich Bestandteil der ärztlichen Berufsordnung.

Nach meiner Überzeugung bietet ein Ehrenkodex eine grundsätzliche Orientierung und ist für das Wirken als Heiler wichtig. Es ist auch ein Unterschied, ob ein Ehrenkodex in einer Berufsordnung schriftlich untergebracht ist oder ob darauf ein persönlicher Eid abgelegt wird. In der Ausbildung zum Nondualen Heilen verlange ich zum Abschluss daher die Ablegung eines Eides auf folgenden Ehrenkodex:

1. Ich verpflichte mich dazu, mein eigenes Energiepotential zu pflegen und niemals in erschöpftem Zustand andere Menschen zu behandeln.
2. Ich bin mir meiner Verantwortung als Heiler bewusst, achte unter allen Umständen die Autonomie und Würde meiner Patienten und wende keine Behandlungen gegen ihren Willen an.

3. Ich werde unbedingt darauf verzichten, bei Patienten Angst zu erzeugen, unabhängig davon, welche Erkrankungen ich zu erkennen glaube.
4. Ich arbeite beständig daran, das Nonduale durch meine Arbeit wirken zu lassen und übe mich in Bescheidenheit und Dankbarkeit.

Erläuterung zu 1:
Hierbei geht es darum zu verstehen, dass nicht nur das Nonduale durch den Heiler hindurch wirkt, sondern die energetische Verfassung des Heilers entscheidend für den Heilverlauf ist. Ein erschöpfter Heiler bringt nichts zustande, sondern wird Patienten schwächen. Daher ist es unerlässlich, dass Heiler an sich selbst arbeiten, eigene Stressabdrücke verabschieden und sich gegebenenfalls dabei von anderen Heilern unterstützen lassen.

Erläuterung zu 2:
Antipathien gegenüber anderen Menschen spiegeln Stressabdrücke wieder, die in einem selbst noch nicht aufgelöst sind. Sie sind Ausdruck der ICH-Struktur. Für Heiler ist es wichtig, Menschen, für die sie keine Sympathie empfinden, als willkommene Lehrmeister zu sehen und ihnen daher erst recht mit Achtung zu begegnen. Wenn wir negative Gefühle und Gedanken gegen andere Menschen hegen, beschädigen wir uns selbst und fördern die Entstehung neuer Stressabdrücke. Die hohe Kunst des Heilers besteht darin, das Wesen von Antipathien zu erkennen und jedem Patienten mit Mitgefühl und Achtung zu begegnen, in dem Bewusstsein, dass durch sie wie durch alles Existente das Nonduale wirkt.

Erläuterung zu 3:
Angst wirkt wie ein Katalysator für jede Erkrankung oder lässt Krankheiten überhaupt erst entstehen. Ein Heiler, der Angst erzeugt, ist kein Heiler. Heiler, die Angst erzeugen, z.B. weil sie den „mündigen Patienten aufklären wollen", schädigen Patienten. Sie interpretieren eine Erkrankung aus einem verengten Paradigma und übersehen, dass es überhaupt keine Krankheit gibt, die noch nicht auf irgendeine Weise ausheilte. Sogenannte Spontanheilungen sind selbst bei schwersten Verläufen dokumentiert und sollten Heiler unbedingt lehren, unter keinen Umständen Angst zu erzeugen. Das bedeutet selbstverständlich nicht, etwaige Notfälle zu bagatellisieren und entsprechende Maßnahmen zu unterlassen. Aber auch dabei kommt es entscheidend darauf an, Ruhe und Zuversicht auszustrahlen.

Erläuterung zu 4:
Wenn Sie als Heiler einer geglückten Heilung beiwohnen dürfen, bilden Sie sich bitte nichts darauf ein. Sie assistieren nur dem Nondualen. Dankbarkeit zu empfinden, wäre die angemessene Reaktion. Dankbarkeit im Sinne geheilter Patienten. Dankbarkeit auch für die Gnade, an deren Heilung beteiligt sein zu dürfen und als Heiler wirken zu können. Ich habe einige Heiler mit übergroßem Ego kennengelernt, die ihr ursprüngliches Energiepotential durch Selbstüberhöhung reduziert hatten. Bescheidenheit ist daher die angemessene Verfassung, die Sie nicht aufgeben sollten. So bewahren Sie sich ihre Energie und Integrität.

Der Moment des persönlichen Eides wird von mir überaus ernst genommen und ist eine feierliche Angelegenheit, die den Abschluss der Übertragung der Heilkunde des Nondualen Heilens bildet. Damit knüpfen wir bewusst an die seit Jahrtausenden bewährte Übertragungspraxis unter Heilkundigen an.
Bevor es dazu kommt, ist die Frage zu beantworten, inwieweit Interessierte überhaupt für die Ausbildung geeignet sind. Für mich sind dabei medizinische Vorkenntnisse weniger von Bedeutung als die Frage, ob die Ausübung des Heilens dem eigenen Wesen entspricht. Das Nonduale Heilen kann durchaus von Menschen erlernt werden, die vorher nicht in einem medizinischen Kontext tätig waren. Das kann sogar von Vorteil sein, weil sie der Ausbildung offener und im positiven Sinne weniger vorgebildet begegnen.
Wichtiger als medizinische Vorkenntnisse sind Eigenschaften wie die innere Haltung, das Maß an Empathie, die fluide Intelligenz und die Bereitschaft, die eigene ICH-Konstruktion zu überwinden. Mir geht es bei der Weitergabe des Nondualen Heilens um Bewahrung der Qualität und nicht unbedingt darum, möglichst viele Heiler auszubilden. Ich empfehle zunächst eine Selbstüberprüfung, in der sich Interessierte mit folgenden Fragen beschäftigen sollten:

1. Bin ich aus vollem Herzen bereit, für andere Menschen heilend tätig zu werden?
2. Besitze ich Geduld oder bin ich bereit, Geduld zu erlernen?
3. Bin ich bereit, auch Menschen, die mir nicht sympathisch sind, zu behandeln und ihnen mit Achtung zu begegnen?
4. Entspringt der Wunsch zu heilen einem inneren Rufen oder möchte ich nur einmal ausprobieren, ob das etwas für mich ist?

5. Bin ich bereit, mich als ständig lernendes Wesen zu begreifen und mich dafür auch schwierigen Situationen zu stellen oder neige ich dazu, Schwierigkeiten zu umgehen?
6. Halte ich es aus, als Heiler erfolglos zu sein, ohne zu verzweifeln?
7. Halte ich es aus, als Heiler erfolgreich zu sein und dafür Dankbarkeit zu empfinden?
8. Bin ich bereit, dem Ehrenkodex des Nondualen Heilens zuzustimmen und darauf meinen Eid zu leisten?

Vor jeder Ausbildung führe ich mit Interessenten zunächst ein ausführliches Gespräch am Telefon oder idealer Weise auch persönlich, in dem wir gemeinsam herausfinden können, ob die Ausbildung sinnvoll ist. Sollten wir zu einem positiven Ergebnis kommen, kann die Ausbildung starten. Die entsprechenden Kontaktdaten zur Daodeus-Schule finden Sie auf den letzten Seiten des Buches.

8. Kapitel: Die Vorbereitung des Heilers

Wie ich bereits erklärt habe, knüpft das Nonduale Heilen an die klassischen Heiltraditionen an, die es in allen Kulturen einmal gab und die vereinzelt über die Zeiten gerettet wurden. Gleichzeitig fließen Erkenntnisse moderner Forschungen ein. Ich verstehe das Nonduale Heilen als offenes dynamisches System, das für Ergänzungen und neue Ideen offen bleibt, sofern sie zu guten praktischen Ergebnissen führen.

In jeder klassischen Heiltradition war es für Heiler unabdingbar, sich als Mittler zwischen Erde und Kosmos zu begreifen. Heiler standen einerseits mit beiden Beinen auf der Erde und kannten sich in den jeweiligen Alltagsanforderungen bestens aus, andererseits hielten sie Kontakt zur jeweiligen spirituellen Vorstellungswelt. Sie bewahrten auf diese Weise die Balance zwischen Außen und Innen. Außen war die umtriebige Alltagswelt und im Innen fanden sie die Verbindung zum Unaussprechlichen, das je nach Kultur als großer Geist, Dao oder mit einem anderen Hilfsbegriff bezeichnet wurde.

Das Volk der Kogi beispielsweise, das zurückgezogen in den Bergen Kolumbiens lebt, hat es verstanden, ihre seit Jahrtausenden bestehende nachhaltige Kultur zu bewahren. Die Heiler (Mamos) und Heilerinnen (Sakas) der Kogi, die als weise Menschen betrachtet werden, erfuhren seit alters her eine besondere Beachtung, indem ihre Eignung bereits im Mutterleib erkannt wurde. Im Zuge ihrer Ausbildung verbrachten sie die ersten 18 Jahre ihres Lebens in völliger Dunkelheit in Höhlen, wo sie von den erfahrenen Mamos und Sakas unterrichtet wurden.

Auf diese Weise erlernten sie das eigentliche Wesen der Dinge, konnten die verschiedenen Energien erkennen, ohne durch die fünf Alltagssinne abgelenkt zu werden. Die Hochschulen der angehenden Mamos und Sakas waren keine Institutionen im Außen, die ihnen schulisches Wissen vermittelten, sondern innere Erkenntnisräume, die sie in die Lage versetzten, die Frequenzen aller existierenden Phänomene zu erspüren, ohne sie mit den Alltagssinnen wahrzunehmen. Wenn die Zeit mit etwa 18 Jahren reif war und sie erstmals ans Tageslicht gebracht wurden, waren sie in der Lage den Geist aller Dinge zu erkennen. (Buchholz, 2019).

Stressüberflutete Menschen der westlichen Zivilisation, die sich zum Heiler ausbilden lassen wollen, kann man natürlich nicht 18 Jahre in der Dunkelheit von Höhlen unterrichten, um sie in Kontakt mit dem Geist aller Dinge zu bringen. Da muss man sich etwas anderes überlegen. Gleichwohl ist es unbedingt wichtig, angehende Heiler auf einem inneren Pfad anzuleiten.

Im Rahmen der Ausbildungen zum Nondualen Heilen sind dafür die folgenden 7 Kriterien meditativ zu verinnerlichen:

1. Das Energiemodell des Nondualen Heilens verstehen.
2. Den persönlichen inneren Heilraum finden.
3. Die drei Heilungskomponenten Absicht, Imagination und Geduld verinnerlichen.
4. Den inneren Blick entwickeln.
5. Das heilende Feld erzeugen.
6. Die Goldene Regel anwenden.
7. Die 3 Grundkonditionierungen erkennen.

Die 7 Kriterien

1.Kriterium: Das Energiemodell des Nondualen Heilens verstehen

Das Energiemodell muss vom Heiler meditativ verinnerlicht werden, um das Nonduale Heilen sehr gut anwenden zu können. Das Energiemodell besteht aus der folgenden Wirkkaskade:

1. Das Nonduale wirkt durch alles und bringt alles hervor.
2. Das Nonduale lässt die universelle (kosmische) Energie entstehen.
3. Die universelle Energie bringt die Phänomene im Kosmos hervor (Galaxien, Sonnen, Planeten, Supernovas, Kometen, schwarze Löcher etc.)
4. Eines dieser Phänomene, das durch das Wirken der universellen Energie hervorgebracht wurde, ist die Erde, die von einem Magnetfeld umgeben wird.
5. Das Magnetfeld der Erde wurde von der universellen Energie als eine Spielart unter vielen hervorgebracht.

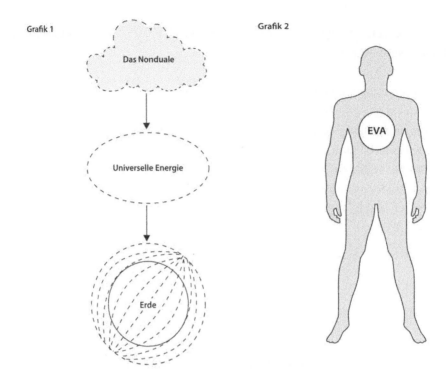

Grafik 1

Das Nonduale

Universelle Energie

Erde

Grafik 2

EVA

6. Das Magnetfeld der Erde besitzt eine Polarität. (Grafik 1)
7. Das Magnetfeld der Erde wirkt mittels elektromagnetischer Energie auf alles ein, was sich auf der Erde befindet. (Pflanzen, Wasser, Steine, Luft, Tiere, Menschen und alles, was Menschen erfunden haben.)
8. Diese elektromagnetische Energie speist die Körperenergie des Menschen und tritt im Bereich des Energetischen Verbindungs-Areals (EVA) in den Menschen ein. (Grafik 2)
9. Die elektromagnetische Energie besitzt eine Polarität, deren Gesetzmäßigkeit die Gesundheit des Menschen maßgeblich gewährleistet.
10. Eine gestörte Polarität führt zu einer Schwächung der Körperenergie.
11. Eine geschwächte Körperenergie schwächt das Immunsystem und begünstigt die Entstehung von Krankheiten.

12. Die Störung der Polarität und die daraus folgende Schwächung der Körperenergie wird durch Stressabdrücke und Dysbalancen auf den Ebenen 2 bis 8 erzeugt und auf der Ebene 9 des Menschen abgebildet (Aura).
13. Gleichzeitig zur elektromagnetischen Energie des Magnetfeldes wirkt das Nonduale und die daraus entstandene universelle Energie auch direkt durch den Menschen hindurch.
14. Während die Wirkung der elektromagnetischen Energie von jedem Menschen bemerkt werden kann (Herzschlag), erfordert die Wahrnehmung der universellen Energie und des Nondualen eine Bewusstseinsentwicklung und eine Klärung der Ebenen 4 bis 9.
15. Die universelle Energie verläuft innerhalb des Menschen durch den Zentralkanal und ist therapeutisch zugänglich über die Haupt-Chakren (Energiewirbel, Grafik 3). Desweiteren nutzen wir im Nondualen Heilen eine Auswahl an Neben-Chakren (Grafik 4).

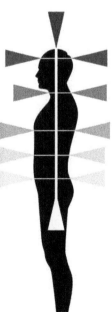

Grafik 3: Haupt-Chakren

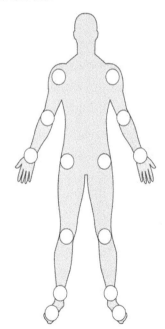

Grafik 4: Neben-Chakren

16. Die Speicherung der universellen Energie im menschlichen Körper geschieht in den 3 Dantien (Grafik 5), die Verteilung vollzieht sich über Energiebahnen (Grafik 6).

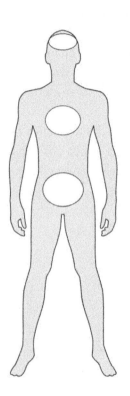

Grafik 5: Dantien

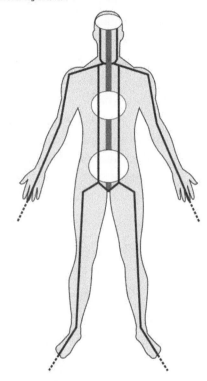

Grafik 6: Energiebahnen

17. Sowohl die Dantien als auch die Energiebahnen sind mit Hilfe der Techniken des Nonduale Heilens therapeutisch zugänglich.
18. Die Energiebahnen verfeinern sich und bilden das aus der Traditionellen Chinesischen Medizin bekannte Meridian- und Kollateralsystem aus, das mittels Akupunktur, Akupressur und der Energiemassage zugänglich ist.
19. Das störungsfreie und ausbalancierte Zusammenspiel der universellen Energie des Nondualen und der elektromagnetischen Energie des Magnetfeldes gewährleistet die beste Vitalität.

2. Kriterium: Den inneren Heilraum finden

Ein wichtiger Schritt auf dem Weg zu einem fähigen Heiler stellt das Finden des persönlichen inneren Heilraums dar. Was ich als inneren Heilraum bezeichne, ist ein „Ort" im Innern des Heilers, der nicht allgemeingültig zu beschreiben ist. Um sich als Heiler wirklich zu qualifizieren, ist es unabdingbar, Erkenntnisse jenseits der fünf Alltagssinne zu erlangen. Es geht zum einen darum, Botschaften bezüglich der jeweiligen Patienten zu empfangen, wie etwa die Ursache der Erkrankung oder die Ebene, auf der sich das spezifische Problem manifestiert hat. Zum anderen dient der innere Heilraum dazu, Sicherheit, Intuition, Kraft und Ausdauer des Heilers auszuformen und stetig anwachsen zu lassen.

Wie beschrieben, begeben sich die Heiler der Kogis dazu in die Dunkelheit. Im Nondualen Heilen nähern wir uns dem persönlichen inneren Heilraum mit Hilfe einer Meditationstechnik an. Dazu begeben sich die angehenden Heiler in eine Sitzposition, in der sie mit geschlossenen Augen bewegungslos verweilen können. Ich leite im nächsten Schritt die Meditation so an, dass ein Prozess entsteht, in dem der persönliche Heilraum allmählich vor dem inneren Auge sichtbar wird. Dieser Prozess hat keine festgelegte Dauer und ist bezüglich Zeit und Ergebnis individuell völlig unterschiedlich. Diese Meditation begleitet angehende Heiler während der gesamten Ausbildung und ist nicht zu verwechseln mit einer Phantasiereise. Der persönliche innere Heilraum kann nicht mit Hilfe der Phantasie gefunden werden. Was die Phantasie hervorbringt kann niemals der innere Heilraum sein, sondern bleibt ein Phantasiegebilde. Der innere Heilraum entsteht von selbst oder gar nicht, wenn der Heiler-Aspirant zu ungeduldig, angespannt, erschöpft oder auch einfach ungeeignet ist. Die Entstehung des inneren Heilraums kann auch nicht beschleunigt werden. In der Regel entsteht der Heilraum stufenweise und taucht allmählich auf, wie beispielsweise eine Silhouette aus einem Nebel. Die Beschaffenheit des inneren Heilraums kann dabei höchst unterschiedlich sein. Ich kenne eine Heilerin, die in einem schlichten inneren Raum Botschaften auf einer Art Schiefertafel empfängt. Andere Heiler empfangen ihre Botschaften durch Helfer, die aus dem „Off" zu ihnen sprechen. Wieder andere sehen in ihrer meditativen Versenkung Patienten-Körper vor ihrem geistigen Auge inklusive der entscheidenden Problembereiche. In einem anderen Fall empfängt der Heiler Textnachrichten auf einem Bildschirm.

Mein persönlicher innerer Heilraum ist ein kleines Gehöft im Himalaya, in dem ich mich mittlerweile genauso gut auskenne, wie auf unserem Gehöft in Hassendorf, das wir bewohnen. Das bedeutet aber nicht, dass jeder, der die Ausbildung im Nondualen Heilen absolviert, ein Himalaya-Gehöft als inneren Heilraum für sich entdecken wird. Das kann auch eine Höhle, eine Insel, eine Ebene, eine Waldlichtung oder was auch immer sein. Sobald der innere Heilraum wirklich entsteht, wird das mit absoluter Sicherheit spürbar sein. Der persönliche innere Heilraum wird auch nicht mehr verblassen, wie etwa die Erinnerung an eine Begebenheit. Im Gegenteil, er wird zeitlebens präsent bleiben und durch das Wirken des Heilers stetig ausgeprägter werden. Mit steigender Ausprägung wachsen auch Heilkraft, Sicherheit und Geduld des Heilers. Ein unbegrenzter Prozess.

3.Kriterium: Die drei Heilungskomponenten Absicht, Imagination und Geduld verinnerlichen

Die erste Heilungskomponente ist die Absicht des Heilers. Was soll erreicht werden? Bei der Formulierung der Absicht geht es darum, auf Naivität zu verzichten. Naiv wäre beispielsweise die Formulierung der Absicht: „Ich möchte, dass meine Patientin kerngesund wird." So geht das nicht und eine solche Formulierung ist zwar ein netter Wunsch, aber bezüglich des Heilungsprozesses völlig sinnlos. Eine geeignete Absicht zu formulieren ist keine ganz einfache Angelegenheit. Es geht dabei nicht um die Äußerung eines Wunsches und schon gar nicht um die infantile Bestellung beim Universum. Die Absicht muss möglichst präzise formuliert sein, damit die universelle Energie bestmöglich wirken kann. Die passgenauen Techniken des Nondualen Heilens helfen bei der Formulierung der Absicht. Ein Beispiel:

Michaela, eine alleinerziehende, berufstätige Mutter von zwei kleinen Kindern, ist seit der Scheidung vom Vater ihrer Kinder in einem Dauerstress-Modus unterwegs, welcher sie von Kita zu Arbeitsstelle, von Tagesmutter zur Oma, von Förderunterricht zu Rechtsanwalt hetzen lässt, der sie bezüglich der Unterhaltsverpflichtung ihres Ex-Gatten berät. Ihr Erschöpfungslevel bringt ständig neue Symptome hervor, die sie allmählich in Sorge versetzen. Neuerdings kann sie nachts kaum noch schlafen, dafür ist sie tagsüber hundemüde. Außerdem verwechselt sie immer häufiger rechts und links. Wir entscheiden uns zunächst für die Behandlung mit der Nondualen Ordnungstherapie. Zu Beginn der Behandlung formuliere ich dazu innerlich die Absicht: „Polaritäten wieder ordnen."

In einem anderen Fall, in dem es beispielsweise darum geht, ein verkipptes Keilbein (ein Teil der Schädelknochen, oft die Ursache für ADHS) wieder auszubalancieren, würde es nicht genügen, die Absicht zu formulieren: *Keilbein ausrichten*! Das würde vielleicht auch annähernd zum Erfolg führen, aber besser wäre die Formulierung: *„Links abgesacktes Keilbein wieder in Balance bringen!"* Das wäre präziser und somit hilfreicher.

Die zweite Heilungskomponente ist die Imagination. Imagination ist etwas Anderes als Visualisierung.

Als ich noch im Mentaltraining mit Sportlern arbeitete, spielte der Unterschied zwischen Visualisierung und Imagination eine bedeutende Rolle und konnte über Sieg oder Niederlage entscheiden. Auch bei diesen Begriffen ist die Definition wichtig. Ich bezeichne Visualisierung als die Herstellung eines Bildes, bezogen auf das Mentaltraining im Sport beispielsweise die Visualisierung eines perfekten Ablaufs. Imagination bedeutete im Mentaltraining, dass nicht nur ein Bild visualisiert wird, sondern auch Geräusche, Gerüche und innere Empfindungen. Bezogen auf das Heilen bedeutet Imagination, sich nicht nur etwa ein geheiltes Organ vorzustellen, sondern auch dessen volle Funktion, die Durchblutung und die dazu passenden Emotionen. Ein Beispiel: wenn ich eine überlastete Leber behandele, die bereits eine Fettleber-Tendenz ausgebildet hat, dann formuliere ich nicht nur die Absicht *Revitalisierung der Leber*, sondern stelle mir während der Behandlung die Leber in gesunder Größe und Farbe vor, die ihre mannigfaltigen Aufgaben souverän erledigt. Parallel dazu empfinde ich Frieden, Tatkraft und Phantasie, um den Heilungsprozess mit den für die Leber passenden Emotionen zu unterstützen.

Geduld ist die dritte Heilungskomponente. Geduld ist ziemlich aus der Mode gekommen. Die ganze Welt scheint unter Zeitdruck zu stehen. Zeit ist Geld, lautet die krankmachende Devise, die seit Jahrzehnten in den Gehirnen der westlichen Welt umher spukt und die nun als Exportschlager die Globalisierung vorantreiben soll. Die Vorstellung von Zeit ist aber eine Illusion. Wer kennt nicht die Tage, an denen man das Gefühl hat, hinter den eigenen Vorgaben hinterher zu hecheln. Und doch gibt es auch die Tage, die auf fast magische Art irgendwie länger zu dauern scheinen. Dabei handelt es sich um das Phänomen der Zeitdehnung, die von der Beschaffenheit unseres Bewusstseins abhängt. Wenn wir unbedingt den Zeitbegiff verwenden wollen, so könnten wir unsere Lebenszeit betrachten und beschließen, diese derzeitige Lebenszeit möglichst sinnvoll zu nutzen. Ungeduld und Hetze sind dabei völlig sinnlos. Wenn ich als Heiler keine Geduld aufbringe, bin ich ungeeignet. Heilung wird durch Ungeduld genauso behindert, wie ein frisch gepflanztes Gewächs, das man ausgräbt um sich zu vergewissern, dass die Wurzeln treiben. Heilung folgt ihrem eigenen Tempo und geschieht bei jedem Menschen höchst unterschiedlich in Abhängigkeit vom Umfang der individuell vorhandenen behindernden Stressabdrücke. Als

Heiler sollte ich mich keinesfalls zu Aktionismus hinreißen lassen. Oft ist es für den Heilerfolg besser, weniger zu tun und die gewählte Intervention angemessen wirken zu lassen. Geduld ist das Gold des Heilens. Wenn Heiler keine Geduld ausstrahlen, wird es Patienten umso schwerer fallen, diese zu entwickeln. Geduld bedeutet, auf den Prozess zu vertrauen, der angestoßen wurde. Bei chronischen Erkrankungen, die amitsich oft über Jahrzehnte entwickelt haben, ist es schlichtweg unrealistisch, eine schnelle Komplettheilung zu erwarten. Stattdessen gilt es, als Heiler den stetigen Prozess der Revitalisierung einzuleiten und diesen geduldig zu begleiten.

4.Kriterium: Den inneren Blick entwickeln

Wer seinen inneren Heilraum gefunden hat, der wird sich nicht allzu schwer damit tun, einen inneren Blick zu entwickeln. Was ist damit gemeint? Einen inneren Blick zu entwickeln, bedeutet, das durch die Alltagsereignisse konditionierte Sehen zu überwinden und nicht nur das Offensichtliche zu betrachten, das vor einem steht. Ein Beispiel: angenommen, Sie betrachten die Vorderseite ihres Autos. Sie sehen die Scheinwerfer, die Motorhaube, die Frontscheibe und so weiter. Gleichzeitig wissen Sie aber auch, wie Ihr Auto von hinten aussieht. Sie kennen die Rückleuchten und die Heckklappe. Auch die beiden Seiten mit den Türen sind Ihnen bekannt und selbst vom Dach haben Sie eine Vorstellung.
Wenn Sie nun vor Ihrem Auto stehen und die Front anschauen, versuchen Sie gleichzeitig auch Heck, Seiten und Dach zu sehen. Das wird Ihnen mit Hilfe des inneren Blicks gelingen. Vielleicht benötigen Sie dafür ein wenig Übung, aber Sie werden das schaffen. Auf diese Weise können Sie Ihren inneren Blick trainieren. Üben Sie nicht nur mit Ihrem Auto. Auch Bäume, Häuser, Waschmaschinen oder Kommoden sind dafür geeignet. Einfach alles, was existiert, auch Ihre Mitmenschen. Stellen Sie sich zum Beispiel Ihre Nachbarin von allen Seiten vor oder den Postboten, wenn er klingelt. Stellen Sie ihn sich aber auch vor, wenn er nicht klingelt, wenn er dienstfrei hat, zum Beispiel am Sonntag. Sie üben damit das „Sehen ohne zu sehen". Sie üben Ihren inneren Blick. Für Heiler ist es sehr wichtig und hilfreich „alles" zu sehen. Patienten präsentieren Ihnen selten das eigentliche Problem auf dem Silbertablett. Sie unterliegen den Täuschungen Ihrer Selbstwahrnehmung, werden von Kompensationsmustern dirigiert oder trauen sich zu Anfang vielleicht einfach nicht auszusprechen, worum es wirklich geht. Wenn Sie den inneren Blick trainiert haben, werden Sie sich nicht so leicht täuschen lassen und erkennen das Gesamtkunstwerk Mensch, das Sie aufgesucht hat.

5. Kriterium: Das heilende Feld erzeugen

Als Heiler gehen Sie mit Ihren Patienten in Resonanz. Das ist nicht zu verhindern. Ihnen wird es nicht gelingen, nicht in Resonanz zu treten. Das ist unmöglich. Sie können aber beeinflussen, auf welche Weise das geschehen soll. Ein Beispiel für die denkbar ungünstigste Variante, die mir eine Patientin schilderte, ist die folgende:

Die 40-jährige Lara ist völlig fertig. Bereits beim ersten Telefonat brach sie in Tränen aus. Nun sitzt sie vor mir und weiß nicht, wo sie anfangen soll. Unter Tränen berichtet sie mir, dass sich ihr Gesundheitszustand seit einem Jahr rapide verschlechtert hat. Sie leide unter Schmerzen im ganzen Körper. Ihre Kiefergelenke könne sie kaum noch bewegen und jede Kaubewegung verursache höllische Schmerzen, die wie Stromschläge bis in die Füße reichten. Sie könne ohne Schmerzen kaum noch etwas essen und lasse daher lieber eine Mahlzeit aus. Dennoch habe sie binnen eines Jahres 10kg zugenommen. In der Vermutung und mit der Angst, eine schwere Krankheit auszubilden, habe sie sich vor einem Jahr an ihre Hausärztin gewandt. Sie sei von dieser dann zu etlichen Spezialisten überwiesen worden und wurde auch in einer Klinik durchgecheckt, alles ohne Befund. Ihre Hausärztin habe ihr daraufhin Psychopharmaka verschrieben und lapidar empfohlen, sich eine Psychotherapie zu organisieren, „sie selbst wäre da raus". Ihr Einwand, dass sie sich nicht als psychisch krank empfinde, habe die Hausärztin mit der Bemerkung gekontert, dass „dies ja Teil der psychischen Erkrankung sei". Sie sei daraufhin nicht mehr zu ihrer Hausärztin gegangen, weil sie sich überhaupt nicht ernst genommen fühlte. Als im Laufe der nächsten Monate die Symptome immer schlimmer wurden, habe sie sich dann erneut an ihre Hausärztin gewandt. Die habe brüsk reagiert und wörtlich gesagt: „Wenn Sie immer noch diese Ängste haben, dann muss ich nun allmählich Ihre Kinder vor Ihnen schützen." Die Ärztin habe ihr damit gedroht, das Jugendamt einzuschalten, wenn sie sich nicht endlich zusammenreißen und ihre Situation verbessern würde. Sie sähe sich das nicht mehr lange mit an und würde ansonsten eine stationäre Aufnahme in die Wege leiten, um sie und ihre Kinder zu schützen.

Lara hatte eine Kaskade von Verspannungen im Körper, die sich infolge emotionaler Dauerstress-Belastung entwickelt hatte. Die Behandlung verlief erfolgreich, aber nicht nur, weil es uns gelang ihre Verspannungen und die darunter liegenden emotionalen Verstrickungen zu lösen, sondern in erster Linie weil sie sich ernst genommen und angenommen fühlte.

Das Beispiel dieser schroffen Hausärztin zeigt in ungünstigster Weise den unsäglichen Dualismus, dem sich Patienten viel zu häufig unterwerfen sollen. Auf der einen Seite sitzt die mit medizinischem Fachwissen gesegnete Bescheidwisserin, auf der anderen Seite die völlig unwissende Patientin (Grafik 1).

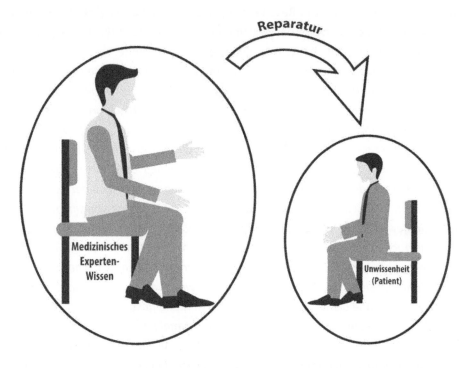

Lara wusste genau, dass sie nicht psychisch krank war und sie hatte damit vollkommen recht. Ihre Symptomatik passte aber nicht in die einfältige Wahrnehmung der Hausärztin und kraft deren vermeintlichen Expertinnen-Wissens sprach sie Lara kurzerhand die Beurteilungsfähigkeit für sich selbst ab. Doch damit nicht genug. Sie entfachte in Lara obendrein eine fulminante Angst, indem sie ihr mit dem Jugendamt und der Einweisung in eine psychiatrische Klinik drohte. Wäre Lara der dilettantischen Aufforderung der Ärztin gefolgt, wäre sie auf der völlig falschen Ebene behandelt worden. Durch Stressüberlastung entstandene Symptome sind noch keine psychische Erkrankung. Die ungenaue Diagnose einer solchen, kann aber tatsächlich eine psychische Erkrankung auslösen, da die eigene Wahrnehmung völlig durcheinander gerät. Ich habe dieses Beispiel gewählt, um im Unterschied zu den Standard-„Behandlungen" der 5-Minuten-Medizin zu erläutern, wie ich im Nondualen Heilen vorgehe. Der gravierende Unterschied liegt darin, ein heilendes Feld zu erzeugen, dass den unbrauchbaren Dualismus zwischen wissendem Mediziner und unwissendem Patienten überwindet. Dazu begegne ich Patienten grundsätzlich auf Augenhöhe. Zwei Menschen finden sich zu einem Thema zusammen, um ein Problem zu lösen. Beide besitzen ein dafür geeignetes Fachwissen und Können. Mein Fachwissen und Können bestehen aus meiner Erfahrung und den Techniken des Nondualen Heilens. Das Fachwissen der Patienten hat aber mindestens genauso viel Gewicht und Bedeutung. Es ist die Erfahrung des persönlich gelebten Lebens und das Können besteht aus der Selbstbeobachtung und der Ahnung um mögliche Zusammenhänge die zur Erkrankung führten. Beide bringen ihr Fachwissen ein und ich biete als Heiler die dafür notwendige Atmosphäre. Das ist nicht in 5 Minuten abzuhandeln. Eine solche Auffassung von Medizin ist nicht mehr als ein schlechter Witz, über den niemand lachen kann. Am wenigsten die Patienten. In dieser Atmosphäre des Miteinanders entsteht das heilende Feld. Dieses heilende Feld trennt nicht, es verbindet (Grafik 2).

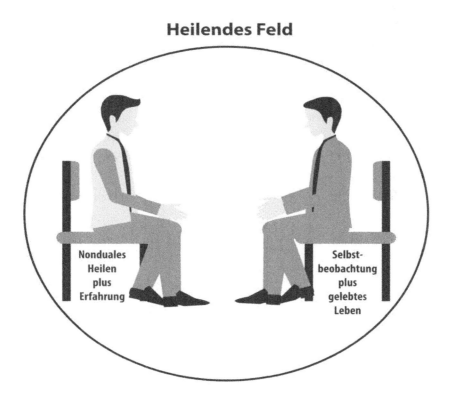

6.Kriterium: Die Goldene Regel anwenden

Die derzeitige überreizte, stressbelastete Lebensweise erzeugt ihre Selbstverständlichkeiten, an die man sich so gewöhnt hat, dass sie kaum noch in Frage gestellt werden. Eine dieser Gewohnheiten verlangt danach, immer hundert Prozent zu geben und das Maximale aus sich heraus zu holen. Menschen, die das Burnout-Syndrom entwickelten, haben buchstäblich alles gegeben – bis nichts mehr in ihnen war. Die Endstufe dieses Überlastungsprozesses ist eine tiefe Depression, die vom Gefühl der absolut toten Leere begleitet wird. Lebenssinn und emotionale Schwingungsfähigkeit wirken in einer solchen Phase wie Erzählungen aus einem anderen Leben, das mit dem eigenen nichts zu tun hat. Die Helden der Stressgesellschaften sind Menschen, die in Wirtschaft oder Sport wie glückliche Sieger wirken, die aber bei genauerer Betrachtung seit Jahren nur von ihrer Stressenergie getrieben werden und im Zuge dessen eine Sucht nach Stresshormonen entwickelten. Sie taugen nicht als Vorbilder für eine gesunde Lebensführung, aber dennoch wird ihnen nachgeeifert. Das bleibt nicht ohne Folgen. Wer immer an die Grenze seiner Leistungsfähigkeit geht und daueraktiv durchs Leben hetzt, wird seine Hormondrüsen erschöpfen und seine vegetative Balance einbüßen. Der Wirkfaktor Wachstum wird maßlos übertrieben, der Wirkfaktor Integration gerät in Vergessenheit. Die Schieflage auf allen Daseinsebenen ist damit vorprogrammiert.

Da ich den Weg in die Stressüberlastung aus eigener Erfahrung beurteilen kann, ist es mir eine Herzensangelegenheit, Ihnen die Goldene Regel nahe zu bringen. Die Goldene Regel habe ich so benannt, weil sie jeden Menschen vor dem Ausbrennen schützt. Die Goldene Regel lautet:

Geben Sie immer nur maximal 75 Prozent ihrer Leistungsfähigkeit!

Ganz egal, was Sie tun, geben Sie niemals mehr als 75 Prozent! Ob Sie eine Tätigkeit mögen oder nicht mögen, ob Sie Ihrem Sport nachgehen oder dem Verlangen nach Überstunden nachgeben, ob Sie im Internet surfen oder zu Mittag essen, ob sie einen Hausputz zu Ende bringen wollen oder Beziehungsprobleme bis in die Dacht diskutieren – ganz egal: vermeiden Sie es, an Ihre Grenzen zu gehen! Morgen ist auch noch ein Tag! Erschöpfte Menschen bringen nicht wirklich etwas zustande, worauf ein Segen ruht. Sie erschaffen nur weitere Stressgebilde.

Warum ist die Goldene Regel so wichtig? Der praktische Wert liegt darin, dass Sie sich eine Leistungsreserve bewahren. Diese 25 Prozent, die Sie nicht dauernd aktivieren, bilden Ihre

Leistungsreserve. Der Wert einer Leistungsreserve zeigt sich deutlich dann, wenn etwas Unvorhergesehenes passiert. Ein Ereignis, mit dem Sie nicht gerechnet haben. Wenn Sie permanent an Ihrer Leistungsgrenze wandeln, wird ein unvorhergesehenes Ereignis, dass Ihren Sympathikus weiter hochfahren lässt und nach spontaner Ausschüttung zusätzlicher Stresshormone verlangt, möglicherweise der Tropfen zu viel sein, der Ihr inneres Stressfass zum Überlaufen bringt. Sie können nicht mehr adäquat reagieren, Ihnen platzt der Kragen, Sie erstarren oder geraten in Panik. Besitzen Sie aber diese 25 Prozent Leistungsreserve, weil Sie die Goldene Regel beachtet haben, wird Sie ein unvorhergesehenes Stressereignis nicht umhauen.

Die Einhaltung der Goldenen Regel empfiehlt sich für jeden Menschen in jeder Lebenssituation. Für Heiler um so mehr. Im Heilwesen jeglicher Ausprägung gibt es trauriger Weise beeindruckende Quoten an ausgebrannten Menschen. Sie wirken wie die Müllplätze der überdrehten Leistungsgesellschaft, die sich gegen den Übertragungsstress ihrer Patienten oder der Strukturen, in denen sie arbeiten, nicht zur Wehr setzen können. Auch im Bereich der energetischen Heilkunde gab es nicht wenige Heiler, die vor ihrer Zeit starben, weil sie sich über das gesunde Maß hinaus engagierten und dabei verausgabten. Das ist traurig und sinnlos. Der Grund für diese Selbsterschöpfungstendenz liegt im Bereich der Konditionierungen. Ein authentischer Heiler will helfen. Das liegt in seiner Natur und entspricht seinem Wesen, dem er folgt. Er weiß, dass er nur eine gute Heilfähigkeit entwickeln kann, wenn er selbst nicht erschöpft ist. Wenn aber noch eine ungünstige Konditionierung in ihm wirkt, wie beispielsweise ein Helfersyndrom, besteht die Gefahr, doch über die eigenen sinnvollen Grenzen zu gehen. Die Einhaltung der Goldenen Regel kann dabei die entscheidende gesundheitsfördernde Hilfestellung sein.

Ich kenne einen Heiler, der auf zwei Jahre hinaus ausgebucht ist. Das klingt zunächst imposant, liegt aber daran, dass er nur 5 Patienten pro Woche behandelt. Mehr schaffe er nicht, das würde ihn zu sehr erschöpfen, ließ er mich wissen. Dieser Heiler hat sein Maß gefunden, wunderbar! Eine andere Heilerin hat tagtäglich die Praxis voll und ist dennoch ausgeglichen, ruhig und kraftvoll. Auch sie hat ihr Maß gefunden. Es kommt darauf an, wie Sie mit dem eigenen Energiestatus umgehen und ob Sie es verstehen, diesen zu erhalten oder noch besser: zu erhöhen.

7.Kriterium: Die 3 Grundkonditionierungen erkennen

Ein wesentlicher Unterschied zu anderen Heilmethoden besteht im Nondualen Heilen darin, Patienten typspezifisch behandeln zu können. Als Heiler des Nondualen Heilens sind

Sie in der Lage, Patienten gemäß ihrer Grundkonditionierung anzusprechen und auf ihrer persönlichen Frequenz zu behandeln. Das ist bereits beim Erstgespräch ungemein hilfreich. Sie können davon ausgehen, dass jeder, der sich erstmalig in Ihre Praxis wagt, eine Spur Unsicherheit in sich trägt. Als Heiler des Nondualen Heilens wissen Sie, dass Menschen in solchen Stress-Situationen bevorzugt den eigenen Heimathafen aufsuchen. Ein Gefühlstyp wird immer größten Wert auf Harmonie legen und er wird sich nur wohlfühlen, wenn Sie als Heiler herzliche Zuwendung und innere Ruhe ausstrahlen. Der Handlungstyp hingegen legt mehr Gewicht auf Kompetenz, Entschlossenheit und zügige Handlungsbereitschaft, die er Ihnen als Heiler abverlangen wird. Wenn Sie mit einem Denktyp typspezifisch arbeiten wollen, tun Sie gut daran, ihm Erklärungsansätze für Ihre Behandlungsmethode zu liefern, da sein kritischer Geist die Vorgänge verstehen möchte. In der Ausbildung wird die typspezifische Kommunikation gelehrt. Die typspezifische Ansprache von Patienten ist aber keineswegs eine Gesprächstaktik, sondern entstammt dem Mitgefühl über die Unterschiedlichkeit individueller Grundkonditionierungen und deren Zwänge.

Auch in der Anwendung der verschiedenen Behandlungstechniken sind typspezifische Unterschiede zu berücksichtigen. Wenn Sie beispielsweise die Nonduale Energiemassage bei einem Handlungstyp anwenden, wird er sich über ein wenig mehr Fingerdruck freuen, ein Gefühlstyp dieselbe Intensität aber möglicherweise als schrecklich grob empfinden. Ein Denktyp wird vielleicht zunächst überhaupt keine Reaktion zeigen, weil er zuhause das Erlebte erst reflektieren muss. In sämtlichen Behandlungstechniken empfiehlt es sich die typspezifischen Unterschiede zu berücksichtigen. Die praktische Umsetzung wird im Rahmen der Ausbildung eingeübt.

9.Kapitel: Die Energie des Heilers

Die Energie eines Heilers ist das eigentliche Kapital, das er einsetzt, um bestmögliche Ergebnisse erreichen zu können. Das gilt aus meiner Sicht für sämtliche Heilberufe, von der Zahnärztin über den Notfallarzt, die Physiotherapeutin, den Heilpraktiker, die Krankenschwester, bis hin zum Psychotherapeuten und natürlich erst recht für einen energetischen Heiler, da die strukturbedingten Gefahren des Ausbrennens allgegenwärtig sind. Während der gesamten Ausbildung im Nondualen Heilen achte ich darauf, dass neben den einzelnen Techniken auch und vor allem die Energie weitergegeben wird, die das Nonduale Heilen insgesamt ausmacht. Auf welche Weise das geschieht ist schwer zu beschreiben. Mich hat es stets ziemlich ernüchtert, wenn in diversen Fortbildungen von Energieübertragungen durch „den Meister" die Rede war und diese mit viel Brimborium durchgeführt wurde. In der Regel waren das Posen und ich habe keine Übertragung gespürt. Bei authentischen Könnern muss hingegen die Energieübertragung nicht besonders betont werden. Sie geschieht ganz selbstverständlich, sozusagen nebenbei. In unseren Ausbildungen bemühe ich mich um eine Atmosphäre, in der nicht nur meine Initialenergie die Hauptrolle spielen soll, sondern zudem die Qualitäten, Lebenserfahrungen und geistigen Kräfte aller Teilnehmer als gleichwertige und bereichernde Ingredienzien die Gesamtenergie hervorbringen, an der jeder angehende Heiler partizipieren kann. Auf diese Weise entsteht etwas, das man in Anlehnung an einen modischen Begriff mit Schwarmenergie bezeichnen könnte. Nachfolgend erläutere ich Ihnen drei Teilaspekte dieses schwer zu beschreibenden Prozesses in der Hoffnung, dass Sie zwischen den Zeilen entnehmen können, worum es mir geht.

Heilende Hände

Die Hände des Heilers sind die Werkzeuge des Nondualen, das durch den Heiler wirkt. Ein authentischer Heiler, der sein Wirken dankbar als Berufung empfindet, wird die Fähigkeit seiner Hände ausbilden und pflegen, wie ein guter Tischler, der seine Säge scharf hält. Die Fähigkeit heilender Hände liegt darin, universelle Energie ungehindert übertragen zu können. Da gibt es Qualitätsunterschiede, denn es ist erforderlich, die Hände zu trainieren um beste Ergebnisse zu erzielen. Aus meiner Sicht sollten die Vertreter sämtlicher Gesundheitsberufe auf die energetische Verfassung ihrer Hände achten.

Im Nondualen Heilen arbeite ich mit zwei Arealen der Hände. Das vorrangig benutzte Areal liegt in der Mitte des Handtellers, rund um den in der Chinesischen Medizin als Laogong bezeichneten Akupunktur-Punkt (Pericard 8). Für punktgenauere Aufgaben nutze ich das Areal der Mittelfinger-Spitze (nähe Pericard 9). Um beide Areale zu sensibilisieren und zu trainieren, empfehle ich folgende einfache Übung:

1. Halten Sie die Mittelfinger-Spitze Ihrer rechten Hand so an den Laogong-Punkt Ihrer linken Hand, dass Sie diesen ganz fein berühren.
2. Warten Sie, bis Sie die energetische Verbindung zwischen Fingerkuppe und Laogongpunkt spüren.
3. Lassen Sie dann Ihren Mittelfinger in diesem Hautabstand im Uhrzeigersinn ganz sanft um den Laogong-Punkt kreisen und erweitern Sie allmählich den Radius.
4. Kreisen Sie so lange Sie es intuitiv als angemessen empfinden.
5. Wechseln Sie dann die Hand und gehen Sie nach dem gleichen Prinzip vor

Dieses einfache Training können Sie jederzeit und überall durchführen, beispielsweise auch im Verkehrsstau oder in der Schlange an der Supermarktkasse. Die beste Wirkung erzielen Sie allerdings, wenn Sie sich in Ruhe ausschließlich auf diese Übung vorbereiten und sie aufmerksam durchführen, ohne abgelenkt werden zu können. Als Heiler sollten Sie diese Übung als selbstverständliches Element in Ihren Alltag einfließen lassen.

Die nächste Übung verstärkt die Sensibilität und Aufnahmefähigkeit des Hauptareals Ihrer Hände. Führen Sie dazu beide Handteller aufeinander zu, bis Sie eine Art Widerstand im Zwischenraum spüren. Diesen Widerstand nenne ich den Energieball. Dieser Energieball, den Sie nun zwischen Ihren Händen halten, interagiert mit den Laogong-Arealen Ihrer beiden Handteller. Machen Sie sich das bewusst und erspüren Sie die Reaktion in Ihren Händen. In der Regel werden Sie ein Kribbeln verspüren, mitunter auch ein leichtes Brennen. Spielen Sie nun mit Ihrem Energieball, indem Sie ihn ein wenig in die linke Hand drücken und dann in die rechte, immer hin und her. So lernen Sie, die Energie in Ihren Händen zu „jonglieren" und bekommen auf diese Weise ein feines Gespür für die Möglichkeiten. Verfahren Sie in ähnlicher Weise auch mit den Spitzen Ihrer beiden Mittelfinger. Möglicherweise wird es etwas länger dauern, bis sich an den Fingern ein Kribbeln einstellt. Bewahren Sie Geduld und üben Sie einfach weiter.

Den Körper mit Energie füllen

Wie ich bei der Beschreibung der Körperebene bereits erläutert habe, wirkt auf uns Menschen permanent ein erheblicher atmosphärischer Druck ein, dem wir nur mit ausreichender Energie standhalten können. Jeder Mensch hat Zeit seines physischen Lebens die Aufgabe, dafür ausreichend Energie zu bilden, um nicht zu erkranken oder vorzeitig zu zerfallen.

Für Heiler gilt das im besonderen Maße. Sie sollten ein erhöhtes Maß an Energie besitzen, um sich selbst gesund zu halten und darüber hinaus Energie übertragen zu können. Um es noch einmal zu wiederholen: als Heiler arbeite ich dann vorzüglich, wenn meine eigene Körper-Energie (die elektromagnetische Energie) in Bestform ist. Dann bin ich in der Lage die universelle Energie bestens weiterzuleiten. Desweiteren habe ich aber als Heiler auch die Möglichkeit, meine eigene Körper-Energie durch Einleitung universeller Energie zu erhöhen.

Um den Körper mit universeller Energie zu füllen gibt es mehrere Möglichkeiten, die in der Ausbildung gelehrt werden. Die einfachste Variante stelle ich hier vor:

1. Die Übung funktioniert am besten im Stehen.
2. Bilden Sie einen Energieball zwischen Ihren Handtellern wie oben beschrieben.
3. Vergrößern Sie den Energieball, indem Sie Ihre Hände langsam voneinander entfernen. Halten Sie dabei aber immer Kontakt zur Energie. Wenn Sie die Hände zu schnell voneinander entfernen, kann es passieren, dass der Kontakt zum Energieball abreißt. In diesem Fall bewegen Sie die Hände wieder aufeinander zu, bis Sie den Energieball erneut fühlen und starten das Auseinanderziehen noch einmal.
4. Vergrößern Sie den Energieball etwa auf die Größe eines aufblasbaren Wasserballs.
5. Halten Sie den Energieball zunächst ganz bewusst vor Ihrem unteren Dantien (Unterbauch).
6. Führen Sie nun den Energieball ganz langsam vor Ihrem Körper nach oben und halten Sie vor dem mittleren Dantien inne (Brust).
7. Führen Sie den Energieball weiter nach oben vor Ihr oberes Dantien (Stirn) und halten wieder kurz inne.
8. Führen Sie nun den Energieball über Ihren Kopf und dann behutsam nach unten, sodass Ihr Kopf in den Energieball eintaucht. Möglicherweise spüren Sie bereits beim ersten Mal ein Energiekribbeln in Kopf und Nacken.

9. Führen Sie den Energieball wieder nach oben und dann vor Ihrem Körper wieder nach unten vor den mittlere Dantien (Brust).
10. Drücken Sie den Energieball sanft in Ihren Brustkorb. Energiekribbeln oder leichte Schauder sind erfreulich und willkommen.
11. Führen Sie den Energieball wieder aus dem Brustbereich heraus und nach unten vor das untere Dantien (Unterbauch).
12. Drücken Sie den Energieball sanft in den unteren Dantien mit der Absicht, ihn dort zu speichern.
13. Legen Sie zum Abschluss beide Hände auf den Unterbauch und machen Sie sich vertraut mit Ihrem unteren Energieteich, den Sie gerade etwas angefüllt haben.

Ach, übrigens: Wenn Sie sich regelmäßig auf diese Weise Energie zuführen, wundern Sie sich bitte nicht, dass Sie dem Barbie- & Ken-Ideal zunehmend weniger entsprechen können. Ich habe noch keine authentischen Heilerinnen und Heiler mit Model-Körpern kennengelernt. Ein kraftvoller Unterbauch, der vor Energie strotzt, passt nicht zu Laufsteg- und Waschbrettbauch-Phantasien.

Energie im Körper leiten

Auch auf die Frage, auf welche Weise die universelle Energie im Körper geleitet wird, gibt es nicht eine allgemeingültige Antwort, denn Heiler können die Energie auf verschieden Weise aufnehmen, weiterleiten und übertragen. In der Ausbildung zum Nondualen Heilen biete ich verschiedene Techniken an. Diese Techniken sind mittels Worte und grafischen Darstellungen nur unzureichend zu beschreiben. Erlernt werden sie durch persönliche Einweisung. Nachfolgend erläutere ich aber eine Variante, um Ihnen eine Vorstellung zu vermitteln.

1. Die universelle Energie wird über den Zentralkanal am oberen Kopf aufgenommen.
2. Der Heiler leitet die Energie durch den Zentralkanal bis in Höhe der Schlüsselbeinansätze
3. Die Energie wird dort bewusst entlang der beiden Schlüsselbeine zu den beiden Armen geführt und fließt entlang der Arme in die Handteller und die Mittelfinger-Spitzen.

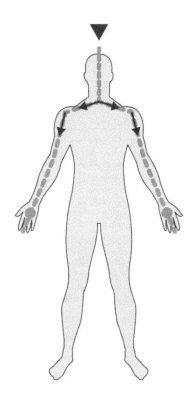

Diese Variante ist sehr vorteilhaft, wenn der Heiler mit beiden Händen am Patienten arbeitet. Die universelle Energie fließt über den Zentralkanal immer nach und versorgt beide Hände.

Arbeitet man mit einer Hand, kann man diese Technik auch nutzen, aber es gibt noch mehrere Varianten. Beispielsweise kann der Heiler die universelle Energie über den Handteller einer Hand „einfangen" und über die Schlüsselbeine in den anderen Arm weiterleiten. Alle Spezialformen hier darzustellen und zu beschreiben, würde den Rahmen des Buches sprengen und wäre auch nicht allzu sinnvoll, da aus meiner Sicht das Energieverteilen auf diese Weise letztlich nicht verstanden und verinnerlicht werden kann.

10.Kapitel: Die praktischen Anwendungen

Heiler oder Coach?

Als Anwender des Nondualen Heilens bin ich gleichermaßen Heiler und Coach. Dazwischen besteht ein Unterschied der, erläutert werden muss. Dazu zunächst folgendes Beispiel:

Thomas, 43 Jahre alt, ist angestellter Geschäftsführer eines mittelständischen Betriebs mit etwa 100 Beschäftigten. Vor 6 Monaten erlitt er für ihn völlig überraschend einen Herzinfarkt. Er war in diesem Moment alleine zu Hause und beschnitt einen Baum in seinem Garten, als er „aus heiterem Himmel" mit starken Schmerzen in Brust und Bauch zusammenbrach. Nur durch die geistesgegenwärtige Reaktion der Nachbarstochter, die gerade aus dem Fenster schaute, sofort die Lage erfasste und den Notarzt rief, konnte Thomas gerettet werden. In der Klinik erfuhr er die sofortige Notfallbehandlung und erholte sich dank der zuverlässig funktionierenden Rettungskette und der sehr zugewandten und fachkundigen Betreuung der behandelnden Mediziner innerhalb weniger Tage. Thomas empfand Dankbarkeit und verstand den Vorfall als Wink des Lebens, der ihm den Hinweis auf eine unumgängliche Veränderung seines Lebens gab. Zuversichtlich begab er sich zum Abschlussgespräch mit dem Chefarzt, der ihm eröffnete, dass sein Herz in einem für sein Alter sehr angegriffenen Zustand sei. In der Voranamnese war auch der plötzliche Herztod seines Vaters bekannt geworden, der mit 49 Jahren bei einer Bergtour gestorben war. Angesichts dieser genetischen Vorveranlagung und des Zustands seines Herzens sei davon auszugehen, dass auch Thomas keine hohe Lebenserwartung habe, ließ ihn der Chefarzt in ruhig-sachlichem Ton wissen. Er sei nach diesem Gespräch geschockt nach Hause gefahren und seine Gedanken kreisten seitdem um die Prognose des Chefarztes. Am meisten sorge er sich um seine beiden Kinder, 10 und 7 Jahre alt, für die er sich verantwortlich fühle und nun fürchte, dieser Verantwortung nicht mehr gerecht werden zu können.

Er sei seit seinem Herzinfarkt arbeitsunfähig, obwohl er sich unmittelbar nach seiner geglückten Rettung vorgenommen habe, in seinem Leben aufzuräumen. Nach dem Gespräch mit dem Chefarzt fühle er sich aber zu nichts mehr in der Lage, könne nachts nicht schlafen und ließe am Tage „alles über sich ergehen".

Was Thomas damit genau meinte, erfuhr ich dann nach und nach, als er mir einen Überblick über seine Lebenssituation gab. Thomas lebte in einer lieblosen Ehe mit seiner Frau, die außerdem eine dauerhafte zweite Beziehung mit einem anderen Mann führte, der seinerseits auch Familienvater war. Er hatte seine Frau geheiratet, als diese „überraschender Weise trotz Verhütung" schwanger wurde, was er im Nachhinein sehr bereute. Seine Frau habe ihm auch inzwischen eingestanden, dass sie damals nicht „die Pille" nahm, obwohl sie ihm das jahrelang versichert hatte. Obwohl auf der Ehe von Beginn an kein Segen lag, hatte Thomas sich in voller Verantwortung gesehen und von Geburt an eine liebevolle Beziehung zu seinem Kind aufgebaut. Nachdem beide nach einiger Zeit das Gefühl hatten, zumindest eine faire Partnerschaft im Sinne ihres Kindes führen zu können, wurde seine Frau plötzlich erneut schwanger. Auch bei dieser zweiten Schwangerschaft hatte er sich überrumpelt gefühlt und sogar den Verdacht gehegt, er sei möglicherweise nicht der Vater. Nach Abwägung aller Aspekte hatte er sich aber dafür entschieden, diesem Verdacht nicht nachzugehen und auch zum zweiten Kind eine liebevolle Beziehung aufzubauen. Thomas versicherte überzeugend, seine Kinder über alles zu lieben. Genauso überzeugend schilderte er mir, dass er absolut nichts mehr für seine Frau empfand, die sich seit Jahren mit anderen Männern traf und seit zwei Jahren diese Zweitbeziehung führte. Kopfschüttelnd berichtete er von seiner maßlosen Enttäuschung darüber, dass seine Frau zwei Tage nach seinem Herzinfarkt ungerührt mit dem anderen Mann in den Urlaub gefahren war und sich nicht einmal gemeldet hatte, als er in der Klinik lag. Die Kinder, um die er sich die meiste Zeit zusammen mit seinen Eltern kümmerte, habe sie kurzerhand bei ihrer Mutter einquartiert, obwohl die Kinder zu dieser Oma nie einen wirklichen Bezug hatten.

Ich möchte an dieser Stelle auf weitere Detailschilderungen von Thomas Lebenssituation verzichten, da alleine damit ein Buch zu füllen wäre. Das Bild, das ich erhielt, war das Bemühen eines verantwortungsvollen Mannes, der einen überaus fordernden Beruf ausübte und sich dazu noch bestmöglich um seine beiden Kinder kümmerte, während sich seine Frau während der gesamten Ehe ihrer Verantwortung als Mutter weitgehend entzogen hatte. Nachdem Thomas mir die Story seines Lebens anvertraut hatte, fragte ich ihn, was ich für ihn tun könne. Seine Antwort war: da er gehört habe, dass ich Menschen ganzheitlich behandele, wünsche er sich einerseits wieder körperlich und seelisch zu gesunden und darüber hinaus aber auch einen Weg zu finden, um aus seiner Lebenszwickmühle heraus zu kommen.

Wenn Sie mit einer solchen Aussage konfrontiert würden, was wären Sie dann: Heiler oder Coach? Wie würden Sie sich positionieren? Thomas hatte im Laufe der Jahre einen bunten Strauß psychosomatischer Symptome ausgebildet und unzählige Stressabdrücke gesammelt. Die körperliche Ebene hatte ihm das deutlichste Warnsignal gegeben und seine vegetative Erschöpfung war weit fortgeschritten. In diesen Problembereichen eine Revitalisierung einzuleiten ist ganz klar eine Aufgabe für einen Heiler. Gleichzeitig befand er sich aber auch in einer Lebensverstrickung, deren Stressoren permanent auf ihn einwirkten. Ohne Veränderung, ohne Neujustierung seines Lebens, würde Thomas kaum aus seiner bedrängenden Lage heraus kommen. Dieses Thema ist eine Aufgabe für einen Coach. Wenn Sie sich Thomas Lebenssituation annehmen wollten, was wären Sie dann? Heiler oder Coach? Wo verläuft die Grenze? Ist es überhaupt sinnvoll, eine Grenze zu ziehen, um dem Gesamtkunstwerk Thomas bestmöglich helfen zu können?

Meine Antwort ist ein klares Nein. Diese Unmöglichkeit, in komplexen Fällen eine Schnittlinie zwischen Heilung und Coaching ziehen zu können, war ein entscheidender Faktor, der mich dazu bewog, das Nonduale Heilen zu entwickeln. Im Nondualen Heilen bin ich beides: Heiler und Coach. Abwechselnd oder gleichzeitig, je nach Situation. Sowohl bei chronischen Erkrankungen, als auch in lebensbedrohlichen Fällen, wenn etwa schulmedizinisch das Urteil „austherapiert" fiel und schlechte Prognosen geäußert wurden, ist es nicht damit getan, die akute Situation zu verbessern, so dass die betroffenen Patienten im selben Muster weiterleben können. Komplexe Erkrankungen verlangen den Blick auf die Gesamtsituation des bedrängten oder bedrohten Lebens. Mit denselben Mustern und Gewohnheiten, die in eine komplexe Erkrankung geführt haben, ist aus dieser nicht heraus zu kommen. Da braucht es Veränderung. Ein klassisches Beispiel ist die Krebserkrankung, die nach schulmedizinischer Behandlung und fünfjähriger Beobachtungszeit ohne Rückschläge als überwunden gilt. Vielleicht äußert der betroffene Patient selbst stolz, er habe den Krebs „besiegt". Und plötzlich, vielleicht nach sechs Jahren, stirbt der Patient. Warum ist das so? Aus meiner Sicht deshalb, weil die Konditionierungen und Stressmuster, die zur Erkrankung geführt hatten, nicht aufgelöst wurden und die körperlich wieder hergestellten Patienten mit den gleichen Stressabdrücken weiterlebten und ihr gewohntes Muster fortsetzten.

Die Techniken des Nondualen Heilens sind so aufgebaut, dass Anwender sowohl als Heiler, als auch als Coach sicher agieren können. Dazu sind unterschiedliche innere Haltungen notwendig. Während ich als Heiler vor allem bei akuten Erkrankungen das Steuer übernehmen muss, empfiehlt es sich als Coach, dieses an den Patienten zu übergeben und allenfalls als Navigator im Hintergrund zu bleiben. In der Ausbildung wird dieser Unterschied ausführlich thematisiert und die praktische Herangehensweise erlernt. Die einzelnen Techniken sind erprobt und ich habe sie so aufgebaut, dass sie sofort nach dem Erlernen angewandt werden können.

Die Praxis des Nondualen Heilens folgt folgender Struktur:

1. Das Erstgespräch:
   Großer Wert wird auf die Führung des Erstgesprächs gelegt. Hierbei stellt der kundige Heiler bereits die Weiche für den weiteren Verlauf.
2. Der Behandlungskompass:
   Der Behandlungskompass beruht auf einem erprobten Muskeltest und erlaubt die Durchführung der Behandlung auf der jeweils geeigneten Ebene.
3. Die Behandlungstechniken:
   Die Behandlungstechniken passen sich an die Erfordernisse des Behandlungsverlaufs an.

Das Erstgespräch

In meiner Praxis melden sich Patienten mehrheitlich telefonisch an, seltener per Email. Der Telefonanruf ist vorteilhafter, da ein erstes persönliches Gespräch entsteht. Unabhängig davon, wer in unserer Praxis den Anruf entgegen nimmt, gilt die Maxime: der Ehrenkodex des Nondualen Heilens schwingt bereits beim ersten Telefonkontakt mit. Patienten, die sich telefonisch melden, sollen sich vom ersten Moment an geachtet und angenommen fühlen. Wir verkörpern diese Haltung nicht als Pose oder als Ergebnis eines Kommunikationstrainings, sondern aus vollem Herzen. Beim Erstgespräch, dem ersten physischen Kontakt in meiner Praxis, wird diese Haltung fortgesetzt. Ganz egal, mit welchem Anliegen Patienten erscheinen, gilt für mich folgendes:

1. Vor mir sitzt ein Mensch der ein Problem hat und nicht ein Problem, das nebenbei noch Mensch ist.
   Das heißt, mich interessiert zunächst weniger die angebliche Krankheit, die bisher gestellten Diagnosen, die Verlaufsprotokolle aus vorangegangenen Untersuchungen, aktuelle Laborparameter oder gar geäußerte Heilungsprognosen. Das sind alles Zutaten, die ich erst später in meine Wahrnehmung des Gesamtbildes einfließen lasse. Mich interessiert vor allem das Gesamtkunstwerk Mensch, das gerade im aktuellen Moment vor mir sitzt.

2. Diesen Menschen, der vor mir sitzt, betrachte ich mit dem inneren Blick und höre aufmerksam zu, wenn der Anlass des Besuches geschildert wird. Dabei höre ich auf alles, besonders auch auf die „so nebenbei" geäußerten Nebensätze, da sich in diesen Bemerkungen oft das Unterbewusstsein der Patienten äußert. Dieses Zuhören ist zeitlich nicht begrenzt und die Dauer der Schilderung ist individuell völlig verschieden.

   Es gibt Patienten, denen ich über die gesamte Dauer der ersten Sitzung nur zuhöre, weil es für den Prozessverlauf günstiger ist. Andere Patienten beenden nach drei Minuten ihre Mitteilungen und manchen muss ich gezielte Fragen stellen.

3. Während dieses Prozesses des Zuhörens baue ich zunächst das heilende Feld auf, im Idealfall vom ersten Moment an. Das heilende Feld habe ich bereits beschrieben.

   Darüber hinaus nutze ich eine Technik, die ich das Typspezifische Energetische Pacen (TEP) nenne. Pacen oder Pacing ist eine Kommunikationstechnik, die es ermöglicht, sich an das auditive und visuelle Ausdrucksverhalten seines Gegenübers anzupassen, mit dem Ziel, eine bestmögliche Atmosphäre herzustellen.

   TEP geht diesbezüglich einen Schritt weiter, denn dabei beachte ich die Grundkonditionierung meines Patienten. Gefühlstypen kommunizieren anders als Denktypen und Handlungstypen drücken sich wiederum anders aus.

   Patienten offenbaren je nach Grundkonditionierung drei völlig verschiedene Grundenergien, denen ich bereits im Erstgespräch entsprechend begegne.

4. Währenddessen „betrete" ich meinen inneren Heilraum und warte ich auf Informationen aus der kosmischen Bibliothek. Was ich darunter verstehe, habe ich auch bereits beschrieben. Jeder Patient, der meine Praxis betritt, bringt im Schlepptau der Problemschilderung auch bereits die Lösung mit. Meine Aufgabe besteht darin, diese ausfindig zu machen.

   Die folgende Grafik verdeutlicht, wie ich dabei vorgehe:

Heilendes Feld

Kosmische Bibliothek

Seele (Heiler) ↔ *Seele (Patient)*

Nonduales Heilen plus Erfahrung

Selbstbeobachtung plus gelebtes Leben

Die Seele jedes Menschen benötigt die Verkörperung im physischen Leben, um sich entwickeln zu können. In jedem Leben geht es darum, das eigene Wesen zu erkennen und zu verwirklichen. Die Seele eines jeden Menschen weiß, worin dieser Auftrag besteht. Die Kunst des Heilers, der das Nonduale Heilen beherrscht, besteht darin, sich zunächst auf der Seelenebene mit dem jeweiligen Patienten zu verbinden. Das ist ein intuitiver Prozess, dessen Beherrschung im Rahmen der Ausbildung gelehrt wird. Ist dieses seelische Ankoppeln vollzogen, geht es darum, auf die Antworten aus der kosmischen Bibliothek zu warten. Der Heiler muss warten, bis die Antwort sich zeigt. Das kann zügig erfolgen oder länger dauern. Mit zunehmender Übung und Erfahrung des Heilers kommen die Antworten zwar schneller, aber dennoch kann es Fälle geben, in denen es länger dauern kann. Dann ist einfach Geduld gefragt.

Tonglen

Tonglen ist ursprünglich eine tibetische Meditations-Praxis, bei der es um die Öffnung des Herzens und um die Technik des Nehmens und Sendens geht. Ich nutze die Essenz von Tonglen in Erstgesprächen mit sehr schwer belasteten oder komplex erkrankten Patienten. Dabei höre ich mit weit geöffnetem Herzen zu und nehme dabei das jeweilige Problem meiner Patienten in seiner gesamten Komplexität auf, wobei sich meistens ein bedrängendes Bild oder Gefühl bei mir einstellt. Dieses Bild oder Gefühl nehme ich in meinem Herzen auf und wandle es dort um. Man könnte auch sagen, ich unterziehe das Problem einer Frequenzänderung. Diese geänderte Frequenz – ein angenehmes Bild oder Gefühl – strahle ich dann wieder aus. Vereinfacht ausgedrückt nutze ich mein Herz als eine Art Bioresonanzgerät, mit dem Effekt, dass sich Erleichterung und Vertrauen bei den Patienten einstellen. Tonglen ist eine fortgeschrittene Technik des Nondualen Heilens, die nicht unbedingt erlernt werden muss, um gut praktizieren zu können. Manche Menschen befürchten, dass sie sich bei dieser Technik mit den Problemen der Patienten überlasten könnten. Diese Furcht ist zwar verständlich, aber unbegründet. Wenn Tonglen gut erlernt wird, ist es eine vorzügliche Unterstützungs-Technik, die sowohl Patienten als auch Heilern hilft.

Der Behandlungskompass

Der Behandlungskompass besteht aus 2 Komponenten. Die erste Komponente ist das Behandlungsdiagramm der im Nondualen Heilen zur Verfügung stehenden Techniken. Dieses Diagramm sichert einen strukturierten Behandlungsablauf. Was genau geschehen soll, auf welcher Ebene sich die jeweilige Behandlung empfiehlt, wird durch die zweite Komponente, den Muskeltest, bestimmt.

Im Nondualen Heilen nutze ich dazu eine Variante des Muskeltestens, den Ringtest. Patienten halten dazu Daumen und Zeigefinger zusammen (alternativ auch Daumen und Mittelfinger oder Ringfinger) und geben dabei ihr individuelles Maximum an Kraft. Ich kalibriere mich zunächst auf die jeweilige Kraft, indem ich versuche, den Fingerring der Patienten auseinander zu ziehen. Im nächsten Schritt überprüfe ich die Funktion des Testes, indem ich Patienten einen stimmigen Satz aussprechen lasse, wie zum Beispiel: „Ich bin ein Mensch". Dabei sollte der Fingerring stabil bleiben, wenn ich daran ziehe, denn die Aussage verursacht keinen Stress. Sprechen Patienten einen unstimmigen Satz aus, wie beispielsweise „Ich bin eine Klapperschlange", wird der Fingerring aufgehen, denn die Muskulatur besitzt dabei nicht die gleiche Kraft. Die Muskulatur reagiert ebenfalls geschwächt bei belastenden Emotionen, destruktiven Gedanken, stressbeladenen Erinnerungen oder Befürchtungen bezüglich der Zukunft. Außerdem wird der Test schwach reagieren, wenn einzelne Körperbereiche getestet werden und in diesen Mangelzustände, Energieblockaden oder Stauungen herrschen. Desweitern eignet sich der Test hervorragend, um den Behandlungsverlauf auszutesten und dadurch zu strukturieren. Dazu teste ich die Angebote des Behandlungsdiagramms durch und bestimme auf diese Weise, auf welcher Ebene und mit welcher Technik die Behandlung erfolgen soll. Kurzum – der Test zeigt an, was auf den verschiedenen Ebenen Stress bereitet.

Muskeltests gibt es in verschiedenen Varianten und sie wurden durch ihre Anwendung in Chiropraktik und Kinesiologie bekannt. Der bekannteste Test aus der Kinesiologie ist der Armtest, bei dem mit dem ausgestreckten Patientenarm gearbeitet wird. Unterarmtest, Standtest, Beintest, Pulstest, Armlängentest und zig weitere Varianten werden in verschiedenen Therapien genutzt, um einen Zugang zum Unterbewusstsein zu erhalten. Darum geht es: mit Hilfe des Muskeltestens habe ich als Heiler die Möglichkeit, das Unterbewusste der Patienten um eine Antwort zu bitten. Bleibt der Test stabil, gibt es bezüglich des jeweiligen Themas keinen Handlungsbedarf. Erhalte ich hingegen eine Stress-Antwort, kann ich als Heiler in Bereiche vorstoßen, die mir über rein rational strukturierte Therapien, wie beispielsweise eine Gesprächstherapie, nicht zugänglich sind. Der Muskeltest wird, egal in welcher Variante, vom schulmedizinischen und schulpsychologischen Establishment als unwissenschaftlich diskreditiert, wie das immer der Fall ist, wenn etwas den verkrusteten Paradigmen oder Interessenlagen nicht entspricht. Damit beraubt sich die orthodoxe Medizin und Psychotherapie selbst eines hilfreichen Werkzeugs, das unter Abwägung aller Vor- und Nachteile bezüglich Diagnostik und Behandlungskontrolle schwer zu schlagen ist und verweigert so Patienten eine wertvolle Hilfe. Um zu verdeutlichen, worum es geht, schildere ich folgenden Fall:

Helga ist 78 Jahre alt und blickt auf ein bewegtes Leben zurück. Erheblich gehbehindert schleppt sie sich in meine Praxis und kommt unumwunden zur Sache. In emotionslosem Ton teilt sie mir lakonisch die für sie wichtigen Eckdaten ihrer Biografie mit: eine lieblose Kindheit voller Gewalt in einem abgelegenen Dorf des Bayrischen Waldes, „schwarzes Schaf" der Familie, mit 16 Jahren auf eigene Faust nach München, mit viel Kampf und großen Entbehrungen Ausbildung in Behindertenpädagogik absolviert, arbeitsreiches Leben, das sie gerne über die Pensionsgrenze fortgeführt hätte, drei gescheiterte Ehen, vier Kinder, mit denen sie kaum Kontakt hat, fünf Enkel, von denen sie nur zwei kennt und ein Sammelsurium chronischer Erkrankungen, die sie nicht alle aufzählen wolle. Das alles sei aber überhaupt kein Problem, denn sie habe ihre Biographie längst in diversen Psychotherapien bearbeitet und sei nun „in Frieden damit". Sie komme in meine Praxis wegen „der Kernfrage ihres Lebens". Sämtliche Beziehungen, in die sie „zeitlebens hineingeraten sei", seien irgendwann im Streit zerbrochen. Das gelte für Liebesbeziehungen wie für Freundschaften und selbst mit ihren Nachbarn läge sie im Streit. Sie könne sich keinen Reim darauf machen, da sie stets versuche „alles richtig zu machen und ihr das auch immer gut gelungen sei". Dennoch habe sie es immer wieder mit Menschen zu tun bekommen, die sich früher oder später im Streit von ihr lösten. Das sei die Tragik ihres Lebens und sie wünsche sich eine Erforschung der Ursache ihres Dilemmas.

Nachdem ich die beschriebenen Vorkehrungen zur Durchführung der ersten Sitzung getroffen habe arbeite ich mit Hilfe des Behandlungskompasses an Helgas Anliegen. Dabei machten wir drei stressbeladene Namen ausfindig: Helgas Vater, die Mutter und den Pfarrer ihres Heimatortes. Sofort ließ Helga mich in schneidendem Ton wissen, dass sie ihre Biographie diesbezüglich aufgearbeitet habe. Sie habe mir das doch gerade mitgeteilt, ob ich das überhört habe. Ich verneine und lasse Helga den Satz aussprechen: *Ich habe meine Biographie aufgearbeitet und bin damit in Frieden*. Der Test reagiert butterweich – eine Stressantwort. Helga ist verblüfft, bleibt aber skeptisch und erklärt mir erneut, dass sie ihrem brutalen Vater, der sie fast täglich schlug, längst verziehen habe. Der Satz *Ich habe meinem Vater längst verziehen* testet erneut butterweich. Wir ermitteln Groll als Stressabdruck, der sich bei Helga im Bauch manifestierte und leiten diesen mit Hilfe der Flow-Technik aus. Auch Helgas Mutter, deren Schwäche und Bigotterie sie in unzähligen Therapiestunden bearbeitet hatte, hinterließ einen Stressabdruck der Sorte *Tiefes Misstrauen*, den Helga im Unterleib lokalisierte. Nachdem wir auch diesen Stressabdruck ausgeleitet haben, reagiert der Test bezogen auf die Eltern stark und Helga ist sichtlich entspannter. Dann kommt der Pfarrer an die Reihe. Der sei im Grunde nur eine Randfigur ihrer Kindheit gewesen und sie habe das Thema in ihren Therapien nicht lange bearbeiten müssen, betont Helga sofort. Ich teste den Satz *Der Pfarrer war nur eine Randfigur* und erhalte erneut eine butterweiche Stressantwort. Helga wird sichtlich unruhig. Ich teste den Satz *Wir dürfen an dem Thema arbeiten*. Der Test reagiert stark, was bedeutet, dass Helgas Unterbewusstsein der Weiterarbeit zustimmt.

Ich fasse nun den Prozess zusammen. Helga erhält klare Erinnerungsbilder an ein Ereignis, das sie siebzig Jahre lang verdrängt hatte. Als kleines Mädchen stand ihre Erstkommunion bevor. Nach dem letzten Kommunionunterricht hatte sie der Pfarrer zu sich gebeten und ihr erklärt, dass sie nun noch die letzte Prüfung ihrer Vorbereitung bestehen müsse. Wenn das gut verliefe, könne er sie zur Erstkommunion zulassen. Er trug seine Soutane, gab sich betont feierlich, nahm Helga bei der Hand und ging mit ihr ins Hinterzimmer der Sakristei. Dann führte der Pfarrer die Hand der verschüchterten Helga unter die Soutane an seinen erigierten Penis. Instinktiv hatte sie sich losgerissen und war so schnell sie konnte nach Hause gerannt, wo sie ihrer Mutter aufgeregt das soeben Erlebte schilderte. Die Mutter schüttelte nur den Kopf und sagte tadelnd: „Das ist nur wieder eine von Deinen Geschichten. So etwas macht der Herr Pfarrer nicht. Warte nur, bis der Papa heute Abend nach Hause kommt. Dann wirst Du schon sehen, was Du von Deinen Lügen hast." Am Abend erhielt Helga ihre übliche Abreibung vom empörten Vater, der dieses Mal noch unerbittlicher zuschlug. Am Sonntag darauf erhielt sie ihre Erstkommunion, erwähnte das Erlebte nie wieder und hatte den Missbrauch des Pfarrers zeitlebens verdrängt. Auch in den absolvierten Psychotherapien sei dieser Vorfall nie zur Sprache gekommen, da sie sich ja auch nicht daran erinnerte. Jetzt, siebzig Jahre später, kamen die Erinnerungsbilder zurück und Helgas Reaktion fiel heftig aus. Sie hatte sofort den Geruch der Sakristei in der Nase, brach in Tränen aus und fing an zu zittern. Wir leiteten mehrere gewaltige Stressabdrücke aus, die sich in Helgas Brust, Bauch und Unterleib manifestiert hatten. Erschöpft, aber erleichtert, verließ sie die Praxis. Beim nächsten Termin teilte sie mir mit, dass sie im Anschluss an die Sitzung vierzehn Stunden tief geschlafen habe und sich nun fühle, als sei ein Bleigewicht von ihr abgefallen.

Ich habe dieses Beispiel gewählt um zu zeigen, welchen Wert der Muskeltest besitzt. Helga war die personifizierte Therapieerfahrung und schleppte dennoch ihr „Bleichgewicht" durchs Leben. Erst mit Hilfe des Behandlungskompasses war Helgas Unterbewusstsein bereit, die alte gut versteckte Erinnerung freizugeben und den damit verbundenen Stressabdruck löschen zu lassen. Ich habe im Laufe meiner Praxiserfahrung unzählige Geschehnisse ähnlicher Art begleiten dürfen und mir ist es völlig egal, ob der Muskeltest als unwissenschaftlich diskreditiert wird. Er ist einfach zu wertvoll, um ihn unberücksichtigt zu lassen. Allerdings muss man ihn auch richtig anwenden und nicht fahrlässig damit umgehen. In manchen Therapiesystemen wird der Muskeltest wie ein Lügendetektor eingesetzt. Es wird ein Ja/Nein-Dualismus aufgebaut, nach dem ein starker Test JA bedeutet und ein schwacher Test NEIN. Ich halte davon nicht allzu viel, weil die Missbrauchsgefahr mitschwingt. Ich kenne zwar fähige Therapeuten, die es verstehen, mit erhaltenen JA/NEIN-Antworten umzugehen, aber es gibt auch andere, die den Test zu oberflächlich werten. Eine therapeutische Todsünde wäre es zum Beispiel gewesen, wenn ich Helga die Frage gestellt hätte *„Gab es einen Missbrauch?"* und mich dabei auf die JA/NEIN-Antwort des

Muskeltests verlassen hätte. Das darf man so nicht machen, denn ich kann damit größte Komplikationen auslösen und infolgedessen komplett falsche Antworten erhalten. Im Nondualen Heilen arbeite ich nicht mit dem JA/NEIN-Dualismus. Der Test signalisiert ausschließlich inwiefern ein Thema stressbelastet ist. Ein NEIN muss nicht unbedingt stressbelastet sein, sondern kann eine im höchsten Maße gesunde Reaktion darstellen. Mir geht es immer nur darum, Stressabdrücke im Organismus aufzulösen und nicht um die Ermittlung einer wie auch immer gearteten „Wahrheit". Jeder hat seine subjektive Wahrheit und Wirklichkeitswahrnehmung. Und jeder Organismus ist unterschiedlich fähig, erlebten Stress zu verarbeiten. Unverarbeitete Stressabdrücke belasten jeden Organismus. Gelingt es diese zu löschen, wird der Organismus wieder mit vollem Potential regulieren, ausgleichen und den Menschen in Balance halten.

Der Behandlungskompass in der Anwendung

Der Behandlungskompass erlaubt es, auf strukturierte Art das Problem des Patienten mit der passenden Behandlungstechnik zusammen zu bringen. Dazu gehe ich wie folgt vor:

1.Test: Behandlung möglich?
Der 1.Test ist ein Vorab-Test, der klärt, ob mit Hilfe des Nondualen Heilens behandelt werden soll. Getestet wird BEHANDELN, NICHT BEHANDELN und ANDERE VERFAHREN. Wenn BEHANDELN schwach testet und eine der beiden anderen Varianten oder beide stark testen, ist auf eine Behandlung zu verzichten. Das kann aus unterschiedlichen Gründen geboten sein. Es kann möglich sein, dass das Nonduale Heilen grundsätzlich für die Problemstellung als ungeeignet empfunden wird. Es kann aber auch sein, dass die Chemie zwischen Patient und Heiler nicht stimmt oder sich Patienten aus unterbewussten Gründen gegen eine Behandlung sträuben.

2.Test: Sabotierende Leitsätze.
Testet der 1. Test bei BEHANDELN stark, spricht nichts Grundsätzliches gegen eine Behandlung. Im zweiten Schritt werden dann behindernde oder sabotierende Leitsätze getestet, die möglicherweise im Patienten aktiv sind. Diese können beispielsweise sein: *Ich darf gesund sein, Ich darf gesünder als mein Mann sein, Ich darf erfolgreicher als meine Frau sein, Ich verdiene Anerkennung, Ich ermögliche ab sofort meine Genesung, usw.* Testet ein solcher Leitsatz schwach, sollte unbedingt zunächst die damit verbundene Blockade aufgespürt und der verbliebene Stressabdruck aufgelöst werden, da diese für einen

weiteren Behandlungsverlauf sabotierend wirken. Gerade bei komplexen Erkrankungen finde ich häufig ein ganzes Arsenal an sabotierenden Leitsätzen und ich verwende ausreichend Zeit und Akribie, um diese zu löschen.

3.Test: Behandlungsebene
Der Kern des Nondualen Heilens sind die neun Ebenen des Menschen und es geht nun darum, die passende Behandlungseben zu ermitteln. Das geschieht mit Hilfe des Muskeltests und die Erfahrung zeigt, dass auf diese Weise der Behandlungsprozess wunderbar eingeleitet wird. Sehr oft kommt es vor, dass ein körperliches Problem zunächst nicht auf der eigentlich passenden Ebene 2 behandelt wird, sondern vielleicht auf Ebene 5, der emotionalen Ebene. Und plötzlich verbessern sich die körperlichen Beschwerden. Oder es läuft genau umgekehrt und eine starke emotionale Überlastung bessert sich durch das Lösen von körperlichen Verspannungen. Seit ich mit dem Behandlungskompass arbeite, komme ich sicher und zügig zu Ergebnissen, die früher länger auf sich warten ließen.

4.Test: Wahl der Behandlungstechnik.
Für jede Behandlungsebene des Nondualen Heilens stehen verschiedene Techniken zur Verfügung. Die Wahl der passenden Technik auf der passenden Behandlungsebene erhöht nochmals die Treffsicherheit der Behandlung. So kann es beispielsweise sein, dass ich in einer Sitzung mit Technik A gute Ergebnisse erziele, der Behandlungskompass bei einem anderen Patienten mit ähnlichen Problemlagen aber Technik B vorschlägt. Der Kompass weist den Weg und es empfiehlt sich ihm zu folgen.

Die Techniken des Nondualen Heilens

Bei den Behandlungstechniken des Nondualen Heilens sitzen oder liegen die Patienten. Sämtliche SmilingSounds-Techniken werden im Sitzen durchgeführt, die anderen Techniken im Liegen. Der Begriff SmilingSounds ist entstanden aus der Kombination zweier Heilmethoden des Inneren Qigong - dem Inneren Lächeln (Smile) und den Heilenden Lauten (Sounds). Bei fast allen Anwendungen des Nondualen Heilens müssen Patienten ihre Kleidung nicht ablegen. Ausnahmen stellen die Nonduale Schmerztherapie und die Nonduale Energiemassage dar, da hierbei hauptsächlich am Rücken oder Bauch behandelt wird.
Nachfolgend erhalten Sie einen Überblick über die einzelnen Behandlungstechniken des Nondualen Heilens. Ich unterscheide dabei zwischen den Basistechniken und den erwei-

terten Techniken. In der Ausbildung zum Nondualen Heilen erlernen die Teilnehmer zunächst die Basistechniken. Damit erhalten sie bereits ein umfassendes Paket, um das komplette Behandlungsspektrum des Nondualen Heilens abzudecken. Die erweiterten Techniken können zusätzlich erlernt werden und verfeinern die Behandlungsmöglichkeiten. Ich beschreibe zunächst die Techniken für die Ebenen 5 bis 8, da diese Ebenen am häufigsten behandelt werden. Danach erläutere ich die Techniken für die Ebenen 3 und 9, bevor ich auf die Meditationen für die Ebenen 1 und 2 eingehe.

11.Kapitel: Die Behandlungstechniken

Heilung der 5. Ebene (Emotionen)

Die Heilung der 5.Ebene ist bei sämtlichen Erkrankungen unerlässlich. Emotionaler Stress und dessen Abdrücke im Organismus stellen die Brutstätte für Störungen auf den folgenden Ebenen 6 bis 9 dar. Ich habe die Zusammenhänge im Laufe des Buches ausgiebig erläutert. Für die Heilung der 5. Ebene stehen vier SmilingSounds-Techniken zur Verfügung, die Basis-Techniken Flow&Spin und Synchro, sowie die erweiterten Techniken Push Forward und Chöd.

SmilingSounds Flow&Spin (Basistechnik)

Die Flow&Spin-Technik ist die tiefgreifendste Methode, wenn es darum geht, emotionale Stressabdrücke aufzulösen, sofern sie gewissenhaft erlernt und geduldig angewendet wird. Ich habe die Technik anhand des Fallbeispiels von Sandro bereits beschrieben (siehe Detailbeschreibung der 5.Ebene). Mir ist keine schneller und gründlicher wirkende Methode bekannt, um alte Stressdämonen endgültig zu verabschieden. Sie ist die häufigste durchgeführte Intervention im Nondualen Heilen, die bei praktisch jeder Behandlung eine tragende Rolle spielt. Die Entdeckung der Flow&Spin-Technik war für mich ein wirklicher Meilenstein in meiner Arbeit als Heiler. Die Technik besteht aus zwei Teilen, dem Flow (im Sinne von Ausleiten) und dem Spin (im Sinne von Drehen oder Ersetzen von belastenden Emotionen). Der Flow dient dazu, den emotionalen Stressabdruck zu löschen, während der Spin heilungsfördernde Emotionen implementiert.

In vielen Fällen genügt es zunächst, den Flow anzuwenden, denn dieser Teil der Technik ist der entscheidende. Nach der Ausleitung und damit endgültigen Verabschiedung von sehr tiefsitzenden, langjährigen Stressabdrücken, wie es bei der 78-jährigen Helga der Fall war, benötigen Patienten eine entsprechende Integrationszeit, um sich an die neue Lage zu gewöhnen. Menschen gewöhnen sich notfalls an alles, auch an uralte Quälgeister. Helgas tiefer Schlaf im Anschluss an die Ausleitung ist ein häufig auftretender Effekt und eine überaus heilsame Reaktion des Organismus. Andere Patienten berichten über aufschlussreiche Träume, Tagträume oder plötzlich auftauchende, längst vergessen geglaubte Erinnerungen an erhebende Momente ihres Lebens. Auch kommt es sehr oft vor, dass sich nach der Ausleitung und der entsprechenden Integrationszeit nährende Emotionen von selbst einstellen und die Folgetage heller und freundlicher gestalten. Insofern kann es geboten sein, den zweiten Teil der Intervention, den Spin, nicht anzuwenden und die Reaktion auf den Flow zunächst abzuwarten. Die Spin-Technik kann dann immer noch in der nächsten Sitzung nachgeholt werden, sofern der Behandlungskompass nicht eine andere Intervention vorschlägt.

Ablauf der Flow-Technik:

Situationsbedingt kann die Flow-Technik mit oder ohne Muskeltest durchgeführt werden. Mit dem Muskeltest kann versteckter Biografiestress sehr zuverlässig aufgespürt werden, aber es gibt auch Themen, bei denen dies nicht oder noch nicht erforderlich ist. Die Variante ohne Muskeltest wird von manchen Patienten bevorzugt, die angeben, besser in sich hinein spüren zu können ohne durch das Testen unterbrochen zu werden. Der Ablauf folgt bei beiden Varianten folgendem Grund-Schema:

1. Patient schildert sein Problem
2. Patient benennt das dazu gehörende belastende Körpergefühl
3. Patient lokalisiert dieses belastende Gefühl im Körper oder Kopf.
4. Patient imaginiert und beschreibt das belastende Gefühl (Form, Farbe, Temperatur usw.)
5. Heiler leitet die Ausleitung des imaginierten Stressabdrucks entlang der Energiebahnen an (Grafik 1)

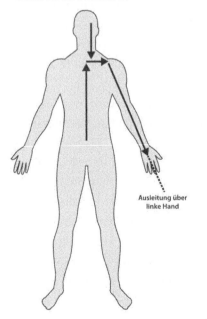
Ausleitung über linke Hand

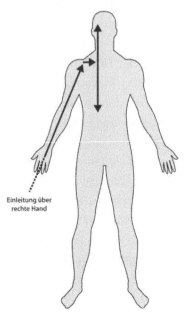
Einleitung über rechte Hand

Ablauf der Spin-Technik:
1. Patient und Heiler ermitteln die passende heilungsfördernde Emotion
2. Patient imaginiert diese Emotion (Form, Farbe, Duft usw.) in rechter Handfläche
3. Heiler leitet die Einleitung der Emotion entlang der Energiebahnen an (Grafik 2)
4. Patient bestimmt den Zielort im Körper
5. Patient legt zum Abschluss die rechte Hand auf den Zielort und macht sich mit der neuen „Lage" vertraut.

SmilingSounds Synchro (Basis-Technik)

In meiner Kindheit hatte ich kurzzeitig einen Freund, der als schusseliges Kind galt. Diese Stigmatisierung schien er regelmäßig zu bestätigen, indem er häufig hinfiel und sich dabei an Knie oder Ellenbogen verletzte. Wenn er danach schreiend nach Hause lief, empfahl ihm seine Mutter stets, die Augen hin und her zu bewegen, um den Schmerz zu lindern. Wie er mir glaubwürdig versicherte, wirkte das zuverlässig schmerzlindernd. Mich schienen diese Storys nicht allzu sehr beeindruckt zu haben, denn ich vergaß sowohl den Jungen, als auch seine Erzählungen, bis ich mich Jahrzehnte später im Rahmen einer Fortbildung plötzlich wieder an ihn erinnerte. In dieser Fortbildung ging es um EMDR, ein Verfahren, das die amerikanische Psychotherapeutin Francine Shapiro Ende der 1980er Jahre publik machte, da sie damit gute Behandlungserfolge bei posttraumatischem Stress erzielen konnte. Sie erfand dafür den imposanten Namen *Eye Movement Desensitization and Reprocessing (EMDR)*. Kern der Methode ist die Bilaterale Hemisphären-Stimulation, ein weiteres Wortungeheuer aus dem Wortschatz der Psychotherapie. Verständlicher ausgedrückt, könnte man die ganze Angelegenheit als Vergangenheitsbewältigung mittels Augenbewegung bezeichnen, also genau das, was die Mutter meines damaligen Freundes als Lösung empfohlen hatte.

Diese bewusst angeleiteten Augenbewegungen stellen ein körpereigenes Phänomen bewusst nach, das in den sogenannten REM-Schlafphasen des menschlichen Traumschlafes beobachtet wurde. Während intensiven Träumens bewegen sich zeitgleich die Augen relativ schnell hin und her. Shapiro stellte diese REM-Phasen in ihrer therapeutischen Arbeit nach, indem sie mit den Fingern winkte und die Augen ihrer Patienten diesen Bewegungen folgen ließ. Selbst hartnäckige Blockaden konnte sie mit dieser Methode „wegwinken" und EMDR wurde allmählich zu einem bevorzugten Verfahren bei der Behandlung posttraumatischer Belastungsstörungen.

Die Wirkhypothese besagt, dass EMDR die beiden Gehirnhälften (Hemisphären) anregt, um dadurch eine Stressverarbeitung einzuleiten. Aus meiner Sicht wirken sich die Augenbewegungen zudem auch entspannend auf die gesamte Körpermuskulatur aus, da sie Muskulatur der Augen entscheidenden Einfluss auf das Zusammenspiel des gesamten Muskel-Systems ausübt.

Die Methode ist im Grunde einfach und muss nicht überflüssiger Weise mit Bedeutung suggerierenden Wortschöpfungen aufgeladen oder durch umständliche Anwendungsprotokolle verkompliziert werden. In der SmilingSounds-Synchro-Technik nutze ich die Essenz von EMDR, das „Winken", habe den Ablauf deutlich vereinfacht und wirksame energetische Komponenten hinzugefügt. SmilingSounds-Synchro kann sowohl mit, als auch ohne Muskeltest durchgeführt werden und ist in vielen Fällen das erste Mittel der Wahl, um akuten Stress zu verringern. Ich nutze SmilingSounds-Synchro bei vielen Patienten bereits in der ersten Sitzung nach dem Einleitungsgespräch. Das ist insofern von Vorteil, da Patienten dadurch auf leichte und spielerische Weise das Wesen des Nondualen Heilens kennenlernen und somit Vertrauen schöpfen. Mein Ziel ist es ja grundsätzlich, dass Patienten nach jeder Behandlung gestärkt und zuversichtlich nach Hause gehen. Mit der Synchro-Technik kann der Pfad zur Heilung vom ersten Tag an wunderbar aufgezeigt werden.

Eine Spezial-Technik, die sich in unzähligen Behandlungsverläufen praktisch aufgedrängt hat, ist die Kombination aus Flow und Synchro. Dabei behandle ich oberflächliche Stress-Themen zunächst mit Synchro und wechsle auf die Flow-Technik, sobald tiefliegende Stressabdrücke aufgespürt werden. Diese Kombination ist äußerst effektiv und setzt im Organismus von Patienten sofort regulatorische Prozesse in Gang, die mittels Solonutzung der Techniken langsamer voranschreiten würden.

SmilingSounds Push Forward (Erweiterungs-Technik)

In der Push-Forward-Technik nutze ich die Kraft eines persönlichen Mottos, um einen Veränderungsprozess einzuleiten - getreu dem Konzept des Nondualen Heilens, jede Behandlung möglichst ganzheitlich erfahrbar zu machen. Die Formulierung eines Mottos findet zunächst auf der gedanklichen Ebene statt. Gedanken werden aber von Emotionen gefüttert und daher ist es wichtig, ein Motto emotional erfahrbar zu machen. Bei der Push Forward-Technik lenken wir dafür den Fokus auf die Bauchregion.

Dem amerikanischen Neurowissenschaftler Michael Gershon ist es zu verdanken, dass ein altes Volkswissen („...*es ist so ein Bauchgefühl!*") wissenschaftliche Untermauerung erfährt. In seinem bereits 1998 erschienen Buch *The Second Brain* weist er nach, dass die 100 Millionen Nervenzellen, die unsere Eingeweide umhüllen, quasi ein Abbild unseres Kopfhirns sind. Damit wird ein altes daoistisches Wissen bestätigt, sowie Übungen aus dem Inneren Qigong (Nei Gong), die genau dieses Bauchgehirn trainieren. In der daoistischen Tradition wird empfohlen, das Kopfgehirn nur bei sehr komplexen strategischen oder planerischen Aufgaben verstärkt zu nutzen und es ansonsten durch das Bauchgehirn zu entlasten. Die westliche Forschung weiß durchaus, dass eine verstärkte Hirntätigkeit bis zu 80% unseres Energievorrates aufzehrt. Denken verbraucht Energie und die Frage drängt sich auf, inwieweit mit den restlichen 20% alle Funktionen des Organismus ausbalanciert arbeiten können.

Mit Hilfe der Push-Forward-Technik wird der Fokus auf die Bauchregion gelegt, um ein kraftvolles Motto in unserem „zweiten Gehirn" zu verankern und Energiereserven anzulegen. Das Nervengeflecht des Bauches in den Vordergrund zu rücken ist aus meiner Sicht ein entscheidender Schritt, um Stressüberlastungen, die oft mit unablässigem Grübeln verbunden sind, zu korrigieren. In der Behandlung von überlasteten oder komplex erkrankten Patienten kann ich regelmäßig feststellen, dass der innere Dialog zwischen Kopf- und Bauchgehirn nicht mehr funktioniert und sich somatische Symptome in der Bauchregion einstellen. Die Push-Forward-Intervention nutzt die Verlässlichkeit unseres Bauchgehirns, um Veränderungs-Impulse zuverlässig abzuspeichern.

Der Ablauf der Push Forward-Intervention geschieht nach dem folgenden groben Muster:

1. Die Art der emotionalen Beeinträchtigung ermitteln
2. Ein kraftvolles Motto entwickeln und dieses zu Papier bringen
3. Dieses Papier und ein schwarzes Tuch auf dem Boden auslegen
4. Patient stellt sich auf das schwarze Tuch, schließt die Augen und imaginiert die emotionale Beeinträchtigung inklusive aller belastenden Faktoren.
5. Push Forward durchführen. Hierbei wird eine Übung aus dem Nei Gong genutzt, um die Frequenzen aller belastenden Gedanken und Emotionen in das schwarze Tuch zu übertragen. Anschließend wird der Patient mit Hilfe kraftvoller Kommunikation dazu ermutigt, entschlossen zum ausgelegten Papier zu gehen und sich darauf zu stellen.

6. Das Motto im Körper verankern. Der Patient spürt in sich hinein und erfühlt die Kraft seines Mottos.
7. Erfolgskontrolle. Der Patient stellt sich erneut auf das schwarze Tuch und fühlt sich in die belastende Situation hinein. Anschließend stellt er sich wieder auf das Papier mit seinem Motto. Diese Wechsel werden wiederholt, bis es der Patient nicht mehr aushält, sich erneut auf das schwarze Tuch zu stellen. Das ist in der Regel spätestens nach 3-4 Durchgängen der Fall.
8. Push Forward im Gehirn verankern. Nun wird der weiße Bogen mit dem Motto auf einen Stuhl gelegt. Der Klient setzt sich darauf und die Energie des Mottos wird mit einer Nei Gong-Technik über die Wirbelsäule bis in den frontalen Cortex geleitet
9. Push Forward im Bauch verankern. Die Energie des Mottos wird über Gesicht, Hals und Brust bis in den Bauch geleitet und dort verankert.

Die Push Forward-Intervention eignet sich vor allem für Fälle, in denen es an der letzten Entschlusskraft fehlt, um die Weichen in Richtung eines gesunden Veränderungsprozesses zu stellen.

SmilingSounds Chöd (Erweiterungs-Technik)

Chöd ist ursprünglich ein altes Heil-Ritual aus der tibetischen Psychologie, in dem ich mich vor Jahren habe ausbilden lassen. Dabei wird die Kraft innerer Dämonen, die nichts anderes als emotionale Stressabdrücke sind, gebrochen. Die Essenz dieses kraftvollen Rituals liegt darin, den „Dämon" nicht zu bekriegen, um ihn loswerden zu wollen. Stattdessen verfüttert man sich selbst an den Dämonen, bietet sich ihm an, lässt sich am Spieß braten und vertilgen, bis er gesättigt von dannen zieht. Das mag sich gruselig anhören, wird aber in der praktischen Durchführung von Patienten als überaus wohltuend und erleichternd empfunden. Eine innere Befreiung stellt sich ein. Diese Vorgehensweise ist nondualistisch im reinsten Sinn, da der Dämon nicht als Gegner gesehen wird und passt daher hervorragend zum Nondualen Heilen. Im Original ist das Ritual sehr sperrig. Man muss trommeln und ein Mantra singen. In Tibet wurde der Prozess oft auf Friedhöfen durchgeführt. Die Essenz von Chöd ist ungemein kraftvoll, was mich dazu veranlasst hat, daraus eine Behandlungstechnik zu entwickeln, die in den Rahmen einer modernen Heiler-Praxis passt. Ich kann den Chöd-Prozess nicht gut in Worten beschreiben und verzichte an dieser Stelle darauf. Chöd ist eine Erweiterungs-Technik innerhalb des Nondualen Heilens und kann von erfahrenen Heilern erlernt werden, die bereits mit den Basis-Interventionen intensiv gearbeitet haben.

Heilung der 6. Ebene (Gedanken)

Destruktive Gedanken erzeugen durch den beschriebenen Nocebo-Effekt eine massive Beeinträchtigung unserer Vitalität. Zuversichtliche Gedanken sind dagegen die Grundlage dafür, dass sich unsere Körper-Energie aufbauen kann. Gerade bei komplexen Erkrankungen sind zuversichtliche Gedanken ein ganz wesentlicher Baustein des Genesungsweges. Im Nondualen Heilen stehen drei Methoden zur Verfügung, um die Beschaffenheit von Gedanken aus der Nocebo-Umklammerung zu lösen und in eine zuversichtliche Richtung zu verändern. Die beiden Basis-Techniken sind SmilingSounds Mind Change und SmilingSounds Energetic Swish. Als Erweiterungs-Technik gibt es das wichtige Tool Lösungsorientierte Gesprächsführung.

SmilingSounds Mind Change (Basis-Technik)

Nehmen wir an, Sie wären von einem destruktiven Gedanken beherrscht, wie beispielsweise: „Ich bin nicht gut genug". Dann hinterließe dieser Gedanke unangenehme Empfindungen in Ihrem Organismus. Nach meiner Erfahrung erzeugt ein derartig ungünstiger Leitsatz sowohl Stressempfindungen wie Druck, Kribbeln oder Stechen im Oberkörper, als auch eine unklare und unruhige Empfindungslage im Kopf. Wie der Trommler auf einer römischen Sklavengaleere bestimmt der destruktive Leitsatz den Takt des Lebens, wirkt sich krankheitsbildend aus oder verhindert die Verwirklichung des eigenen Wesens. Dieser gnadenlose Trommler kann in den meisten Fällen im präfrontalen Cortex, einem Teil des Frontallappens hinter der Stirn verortet werden. Das ist neurobiologisch betrachtet die Region, in der sich alte Konditionierungen und deren Leitbefehle einbrennen und ihre destruktiven Kommandos in alle möglichen Körperregionen verbreiten.
SmilingSounds Mind Change ist eine Technik, die es ermöglicht, den Sklaventreiber zu verbannen. Im ersten Schritt werden die Stressempfindungen, die der Leitsatz permanent unterschwellig auslöst, aufgespürt und ähnlich der Flow-Technik ausgeleitet. Im zweiten

Schritt visualisiert der Patient den Leitsatz (Form, Farbe und Größe der Buchstaben). Meistens erscheint die Schrift in großen uns massiven Lettern und es geht nun darum, diese im Geist manifestierten Monumente persönlicher Unzulänglichkeit ins Wanken zu bringen, bis sie in sich zusammenfallen. Ich nutze dazu meistens die Analogie zu den einstürzenden Türmen des World Trade Centers, da diese Bilder in vielen Menschen präsent sind. Patienten können sich aber auch vorstellen, dass der als so unzerstörbar empfundene Leitsatz auf morastigem Terrain steht und nun allmählich versinkt. Der Vorstellungskraft sind hier keine Grenzen gesetzt, solange das Bild von Patienten als stimmig empfunden wird.

Im dritten Schritt wird die Frequenz eines günstigen, heilenden Leitsatzes im Frontallappen implementiert. Dieser neue Leitsatz muss inhaltlich zum Thema passen und könnte bezogen auf unser Beispiel lauten: „Ich kenne meinen Wert und vertraue meiner Wahrnehmung". Dieser neue Leitsatz wird zunächst vom Patienten visualisiert, sodann in Form, Größe und Farbe beschrieben und solange verändert, bis er stimmig und motivierend erscheint. Dann wird die Frequenz des neuen, heilenden Leitsatzes über den Laogong-Punkt der rechten Hand in den Körper aufgenommen und über die rechte Energiebahn bis zum Frontallappen geführt. Während dieses Prozesses spricht der Patient seinen neuen Leitsatz wiederholt aus und verankert ihn schließlich erstmals, indem er die rechte Hand auf die Stirn legt. Der gesamte Mind-Change-Prozess dauert niemals länger als eine Sitzung. Abschließend zeige ich Patienten dann noch, wie sie die Verankerung ihres neuen Leitsatzes zu Hause vertiefen können.

SmilingSounds Energetic Swish (Basis-Technik)

Das ursprüngliche Swish-Muster ist eine Technik des von Richard Bandler und John Grinder entwickelten Neurolinguistischen Programmierens, dessen Kernbotschaft lautet: „Jede mentale Steuerung ist veränderbar!". Das *Swish-Muster* ist eine recht einfache Technik, deren ursprüngliche Variante im Prinzip so funktioniert:

Denke an eine Gewohnheit, ein Gefühl oder ein Muster, das Du gerne verändern möchtest. Schließe Deine Augen und mache Dir ein Bild der unerwünschten Situation, inklusive aller begleitenden Faktoren. Lege nun einen schwarzen Rahmen um das Bild. Stell dir nun eine Situation vor, in der Dir bereits die Veränderung gelungen ist. Betrachte Dich dabei von außen. Beobachte, wie Du Dich verhältst. Sieh, höre, fühle, rieche oder schmecke, was Du als angenehm empfindest. Lass nun dieses attraktive Bild zu einem kleinen schwarzen Quadrat zusammenschrumpfen und platziere es in die rechte untere Ecke des schwarz eingerahmten Bildes, das Du Dir zuerst vorgestellt hast. Lass nun das schwarz eingerahmte

Bild immer dunkler werden und einschrumpfen, während Du gleichzeitig das attraktive Bild immer größer und heller werden lässt. Denke oder flüstere dabei das Geräusch SWISH.

Je nach persönlicher Veranlagung ist es möglich, bereits mit dieser simplen Swish-Übung einen Veränderungsprozess einzuleiten. Erfahrungsgemäß funktioniert einfache Veränderungstechnik recht gut bei Menschen mit einem guten bildlichen Vorstellungsvermögen. Im Nondualen Heilen lege ich größten Wert auf energetische Zusammenhänge und arbeite mit Techniken, die eine ganzheitliche Wahrnehmung der vollzogenen Veränderungen ermöglichen. Aus diesem Grund habe ich das Swish-Muster weiterentwickelt. Mit dem Energetic Swish geschieht die Veränderung nicht nur auf der mentalen Ebene, sondern wird mindestens auf den Ebenen 5 bis 8 wahrnehmbar.

Der Energetic Swish wird in 11 Schritten durchgeführt:

1. Erarbeitung eines konkreten Ziels. Was soll erreicht werden?
2. Ermitteln des schädlichen Gedankenmusters.
3. Imagination des dadurch entstandenen selbstschädigenden Verhaltens.
4. Die damit verbundenen körperlichen Bedrängungen erspüren.
5. Das entstandene Bild an einem Platz im Vorstellungsraum „parken".
6. Ermitteln eines heilenden Leitsatzes.
7. Imagination des damit verbundenen erwünschten Ziels.
8. Erarbeitung eines persönlichen Heilcodes.
9. Aufnehmen der Frequenzen des Zielbildes und des Heilcodes in den Organismus.
10. Energetic Swish mehrmals durchführen. Der Patient imaginiert dabei abwechselnd sein altes belastendes Muster und das neue Zielbild mit Heilcode und erfühlt dabei ganzkörperlich den Unterschied.
11. Verankerung der neuen Frequenzen im unteren Dantien.

Der treffsicheren Erarbeitung des Heilcodes kommt dabei eine besondere Bedeutung zu. Der Heilcode ist ein codiertes Wort oder Wortbild, das individuell auf den jeweiligen Patienten und dessen benanntes Ziel zugeschnitten ist und außer ihm selbst niemand verstehen muss. Ein Beispiel:

Mona hat Wirbelsäulenprobleme. Nachdem sie ihr Zielbild der neuen, gelenkigen und schmerzfreien Mona imaginiert hat, entwickelt sie ihren Heilcode KATZE, da sie die Geschmeidigkeit einer Katze als hilfreich für das Heilen ihrer Wirbelsäule empfindet.

Meine Rolle als Heiler ist dabei allenfalls auf das Anbieten von Vorschlägen beschränkt. Besser ist es, wenn ich als Heiler eine Atmosphäre erzeuge, in der Patienten ihren persönlichen Heilcode selbst entwickeln. Ein Mann mit Gewichtsproblemen entwickelte beispielsweise den Heilcode GOLDSTRAND und verband dabei einen Urlaub am Schwarzen Meer, bei dem er in bester körperlicher Verfassung war. Die Erfahrung zeigt, dass die Kombination der verschiedenen Veränderungsreize im Energetic Swish deutlich bessere Ergebnisse bringt, als die Beschränkung auf das reine Swish-Muster. Dem Heilcode kommt dabei eine große Bedeutung zu.

Lösungsorientierte Gesprächsführung (Erweiterungs-Technik)

Der Titel mag verwundern. Geht es denn in der täglichen Arbeit von Heilern nicht immer um Lösungen? Und ist daher nicht jedes Gespräch ganz selbstverständlich lösungsorientiert? Nun, so einfach ist die Sache nicht. Als ich mir kürzlich die Studienunterlagen des Faches Psychologie einer deutschen Universität anschaute, entdeckte ich bereits in der Einleitung den Satz: „Die konsequente Problemorientierung ist ein wesentlicher Bestandteil des Studienprogramms." Dieser Satz offenbart die psychopathologische Grundhaltung, die Psychologie-Studenten auch heute noch anerzogen wird. In der späteren beruflichen Praxis führt diese Ausbildung dazu, dass Therapeuten tendenziell viel zu lange den Fokus auf die Probleme ihrer Klienten legen. Dadurch entstehen mitunter quälend lange Therapiezeiten, in denen Klienten lernen, sich prima im Problem auszukennen, aber selten brauchbare Lösungen entwickeln.

Leider ähnelt diese psychopathologische Haltung strukturell immer noch der Arbeitsweise von Psychologen der ersten Generation um Siegmund Freud, die zu Beginn des 20.Jahrhunderts davon ausgingen, dass eine intensive Beschäftigung mit den Ursachen des Problems und ein intensives Nacherleben der beste Weg zur Heilung sei. Wäre diese Annahme zutreffend, gäbe es keine posttraumatischen Belastungsstörungen, in denen Betroffene ja das traumatisierende Ereignis wieder und wieder nacherleben. Mit der klientenzentrierten Gesprächstherapie von Carl Rogers kam in den 1950er Jahren ein neuer Wind in die Behandlungsmethoden. Auch Fritz Perls' Gestalttherapie oder Eric Bernes Transaktionsanalyse wiesen den Weg aus einer ausschließlich problemorientierten Behandlung. Vor allem Rogers setzte sich dafür ein, dass sich Therapeuten und Klienten auf Augenhöhe begegnen sollten, wodurch sich Klienten kompetenter im Umgang mit ihren Problemen fühlten. Der eigentliche Durchbruch zu einer lösungsorientierten therapeutischen Haltung kam dann in den 1980er Jahren und ist eng mit den Namen Steve de Shazer und Insoo Kim Berg verbunden. Diese beiden Pioniere der Lösungsorientierten Kurztherapie postulierten eine konsequente Ausrichtung auf Lösungen und Ziele, um therapeutische Erfolge überhaupt oder deutlich schneller erreichen zu können. Ihr Motto war: *„Wir lösen keine Probleme, wir konstruieren Lösungen!"*. Der Erfolg gab ihnen Recht, denn gekonnt angewandte lösungsorientierte Verfahren erzeugen bei Klienten rasch das Gefühl, selbst ihres Glückes Schmied sein zu können und benötigen nur einen Bruchteil der Zeit althergebrachter psychotherapeutischer Verfahren.

Die *Lösungsorientierte Gesprächsführung*, wie ich sie im Nondualen Heilen anwende und unterrichte, basiert auf den Erkenntnissen der Lösungsorientierten Kurztherapie, wie sie ursprünglich von de Shazer/Berg entwickelt und von anderen Vertretern des Konstruktivismus wie Paul Watzlawick, John Weakland, Richard Fisch oder John Walter und Jane Peller mit- und weiterentwickelt wurden (Walter/Peller, 1994). Ich habe diese aus meiner Sicht wertvollen Methoden gestrafft und typspezifisch weiterentwickelt. Entstanden sind Behandlungsprotokolle, die eine typgerechte Kommunikation ermöglichen, denn Gefühlstypen, Denktypen und Handlungstypen benötigen eine unterschiedliche Ansprache, um möglichst rasch Vertrauen fassen zu können.

Jeder kennt es aus dem Alltag: problemorientierte Gespräche saugen Energie ab, während Gespräche über Lösungen, Ideen und Zukunftsperspektiven Kraft geben und inspirieren. Genau so verhält es sich im Verhältnis zwischen Heiler und Patient. Problemorientiertes Sprechen verstärkt das Problem, während eine lösungsorientierte Gesprächsführung die Energie im Raum umwandeln kann. Die Gesprächsvirtuosen unter den Heilern benötigen mitunter keine anderen Interventionen, um Veränderungsprozesse gut anzuregen und zu begleiten. Im Gespräch liegt ein enormes Lösungspotential, das je nach kommunikativem Geschick genutzt werden kann.

Die typgerechten Arbeitsprotokolle der Lösungsorientierten Gesprächsführung habe ich so konzipiert, um Klienten Schritt für Schritt in eine zielorientierte Haltung zu führen. Im nächten Schritt wertschätzen wir ihre persönliche ‚Erfolgsgalerie', also jene Momente und Phasen ihres Lebens in denen Vitalität, Urvertrauen oder Selbstgewissheit ausgeprägt vorhanden waren und untersuchen gemeinsam die dabei angewandten Erfolgsstrategien. Dieses Erinnern an Zeiten voller Liebe, Erfolge, Gesundheit, Durchsetzungsvermögen, Motivation oder glückliche Gelassenheit verstärken wir durch entsprechende energetische Techniken, die Patienten diese Erinnerungen ganzkörperlich nacherleben lassen. Diese

Wiederauferstehung eigener Ressourcen kann bezüglich ihrer Wirkung auf den Gesundheitsprozess gar nicht hoch genug bewertet werden. Daher ist das Modul Lösungsorientierte Gesprächsführung eine Technik, die jeder Heiler beherrschen sollte und mit deren Anwendung alleine schon viel zu erreichen ist. Dennoch biete ich das Modul als Erweiterungs-Technik an, da es aus meiner Sicht günstiger ist, wenn die Basis-Techniken vorher beherrscht werden.

Heilung der 7. Ebene (Körper-Energie)

Ohne Heilung der 7. Ebene und der Wiederherstellung eines vitalen Energielevels kann es keine dauerhafte Gesundung auf der 8. Ebene, der Körper-Ebene, geben. Kennzeichnend für die heutige Lebenssituation vieler Menschen ist das Phänomen, dass sie sich immer irgendwie ein wenig krank fühlen und keine wirklich dauerhaft stabilen Phasen von Gesundheit erreichen. Irgendwas ist immer im Argen, es zwickt hier und da, man ist immer mal wieder erkältet oder hat Nahrungsunverträglichkeiten oder Allergien entwickelt, die einen latent belasten. Und das sind noch die harmlosen Varianten des Phänomens. Chronische Erkrankungen ohne klare Diagnosen, Schilddrüsenprobleme, psychische Überlastungen oder Hyperaktivität sind dann die logischen Folgen. Verantwortlich für derartige Probleme ist ein Energie-Defizit infolge ungelöschter Stressabdrücke, die sich auf den vorherigen Ebenen eingenistet haben. Hinzu kommt die allgegenwärtige Reizüberflutung durch Smartphones, Bildschirmarbeit und Bildschirmfreizeit, gepaart mit zuckerhaltigen Ess- und Trinkgewohnheiten und dem Konsum industriell vorgefertigter Nahrungsmittel, die oftmals den Namen nicht mehr verdienen.
In einer bereits 2014 vom Robert-Koch-Institut durchgeführten repräsentativen Umfrage gaben 43 Prozent der Frauen und 38 Prozent der Männer an, chronisch krank zu sein. Gemäß einer aktuellen langfristig angelegten Untersuchung der Medizinischen Hochschule Hannover werden immer mehr jüngere Menschen chronisch krank. So stieg die Herzinfarktrate bereits in der Altersgruppe zwischen 45 und 60 in den letzten Jahren stetig an und immer mehr jüngere Menschen bekommen Diabetes (Geyer/Eberhard, 2021). Diabetes ist dann oft der Anfang eines Leidensweges in die Multimorbidität. Gemäß der Studie *Chronisch krank sein in Deutschland* der Frankfurter Goethe Universität gaben etwa 50% der befragten Männer und 56% der Frauen zwischen 50 und 64 Jahren an, bereits an

zwei oder mehreren chronischen Erkrankungen zu leiden. Ab 65 Jahren erhöht sich der Anteil der Menschen mit fünf oder noch mehr chronischen Krankheiten (Güthlin, Köhler, Diekelmann, 2020). Die bislang seit Jahrzehnten steigende durchschnittliche Lebenserwartung bedeutet nicht, dass die Menschen länger gesund sind. Im Gegenteil, sie werden gleichzeitig früher krank. In den USA sinkt allerdings auch die Lebenserwartung seit 2014 kontinuierlich. Die zwischen 1981 und 1996 geborenen Amerikaner stellen heute den größten Teil der US-Bevölkerung und deren Gesundheit nimmt mit zunehmendem Alter erheblich schneller ab, als die der vorherigen Generation. Bluthochdruck, schwere Depressionen und Hyperaktivität wurden als ursächliche Faktoren dieser Entwicklung erkannt (Quelle: Blue Cross Blue Shield). Der American Way of Life mit seinem dafür erforderlichen hohen Stresslevel fordert seinen Tribut und wird als Taktgeber der westlichen Welt dazu führen, dass andere Länder mit ähnlichen Lebensgewohnheiten auch diese Entwicklung erfahren werden.

Der von Ratlosigkeit geprägte Versuch, mit allopathischen Medikamenten gegen durch Stressüberlastung entstandene Erkrankungen anzugehen, verstärkt das Problem viel zu oft, da der Organismus zusätzliche Energie aufwenden muss, um diese Medikamente zu verarbeiten. Besonders deutlich wird dieser Zusammenhang bei schweren Erkrankungen, die oft mit einem wahren Arsenal an Kampf-Medikamenten behandelt werden. Viele schwer erkrankte Patienten, die mich in meiner Praxis aufsuchen, weil es ihnen trotz intensiver schulmedizinischer Behandlung nicht besser geht, sind energetisch am Boden und benötigen zunächst eine Behandlung auf der 7. Ebene. Aber auch Patienten, die eine Operation überstanden, haben einen reduzierten Energiestatus, was nach meiner Erfahrung nicht nur mit dem Eingriff selbst, sondern auch mit der Narkose zusammen hängen kann oder mit dem Aufwach-Prozess aus selbiger. Und natürlich sind da auch die Burnout-Fälle, die aus sich selbst jeden Funken Energie gepresst haben, wie der Barkeeper aus einer Zitrone. Sie alle benötigen zunächst eine Behandlung auf der 7. Ebene, um die Revitalisierung schnellstmöglich einzuleiten.

Zur Heilung der 7. Ebene stehen im Nondualen Heilen folgende 3 Basis-Techniken zur Verfügung:

1. Nonduale Energieübertragung
2. Nonduale Ordnungstherapie
3. EVA-Korrektur

Außerdem gibt es 4 Erweiterungs-Techniken:

1. SmilingSounds Tonglen
2. SmilingSounds Organgespräch
3. SmilingSounds Burnout-Spezial
4. Nonduale Feuer-Meditation

Nonduale Energieübertragung (Basis-Technik)

Wie ich bereits erläutert habe, hatte ich die Möglichkeit, energetische Heilverfahren verschiedener Kulturen zu erlernen. Ich begegnete dabei ungemein fähigen Heilerinnen und Heilern, die ihre Heilkunst Energetisches Heilen, Geistheilen, Kosmisches Qigong, Integriertes Heilen, Reiki oder wie auch immer betitelten. Alle Traditionen hatten gemeinsam, dass sie die Kraft ihrer Heilkunst aus dem Unaussprechlichen, Göttlichen, Universellen oder Kosmischen bezogen, für das es verschiedene Begriffe gibt, die alle dasselbe meinen. Wirklich wahrhaftige Heiler sehen sich selbst niemals als Ursache eintretender Heilungen, sondern allenfalls als Mittler zwischen den Welten. Worin sich alle meine Lehrerinnen und Lehrer indes unterschieden, waren die praktischen Techniken der Energieübertragung. Eine Heilerin legte dazu ihre Hände auf die bekleideten Patienten, ein anderer Heiler bestand darauf, dies nur auf nackter Haut zu tun. Einer legte die Hand nur auf den Solarplexus, eine andere nur um die Füße. Wieder andere berührten ihre Patienten überhaupt nicht und reinigten nur die Chakren. Manche Lehrer bestanden darauf, nur ihre Art der Energieübertragung als die „einzig richtige" anzuwenden, nach dem Motto *An meinem Wesen soll die Welt genesen*. Eine solche Haltung ist schade, denn sie verkennt, dass jeder angehende Heiler seinen persönlichen Zugang entwickeln sollte. Das ist jedenfalls meine volle Überzeugung und mit dieser Haltung bilde ich auch aus. Insofern werde ich die einzelnen Techniken dieses Kapitels nicht im Detail beschreiben, sondern nur grob skizzieren. Bei der Nondualen Energieübertragung geht es darum, den Energiestatus des Patienten anzuheben. Wie genau das geschieht ist im Grunde egal, denn es zählt nur das Ergebnis. Viel entscheidender ist das Energiepotential des Heilers, der selbst einen Überschuss an Energie besitzen sollte, sowie dessen ausgeprägte Intuition, von der er sich führen lässt. Legt er dazu die Hände auf den Solarplexus kann das genauso passend sein, wie die Berührung der Fußsohlen oder das Halten des Kopfes. Es muss eben passen und diese energetischen Prozesse presse ich nicht in ein Regelsystem. Während der Ausbildung zeige ich

Beispiele für die Energieübertragung, die man nutzen kann, aber nicht muss. Es zählt alleine das Ergebnis. Es gibt allerdings einen wesentlichen Unterschied zwischen dem Phänomen der Energieübertragung und dem Auflegen der Hände. Die Energieübertragung vollzieht sich innerhalb eines kurzen Moments wie ein konzentrierter Energiestoß. Wenn es nur darum gehen soll, dauert die ganze Aktion nicht länger als fünf Minuten. Ich kenne einen ziemlich bekannten Heiler, der auf diese Weise arbeitet, weil er im längeren Handauflegen „nur einen Placebo-Effekt" sieht. Abgesehen davon, dass ein Placebo-Effekt ein äußerst wirkungsvolles Heilmittel sein kann, wie ich im vorderen Teil des Buches beschrieben habe, geht es beim längeren Handauflegen um etwas Anderes. Das längere Auflegen der Hände hat eine eigene therapeutische Wirkung im Sinne einer liebevollen heilenden Zuwendung. Ich erlebe es regelmäßig, dass sich Patienten deutlich und tief entspannen, wenn ich die Hände nach der erfolgten Energieübertragung noch eine Weile aufgelegt lasse. Dieser Effekt ist mir zu wertvoll, um das Handauflegen auf die reine Energieübertragung zu beschränken.

Nonduale Ordnungstherapie (Basis-Technik)

Unter nondualer Ordnung verstehe ich das harmonische Zusammenspiel aller Kräfte, die vom Nondualen hervorgebracht wurden. Wenn diese gestört sind, kann ein Mensch nicht dauerhaft gesunden. Ein wesentlicher Bestandteil dieses Zusammenspiels ist die Ordnung der Polaritäten oder genauer: der elektromagnetischen Polaritäten. Darum geht es bei der Nondualen Ordnungstherapie.

Umgangssprachlich gibt es den Ausspruch *Ich fühle mich wie falsch gepolt*. Das kann tatsächlich der Fall sein. Man steht neben sich, hat kaum Energie, fühlt sich scheinbar grundlos erschöpft, verschusselt selbst einfachste Aufgaben oder verwechselt links und rechts. Mitunter geht auch das Zeitgefühl verloren, der Tag-Nacht-Rhythmus verschiebt sich oder man entwickelt massiv selbstschädigendes Verhalten. Ein weiteres typisches Symptom ist der Schwindel, der zig Ursachen haben kann, bei dessen Behandlung aber eventuell vorhandene gestörte Polaritäten übersehen werden. Bei psychischen wie körperlichen Krankheitsbildern jeglicher Art stellen durcheinander geratenen Polaritäten eine starke Heilungsblockade dar. Wir Menschen existieren nun mal in Abhängigkeit zum Magnetfeld der Erde und dessen Polarität spiegelt sich im gesunden Menschen wider. Wenn die Polaritäten zwischen Kopf und Füßen, Brust und Rücken oder zwischen linker und rechter Körperseite vertauscht sind, gerät der gesamte Organismus durcheinander und psychische wie körperliche Beschwerden folgen auf dem Fuße.

Ich habe Fälle erlebt, bei denen ich ausschließlich die Nonduale Ordnungstherapie angewendet habe und dadurch eine vollständige Genesung selbst hartnäckigster Erkrankungen erreicht wurde. Die eindrucksvollste Behandlung war die eines 14-jährigen Jungen, dessen Eltern sich an mich wandten, da ihr Sohn von einer Katastrophe in die andere schlitterte. In der Schule war er bereits als hoffnungsloser Fall gebrandmarkt, da er permanent Streit mit Lehrkräften und Mitschülern suchte. Auch die örtliche Polizei war des Öfteren auf ihn aufmerksam geworden, denn er ließ seine unvermittelt auftretenden Wutattacken gerne an Objekten der öffentlichen Einrichtungen ab oder provozierte Verfolgungsjagden mit Polizisten. Seine ehrlich besorgten Eltern waren zunehmend ratlos, denn die Selbstzerstörungstendenz ihres Sohnes hatte ohne ersichtliche Gründe urplötzlich begonnen. Ich arbeitete mit dem Jungen, der sich anfühlte wie ein vibrierendes Handy, auf zwei Ebenen. Zunächst verbannten wir sein Smartphone aus seinem Schlafzimmer, das er bis dato während der Nacht eingeschaltet neben seinem Kopfkissen abgelegt hatte. Damit war eine Ursache seines Problems erledigt. Gleichzeitig stellten wir mit Hilfe der Nondualen Ordnungstherapie die Polaritäten wieder her. Bereits nach der ersten Sitzung war er wie verwandelt. Aus dem nervösen Bürschchen mit flackernden Augen und unruhigen Gliedmaßen war ein ruhiger junger Mann geworden, der noch eine Weile nachdenklich auf meiner Praxisliege saß. Er kam noch zweimal zur Nachbehandlung, dann war die Problematik vom Tisch.

Dieses Beispiel weist auf Elektrosmog als eine Hauptursache für gestörte Polaritäten hin. Der Junge war regelrecht falsch gepolt. Im Zuge der als alternativlos gepriesenen Digitalisierung und anwachsenden Elektrifizierung entstehen immer mehr Frequenzfelder, die sich störend auf die menschlichen Polaritäten auswirken, wenn sie gedankenlos in zu hoher Dosis aufgenommen werden. Kinder und Jugendliche werden dadurch besonders belastet, da sich deren Regelsysteme noch in der Entwicklung befinden. Andere Ursachen für gestörte Polaritäten können Schockerlebnisse, Stromschläge, Unfälle, Steißgeburten und natürlich negative Konditionierungen jeglicher Art sein.

Mit Hilfe der Nondualen Ordnungstherapie werden die Polaritäten wieder neu ausgerichtet und das geschieht durch Berührungen, leichte Stimuli und Abstreichungen an Rücken, Brust und Bauch. Die drei Dantien werden im Anschluss harmonisiert, die Funktion der Chakren überprüft und gegebenenfalls korrigiert. Erste Voraussetzung für das Gelingen der Behandlung ist wie immer die Verfassung des Heilers selbst. Dessen Polaritäten müssen selbstverständlich in Ordnung sein.

EVA-Korrektur (Basis-Technik)

Das Energetische Verbindungs-Areal (EVA) habe ich bereits ausgiebig beschrieben. Die Korrektur eines verrutschen EVAs benötigt keinen großen Zeitaufwand. Eine Korrektur ist prinzipiell immer möglich, sofern die Lebenszeit eines Menschen noch nicht zu Ende geht. Bei versiegender Lebensenergie rutscht das EVA in Richtung Nabellinie. Kann es nicht in Richtung der gesunden Position korrigiert werden, ist das ein Zeichen dafür, dass sich das Leben dieses Menschen möglicherweise in der letzten Phase befindet.

Zur Korrektur des EVA benutze ich zwei Werkzeuge: den Muskeltest und einen Stift, der monochromatisches Licht erzeugt. Dieser Stift wurde ursprünglich von Prof. Ernst Schaak entwickelt und ist inzwischen in diversen Varianten erhältlich. Mit Hilfe dieses Stiftes führe ich das verschobene EVA an die dem jeweiligen Patienten angemessene Position zurück. Das Verfahren ist einfach zu erlernen, dauert maximal 20 Minuten und erzeugt eine durchschlagende Wirkung, die manche Patienten sofort spüren. Bei anderen stellt sich allmählich ein neues Wohlgefühl ein, das sie sich selbst so richtig nicht erklären können. In der Regel genügt eine Behandlung um ein verschobenes EVA neu zu fixieren.

SmilingSounds Burnout-Technik (Erweiterungs-Technik)

Dieses Modul habe ich ausgiebig im Buch *Schluss mit dem Burnout – vier SmilingSounds-Techniken für Therapie und Coaching* beschrieben (Vollmann, 2013). Die Techniken entstammen aus dem Wissensschatz des inneren Qigong und wurden mit Erkenntnissen der modernen medizinischen Forschung verknüpft. Die Techniken sind:

1. Basisintervention
2. Autonomie- und Selbstakzeptanztraining
3. Energieumwandlung
4. Klopftechnik

Im Zusammenspiel der 4 Techniken kann zuverlässig eine zügige Revitalisierung von Menschen, die vom Burnout-Syndrom betroffen sind, auf den Weg gebracht werden. Ein echtes Burnout bedeutet immer einen Zusammenbruch des vegetativen Systems, eine Überlastung von Nerven und Stoffwechsel und eine bis zum Rande erschöpfte Lebensenergie, mit der entsprechenden Bedrängung sämtlicher Organe und deren Funktionskreisen. Der Komplexität des Burnout-Phänomens kann nur entsprochen werden, wenn bei der Behandlung auch die einzelnen überlasteten Regelkreise und überforderten Wahrnehmungsebenen berücksichtigt werden. Aufgrund meiner eigenen Burnout-Erfahrung und der erlebten Hilflosigkeit konsultierter Medizinerinnen und Heilpraktiker lag es mir sehr am Herzen, eine Behandlungstechnik zu entwickeln, die Betroffenen wirklich hilft und nicht unnötiger Weise psychiatrische Karrieren begünstigt. Ich kann heute sagen, dass diese Arbeit gelungen ist, denn mit Hilfe der Burnout-Technik konnte ich viele Betroffene in die Revitalisierung führen. Sehr oft gelang dies mit maximal 10 ambulanten Behandlungen in meiner Praxis, unter Vermeidung wirtschaftlicher Schäden durch monatelangen Arbeitsausfall, was besonders für Selbstständige existenzbedrohend sein kann. Die SmilingSounds Burnout-Technik kann als Erweiterungs-Technik erlernt werden.

SmilinSounds Tonglen (Erweiterungs-Technik)
Das Tonglen-Prinzip habe ich bereits im 10. Kapitel beschrieben. Es ist eine Erweiterungs-Technik, deren Beherrschung besonders für das Erstgespräch von Vorteil ist.

SmilingSounds Organ-Dialog (Erweiterungs-Technik)
Das SmilingSounds Organ-Dialog ist eine weitere wirksame Erweiterungs-Technik, die darauf abzielt, erkrankte Organe buchstäblich anzusprechen und mit ihnen einen Dialog zu führen. Um diese hypno-systemische Technik ausgiebig zu beschreiben, reicht der Platz in diesem Buch nicht aus. Der Organ-Dialog folgt folgendem Prinzip, das ich anhand der 28-jährigen Patientin Caren erläutere:

1. Caren schildert ihre Beschwerden. Sie klagt über ein Reizdarm-Syndrom mit ständigen Durchfällen. Dadurch sei sie aktuell gezwungen, eine gemeinsam mit ihrem neuen Freund geplante Segeltour abzusagen.
2. Der Heiler installiert eine leichte hypnotische Trance.
3. Sobald die Trance installiert ist, sagt der Heiler: „Caren, Dein komplettes Bewusstsein richtet sich nur auf den Bauch. Caren, Du selbst bist nur der Bauch."
4. Caren bestätigt durch ein vereinbartes Zeichen, dass sich ihr Bewusstsein fokussiert hat.
5. Der Heiler startet das Organgespräch, indem er fragt. „Caren, was ist da los? Warum machst Du als Bauch Probleme?"
6. Caren: „Um das wahnsinnige Gehirn zu stoppen!"
7. Heiler: „Inwiefern ist das Gehirn wahnsinnig?"
8. C.: „Es will mit Gewalt eine falsche Entscheidung treffen."
9. H.: „Welche Entscheidung?"
10. C.: „Die Segeltour."

11. H.: „Was ist damit?"
12. C.: „Das ist nicht gut!"
13. H.: „Inwiefern?"
14. C.: „Mit Jan stimmt was nicht!" (Jan ist der Name ihres Freundes)
15. H.: „Was stimmt nicht?"
16. C.: „Kann ich nicht sagen."
17. H.: „Hhmm…"
18. C.: „Ist zu gefährlich."
19. H.: „Hhmm…"
20. Caren schweigt.
21. H.: „Machst Du als Bauch Probleme, um zu helfen?"
22. C.: „Genau!"
23. H.: „Kannst Du das Gehirn und die anderen Organe davon in Kenntnis setzen?"
24. C.: „Schwierig. Ich weiß nicht wie ich sie erreichen soll."
25. H.: „Vielleicht über den Blutkreislauf?"
26. C.: „Daran habe ich noch nicht gedacht. Könnte vielleicht klappen."
27. H.: „Wir könnten ja das Herz fragen, ob es Dir hilft, Deine Botschaft zu verbreiten."
28. C.: „Okay… ."
29. H.: „Caren, lenke Dein Bewusstsein voll und ganz auf Dein Herz. Caren, Du bist jetzt nur Herz." (Caren bestätigt per Handzeichen)
30. H.: „Hallo Herz, hast Du mitgehört?"
31. C.: „Ja."
32. H.: „Hast Du verstanden, worum es dem Bauch geht?"
33. C.: „Glaube schon!"
34. H.: „Könntest Du über den Blutkreislauf die Informationen des Bauches im gesamten Organismus verbreiten?"
35. C.: „Ja, das kann ich."
36. H.: „Wie lange wird das dauern?"
37. C.: „Das geht schnell."
38. H.: „Kannst Du mir ein Handzeichen geben, wenn die Sache erledigt ist?"
39. Caren hebt nach einigen Sekunden die Hand.
40. H.: „Herz, können wir unser Gespräch beenden?"
41. C.: „Ja."

42. H.: „Caren, jetzt lenke Dein Bewusstsein wieder auf den Bauch. Du bist wieder ganz Bauch." (Caren bestätigt per Handzeichen)
43. H.: „Bauch, bist jetzt beruhigter?"
44. C.: „Ich denke schon."
45. H.: "Können wir das Gespräch für heute beenden?"
46. C.: „Ja...und vielen Dank!"
47. Der Heiler löst die Trance auf.

Carens Darm war aus gutem Grund gereizt, wie sich kurz darauf herausstellte. Ihr Freund Jan wurde einige Tage später von der Polizei verhaftet, als er versuchte, mit seinem Boot Drogen aus den Niederlanden nach Deutschland zu bringen. Caren, die aufgrund der Intervention ihres Bauches nicht an Bord war, erkannte sofort, dass sie lediglich instrumentalisiert werden sollte und beendete die manipulative Beziehung. Ihre Darmprobleme verschwanden binnen einer Woche.

Die Technik Organ-Dialog verlangt vom Heiler größtes Improvisationsvermögen, da kein Fall dem anderen ähnelt und es unmöglich vorher zu sehen ist, was bei dem Dialog herauskommt. Die Technik zeigt deutlich auf, dass Erkrankungen nicht ausschließlich als Dysfunktionen betrachtet werden können, sondern als hilfreiche Wächter, die dann auftreten, wenn Menschen ihren Weg verloren haben. Der Organ-Dialog kann auch sehr gut mit anderen Techniken der 7.Ebene kombiniert werden, besonders mit der Nondualen Energieübertragung.

SmilingSounds Feuermeditation (Erweiterungs-Technik)

Auch diese Technik beinhaltet eine Trance-Einleitung und ist besonders hilfreich bei Erkältungen, aber auch bei chronischen Erkrankungen, die oft von einer Herabsetzung der Körpertemperatur begleitet sind. Hier die Grundzüge der Technik:

Nachdem der Patient sanft in eine mittlere Trance geleitet wurde, beginnt er eine innere Reise zu einem für ihn ideal geeigneten Energieraum. Wie dieser Energieraum genau aussieht, entscheidet der Patient im Verlauf des Prozesses selbst. Der Heiler gibt dazu nur eine ungefähre Anleitung. In diesem Energieraum gibt es ein unerschöpfliches Reservoir heilender Energie und dem Patienten wird es gestattet, sich daran zu bedienen. Diese Portion Heilenergie verleibt sich der Patient dann ein, worauf ein wärmendes Feuer im unteren Dantien entsteht. Dieses wärmende Feuer verbreitet seine Hitze durch den ganzen Körper und bewirkt, dass der Patient allmählich Wärme empfindet oder gar zu schwitzen beginnt. Gleichzeitig imaginiert der Patient, wie sich ungebetene Mikroben aller Couleur aus dem Körper verabschieden.

Dieser Effekt wird als Selbsthilfe-Methode verankert, die der Patient fortan einsetzen kann, wenn sich Erkrankungen anbahnen oder sich bereits eingestellt haben. Die Erfahrung zeigt, dass bei rechtzeitigem Anwenden der Feuermeditation Erkrankungsprozesse gestoppt werden können.

Heilung der 8. Ebene (Körper)

Die Mehrheit der Menschen wird auf die Frage, was der Mensch sei, auf ihren Körper verweisen. Tut etwas weh, werden die Schmerzen dem Körper zugeordnet und dieser auch dafür verantwortlich gemacht. Diese Sichtweise ist weit verbreitet. Die Schulmedizin, wie sie sich inzwischen entwickelt hat, versucht ja vorrangig Materie mit Materie zu behandeln. Der schwächelnde menschliche Körper (Materie) wird mittels Medikamenten, Chirurgie-Besteck, Ersatzteilen oder kleinen materiellen Konstrukten wie Schrittmachern einer Reparatur unterzogen. Jedenfalls wird das versucht und diese zur Selbstverständlichkeit gewordene Vorgehensweise lenkt den Fokus der damit behandelten Patienten mehr und mehr auf den Körper als Problemursache.

Im Nondualen Heilen betrachte ich den Körper als Bühne dessen, was sich auf den anderen Ebenen zusammengebraut und angestaut hat. Ich hatte bereits erwähnt, dass ich in den ersten Jahren als Heiler der körperlichen Ebene nicht so viel Bedeutung beigemessen habe. Diese Haltung musste ich korrigieren als ich feststellte, dass viele Patienten sich besser abgeholt fühlten, wenn sie auf der körperlichen Ebene behandelt wurden. Als ich das verstanden hatte und die Techniken des Nondualen Heilens ausweitete, erzielte ich auch schnellere Behandlungserfolge. Diese Erkenntnis führte dazu, dass ich Methoden immer mehr verfeinerte und anpasste, sodass ich heute Patienten, die nichts anderes wollen, ausschließlich über den Körper behandele und darüber dennoch andere Ebenen erreichen kann. Im Laufe dieses Prozesses ist die Nonduale Grundregulation entstanden, die umfassendste Behandlungstechnik im Nondualen Heilen. Aber auch die Nonduale Schmerzbehandlung bringt beste Ergebnisse und ich wende sie sehr häufig als Sofortmaßnahme bei akuten Schmerzen an. Beide Methoden werden als Basis-Technik gelehrt. Als Erweiterungs-Techniken stehen die Nonduale Energiemassage, die klassische Fußreflexzonen-

Massage sowie die Ernährungs-Erörterung, die ich bewusst nicht Beratung nenne, zur Verfügung.

Nonduale Grundregulation (Basis-Technik)

Die Nonduale Grundregulation war ursprünglich ein Verfahren, das ich entwickelt hatte, um die Körperstatik zu korrigieren. Haltungsfehler, Kompensationshaltungen infolge von Verletzungen oder Verdrehungen, verkantete Schädelpartien, Wirbelblockaden und vor allem jede Art von Verspannungen konnte ich damit gut behandeln. In gewohnter Weise orientierte ich mich zunächst am Angebot der diversen manuellen Therapierichtungen, nutzte darin enthaltene wirkungsvolle Essenzen und verwarf Prozeduren, die ich als uneffektiv erachtete. Auf diese Weise war die Nonduale Grundregulation von Beginn an eine Kombinations-Technik, die aus den Essenzen vieler Therapierichtungen zusammengesetzt wurde. Einflüsse aus Osteopathie und sanfter Chiropraktik flossen zunächst genau so ein, wie Impulse aus Kinesiologie, Cranio-Sacral-Therapie, TCM oder der Tibetischen Medizin. Spezialtechniken wie HNC oder Integrated Healing durchforstete ich ebenso nach nützlichen Komponenten, wie das Rolfing oder die Alexander-Technik.

Über die Jahre wurden die Stimuli, die ich gab, um die Körperstatik auszurichten, immer feiner. Während ich anfänglich eher mit Drucktechniken arbeitete, um Reaktionen im Körper zu provozieren, mache ich das heute überhaupt nicht mehr. Inzwischen genügen Berührungen oder leichte Stimuli der entsprechenden Zonen, um Verspannungen zu lösen und die Regelkreise des Körpers wieder in Kommunikation zu bringen. Das System, das sich entwickelt hat, nutzt die Empfänglichkeit von Reflexarealen, neurolymphatischen Zonen und den Bereichen rund um bestimmte Akupunktur-Punkte.

Ich verwende bei der Behandlung den beschriebenen Muskeltest als Kompass und teste systematisch die Funktion der einzelnen Regelkreise auf mögliche Blockaden. Ist ein Regelkreis blockiert, löse ich diese Blockade sofort durch leichte Stimuli der entsprechenden empfänglichen Zonen und prüfe danach den Erfolg mit Hilfe des Muskeltests. Auf diese Weise arbeite ich mich zusammen mit den Patienten Schritt für Schritt durch alle Regelkreise, bis alle Blockaden aufgelöst sind. Dieses Verfahren geht sehr zügig vonstatten, Patienten können dabei ihre Kleidung anbehalten und erleben die Behandlung als sanft und schmerzlos. Nach wie vor behandele ich zunächst auf diese Weise die Statik des Körpers, löse Verspannungen, beseitige Verdrehungen, begradige die Wirbelsäule, bringe die fasziale Matrix in Kommunikation oder korrigiere miteinander korrespondierende Areale wie beispielsweise Kiefer- und Hüftgelenke oder Atlas und Füße.

Diese ursprünglich auf die Körperstatik fokussierte Technik des Nondualen Heilens habe ich inzwischen ausgeweitet, sodass eine umfassende Behandlungs-Methode entstanden ist, über die ich auch die anderen Ebenen erreichen, korrigieren und einer Heilung zuführen kann. Das betrifft sowohl die Funktionskreise der Organe, als auch das endokrine System. Das Limbische System, unser Emotionsgehirn, kann ebenso erreicht werden und ermöglicht einen Zugang zu tiefer liegenden Schichten. Versteckte Allergien oder Unverträglichkeiten werden aufgespürt, alte Belastungen durch Impfungen, Übertragungsstress oder bakterielle Belastungen sichtbar gemacht und solange korrigiert, bis der Organismus wieder reguliert. Unbewusste Schwüre, belastende Eide oder andere Selbstsabotage-Programme können mit Hilfe der Nondualen Grundregulation ans Tageslicht gebracht und aufgelöst werden. Blockierte Chakren werden gelöst, die persönliche Blackbox wird nach versteckten Gespenstern untersucht und diese werden dann verabschiedet.

Insgesamt betrachtet hat sich die Nonduale Grundregulation inzwischen zu einem kompletten Behandlungssystem entwickelt, das mir einerseits im Sinne eines Diagnosesystems dabei hilft, vielschichtige Zusammenhänge einer Erkrankung sehr schnell zu identifizieren und andererseits entdeckte Blockaden sofort zu beseitigen. Dadurch wird eine Regulationsstarre, die bei jeder komplexen Erkrankung eine Rolle spielt, sehr zügig aufgelöst. Der Organismus beginnt wieder zu regulieren. Wenn diese Regulationsfähigkeit einmal erlangt ist und Patienten sich nach der Behandlung plötzlich anders fühlen, kommen oft Erinnerungen an gesunde Zeiten in ihnen hoch, die längst verblasst waren. Alleine dieser Effekt wirkt gesundheitsfördernd und macht Hoffnung. Ein mit Hilfe der Nondualen Grundregulation regulierter Patient empfindet sich in der Regel sofort als stabiler und den Alltagsanforderungen besser gewachsen. Er geht aufrechter, die Bewegungen sind geschmeidiger und vielleicht erstmals nach langer Zeit wieder synchron. Wenn die Grundregulation einmal durchgeführt ist, lässt sich darauf aufbauend sehr gut weiterarbeiten. Eventuell neu auftretende Stressfaktoren können viel einfacher aufgelöst werden und die Stabilität des gesamten Organismus nimmt zu.

Die Dauer der Behandlung hängt von der Komplexität der Erkrankung ab. Mitunter genügt eine Behandlung, im Durchschnitt werden zwei bis drei benötigt. Bei sehr komplexen, sich überlagernden Erkrankungen empfiehlt es sich, prioritär zu behandeln. Was das heißt, erläutere ich am Beispiel von Oskar:

Oskar ist 68 Jahre alt und wendet sich wegen einer Allergie gegen alle möglichen Erreger an mich. Seit 5 Jahren lebt er mit der Diagnose Parkinson und nimmt die entsprechenden

Medikamente, von denen seine Ärztin glaubt, dass diese den Verlauf der Erkrankung verzögern und mildern können. Dennoch erreicht Oskar meine Praxis nur vorsichtig schlurfend und sein Gesamteindruck ist der eines resignativen, erschöpften Mannes. Er erkundigt sich sichtlich skeptisch nach einer Bioresonanz-Behandlung, die ich ebenfalls in meiner Praxis anbiete, da er viel Gutes über deren Wirksamkeit gehört habe. Gleichzeitig wird deutlich, dass er der Sache nicht so recht traut. Ich erkläre ihm die Wirkungsweise und wir einigen uns darauf, es mit dem Bioresonanz-Gerät zu versuchen. Nach zwei Behandlungs-Wochen sind seine Allergiesymptome verschwunden. Oskar fasst dadurch Vertrauen in die Methode und fragt, ob ich auch andere Probleme damit behandeln könne. Er schildert mir seine imposante Mischung an Beschwerden wie Schlaflosigkeit, Bluthochdruck, Rückenschmerzen, wandernde Schmerzen im ganzen Körper, Blähbauch und natürlich seine Bewegungseinschränkung, die er mit der Parkinson-Erkrankung begründet. Ich schlage ihm vor, ihn zunächst mit der Nondualen Grundregulation zu behandeln. Er willigt ein und ich gebe der Behandlung die Überschrift „Grundregulation bezüglich diffuser Schmerzen". Ich beginne die Behandlung wie üblich bei der Körperstatik. Oskar ist einer der Fälle, bei dem so gut wie jeder Regelkreis blockiert ist und entsprechend korrigiert werden muss. In der ersten Sitzung schaffen wir daher nicht das komplette Statik-Programm. Dennoch erhebt sich Oskar sichtlich kraftvoller von der Liege, geht einige Schritte und grinst. Seine Schmerzen seien zwar noch da, aber viel geringer, ließ er mich wissen. Außerdem fühle er sich deutlich gelenkiger, was ich auch beobachten kann. Beim zweiten Termin erzählt mir Oskar, dass er seit langer Zeit wieder durchschlafen konnte. Wir korrigieren weiter und können den Statik-Teil abschließen. Zum dritten Termin kommt Oskar nicht mehr schlurfend, sondern hebt die Füße beim Gehen. Während dieses dritten Termins behandeln wir die anderen Ebenen. Dabei taucht eine Regulationsblockade bezüglich Gelbfieber auf. Meine Frage, ob er irgendwann einmal daran erkrankt sei, verneint Oskar. Ich teste auf Gelbfieber-Impfung und der Test bestätigt den Verdacht. Oskar erinnert sich daraufhin, dass er Anfang vierzig an einer Kreuzfahrt durch das Amazonas-Gebiet teilgenommen hatte und sich eigens dafür gegen Gelbfieber impfen ließ. Die Impfung sei ihm damals überhaupt nicht bekommen. Er habe sich mehrere Wochen sehr krank gefühlt und befürchtet, die Kreuzfahrt absagen zu müssen. Schließlich sei er aber doch mitgefahren, habe sich aber noch Monate danach schwach gefühlt. Ich behandle Oskar daraufhin weiter mit der veränderten Überschrift „Grundregulation bezogen auf Gelbfieber-Impfung". Dafür teste ich erneut die Statik und entdecke neue Blockaden in den Regelkreisen, die ich auflöse. Wir benötigen weitere fünf Behandlungen, bis das Gelbfieber-Thema nicht mehr schwach testet.

Die Gelbfieber-Problematik ist inzwischen bei mehreren Patienten aufgetaucht und bei jedem Fall, hielt sich der Stressabdruck hartnäckig, konnte aber schließlich gelöst werden. In Oskars Fall verschwanden von Sitzung zu Sitzung die belastenden Symptome. Schließlich konnte er nahezu frei gehen und wirkte wie ein anderer Mensch. Glücklicherweise konnte er darüber mit seiner Ärztin sprechen und in Absprache mit ihr senkten wir allmählich die Parkinson-Medikamente. Dieser Prozess dauerte etwa sechs Monate, dann waren die Medikamente ausgeschlichen und Oskar konnte ganz darauf verzichten.

Oskars Fallbeispiel weist auf die ungünstige Methode der Schubladen-Diagnostik hin. War Oskar an Parkinson erkrankt oder nicht? Kann die Erkrankung überhaupt klar definiert und abgegrenzt werden? Wenn ein Patient mit irgendeiner Autoimmun-Diagnose kommt, die „nicht heilbar" sein soll, weiß ich inzwischen, wie ich damit umgehen muss. Ich bewerte die Diagnose nicht allzu hoch, sondern sehe sie allenfalls als Hinweis für eine bestimmte Ausprägung eines Ungleichgewichts im Organismus. Ich habe nicht einen Fall in meiner Praxis behandelt, in der diese Aussichtslosigkeits-Diagnosen zutrafen, denn jedes Mal konnte mindestens eine deutliche Verbesserung erzielt werde. Für Patienten, auf deren Leben die Stempel „Autoimmun", „Austherapiert" oder gar „Unheilbar" gedrückt wurden, ist die Nonduale Grundregulation oft der Türöffner für einen Heilungsweg.

Nonduale Schmerztherapie (Basis-Technik)

Die Nonduale Schmerztherapie ist bei akuten Schmerzen die passende Erst-Intervention. Akute Schmerzen, die nicht einer Entzündung zugeordnet werden können, beruhen in der Regel auf Verspannungen. Diese muskulären Verspannungen können so schmerzhaft sein, dass die Betroffenen kaum noch wissen, wie sie sich verhalten und welche Körperhaltung sie einnehmen sollen. Es gibt Fälle, da kann der Schmerz nur durch Dauerbewegung gelindert werden. Sobald Betroffene zur Ruhe kommen, nimmt der Schmerz zu. Der Arzt Dieter Heesch hat dieses Phänomen mit dem Modell der vertebro-vegetativen Kopplung erklärt und damit den Mut bewiesen, sich als unkonventionellen Therapeuten zu outen, um die Möglichkeiten der manuellen Therapien um eine wertvolle Alternative zu erweitern. Er sieht das vorrangig bei Ruhe auftretende Schmerzphänomen dadurch erklärt, dass blockierte Wirbel der Wirbelsäule mittels Hebelfunktion über die Rippen eine Bedrängung des sympathischen Grenzstrangs ausüben, einen in der Standard-Medizin weitgehend missachteten Nervenstrang des sympathischen Nervensystems, der entlang der Wirbelsäule verläuft. Nachdem mir sein Buch in die Hände gefallen war (Heesch/Steinrücken, 2013), fand ich diese Erklärung höchst interessant und ich belegte ein Fortbildungsseminar bei Dr. Heesch (Sympathikus-Therapie). Im Anschluss daran hospitierte ich zweimal in seiner Praxis und war danach endgültig von der Wirkungsweise überzeugt. In der Folgezeit arbeitete ich sehr erfolgreich mit der Behandlungsanleitung der Sympathikus-Therapie, in der es darum geht, reagierende Tenderpoints zu finden, zu stimulieren und zu entspannen. Nur selten gab es Fälle, in denen ich kein Resultat erzielte, obwohl ich das Behandlungsschema einhielt. In diesen Fällen ließ ich mich von meiner Intuition führen und behandelte Areale, die in der Sympathikus-Therapie nicht beschrieben sind. Diese intuitiven Behandlungen führten regelmäßig zum Erfolg. Ermuntert durch diese Erfahrungen verließ ich nach und nach die Methodik der Sympathikus-Therapie, obwohl ich diese nach wie vor als ungemein wertvoll und hilfreich erachte. Stattdessen entstand ein Schmerzbehandlungssystem, das ich Nonduale Schmerztherapie nenne. Für die Nonduale Schmerztherapie benötige ich fast ausschließlich Daumen und Mittelfinger meiner Hände. Nur in Ausnahmefällen nutze ich dazu einen Akupressur-Stift als Hilfsmittel zur Stimulation, ähnlich wie es in der Sympathikus-Therapie praktiziert wird. Das ist alles, mehr ist nicht nötig. Das vorrangig eingesetzte Werkzeug ist der Mittelfinger. Die Mittelfinger-Behandlung basiert auf dem Ein-Finger-Qigong der Shaolin und ist der entscheidende Faktor in der Nondualen Schmerztherapie. Die Nonduale Schmerztherapie erhielt ihren Start-Impuls durch die Sympathikus-Therapie von Dr. Heesch, ist aber im Ablauf nicht mehr mit dieser vergleichbar. Sie ist eine intuitive Behandlungsmethode, die keinem exakt vorgegebenen Schema folgt und ich lehre sie als Basis-Technik im Nondualen Heilen.

Nonduale Energiemassage (Erweiterungs-Technik)

Massagen gehörten seit Menschengedenken zu den wichtigsten therapeutischen Instrumenten und wurden erst in den letzten Jahrzehnten durch den verstärkten Fokus auf Medikamente und Apparatemedizin in den Hintergrund gedrängt. Inzwischen werden sie immer mehr im Wellnessbereich verortet und ihre medizinische Wirkung steht derzeit nicht allzu hoch im Kurs. Das ist absolut unberechtigt, denn es gibt Massagetechniken, die als Monotherapie umfassend wirksam sind und Masseure, die es wirklich verstehen, das Potential auszuschöpfen, können phantastische Erfolge auf mehreren Ebenen erreichen.

Im Nondualen Heilen habe ich zwei Massagetechniken integriert. Da ist zunächst die klassische Fußreflexzonenmassage in einer Variante, die ich aus dem Shaolin-Qigong übernommen habe. Die zweite Technik ist die Nonduale Energiemassage, die auf zwei traditionellen Massagetechniken beruht, einer Tibetischen Massage-Variante und einer Massage-Technik aus dem daoistischen Therapiespektrum. Ich habe wiederum die Essenzen beider Verfahren herausgefiltert und zu einer sehr entspannenden und gleichermaßen energetisierenden Technik weiterentwickelt. Der Fokus liegt dabei nicht nur auf der manuellen Anwendung, die sowohl am Rücken, als auch am Bauch durchgeführt werden kann und auch die Gliedmaßen einschließt. Entscheidend ist die Energieübertragung, die ich als Heiler dabei durchführe, sowie meine Intention, die ich mit der Massage verknüpfe. Diese Intention passe ich der jeweiligen Problematik meiner Patienten an und versuche mittels meiner Haltung, der Massage-Technik und der Energieübertragung eine geeignete Lösung zu begünstigen. Die Massagetechnik selbst ist sehr sanft und keinesfalls mit dem „Durchkneten" verspannter Muskulatur zu vergleichen. Verspannungen lösen sich viel besser, je weniger Stress erzeugt wird und je sanfter die Berührungen sind. Durchkneten bedeutet Stress und selbst wenn sich die auf diese Weise die direkt bearbeitete Muskulatur lockern lässt, ist das meistens nicht von langer Dauer oder führt zu Symptom-Verschiebungen. Je sanfter ich mit einem Muskel kommuniziere, desto bereitwilliger wird er nachgeben und sich entspannen. Die Technik der Nondualen Energiemassage wird als Erweiterungs-Technik gelehrt.

Fußreflexzonen-Massage (Erweiterungs-Technik)

Die klassische Fußreflexzonen-Massage ist einfach so wertvoll und wirksam, dass ich sie unverändert als Erweiterungs-Technik ins Nonduale Heilen integriert habe. Ich verzichte an dieser Stelle auf eine Beschreibung, da sie bereits in unterschiedlichen Varianten von anderen Autoren beschrieben wurde.

Ernährungs-Erörterung (Erweiterungs-Technik)

Zur Betrachtung der körperlichen Ebene gehört natürlich auch die Frage, welche Nahrung zuträglich ist und welche nicht. Ich verzichte bewusst auf den Begriff Ernährungsberatung, da ich die Ernährungsfrage als eine sehr individuelle Angelegenheit betrachte und ich mir nicht anmaßen möchte, Patienten zu sagen, was sie essen sollen. Essen beschränkt sich nicht nur auf die Aufnahme von Materie (Nahrung), um die Materie (menschlicher Körper) am Leben zu erhalten. Die Nahrungsaufnahme kann durch alle anderen Ebenen beeinflusst werden und bei den unzähligen Ernährungsempfehlungen wird dieser Zusammenhang in der Regel nicht gesehen.

Nehmen wir an, Sie empfinden sich als übergewichtig, können aber an keiner Sahnetorte vorbeigehen. Sie wissen selbst, dass die Sahnetorte kontraproduktiv ist und dennoch greifen Sie zu. Von Außenstehenden wird Ihnen dieses Verhalten allzu leicht als fehlende Selbstdisziplin ausgelegt. Vielleicht sieht das auch Ihr Hausarzt so, der an die Blutzuckerwerte erinnert. In Wirklichkeit ist ein vermeintlicher Mangel an Selbstdisziplin selten das vorrangige Problem. Nehmen wir bezogen auf das Beispiel an, Sie hätten eine Großmutter gehabt, die bei Ihren Besuchen stets eine Sahnetorte servierte, um Sie liebevoll zu verwöhnen. Dann kann es ohne Weiteres sein, dass Sie die Sahnetorte emotional mit Ihrer geliebten Oma verknüpft haben und mit jedem Bissen Sahnetorte nehmen Sie unterbewusst gleichzeitig einen Happen Oma-Liebe zu sich. Würde man Ihnen einfach so die Sahnetorte verbieten, ohne die emotionale Verknüpfung zu lösen, entstünde zusätzlicher emotionaler Stress, der die Entwöhnung zur quälenden Angelegenheit machen würde.

Vielleicht sind Sie aber auch ein passionierter Fleischesser, für den eine Mahlzeit ohne Fleisch eine höchst unbefriedigende Angelegenheit ist. Obwohl Ihre Hausärztin mit Blick auf die Harnsäurewerte bereits mehrmals eine Ernährungsumstellung angemahnt hat, fühlen Sie sich kraftlos, wenn Sie auf Fleisch verzichten. Vielleicht sind Sie ja in der Atmosphäre der Nachkriegszeit aufgewachsen, in der sich viele Menschen auf ein seltenes Stück Fleisch freuten. Vielleicht wurde in Ihrer Herkunftsfamilie das Gefühl von Wohlstand mit dem täglichen Stück Fleisch auf dem Teller verknüpft und es brannte sich der Leitsatz *Fleisch ist ein Stück Lebenskraft* in Ihnen ein, den Ihr Vater öfter äußerte. Wie soll Sie dann ein fleischloses Gericht zufrieden stellen können, wenn ein massiver Leitgedanke dagegen arbeitet? Möglicherweise hören Sie auch auf die Empfehlungen des aktuell hippen Ernährungspapstes, der die vegane Ernährung als ausschließlich segensreich und gesundheitsfördernd bewirbt. Vielleicht ist dessen Charisma sehr überzeugend und Sie mögen seinen Witz und seine zugewandte Art. Dann kann es durchaus passieren, dass Ihnen nicht sofort auffällt, dass die vegane Ernährung allmählich Mangelsymptome bei Ihnen hervorruft, weil diese Ernährungsweise ausgerechnet für Sie nicht geeignet ist. Da Sie aber die Rufe Ihres Körpers überhören und sich stattdessen auf den neuesten Podcast des Ernährungspapstes verlassen, geraten Sie allmählich in ein körperlich-emotionales Ungleichgewicht, das Sie sich überhaupt nicht erklären können.

Die drei Beispiele sind eine kleine Auswahl der Probleme, die ich im Zusammenhang mit dem Thema Ernährung ständig erlebe. Natürlich kann ich von Industrieller Nahrung abraten und möglichst frische, regional erzeugte Produkte empfehlen. Ich kann auch voller Überzeugung von Zucker abraten und bei aus Überzüchtung stammenden Produkten den warnenden Zeigefinger heben oder darauf hinweisen, möglichst gutes Wasser in angemessener Menge zu trinken. Aber was ist damit gewonnen? Das weiß heutzutage sowieso jeder. Ernährungsberatungen gibt es wie Sand am Meer. Ernährungs-Erörterung bedeutet, wie der Name schon sagt, die Lage zunächst zu erörtern. Dann kann man sich auf einen Schritt verständigen, wie beispielsweise den Verzicht auf die Sahnetorte zu erlernen. Und genau dann beginnt die eigentliche Arbeit für mich als Heiler, denn die Kunst besteht darin, die emotionale Verknüpfung zwischen Oma und Sahnetorte zu lösen. Wie das funktioniert lehre ich als Erweiterungs-Technik des Nondualen Heilens.

Heilung der 4. Ebene (Konditionierung)

Die drei Grundkonditionierungen habe ich im vorderen Teil des Buches ausführlich beschrieben. Als Heiler habe ich es bei jedem Patientenbesuch entweder mit einem Gefühlstyp, einem Denktyp oder einem Handlungstyp zu tun. Manche Patienten sind entwickelt, andere leben absolut in ihrer Grundtrance, die ihre signifikanten typspezifischen Krankheitssymptome ausbildet. Die Behandlung dieser typspezifischen Symptome und der daraus allmählich entstandenen komplexen Erkrankungen macht in meiner Praxis den anteilig größten Teil der Arbeit aus. Die geplagten Menschen wünschen sich Erleichterung und Gesundung, um ihr gewohntes Leben fortführen zu können und das Nonduale Heilen eröffnet die Möglichkeit, selbst komplizierteste Fälle einem Heilungsweg zuzuführen. Dafür gibt es die Techniken für die Ebenen 5 bis 8, die ich in den vorherigen Kapiteln beschrieben habe. Soweit so gut, damit ist viel zu erreichen.
Es gibt aber auch Patienten, die sich nicht damit zufrieden geben, wieder annähernd „ganz die Alten" zu werden. Sie stellen sich die Frage nach der tieferen Ursache ihrer gesundheitlichen Krise und wünschen sich Antworten, um selbige Krise nicht wiederholen zu müssen. Diese Patienten sind an einer Persönlichkeitsentwicklung interessiert. Sie möchten aus der VERWICKLUNG in die ENTWICKLUNG kommen. Daher ist der Heiler auch als Coach gefragt, der dafür seine Haltung modifizieren muss. Während ich als Heiler auf den

Ebenen 5 bis 8 einen eher aktiven Part zu erfüllen habe, muss ich als Coach auf der 4. Ebene einen Schritt zurücktreten. Als Coach kann ich zusammen mit dem Patienten die Wegstrecke besprechen und auch noch den Steigbügel halten, aber aufsitzen und durch die Prärie reiten muss der Patient alleine. Persönlichkeitsentwicklung funktioniert nicht nach dem Motto *Wasch mir den Pelz, aber mach mich nicht nass.* Jede Entwicklung bedeutet Veränderung. Und jede Veränderung bedeutet Verzicht auf etwas oder Verabschiedung von alten, überlebten Gewohnheiten. Das gibt es nicht mal eben so gratis. Das kostet Kraft und erfordert die Bereitschaft, auch unangenehme Phasen durchzustehen. Als Coach können Sie dabei hilfreich sein, aber Sie können die Schwierigkeiten nicht stellvertretend lösen. Das klingt banal, wird aber in der Praxis häufig übersehen, wenn etwa der Coach Vorschläge unterbreitet, die so beginnen: „Also ich würde das so machen…!". Das ist kein Coaching, das ist allenfalls mittelmäßige Beratung und wohlmeinende Ratgeber haben Patienten bereits reichlich in ihrem Umfeld.

Wenn Patienten wirklich an einer Persönlichkeitsentwicklung interessiert sind, bedeutet es den entscheidenden ersten Schritt, ihre persönliche Grundkonditionierung zu erkennen. Im zweiten Schritt geht es darum, sich aus der vermeintlichen Sicherheit des Heimathafens Grundkonditionierung auf das freie Wasser des persönlichen Entwicklungsbereiches zu wagen. In diesem Prozess lernt der Denktyp das Wagnis des entschlossenen Handelns einzugehen, der Handlungstyp lernt das Aufgeben der unerbittlichen Strenge gegen sich selbst und erlaubt sich Entspannung, der Gefühlstyp lernt auf seine eigene Wahrnehmung zu vertrauen und sein empfindsames Herz zu schützen.

Für dieses aufregende Unterfangen stehen im Nondualen Heilen drei hilfreiche Werkzeuge zur Verfügung, die SmilingSounds-Techniken TriStep, Step 1, und das Boss-Interview.

SmilingSounds TriStep (Basis-Technik)

Die Basis-Technik TriStep beinhaltet die Fähigkeit, die drei Grundkonditionierungen zu erklären und die typspezifischen Entwicklungsmöglichkeiten und Prozessblockaden aufzuzeigen. Das geschieht mit Hilfe des Kompetenzrades, das ich in Teil 1 dargestellt habe. TriStep ist eine Kommunikationstechnik, mit deren Hilfe die Grundkonditionierungen und das Zusammenspiel zwischen Fühlen, Denken und Handeln anschaulich erläutert werden kann.

Das Aufzeigen der persönlichen Trance, aber auch die Erkenntnis darüber, dass es noch zwei weitere Trancen gibt, ermöglicht Patienten eine Erweiterung ihrer Wahrnehmung.

Man hat nun endlich eine Erklärung, warum man wiederholt in missliche Situationen gerät, Verhaltensweisen kopiert oder denselben Wahrnehmungsirrtümern erliegt. TriStep gibt gleichzeitig Aufschluss über die typspezifischen Stärken und Vermeidungsstrategien, zeigt persönliche Entfaltungsmöglichkeiten auf und erlaubt einen veränderten Blick auf die Mitmenschen. Besonders hilfreich ist TriStep bei der Beratung von Paaren, die sich zwar lieben, aber auch immer aneinander verzweifeln. Durch TriStep wird plötzlich klar, warum sich die Partnerin so „unmöglich" verhält oder der Partner „überhaupt kein Verständnis" für die eigene Befindlichkeit aufbringt. TriStep ermöglicht Paaren, die bisher um zwei getrennte Umlaufbahnen kreisen und ihrer typspezifischen Wahrnehmungsfalle nicht entkommen konnten, eine gemeinsame Umlaufbahn zu entdecken. Ernsthaft bemühte Paare, die ich coachte, gewannen durch Tristep ein völlig neues Verständnis für sich selbst und ihre Partner.

SmilingSounds Step 1 (Basis-Technik)

In diesem Modul geht es darum, Patienten in ihrem Ziel zu unterstützen, den persönlichen Entwicklungsbereich zu erforschen. Jeder Denktyp hat schon irgendwann einmal entschlossen gehandelt, vielleicht aus der Not heraus, mit dem Rücken zur Wand. Jeder Handlungstyp hat schon mal Momente der Entspannung erlebt, notfalls eine Zwangsentspannung durch Erschöpfung. Und jeder Gefühlstyp trägt Referenzerfahrungen in sich, in denen sich die eigene Einschätzung und das Vertrauen auf die mentalen Fähigkeiten als verlässlich gezeigt haben.
In SminlingSounds Step 1 geht es darum, diese Ressourcen, die jeder Mensch besitzt, aufzuspüren und bewusst zu machen. Step 1 hat sich als eine kurze, aber wirkungsvolle Intervention bewährt, die mitunter schon in der ersten Sitzung angewendet werden kann.

SmilingSounds Boss-Interview

Der „Boss" ist in dieser Technik das alte Muster, das eine Veränderung hartnäckig verhindert. Dieser alte Regent wohnt im Unterbewusstsein und glaubt zu wissen, was zuträglich ist. Diesen Boss gilt es intensiv zu befragen, wenn beabsichtigte Veränderungsprozesse einfach nicht gelingen wollen. Solange der Boss nicht zustimmt, wird jede geplante Veränderung zu einem aussichtslosen Unterfangen. Im Interview mit dem Boss, das wie ein Gespräch zwischen zwei Menschen geführt wird, stellt sich oft heraus, dass es gute Gründe für ein Scheitern von Veränderungsprozessen gibt. Die Ursachen liegen in der Vergangenheit jedes Menschen verborgen. Der Boss (die Konditionierung, das Muster, der Wächter) nahm ursprünglich seinen Platz im Unterbewusstsein ein, um zu schützen oder

Schlimmeres zu verhindern. Was damals als lebensnotwendig erschien, muss aber nicht lebenslang als tragfähiges Überlebenskonzept dienen. Das Leben entwickelt sich, die äußeren Umstände haben sich gewandelt, aber der Boss ist geblieben, weil er sich als unersetzlich empfindet. Um hartnäckige Veränderungsblockaden zu überwinden, ist es notwendig, eine Vereinbarung mit dem Boss zu treffen. Das Boss-Interview kann selbst erstarrte Strukturen aufbrechen und Veränderungsprozesse einleiten, an die Betroffene schon lange nicht mehr glauben. Das Modul wird als Erweiterungs-Technik gelehrt.

Heilung der 3. Ebene (Intuition)

Im vorderen Teil des Buches habe ich dargelegt, dass jeder Mensch Intuition besitzt, die ihm auch zeitlebens zur Verfügung steht. Jedes Kleinkind verlässt sich darauf in seinem Bestreben, die Welt zu erforschen und zu verstehen. Dieses Verstehen bildet Gehirnstrukturen aus, die wie Erinnerungs-Akkus wirken. Das Kind merkt sich neu Erlerntes und ruft dieses Erlernte wieder ab, sobald es wieder auf das einstmals Neue trifft. Jetzt ist es nicht mehr neu, es ist bekannt. Das Tempo dieses Lern- und Speichervorgangs, der den Erinnerungs-Akku füllt, geschieht in Abhängigkeit des Umfeldes, in dem das Kind aufwächst. Je geduldiger und in sich ruhender die Bezugspersonen sind, desto schneller und exakter läuft der Speichervorgang ab. Die so erfahrene persönliche Prägung des Kindes führt zur weiteren Ausgestaltung des Gesamtkunstwerkes Mensch, von dem es keine zwei identischen Ausgaben geben kann. Zu unterschiedlich sind die individuellen Forschungsergebnisse und die Fülle der dadurch entstandenen Abspeicherungen.
In einem theoretischen Idealfall würde ein Mensch die volle Kraft seiner Intuition zeitlebens als Wegweiser und ideales Lern-Werkzeuges behalten und sich dessen in jeder Lebenssituation ganz selbstverständlich bedienen. Das wäre der direkteste Weg um etwas wahrzunehmen und im Erinnerungs-Akku abzuspeichern. Kinder, die in einem diesbezüglich klugen Umfeld aufwachsen, lernen unglaublich schnell und speichern enorme Mengen ab. Diesen Idealzustand kann sich aber niemand zu hundert Prozent bewahren, denn irgendwann erfährt der junge Mensch Konditionierungen, welche die Kraft der Intuition überlagern. Spätestens in der Schule begegnet das Kind einer Welt voller Regeln, die je nach Lehrkraft einfühlsam und sinnvoll vermittelt wird – oder eben auch nicht. Sobald

schulisches Lernen zum sturen Pauken wird, erfährt das Kind eine Überfüllung des Erinnerungs-Akkus mit kristallinem Wissen. Dieses kristalline Wissen besteht aus Erkenntnissen, die andere Menschen irgendwann einmal erlangt haben und denen abhängig von politischen Strömungen, wissenschaftlichen Glaubensmustern oder beeinflusst vom jeweiligen Zeitgeist ein Wahrheitscharakter bescheinigt wird. Die Kinder dieser Welt werden in den verschiedenen Ländern und Systemen mit unterschiedlich ausgewähltem kristallinen Wissen gefüttert. Was aber bei allen kulturellen Unterschieden länderübergreifend geschieht, ist die Überlagerung der eigenen Intuition durch die erzwungene Aufnahme irgendwelcher Informationen. Durch den Zwang, diesen eingetrichterten Lernstoff mittels Prüfungen abrufen zu müssen, wird diese Überlagerung noch verstärkt und das Kind verliert auf dem Weg allmählich das Vertrauen in die eigene Intuition, die es vielleicht zu völlig anderen Erkenntnissen führen würde, als der Lehrstoff es vorgibt.

Im weiteren Verlauf des Lebens setzt sich dieser Prozess fort. Formale Anforderungen sollen erfüllt werden, um vorgegebene Berufsausbildungen absolvieren zu können. Gesellschaftliche Regularien wirken genauso prägend wie nicht zuletzt die medial verbreiteten Nachrichten und Meinungen.

Menschen, die auf diesem Weg völlig den Kontakt zu ihrer Intuition eingebüßt haben, orientieren ihr Leben stattdessen an einer Mixtur unterschiedlicher Konditionierungen, Mehrheitsmeinungen oder angeblich erwiesener Studien. Das permanente Überhören der eigenen Stimme bleibt allerdings nicht ohne Folgen und begünstigt die Entstehung von Erkrankungen jedweder Art. Sämtliche Patienten mit komplexen chronischen Erkrankungen, die ich behandeln durfte, hatten dieses Zutrauen zu ihrer Intuition seit langer Zeit eingebüßt. Irgendwann gab es in ihrem Leben einen Moment, an dem die innere Stimme endgültig Redeverbot erhielt und stattdessen Meinungen, Empfehlungen und Ratschläge von außen die Regie übernahmen.

Im Nondualen Heilen spielt das Vertrauen auf die eigene Intuition eine ganz entscheidende Rolle. Das gilt sowohl für Heiler, die damit arbeiten möchten, als auch für ihre Patienten. Das Heranführen an die eigene Intuition des Patienten ist eine ungemein wichtige Aufgabe für Heiler. In der Schatzkammer der persönlichen Intuition liegen jene Juwelen versteckt, die sämtliche Heilungsprozesse entscheidend voranbringen können. Die gilt es zu finden. Im Nondualen Heilen steht dafür das Modul SmilingSounds Theta zur Verfügung.

SmilingSounds Theta (Basis-Technik)

In SmilingSounds Theta geht es zunächst um den Zeitbegriff. Zeit ist bei genauerer Betrachtung eine Illusion. Albert Einstein hat das der westlichen Welt erklärt. Andere Kulturen wussten das schon vorher. Der Zeitbegriff ist ein Modell, eine Konditionierung. Ohne Konditionierung gibt es nur das Sein im Moment oder anders formuliert: es ist immer JETZT. Die Vorstellung einer existierenden Vergangenheit oder Zukunft ist das Resultat von Prägungen der ICH-Struktur. Das Baby, das intuitiv beginnt, die Welt zu erkunden, kommt ohne ein Gestern und ein Morgen aus. Es weiß nicht, was Zeit sein soll. Auch für das heranwachsende Kleinkind ist das nicht wichtig. Es verlässt sich auf Instinkt und Intuition und es möchte im jeweiligen JETZT essen, spielen oder schlafen. Für das Kind ist immer JETZT. Dieses Leben im JETZT erfährt je nach Umfeld seine Zeit-Konditionierung, spätestens durch Kita-Zeiten, Arbeitszeiten der Eltern oder den Stundenplan der Schule. Mit einem Mal lernt das Kind, sich die Vorstellung eines Gesterns und eines Morgens anzueignen. Im Zuge des Heranwachsens wird diese Unterteilung des Zeitbegriffs in Vergangenheit, Gegenwart und Zukunft zur Selbstverständlichkeit. Schließlich glaubt jeder Mensch daran, dass es das tatsächlich gibt. Wer hat schon die „Zeit" sich bewusst zu machen, dass es sich dabei um ein Konzept handelt, das der ICH-Struktur und damit der dualistischen Wahrnehmung entspringt.

Um wieder zu lernen, der eigenen Intuition zu vertrauen, trennen wir in SmilingSounds Theta die Wahrnehmung von Vergangenheit, Gegenwart und Zukunft. Der Zugang zur Intuition kann nur im JETZT geschehen. Und das Tor zum Zugang sitzt bei jedem Menschen in einem bestimmten Körperareal. Ich verzichte darauf vorzuschlagen, in welchem Areal sich der Zugang zur Intuition befindet, da das eine höchst individuelle Angelegenheit ist. Die Areale von Vergangenheit und Zukunft befinden sich hingegen in Vorstellungsräumen. Die Menschen der westlichen Zivilisationen verorten die Vergangenheit in der Regel hinter sich und die Zukunft vor sich. Bereits daran kann man erkennen, dass es sich beim Zeitbegriff um Vorstellungen handelt. Die eigene Intuition hingegen wird jeder selbstverständlich in sich selbst vermuten.

Mit Hilfe der Theta-Technik wird der Patient veranlasst, zunächst einen Platz für die Vergangenheit zu bestimmen, der seiner Vorstellung entspricht. Das ist der Platz für alles Geschehene, Erlebte – ob missglückt oder gelungen. Der Patient belegt diesen Vergangenheitsraum mit Beispielen aus seiner Vergangenheit, die zu seinem aktuellen Thema passen. Dadurch wird der Vergangenheitsplatz gut installiert. Ein Beispiel: ein Patient mit langer Krankheitsgeschichte legt dann Erinnerungen an Operationen, schmerhafte Phasen oder Klinik-Aufenthalte an diesem Vergangenheitsplatz ab, wie man ein altes Buch zum Antiquariat bringt.

Anschließend weist er der Zukunft einen passenden Platz zu. Hier werden sämtliche Ideen, Vorhaben und Pläne abgelegt, wie zum Beispiel: wieder schmerzfrei laufen, erholt schlafen, ohne Medikamente leben. Diese beiden Übungen ordnen bereits das mentale Chaos sehr gut, das sich in vielen Köpfen angehäuft hat. Patienten empfinden diese Übungen wie ein inneres Aufräumen.

Im dritten Schritt wird der Zugang zur eigenen Intuition ausfindig gemacht. Dieser Teil ist ein hypno-meditativer Prozess ins Thetaland, den ich behutsam anleite. Die eigene Intuition empfindet jeder Mensch unterschiedlich. Sie kann ein reines Gefühl sein, mit einem Bild oder Ton begleitet werden oder als etwas völlig Undefinierbares und dennoch Vorhandenes erscheinen.

Im vierten Schritt wird diese wiederentdeckte Intuition sicher im Körper verankert. Das ist ein energetischer Prozess. Wird diese intuitive Energie sicher gespürt, wird der Patient angeleitet, sich damit auf den Weg zu machen, um seinem persönlichen Zukunftsbereich, in dem die Vorstellungen für die geplante Revitalisierung abgelegt sind, einen Besuch abzustatten. Die dort gespeicherten Absichten und Vorhaben haben nun die Gelegenheit, die wiedergewonnene Intuition kennen zu lernen und sich mit ihr anzufreunden.

SmilingSounds Theta eröffnet die Möglichkeit, heilsame Energien jenseits von Ratio, Bildung und behindernden Konditionierungen zu erschließen. Für jeden Menschen bedeutet die Wiederentdeckung der Intuition einen Segen. Für Heiler umso mehr. Daher gehört SmilingSounds Theta zu den Basis-Techniken des Nondualen Heilens.

Heilung der 9. Ebene (Aura)

In diesem Kapitel betreten wir nun ein Terrain, das selbst für toleranteste Therapeuten schwer greifbar ist und Zweifel erzeugt. Mir ging das früher nicht anders. Die Möglichkeit, über die Aura eines Menschen therapeutisch einwirken zu können, habe ich mir die längste Zeit meines Lebens nicht vorstellen können. Insofern kann ich jeden diesbezüglichen Skeptiker sehr gut verstehen.

Die Erkenntnis, dass die menschliche Aura eine eigene Behandlungsebene darstellen kann, musste sich auch bei mir erst langsam durch die harte Kruste meiner Skepsis kämpfen. Ohne meine persönliche Burnout-Erfahrung und der dadurch entstandenen Bewusstseinsveränderung würde ich der Sache wahrscheinlich heute noch nicht trauen. Ich wäre früher auch nicht auf die Idee gekommen ein Seminar zu besuchen, in dem es um die Behandlung der Aura gehen sollte und Schilderungen über aurasichtige Menschen haben mich genauso an den Rand meiner Toleranz gebracht, wie ich das bei vielen Menschen beobachte. Meine Sichtweise änderte sich nach meiner Erfahrung auf der Ostseefähre und den sich danach häufenden Erlebnissen, die ich in der Einleitung zu Teil 1 beschrieben habe.

Wie wirklich ist die Wirklichkeit? Diese Frage von Paul Watzlawick sollte im Grunde jeder Mensch verinnerlichen, aber ein Heiler im Besonderen. Er sollte sich daran erinnern, wenn er etwas bewertet oder gar verurteilt. Die Erfahrungen, die ich in den letzten fünfzehn Jahren bei der Behandlung der Aura machen durfte, hätte ich aus meiner früheren Wahrnehmung heraus als unmöglich erachtet und als Märchenerzählungen empfunden. Heute sind sie Teil meiner Lebenswirklichkeit. Wer loslässt hat die Hände frei und wem es gelingt, die Scheuklappen seiner Wahrnehmung abzuschütteln, ist in der Lage mehr zu erkennen. Dieser befreite Blick bietet nicht immer eine ausschließlich ungetrübte Fernsicht.

Ich erinnere mich an Edgar, einen Mittsechziger, den ich vor Jahren wegen einer geplanten Betriebsübergabe coachte. Der Prozess dauerte ungefähr ein Jahr, in dem ich Edgar in all seinen Facetten kennen lernen durfte. Als wir uns zum Abschlussgespräch trafen, strahlte er eine tiefe Ruhe und Zufriedenheit aus, da sich alles in seinem Sinne gefügt hatte. Nachdem wir uns verabschiedet hatten und ich ihm auf seinem Weg zum Auto hinterher blickte, sah ich eine Art Schatten in seiner Aura. In diesem Moment wusste ich, dass Edgar nicht mehr lange leben würde. Sechs Wochen nach unserer letzten Begegnung erhielt ich die Todesnachricht.

Weitere Erlebnisse dieser Art, in denen sich andere Aura-Beobachtungen bestätigten, führten dazu, dass ich allmählich die Aura als selbstverständlichen Teil des Kunstwerkes Mensch ernst nahm und begann, das Phänomen genauer zu untersuchen. Echte Aura-Wahrnehmungen sind keine Phantasiegebilde, was nicht unbedingt heißt, dass mitunter Phantasiegebilde als Aura-Wahrnehmungen ausgegeben werden. Daher kommt der Ruf mangelnder Seriosität, der das Thema umweht. Nach meiner persönlichen Erfahrung gilt für die Beurteilung der Authentizität von aurasichtigen Heilern folgende Faustregel: wer sehr viel Wind um die Sache und vor allem um sich selbst macht, ist mit Vorsicht zu genießen. Meistens überdeckt die Pose den inhaltlichen Mangel.

Eine wirkliche, authentische und gelingende Aura-Behandlung verändert etwas im Innern des Heilers, das ihn nicht dazu veranlasst, darüber auf den therapeutischen Marktplätzen zu prahlen. Nach wie vor, nach zig Aura-Behandlungen, berührt mich die Angelegenheit tief im Innersten. Nach einer geglückten Aura-Reinigung oder einer durchgeführten Feinstoff-Chirurgie verspüre ich nicht den Hauch eines Bedürfnisses, darüber zu reden. Für mich sind das Momente tiefer Stille, die in mir noch nachwirken, nachdem der Patient gegangen ist. Das ist heute so wie vor zehn Jahren. Die Aura-Behandlung bringt eine andere Saite in mir zum Schwingen, die eine tiefere Frequenz besitzt. Wenn ich die Skala der therapeutischen Möglichkeiten betrachte, so liegt für mich die Aura-Behandlung an einem äußersten Ende, dort wo die tiefsten Frequenzen das Geschehen bestimmen. Das andere Ende wäre dann beispielsweise die Behandlungsatmosphäre einer Intensivstation. Beide Enden der Skala fassen das Gesamtspektrum des Heilens ein und sind doch so grundverschieden.

Ich habe lange darüber nachgedacht, auf welche Art ich die Aura eines Menschen behandeln darf. Die meisten Versionen, die ich in diversen Seminaren erlernte, haben mich überhaupt nicht überzeugt. Manche empfand ich als sehr übergriffig und dualistisch im ungünstigsten Sinn. Die dabei erzielten Heilerfolge waren auch allenfalls spärlich. Viel Wind um wenig. Die vier Techniken der Aura-Behandlung, die ich im Folgenden vorstelle, sind aus der Intention entstanden, allenfalls auf Augenhöhe mit Patienten zu agieren. Noch lieber nehme ich mich zurück und überlasse es den Patienten, den Prozess zu steuern. Ein Heiler sollte sich aus meiner Sicht immer klar vor Augen führen, dass die Arbeit an der Aura eines Menschen eine intime Angelegenheit ist, die größte Behutsamkeit erfordert. Je weniger der Heiler dabei selbst agiert, desto höher ist seine Kunst, denn er fördert durch seine Zurückhaltung die Autonomie der Patienten.

Im Nondualen Heilen stehen zwei Basis-Techniken zur Verfügung: die Aura-Korrektur und die Technik *Der geschützte Raum*. Erweiterungs-Techniken sind die Aura-Reinigung und als wirkliche Spezial-Technik die Feinstoff-Chirurgie, die auch als Aura-Chirurgie bezeichnet wird. Mir gefällt der Begriff Aura-Chirurgie nicht besonders, weil ich ihn als eher unzutreffend empfinde. Die chirurgischen Eingriffe finden ja nicht an der Aura selbst statt, sondern am feinstofflichen Körperteil, das sich in der Aura abbildet.

Aura-Korrektur (Basis-Technik)

Zunächst bitte ich den Patienten, die Augen zu schließen und mir seine Aura zu beschreiben. Diese Bitte führt bei den meisten Patienten zu sichtbaren Fragezeichen. Wie soll das denn gehen? Woher soll ich wissen, wie meine Aura aussieht? Nachdem ich dazu ermuntert habe, sich auf den Prozess einzulassen und der eigenen inneren Wahrnehmung zu trauen, die sich mit ein wenig Geduld einstellen wird, entwickelt sich die Sache. Ich habe nicht einen Fall erlebt, in dem es nicht gelang, die eigene Aura aus der Innenansicht zu beschreiben. Was Patienten dabei schildern, ist so individuell, wie die Form ihrer Ohren. Das kann auch gar nicht anders sein, denn die Aura ist die Leinwand dessen, was sich im Organismus abspielt. Stereotype kann es da nicht geben. Bei manchen Patienten ist die Aura farblos, bei anderen ein wahres Farbenspiel. Was für die Eine eine fluffige Masse ist, empfindet der Andere als fluoreszierendes Energiegebilde. Mir ist es wichtig, jede Beschreibung ernst zu nehmen und nicht mit meinen Vorstellungen davon, „wie eine Aura auszusehen hat" zu beeinflussen. Sobald ein Patient Vertrauen in die eigene Wahrnehmung gefasst hat, bitte ich um eine Rundumbeschreibung. Wie sieht die Aura auf der linken Körperseite aus, wie auf der rechten? Wie ist sie vorne, wie hinten? Wie oben, wie unten? Auch dabei fallen die Beschreibungen höchst unterschiedlich aus. Es gibt Menschen, deren Aura als relativ homogen beschrieben wird. Bei chronisch Erkrankten ist dies jedoch nie der Fall. Da kann es durchaus sein, dass die Aura zerrissen ist oder fast völlig fehlt. Oder sie ist partiell pechschwarz und klebt in Fetzen am Körper. In anderen Fällen changiert sie ständig in Konsistenz und Farbe. In Relation zur Schwere der Erkrankung benötigt der Prozess der Aura-Korrektur viel Geduld und Ruhe. Die Korrektur gelingt aber immer innerhalb einer Sitzung. Dabei ermuntere ich die Patienten, den Prozess selbst durchzuführen. Nur ganz selten leiste ich dabei praktische Hilfestellung. Nach meiner Meinung ist diese Vorgehensweise entschieden besser, als den großen Zampano zu geben, der bedeutungsvoll herumfuchtelnd die Aura repariert. Ich halte davon nicht allzu viel. Je mehr ich mich selbst bei diesem Prozess zurückhalte, desto besser wächst das Autonomieempfinden beim Patienten, was gerade bei komplexen Erkrankungen sehr förderlich ist.

Der praktische Prozess der Aura-Korrektur lässt sich schwer in Worte fassen und ist so individuell verschieden, dass sich jeder Versuch erübrigt. Das grundsätzliche Ziel jeder Aura-Korrektur liegt darin, immer Homogenität und Harmonie herzustellen. Der Patient muss sich unbedingt wohlfühlen in seiner „zweiten Haut", vorher sollte der Prozess nicht abgeschlossen werden. Die Aura-Korrektur gehört zu den Basis-Techniken des Nondualen Heilens.

Der geschützte Raum (Basis-Technik)

Hierbei geht es um die Installation einer Schutz-Aura. Die Bildung einer Schutz-Aura ermöglicht, sich in einen inneren Rückzugsort zu begeben, einen geschützten Raum. Ich wende diese Technik immer als akute Notfallmaßnahme an, wenn Menschen durch Mobbing, Stalking oder perfide Narzissten-Übergriffe gefährdet sind. Einen geschützten Raum zu besitzen, kann dabei eine sofortige Veränderung hervorrufen. Man fühlt sich nicht mehr so ausgeliefert, Entspannung stellt sich augenblicklich ein. Die Installation einer Schutz-Aura ist keine langwierige Angelegenheit. Aber auch bei dieser Technik ist mir die Autonomie jedes Patienten wichtig. Ich halte nichts davon, eine Vorstellung vorzugeben. Jeder soll die persönliche Vorstellung seines geschützten Raumes entwickeln, sich darin einrichten und wohlfühlen. Das ist das Ziel dieser Basis-Technik.

Aura-Reinigung (Erweiterungs-Technik)

Was wird gereinigt? Auch das ist in Worten schwer zu beschreiben. Patienten beschreiben mitunter Phänomene, die sie in ihrer Aura wahrnehmen. Das können Verdunkelungen, Formen, Figuren, dämonenhafte Wesen, Gewitterwolken oder was auch immer sein. Gar nicht so selten werden Silhouetten beschrieben, die an verstorbene Personen erinnern. Auch Flüche, Eide oder religiöse Einweihungen können sich in der Wahrnehmung von Patienten als bedrohliche Gebilde in der Aura abzeichnen. Für Heiler ist es sehr wichtig, diese Schilderungen unbedingt ernst zu nehmen, auch wenn sie selbst die Phänomene nicht wahrnehmen können. Nicht jeder Heiler muss aurasichtig sein. Es gibt auch Heiler, die in der Aura auftauchende Gebilde nicht sehen können aber sie präzise erfühlen. Bei mir selbst hat sich eine Mischung aus beiden Wahrnehmungsvarianten entwickelt. Erfühlen konnte ich eine gestörte Aura schon immer, meine visuelle Wahrnehmung hat sich später dazu entwickelt und „schaltet" sich in der Regel dazu, sofern sie benötigt wird. Die Variante der Aura-Reinigung, die im Nondualen Heilen verwendet wird, erlaubt es aber auch Heilern, die Verunreinigungen der Aura weder sehen noch erfühlen können, eine Reinigung durchzuführen. Sie lassen sich die Phänomene von ihren Patienten genau beschreiben und wenden dann die Technik der Aura-Reinigung an. Das genügt, um gute Ergebnisse zu erhalten.

Feinstoff-Chirurgie (Erweiterungs-Technik)

Die Feinstoff-Chirurgie ist eine Spezialtechnik, die in verschiedenen Varianten unter der Bezeichnung Aura-Chirurgie einen gewissen Bekanntheitsgrad in der Avantgarde des medizinischen Spektrums erlangt hat. Operationen werden dabei im energetischen Abbild des betreffenden Körperteils durchgeführt. Der Neurologe Mathias Künlen gibt seit Jahren regelmäßig Lehrbücher der Aura-Chirurgie heraus, die er jährlich aktualisiert. Er dokumentiert darin Fälle, die er mit seiner Version der Aura-Chirurgie behandelt. Künlen hat ursprünglich diese Technik der Aura-Chirurgie von dem Aura-Chirurgen Gerhard Klügl erlernt und sie um energetische Elemente einer asiatischen Kampfkunst erweitert. Beide kombinieren die energetischen Techniken mit der Nichtlinearen System-Analyse (NLS), einem computergestützten Diagnose- und Behandlungsverfahren, das ursprünglich für die russische Raumfahrt entwickelt wurde. Ich nahm sowohl bei Gerhard Klügl als auch bei Mathias Künlen an Fortbildungs-Seminaren teil und habe dabei einige neue Erkenntnisse gewinnen können. Dennoch mochte ich beide Systeme nicht übernehmen, denn obwohl ich ein NLS-Gerät in meiner Praxis habe, erscheint mir dessen Einbeziehung in diese Technik als unpassend, umständlich und unnötig. Ich hatte vorher bereits andere Varianten der Aura-Chirurgie studiert, die ohne Computer-Unterstützung gut funktionierten. Aus allen Inspirationen, die ich zu diesem Thema erhalten habe, ist dann die Feinstoff-Chirurgie entstanden, die nun zu einer Erweiterungs-Technik des Nondualen Heilens geworden ist.

Die Feinstoff-Chirurgie, wie ich sie praktiziere, ist frei von jedem technischen Ballast und kommt ohne kompliziertes Ablauf-Protokoll aus. Als Voraussetzung verlangt sie drei Fähigkeiten: gute anatomische Kenntnisse, eine ausgeprägte Intuition und tiefes Vertrauen auf die Kraft des Nondualen. Ohne diese drei Eigenschaften wird ein Heiler keine brauchbaren Ergebnisse erhalten. Und natürlich müssen Basics wie der Innere Blick und der Innere Heilraum sicher beherrscht werden. Die Technik selbst ist relativ leicht erlernbar. Die Feinstoff-Chirurgie versteht sich als Ergänzung und Alternative zu den etablierten Operations-Techniken, die in den Kliniken dieser Welt alltäglich angewandt werden. Feinstoffliche Operationen sind völlig nebenwirkungsfrei und können auch in Fällen durchgeführt werden, die im grobstofflichen Bereich der Chirurgie unmöglich oder zu riskant wären, wie etwa im Gehirn, an unzugänglichen Stellen der Wirbelsäule oder bei Lähmungen infolge von Unfallverletzungen. Wie kann das sein? Operationen im Feinstoff-Bereich?

Ein Erklärungsansatz für die nach Beweisen rufenden Jüngern der Aufklärung, ist in den Forschungen der modernen Physik zu finden, wonach es isolierte Materie nicht geben kann und das ganze Universum ein sich permanent wandelnder Verbund von Energien darstellt. Alles Existente steht in direkter Verbindung miteinander. Diese Beziehung ist dynamisch und dieser sich ständig wandelnde Prozess ist untrennbar vom Zustand des ganzen Systems abhängig. Diese Erkenntnis wirft die klassische Vorstellung des rational-materiellen Weltbildes über den Haufen, nach der man glaubte, die Welt bestünde aus einzelnen, voneinander unabhängigen Teilchen. Vertreter der Avantgarde der Naturwissenschaftler fanden im Verlauf ihrer Forschungen mehr und mehr Übereinstimmungen mit alten Weisheitslehren und deren Erkenntnis, dass alles mit allem verbunden ist. Der Einstein-Schüler David Bohm drückt die Forschungsergebnisse der jüngeren Physik, die allerdings auch bereits einige Jahrzehnte alt ist, so aus: „Die Ergebnisse der modernen Naturwissenschaft ergeben nur noch einen Sinn, wenn wir eine innere, einheitliche und transzendente Wirklichkeit annehmen, die allen Daten und Fakten zugrunde liegt." (Wilber, 1986) Der Hirnforscher und Nobelpreisträger Karl Pribram sieht in einem Hologramm, in dem jedes Teil das Ganze enthält, eine Metapher für die Art der Interaktionen im Universum. Jedes Teilchen ist ein Abbild des Ganzen, ist mit diesem untrennbar verbunden und enthält dessen Informationen. Auf uns Menschen bezogen bedeutet das: wir sind Teil des Ganzen, aber wir sind auch das Ganze selbst. Und zwar in jedem Organ, in jedem Knochen und in allen Gewebeteilchen. Das Nonduale ist alles, wirkt in allem und durch alles hindurch.

Auf die Feinstoff-Chirurgie bezogen stellt sich wiederum Watzlawicks Frage *Wie wirklich ist die Wirklichkeit*? Was zerschneidet der Chirurg, wenn er operiert? Materie? Oder doch eher verdichtete, interagierende Energie? Nutzt er dabei ein Skalpell aus Metall oder ist dieses auch eine Ausprägung verdichteter, interagierender Energie? Und was ist der Chirurg? Ein isoliertes materialisiertes Wesen oder doch auch ein Verbund interagierender Energien? Wenn also dieser energetische Verbund mit seinem aus verdichteter Energie bestehendem Skalpell in eine andere Form verdichteter Energie eindringt, zum Beispiel in ein Organ, was ist dann die Wirklichkeit? Operiert grobstoffliche Materie der Variante A ein Stück grobstofflicher Materie der Variante B? Ist das tatsächlich so und müssen wir uns in der Medizin an diese Vorstellung von getrennt existierender Materie klammern, nur um das alte Bequemlichkeit verheißende Paradigma nicht zu gefährden? Oder raffen wir uns auf, überwinden den Reduktionismus und trennen die Medizin nicht länger von den Erkenntnissen wirklicher Forschung. Wenn das feinstoffliche Abbild eines grobstofflichen Organs operiert wird und das grobstoffliche Organ erholt sich daraufhin, ja, was dann? Was ist dann die Wirklichkeit? Ist dann das alte medizinische Paradigma noch haltbar? Mathias Künlen bezeichnet seine Aura-Chirurgie als die Medizin des 21. Jahrhunderts. Nun, wir werden sehen. Wir haben uns in der Medizin an viele Projektionen gewöhnt. Erklärt ein Laborergebnis den Menschen? Oder dessen Erkrankung? Was zeigt ein Ultraschall-Gerät? Bildet ein Computer-Tomograph die Wirklichkeit ab? Wie wirklich ist die Wirklichkeit bei der Betrachtung eines Röntgenbildes? Sofern eine Maschine im Spiel ist, lässt die Akzeptanz einer neuen Technik nicht lange auf sich warten. Erklärt jedoch ein Mensch, dass er etwas wahrnimmt, was andere aufgrund ihrer Konditionierungen (noch) nicht sehen können oder wollen, gilt das chinesische Sprichwort *Wer die Wahrheit sagt braucht ein schnelles Pferd*. Oder sehr viel Stehvermögen und innere Stärke um die sich garantiert einstellenden Diskreditierungen auszuhalten. Und notfalls sogar einen guten Anwalt. Der Semmelweiss-Effekt lässt grüßen.

Ich gebe zu, dass die Feinstoff-Chirurgie intellektuell schwer zu erfassen ist. Das ist aber auch nicht notwendig, um sie praktisch gelingen zu lassen. Es genügt völlig, sich darauf einzulassen. Im Nondualen Heilen geht es mir immer um praktische Lösungen, wie ich nicht aufhöre zu betonen. Mit Hilfe der Feinstoff-Chirurgie behandle ich die feinstoffliche Entsprechung eines grobstofflichen Organs. Das kann mit ruhiger Selbstverständlichkeit geschehen, sofern man die Fesseln konditionierter Wirklichkeitswahrnehmungen abstreift. Die Feinstoff-Chirurgie, wie ich sie ausführe, kann sowohl direkt am feinstofflichen Organ, das sich in der Aura abbildet durchgeführt werden, als auch an einem Surrogat, wie etwa einem anatomischen Modell oder einem anatomischen Atlas. Sie ist schmerzfrei, birgt keine Gefahr der Ansteckung mit nosokomialen Keimen und ist immer einen Versuch wert, sofern Patienten bereit sind, sich darauf einzulassen. Feinstoff-Chirurgie ist keine Wunderheilung. Die gibt es nicht. Man darf sich aber durchaus darüber wundern. Feinstoff-Chirurgie kann auch misslingen, wie das bei jeder grobstofflichen OP auch geschehen kann. Das liegt dann in der Regel an der zu schwachen energetisch-informativen Interaktion zwischen Patient und Heiler oder aber schlicht an der fehlenden Geduld. Wer glaubt, Feinstoff-Chirurgie wirke wie eine Blitzheilung und man könne danach wieder unbeschwert Vollgas geben, ist falsch informiert. Es kann zwar durchaus sein, dass sich Patienten direkt nach einer Feinstoff-OP viel besser fühlen, aber auch dann ist es ratsam, eine Zeit der Rekonvaleszenz einzukalkulieren, sich nicht zu viel zuzumuten und dem Organismus die Chance zu geben, die neue Situation zu integrieren. Mitunter kann ein Revitalisierungs-Prozess auch längere Zeit in Anspruch nehmen, bis die Besserung der Beschwerden sich allmählich einstellt. Das ist wie bei einer grobstofflichen OP völlig normal und es gilt sowohl für Patienten als auch für Heiler, sich in Geduld zu üben und auf den Prozess zu vertrauen.

Heilung der 2. Ebene (Eigenes Wesen)

Ich wollte ja nichts als das zu leben versuchen, was von selber aus mir heraus wollte. Warum war das so sehr schwer? (Hermann Hesse in der Einleitung zu *Demian*, 1925)

Das eigene Wesen hat schon einiges auszuhalten. Dabei möchte es sich nur verwirklichen und den Geburtsauftrag erfüllen. Was sonst? Das ist im Grunde eine simple und nachvollziehbare Absicht. Und doch gehört die Freilegung des eigenen Wesens zu den schwierigsten Aufgaben im Lebensprozess der meisten Menschen. Je nach Ausmaß der persönlichen Konditionierungen, der vermuteten vielfältigen Verpflichtungen und Sachzwängen und der eingebrannten Leitgedanken, die das Leben eines Menschen bestimmen, kann das eigene Wesen bis zur Unkenntlichkeit verstümmelt werden. Und dennoch ist es immer da! Um dem eigenen Wesen auf die Spur zu kommen ist es unerlässlich, vorher auf den anderen Ebenen tüchtig aufzuräumen. Die Verabschiedung von Stressabdrücken jeglicher Art muss erfolgen, sonst kann sich das eigene Wesen nicht zeigen. Erst wenn dieser innere Hausputz absolviert ist, die persönliche Grundkonditionierung erkannt und überwunden ist, kann sich die eigene Intuition in voller Kraft entfalten. Dann ist schon viel erreicht. Das eigene Wesen wird ohne das Wirken der Intuition nicht sichtbar. Mit Ratio oder Aktionismus ist das nicht zu erreichen. Mit Meditation hingegen schon. Die Meditationen unserer Dadeus-Schule nenne ich, wie bereits erwähnt, die Freie Linie. Die Bezeichnung symbolisiert, dass es dabei nicht um die strikte Fortführung einer bestimmten spirituellen Schule handelt. In der Freien Linie nutzen wir verschiedene Meditationsarten, je nach Thema. Eine Meditation lehnt sich an das ursprüngliche Chan des Shaolin-Klosters an, eine andere Variante an die Council-Tradition der nordamerikanischen Ureinwohner. Eine weitere Meditation nimmt die Qualität der Chakren in den Fokus und dann gibt es noch die äußerst wirksame Gesundheits-Meditation des Inneren Lächelns. Diese vier Meditationen sind Bestandteil des Nondualen Heilens und sind dabei behilflich, die letzten Schritte auf dem Weg zum eigenen Wesen gehen zu können.
Bevor es dazu kommen kann benötigen Sie zunächst Ihre Intuition als Expeditionsfahrzeug. Das Fahrzeug selbst, die Intuition, müssen Sie allerdings irgendwann abstellen, wenn

das Gelände eine Weiterfahrt nicht mehr erlaubt. Dann müssen Sie zu Fuß weiter- gehen. Bis auch das nicht mehr geht. An dieser Stelle setzt die Meditation an, denn der Weg wird Sie unweigerlich vor ein Rätsel stellen, das es zu lösen gilt. Vielleicht fällt Ihnen ja zu folgendem Rätsel die Lösung ein:

Sie befinden sich auf einer Bergtour. Seit Stunden sind Sie unterwegs, der Weg wird immer beschwerlicher und die Sonne hat ihren höchsten Stand längst überschritten. Dennoch gehen Sie weiter, denn Sie wollen heute unbedingt noch den Gipfel erreichen. Um schneller vorwärts zu kommen, legen Sie ihren Rucksack mit dem Zelt an einem Platz seitlich des Weges ab, an dem Sie nach Ihrer Rückkehr vom Gipfel übernachten wollen. Es ist warm, Sie schwitzen und deshalb lassen Sie Jacke, Regenkleidung und auch Ihr Handy im Rucksack. Sie nehmen nur einen kleinen Teil Ihres Trinkvorrates mit, da Sie die Rückkehr vom Gipfel locker vor Einbruch der Dunkelheit schaffen werden. Frohen Mutes und ohne Ballast machen Sie sich auf den Weg zum Gipfel, der auch kurz darauf in erreichbarer Nähe auftaucht. Sie leeren Ihre Wasserflasche und lassen auch diese am Wegesrand zurück. Euphorisiert machen Sie sich daran, das letzte Teilstück zum Gipfel zu erklimmen.

Wenige Meter vor dem Gipfelkreuz bleiben Sie stehen, um das Panorama zu genießen. Als Sie sich umdrehen und ins Tal schauen, stellen Sie erschrocken fest, dass der Weg, auf dem Sie gekommen sind, verschwunden ist. Direkt hinter Ihnen tut sich der gähnende Abgrund auf. Instinktiv gehen Sie die letzten Meter zum Gipfelkreuz und als Sie sich erneut umsehen, sind auch diese Meter des Weges hinter Ihnen verschwunden. Instinktiv klammern Sie sich ans Gipfelkreuz und schauen sich um. Doch wohin Sie auch schauen, um Sie herum ist nur der steile Abgrund. Als letzte Zuflucht bleibt Ihnen nur die Fläche unter Ihren Füßen, sowie das Gipfelkreuz, an dem Sie sich festklammern. Der Tag geht zur Neige, die Nacht schickt ihre ersten Vorboten, es wird spürbar kälter und die heranziehenden dunklen schweren Wolken verheißen baldigen Regen. Ihr Handy ist im Rucksack, Sie haben nichts mehr zu trinken und kaum Kleidung am Leib. Und nun das Rätsel: WIE KOMMEN SIE WEITER?

(...und kommen Sie mir jetzt nicht mit der Bergwacht. Die weiß nichts von Ihrem Ausflug und außerdem ist deren Hubschrauber gerade kaputt.)

Begegnung mit dem Nondualen (1.Ebene)

Möglicherweise lösen Sie das Rätsel aus dem letzten Kapitel. Das wäre schon ein ziemlicher Schritt, um eventuell dem Nondualen zu begegnen. Sollten Sie das Rätsel wirklich gelöst haben und darauf angemessen stolz sein, entsteht das nächste Rätsel: Wirkt dann das Nonduale in Ihrem stolzen ICH und können Sie ihm begegnen oder nicht? Gar nicht so einfach zu beantworten, oder?

Begegnungen mit dem Nondualen sind jedem Menschen möglich. Allerdings entstehen Sie kaum durch rational-logische Konzepte und noch seltener durch die strikte Befolgung vorgegebener Übungsfolgen irgendwelcher Traditionen. Viel erfolgversprechender ist auch hierbei das Vertrauen auf die eigene Intuition. Die Intuition bahnt den Weg. Allerdings muss auch die Intuition aufgegeben werden, um zunächst den Kontakt mit dem Nondualen wahrzunehmen. Dieser Kontakt ist im wahrsten Sinne ganzheitlich und in sämtlichen Daseinsebenen spürbar. Ein einmaliger Kontakt ist SEHR VIEL und NICHTS zugleich. SEHR VIEL, weil dieser Kontakt nicht allen Menschen zu Lebzeiten zuteil wird und NICHTS, weil sofort die Gefahr besteht, dass sich das ICH einschaltet und sich etwas darauf einbildet.

Eine einmalige Erfahrung bedeutet nicht viel, wenn der Mensch sich nicht weiter bemüht und sich einem meditativen Leben öffnet. Ich hatte schon dargelegt, dass ein meditatives Leben nicht bedeutet, eine Pose einzuüben. Für ein meditatives Leben muss ich eben nicht zwanghaft im Lotussitz sitzend mit bestimmten Mudras irgendwelche Mantras anderer Kulturen chanten oder fremdsprachige Verse rezitieren. Ein meditatives Leben heißt, den Alltag wahrzunehmen, im Sein, im Jetzt. Das geht auch ganz prima beim Nähen, Gemüsewaschen oder Staubsaugen. Gleichwohl kann es hilfreich sein, sich einen Startimpuls zu holen um Antworten für den ganz eigenen meditativen Weg zu erhalten. Die Meditationen der Freien Linie sind dazu geeignet, die Antwort in Ihnen entstehen zu lassen.

Der Zugang zum Nondualen durch heilende Worte

Ein therapeutisch äußerst wirksames Mittel, um das Nonduale in eine Heilbehandlung einzubinden ist das Gebet. Dabei geht es nicht unbedingt um ein aktiv gesprochenes Gebet im Kontext einer bestimmten Religion, wobei auch ein solches Gebet helfen kann, sofern es zur Religion des Patienten passt. Ein Gebet, dass vom Heiler laut ausgesprochen wird, muss keinen konfessionellen Bezug haben. Ein sehr einfaches Gebet könnte beispielsweise lauten: „Ich bitte um Hilfe." Es könnte auch lauten: „Ich bitte das Nonduale um

Hilfe", oder: „Gott, bitte hilf!". Heiler sollten die Kraft eines ausgesprochenen Gebets aber nur dann nutzen, wenn sie sich in der Lage sehen, die Formulierung an die spirituelle Vorstellungswelt ihrer jeweiligen Patienten anzupassen. Das geht sehr gut, indem man vorher darüber spricht. Wenn Sie einen eingefleischten Atheisten ungefragt mit einem christlichen Gebet überfallen, ist das gleichermaßen ein therapeutischer wie spiritueller Übergriff und überhaupt nicht hilfreich. Ein passendes Gebet ist hingegen ein ungemein kraftvolles therapeutisches Werkzeug.

Es gibt für Heiler aber auch die Möglichkeit des stillen Gebets. Ein stilles Gebet kann innerlich ausgesprochen werden, tonlos, im Stillen. Eine weitere Möglichkeit ist die Form ohne Text - das stille energetische Gebet. Das ist aus meiner Sicht die kraftvollste Variante. Der im 7. Jahrhundert lebende christliche Mystiker Isaak der Syrer soll gesagt haben: „Wenn der Geist auf jemanden herab gekommen ist, so kann dieser nicht aufhören zu beten; denn der Geist betet in ihm unaufhörlich." (zitiert aus Dossey, 2013, S.105). Auf das Nonduale Heilen bezogen würde ich den Satz so umformulieren: „Wenn das Gewahrsein des Nondualen in mir präsent ist, bin ich das Gebet."

Das Modul *Heilende Worte* ist eine Erweiterungs-Technik im Nondualen Heilen.

Fernheilung

Fernheilung wird nach wie vor unnötiger Weise mystifiziert. Und natürlich auch massiv diskreditiert. Je nach persönlichem Paradigma verführt es zum Schwärmen über die Unermesslichkeit spiritueller Möglichkeiten oder wird als Inbegriff unseriösen Quacksalbertums bekämpft. Zwischen diesen beiden Antipoden, die beide viel Wind um wenig machen, nutzen stille, fähige Heiler die Fernheilung einfach als praktisches Heilmittel, ohne damit erzielte Erfolge an die große Glocke zu hängen.

Die Wirksamkeit von Fernheilung wurde in zig Experimenten bewiesen. Technisch betrachtet ist Fernheilung keine komplizierte Angelegenheit. Es müssen dafür keine verzwickten Formeln erlernt oder kommunikativen Techniken eingeübt werden. Ob ein Heiler in der Lage ist, Fernheilung seriös anzuwenden, wird von dessen Mut und Ausdauer bestimmt, den eigenen inneren Weg hin zu einem meditativen Leben zu vollenden. Wenn das Nonduale immer mehr an Präsenz gewinnt, wird der Heiler schließlich das Nonduale verkörpern. Dann kann er es kanalisieren, auch über weite Entfernungen. Fernheilung wird im Nondualen Heilen als letzte Erweiterungstechnik gelehrt.

Die Techniken des Nondualen Heilens im Überblick

Die Basis-Techniken sind mit (B), die Erweiterungs-Techniken mit (E) gekennzeichnet.

1.Ebene: Das Nonduale	Meditationen der Freien Linie (B) Heilende Worte (E) Fernheilung (E)
2.Ebene: Eigenes Wesen	Meditationen der Freien Linie (B)
3.Ebene: Intuition	SmilingSounds Theta (B)
4.Ebene: Konditionierung	SmilingSounds Tristep (B) SmilingSounds Step 1 (B) SmilingSounds Boss-Interview (E)
5.Ebene: Emotionen	SmilingSounds Flow&Spin (B) SmilingSounds Synchro (B) SmilingSounds Push Forward (E) SmilingSounds Chöd (E)
6.Ebene: Gedanken	SmilingSounds Mind Change (B) SmilingSounds Energetic Swish (B) SmilingSounds Lösungsorient. Gesprächsführung (E)
7.Ebene: Körperenergie	Nonduale Energieübertragung (B) Nonduale Ordnungstherapie (B) EVA-Korrektur (B) SmilingSounds Tonglen (E) SmilingSounds Burnout-Technik (E) SmilingSounds Organ-Dialog (E) SmilingSounds Feuermeditation (E)
8.Ebene: Körper	Nonduale Grundregulation (B) Nonduale Schmerztherapie (B) Nonduale Energiemassage (E) Fußreflexzonen-Massage (E) Ernährungs-Erörterung (E)
9.Ebene: Aura	Aura-Korrektur (B) Der geschützte Raum (B) Aura-Reinigung (E) Feinstoff-Chirurgie (E)

Behandlungsdauer und Grenzen der Methode

Jeder Patient ist ein Unikat. Und keine Behandlung ist mit einer anderen vergleichbar. Im Nondualen Heilen behandle ich keine Krankheiten, ich behandle Menschen. Menschen, die ein wenig aus der Balance gekommen sind und mitunter auch ein wenig mehr. Menschen, die chronisch erkrankt sind und solche, die gar nicht mehr aufzählen können, was sie alles plagt. Und dann gibt es die seit Jahren steigende Zahl der völlig Verzweifelten und Ratlosen, die auf Ihrer Odyssee durch viele medizinische Einrichtungen dann schließlich desillusioniert und erschöpft bei mir landen. Sie alle sind Menschen und ich versuche sie alle nach bestem Vermögen in ihrer Einzigartigkeit zu erkennen und zu behandeln. Darin sehe ich den Unterschied zur orthodoxen Medizin. Das Wort Diagnose bedeutet im philosophischen Sinn wörtlich übersetzt: Zwei, die nichts wissen. Das trifft die Sache auf den Punkt. Daher ist es aus meiner Sicht völlig unsinnig, Krankheiten zu kategorisieren, Behandlungsleitlinien vorzugeben und Patienten einzuordnen, wie die Medikamente in die Apothekerschubladen. Jede Behandlung ist anders und einzigartig. Und so ist es auch mit der Behandlungsdauer, die von vielen Faktoren abhängt. Viele Patienten behandle ich einmal und das Problem ist aus der Welt. Manche benötigen noch ein oder zwei weitere Termine. Bei anderen dauert es länger, in einigen Fällen ziemlich lange. Es kommt darauf an, was sich unter der Symptomatik so alles verbirgt. Und natürlich kommt es auch entscheidend darauf an, wie intensiv ein Patient in sich aufräumen möchte. Ich habe Patienten, die eigentlich keinerlei Beschwerden haben und dennoch in regelmäßigen Abständen in meine Praxis kommen. Ihnen liegt daran, erst gar nicht krank zu werden und sie kommen aus Gründen der Prophylaxe. Sie lassen dann einfach eine Grundregulation durchführen, obwohl sie keine akuten Beschwerden verspüren. Dagegen ist nichts einzuwenden, im Gegenteil, es ist weitsichtig und klug. Und dann habe ich Patienten, die mit komplexen Erkrankungen von weit her anreisen und sich für ein paar Tage in der Nähe einmieten. Diese Patienten erhalten dann eine Intensivbehandlung, mitunter ein- bis zweimal täglich über mehrere Tage. Einige verbinden ihren Aufenthalt mit einem Urlaub.
Behandlungsdauer und Behandlungsintensität hängen von sehr vielen Faktoren ab. Ich habe Patienten, die ich vor Jahren kurz behandelte und die zwischenzeitlich nicht in meine Praxis kommen mussten. Von Einigen erhalte ich mitunter eine kurze Nachricht, in der sie mir mitteilen, dass es ihnen nach wie vor gut gehe. Und plötzlich vereinbaren sie einen Termin, weil eine unerwartete Lebensveränderung neue Stress-Symptome hervorgerufen hat. Dann lösen wir die Stressabdrücke auf, um uns dann wieder lange Zeit nicht zu sehen.

So kann es laufen. Es kann aber auch sein, dass Menschen unter höchst bedrängenden Umständen leben, denen sie nicht so ohne weiteres entkommen können. Diese Patienten sehe ich regelmäßig und ich bin dann Heiler oder Coach je nach Anforderung. Die Grenzen der Behandlungsmöglichkeiten des Nondualen Heilens sind weit gesteckt. Alle chronischen Erkrankungen, sämtliche Stress-Symptome, akute Schmerzen und angeblich austherapierten Fälle, sowie die sogenannten Autoimmunerkrankungen können mit dem Nondualen Heilen behandelt werden. Auch bei vermeintlich aussichtslosen Fällen lohnt sich eine Behandlung, da das Nonduale Heilen nebenwirkungsfrei und immer einen Versuch wert ist. Ich setzte die Behandlungsgrenze bei den akuten Notfällen, die unbedingt in eine Klinik gehören. Da lasse ich mich auf keine Kompromisse ein. Das Gleiche gilt natürlich auch für Erkrankungen, deren Behandlungen gesetzlich geregelt sind. Ansonsten gibt es keinen Grund, die Wirkung des Nondualen einzuschränken.

Eine neue Volksmedizin für das energetische Zeitalter

Wenn Du die Geheimnisse des Universums finden willst, denke in Energie, Frequenz und Vibration. (Nicola Tesla)

In allen Zeiten und Kulturen gab eine Volksmedizin, die sich praktischerweise an den Erfordernissen des Alltags orientierte. Verletzte man sich bei der Jagd, hielt die Hausapotheke Natur die entsprechenden Blätter oder Wurzelsude bereit, um Schmerzen zu lindern und Entzündungen vorzubeugen. War eine Erkrankung ernsthafter Natur, war die Erfahrungsmedizin der weisen Frauen oder Schamanen gefragt. Das menschliche Leben folgte dem Sonnenverlauf und orientierte sich an den Vorgaben der Jahreszeiten. Hippokrates kannte kein elektrisches Licht, Hildegard von Bingen saß nicht vor dem Fernseher und Paracelsus besaß kein Smartphone. Die Wahrnehmungswelt folgte analogen Prozessen, die Menschen arbeiteten oder ruhten im Einklang mit dem Rhythmus der Natur. Gab es Unpässlichkeiten, wusste man sich zu helfen, denn es gab eine Volksmedizin, die sich seit Menschengedenken dem Wandel der Zeiten anpasste. Noch bis in die zweite Hälfte des letzten Jahrhunderts konnte man selbst in den von der Schulmedizin geprägten Industrieländern diese Tradition beobachten. Hatte ein Kind Bauchweh, wussten Mutter oder Oma was zu tun war. Man griff dann zunächst zum Pfefferminztee, statt aufgeregt den Kinderarzt zu konsultieren. Diese ruhige Besonnenheit ging im Zuge der ständig anwachsenden Reizüberflutung allmählich verloren. Der heutige chronische Stress verändert den menschlichen Organismus in einer Weise, dass Kopflosigkeit, Hyperaktivität, Angststörungen und Depressionen die logischen Folgen sind.

Ich habe mir die Frage gestellt, inwieweit sich eine Volksmedizin diesen veränderten Problemlagen anpassen kann. Die Antworten der Schulmedizin und Schulpsychologie mit ihren Psychopharmaka und endlosen Gesprächstherapien sind aus meiner Sicht ungeeignet, um die Volksgesundheit zu erhalten. Aber auch die Alternativmedizin kann das nicht leisten. Wenn Sie heute mit einem Burnout-Syndrom zum Psychiater gehen und Antidepressiva verschrieben bekommen, wird Ihnen das nicht viel bringen. Lassen Sie sich auf eine Therapie bei Ihrer Psychotherapeutin ein, hängt es von deren Zusatzausbildungen ab, ob Sie überhaupt annähernd Lösungen für Ihr Problem erarbeiten können. Ist Ihre Leber von Dauerstress und Ärger überlastet und Ihr Naturheilkundler empfiehlt Ihnen einen Tee aus Brennnesseln, Löwenzahn oder Enzianwurzeln, wird das zwar die Leber beruhigen aber den Stressabdruck infolge alten Grolls nicht beseitigen. Eine neue Volksmedizin sollte sich an die dramatischen Veränderungen der heutigen Zeit anpassen und Antworten auf Stressüberlastungen geben können. Aus meiner Sicht ist das Nonduale Heilen dazu geeignet, im Sinne einer neuen Volksmedizin zu wirken. Ich halte es für ziemlich sinnlos darauf zu warten, bis das medizinische Establishment die Notwendigkeit einer Paradigma-Veränderung erkennt und bereit ist, sich energetischen Verfahren zu öffnen. Wenn wir uns den Kampf um Akzeptanz anschauen, den die Vertreter der Psychoneuroimmunologie innerhalb der Schulmedizin führen und die nach vier Jahrzehnten immer noch latent bespöttelt werden, erhalten wir ein realistisches Beispiel dafür, wie lange solche Entwicklungen dauern, sofern sie überhaupt stattfinden. Eine neue Volksmedizin, die sich darauf versteht, in kurzer Zeit Stressabdrücke aufzulösen, wäre ein wahrer Segen, um den Beschwernissen dieses Zeitalters zu begegnen. Die einzelnen Techniken des Nondualen Heilens sind so konzipiert, dass sie auch sehr gut von Menschen erlernt werden können, die keine medizinische Vorbildung besitzen. Es sind energetische Verfahren für Gesundheitspraktiker, die parallel zu den etablierten Heilberufen im Sinne einer neuen Volksmedizin wirken möchten.

Schlusswort und Dank

Der Inhalt dieses Buches ist das Produkt eines langjährigen intuitiven Prozesses, der sich in mir vollzogen hat. So wie das Nonduale Heilen keine ausschließlich von der Ratio geführte Behandlungsmethode ist, war auch der Entstehungsprozess des Buches nicht rational-linear. Es gab in den letzten Jahren immer wieder Momente, da ich mit dem Schreiben beginnen wollte und doch intuitiv zögerte. Dieses Lauschen auf die Botschaften meiner Intuition hat sich stets gelohnt, denn es ergaben sich immer neue Aspekte und ich durfte weitere Erkenntnisse sammeln, die nun in das Buch eingeflossen sind. Als ich mich dann schließlich an meinen Schreibtisch setzte und zu schreiben begann, geschah das mit voller Zustimmung meiner Intuition. Auf diese Weise hat sich das Buch selbst geschrieben, oder besser: es wurde geschrieben, aber nicht von mir. Ich habe nur die Tasten bedient, aber selbst das ist fraglich, wie Sie ja nun als aufmerksame Leserinnen und Leser selbst erkennen können.

Auch wenn das Nonduale in allem und durch alles wirkt, möchte ich doch die Menschen erwähnen, deren spezielle Repräsentationen des Nondualen entscheidend an der Entstehung dieses Buches mitgewirkt haben. An erster Stelle stehen meine Patientinnen und Patienten, die an jeder Zeile mitgeschrieben haben und denen ich aufrichtig für ihr Vertrauen danke. Sämtlichen Heilerinnen und Heilern jeglicher Fakultät, die ich in den einzelnen Kapiteln namentlich erwähnt habe, danke ich für ganz entscheidende Impulse. Anja Lohmann danke ich besonders für die schönen Grafiken. Und natürlich ist da meine liebe Frau Birgit, deren Geist durch sämtliche Seiten weht. Meinen Dank an Birgit kann ich nicht in Worten ausdrücken.

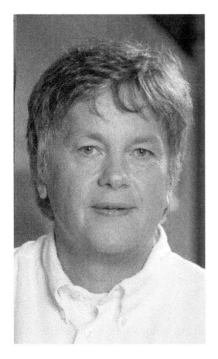

Jürgen Vollmann (geb. 1959) ist Heilpraktiker und Coach, Qigong- und Meditationslehrer, Bogenmeister und Buchautor.

Als Unternehmer leitete er über zwanzig Jahre einen mittelständischen Betrieb für ökologischen Hausbau. Durch eine eigene Burnout-Erfahrung erkannte er die Bedeutung von Stress als Ursache für die Entstehung von Krankheiten. Diese Erkenntnis veranlasste ihn zu einem langjährigen und vorurteilsfreien Studium medizinischer Praktiken unterschiedlicher Kulturen. Die daraus entstandene Entwicklung des Nondualen Heilens, in das er wissenschaftliche Erkenntnisse und traditionelles Heilwissen gleichermaßen integrierte, ist eine zeitgemäße Antwort auf die ansteigenden Stressüberlastungs-Symptome und chronischen Erkrankungen der heutigen Zeit.

Jürgen Vollmann lebt und arbeitet zusammen mit seiner Frau Birgit im Daovital Naturheilzentrum in Hassendorf. Dort betreiben beide auch die Daodeus-Schule für energetische Heilverfahren, in der sie Gesundheitspraktiker und Qigong-Lehrer ausbilden.

Kontaktmöglichkeiten:

Daovital Naturheilzentrum Hassendorf
www.daovital.de

DaoDeus – Schule für energetische Heilverfahren
www.daodeus.de

Literatur

Ader R. / Cohen N.: *Behaviorally conditioned immunosuppresion*, Psychosomatic Medicine 1975, Band 36

Buchholz, Lucas: *Kogi – wie ein Naturvolk unsere moderne Welt inspiriert,* Neue Erde Verlag 2019

Atzl I. / Helms R. / Neuner S. / Schilling R.: *Praxiswelten – Zur Geschichte der Begegnung von Arzt und* Patient, Deutsches Medizinhistorisches Museum Ingolstadt 2013

Beck, Charlotte Joko: *Zen im* Alltag, Knaur Verlag 1990

Bergasa, Ana Maria L.: *Die erstaunliche Wirkung von Magnesium*, Ennsthaler Verlag 1990

Besedovsky, H. /Sorkin E. /Felix D. /Haas H.: *Hypothalamic changes during the immune* response, European Journal of Immunology 1977, Band 7

Besedovsky, H. / del Rey,A. / Sorkin E. / Dinarello, C.A.: *Immunoregulatory Feedback between Interleukin-1 and glucocorticoid* hormones, Science 1986, Band 233

Bischof, Marco: *Tachyonen, Orgonenergie, Skalarwellen – feinstoffliche Felder zwischen Mythos und Wissenschaft,* AT-Verlag 2002

Bittscheidt, Wolfgang: *Vom Geist des Heilens – Die Rückkehr der Ganzheit,* Scorpio Verlag 2010

Blue Cross Blue Shield: *The Economic Consequences of Millenial Health*

Britisches Ärzteblatt BMJ, 2016;353:i2139

Dispenza, Joe: *Du bist das Placebo – Bewusstsein wird* Materie, Koha Verlag 2017

Dossey, Larry: *Heilende Worte*, Crotona Verlag 2013

ICD-10-10-GM 2016 Systematisches Verzeichnis, Internationale statistische Klassifikation der Krankheiten und verwandter Gesundheitsprobleme, Deutscher Ärzte-Verlag

Felitti, V. / Anda R. / Nordenberg, D. / Williamson, D. / Spitz, A.: *Relationship of childhood abuse and household dysfunction to many of the leading causes of death in adults,* American Journal of Preventive Medicine 1998, Band 14

Frantzis, Bruce: *Tao-Meditation,* Windpferd Verlag 2008

Friedmann, Dietmar: *Die drei Persönlichkeitstypen und ihre Lebensstrategien,* Primus Verlag 2000

Geyer, S. / Eberhard, S.: *Später krank und länger gesund?,* Hogrefe Verlag 2021

Grossarth-Maticek, Ronald: *Selbstregulation, Autonomie und Gesundheit,* Verlag Walter de Gruyeter 2003

Güthlin, C. / Köhler, S. / Diekelmann, M.: *Chronisch krank sein in Deutschland. Zahlen, Fakten und Versorgungserfahrungen,* Institut für Allgemeinmedizin der Goethe-Universität, Frankfurt am Main 2020

Heesch, D. / Steinrücken, H.: *Sympathikustherapie: Die Wirbelsäule im Zentrum der Medizin,* Heestein 2013

Heier, Magnus: *Nocebo: Wer's glaubt wird krank,* S.Hirzel Verlag 2013

Hesse, Hermann: *Demian,* S.Fischer 1925

Hume, Ethel.: *Bechamp or Pasteur. A lost chapter in the history of biology,* Create Space Independent Publishing Platform 2011

Klinghardt, D. / Zappe, A.: *Immunsymbiose,* SophiaMed Verlag 2017

Krämer, Elke: *Leben und Werk von Prof.Dr.phil. Günther Enderlein,* Reichl Verlag 2012

Lipton, Bruce: *Intelligente Zellen,* Koha Verlag 2011

Mann, Felix: *Die Revolution der Akupunktur,* AMI Akupunktur Medizin Information 1996

Porges, Stephen W.: *Klinische Anwendung der Polyvagal-Thearie,* G.P.Probst Verlag 2019

Selye, Hans: *The Stress of Life,* McGraw-Hill, Revised Edition 1978

Rasmussen, A. / Marsh, J. / Brill, N.: *Increased susceptibility to herpes simplex in mice subject to avoidiance learning stress or* restraint, Proceedings of the Society for Experimental Biology and Medicine 1957, Band 96

Schubert, C./ Amberger, M: *Was uns krank macht – was uns heilt*, Korrektur Verlag 2018

Schubert, C./ Singer, M.: *Das Unsichtbare hinter dem Sichtbaren – Gesundheit und Krankheit neu denken,* BoD Books on Demand 2020

Taylor, Jill B., *Mit einem Schlag,* Knaur Verlag 2008

Van de Wetering, Janwillem: *Der leere Spiegel*, Verlag Kiepenheuer&Witsch 1977

Vollmann, Birgit: *Hormon-Qigong für Frauen,* Monsenstein&Vannerdat 2010

Vollmann, Jürgen: *Schluss mit dem* Burnout, Verlag Monsenstein&Vannerdat 2013

Walter, John L. / Peller, Jane E.: *Lösungs-orientierte* Kurztherapie, Verlag Modernes Lernen 1994

Whale, Jon, *The catalyst of* power, Findhorn Press 2001

Winslow, Don: *Pacific Paradise,* Suhrkamp 2010

Wolinsky, Stephen, *Die dunkle Seite des inneren Kindes*, Lüchow Verlag 1995

Zukav, Gary, *Die tanzenden Wu Li Meister – Der östliche Pfad zum Verständnis der modernen Physik: Vom Quantensprung zum schwarzen Loch,* Rowohlt 1985